Ärztliche Sofortmaßnahmen

Ärztliche Sofortmaßnahmen

in Praxis und Bereitschaftsdienst

Geplant und vorbereitet von Beirat und Schriftleitung der Monatsschrift „Therapie der Gegenwart“

Herausgegeben von
Erhard Müller

Mit Beiträgen von
Max Daunderer
Konrad F. Dietrich
Gerhart Erdmann
Eberhard Gögler, Hans Otto Beck, Anthony Best,
Manfred Seidel und Gerhard Schaffert
Max Josef Halhuber
Wolfgang Hirsch
Friedrich Kensy
Hans-Werner Koeppe
Sandor Marghescu
Hanns-Jürgen Merté und Klaus Heilmann
Heinz Pickert
Hans Schäfer
Wolfgang Spann, Erich Walter Liebhardt
und Gerhard Hauck
Heinrich Stamm

23 Abbildungen

Urban & Schwarzenberg · München–Wien–Baltimore 1977

Gebrauchsnamen, Handelsnamen, Warenbezeichnungen und dergleichen, die in diesem Buch ohne jede besondere Kennzeichnung aufgeführt sind, berechtigen nicht zu der Annahme, daß solche Namen ohne weiteres von jedem benützt werden dürfen. Vielmehr kann es sich auch dann um gesetzlich geschützte Warenzeichen handeln.

CIP-Kurztitelaufnahme der Deutschen Bibliothek

Ärztliche Sofortmaßnahmen in Praxis und Bereitschaftsdienst / geplant u. vorbereitet von Beirat u. Schriftl. d. Monatsschrift „Therapie d. Gegenwart". Hrsg. von Erhard Müller. Beitr. von Max Daunderer ... – 1. Aufl. – München, Wien, Baltimore: Urban und Schwarzenberg, 1977

ISBN 3-541-07691-7

NE: Müller , Erhard [Hrsg.]; Daunderer , Max [Mitarb.]

Satz: Pfaff, Inning/Ammersee

Druck: Buch- und Offsetdruckerei Georg Wagner, Nördlingen. Printed in Germany.

Vorwort

Das Buch über die Sofortmaßnahmen ist auf einen relativ begrenzten Zeitraum des ärztlichen Handelns ausgerichtet. Es umfaßt die Spanne vom Auftreten erster und unter Umständen bedrohlicher Symptome, mit denen sich ein aufgesuchter oder gerufener Arzt konfrontiert sieht, über sein erstes Handeln bis zu dem Zeitpunkt, zu dem der Patient im Krankenhaus eintrifft oder dem fachlich zuständigen Spezialisten übergeben wird, falls es dem erstbehandelnden Arzt nicht gelingen kann, der Situation mit eigenen Mitteln Herr zu werden.
In vielen derartigen Fällen steht der zugezogene Arzt vor einer schweren Aufgabe: Er muß aus den Angaben des Patienten, oft nur seiner Angehörigen, aus einem ersten Befund und den weiteren Umständen schnell ein Konzept für sein Handeln finden. Zu eingehenden Untersuchungen fehlen zunächst vielfach Zeit und Ausrüstung. Dem im organisierten Bereitschaftsdienst eingesetzten Facharzt treten Krankheitsbilder aus anderen Fachbereichen gegenüber. Eine definitive Diagnose ist oft zunächst nicht möglich. Immer aber erwarten der Kranke selbst und die besorgte Familie ein zielstrebiges ärztliches Vorgehen: Die bestehenden Beschwerden sollen erleichtert, das Krankheitsbild gebessert, eine notwendige Transportfähigkeit erreicht, für den Transport umsichtig alle Voraussetzungen geschaffen werden. Auf einer ersten Symptomatik und Diagnose, die jeder Arzt erheben kann, aufbauend, will das vorgelegte Buch in Stufen die weiteren zweckmäßigen Schritte begründet darstellen.
Der Plan zu diesem Buch ist im langjährigen Zusammenwirken von Wissenschaftlichem Beirat und Schriftleitung der Monatsschrift „Therapie der Gegenwart“ entstanden. In dieser Zeitschrift ist unser besonderes Anliegen, dem praktisch tätigen Arzt wichtige und nachvollziehbare Informationen zu vermitteln, untermauert durch klar dargestelltes Basiswissen. So wurde versucht, eine entsprechende Konzeption auf die ersten Maßnahmen bei akut Erkrankten zu übertragen. Das Buch soll dem Arzt beistehen, der, gleich welcher Fachrichtung, in Praxis und Bereitschaftsdienst ein breit gestreutes Krankengut zu betreuen hat. Da er hierbei Krankheitsbildern aus fast allen Fachbereichen begegnen kann, war es notwendig, über unseren Kreis hinaus weitere kompetente Autoren zu gewinnen. Für ihre Mitarbeit und für

das Verständnis beim Zusammenbau der einzelnen Texte sind wir den Herren Dr. Beck, Dr. Best, Dr. Daunderer, Prof. Gögler, Prof. Hauck, Dr. Heilmann, Dr. Kensy, Prof. Liebhardt, Prof. Merté, Prof. Schäfer, Dr. Schaffert, Dr. Seidel und Prof. Spann sehr verpflichtet. Unserem Verleger, Herrn Michael Urban, haben wir für die Verwirklichung zu danken, weiter für die Unterstützung bei Planung und Ausführung des Buches Frau Dr. R. Deckart-Roggenkämper, Frau B. Schutte und Frau Ch. Hupmann.
Wichtig aber ist für ein Buch, das sich an einen derart breit gegliederten Leserkreis wendet, das Wissen um die Resonanz, die es gefunden hat. So sind Eindruck, Rat und Vorschläge des Benutzers für uns wichtig und wertvoll.

Herbst 1976

Konrad F. Dietrich
Gerhart Erdmann
Max Josef Halhuber
Wolfgang Hirsch
Hans-Werner Koeppe
Sandor Marghescu
Erhard Müller
Heinz Pickert
Helga Schichtl
Heinrich Stamm

Inhalt

Vorbemerkungen

Das Buch über die ärztlichen Sofortmaßnahmen ist in zwei Hauptabschnitte gegliedert. Der erste Teil **„Allgemeines“** ist zum Studium **vor** Aufnahme des Bereitschaftsdienstes gedacht. Er handelt von der Ausrüstung, der Vorbereitung des Bereitschaftsdienstes und auch von Techniken, mit denen sich der Arzt vorher vertraut machen sollte.
Ihm folgt ein zweiter Abschnitt **„Spezielle Krankheitsbilder“** mit Stichworttexten in alphabetischer Folge. Sie gehen von Erstsituationen aus. Zunächst wurden häufige Erstbefunde ausgewählt. Aber auch seltenere Erkrankungen sind dargestellt, wenn ihre Beherrschung für einen dem jeweiligen Fachbereich fremden Arzt eine schwierige Aufgabe bedeutet. Berücksichtigt wurde, daß manche Fachärzte, die heute am Bereitschaftsdienst teilnehmen, lange ausschließlich oder fast ausschließlich in ihrem eigenen Fachgebiet tätig waren. Doch wurde auf Altbekanntes verzichtet, im übrigen die Kenntnisse jedes Arztes vorausgesetzt.
In der alphabetisch geordneten Reihenfolge der Stichwörter sind weitere besonders häufige Erstsituationen z. T. mit Verweisen auf jene Synonyma versehen, denen der Text folgt. Bei der Vielfalt möglicher Situationen und der Fülle ärztlicher Begriffe kann diese Aufstellung nicht vollständig sein. Für Begriffe, die in der Folge der „Speziellen Krankheitsbilder“ nicht enthalten sind, ist das am Schluß beigegebene **Sachverzeichnis** bestimmt.
Die einzelnen Stichworttexte sind durch **Verweise** verbunden, die sich jeweils der Ziffern des Stichworttextes bedienen. Um die Information weiter zu erleichtern und zu beschleunigen, sind die Texte, wo irgend möglich, nach gleichem Schema aufgebaut. Dabei sind sowohl zur Ätiopathogenese als auch zu den weiteren Maßnahmen, etwa im Krankenhaus, erklärende Erläuterungen beigegeben. Sie sind im **Kleindruck** gehalten. „Petit“ bedeutet, daß ein Abschnitt zur weiteren Unterrichtung gedacht ist, im Augenblick der Inanspruchnahme aber nicht unbedingt gelesen werden muß. Mit diesen zusätzlichen Erläuterungen wollen die „Ärztlichen Sofortmaßnahmen“ nicht nur ein knappes Kompendium für die ersten Maßnahmen bleiben, sondern diese auch in eine ärztliche Gesamtschau einbauen.

Vorbemerkungen

Die Grundsätze des ärztlichen Handelns im Notfall sollten immer wieder beherzigt werden. Sie sind kurz formuliert:

1. Störende Angehörige entfernen
2. Objektive, ungestörte Untersuchung des Kranken
3. Notwendige therapeutische Sofortmaßnahmen
4. Klare Entscheidung für eine Klinikaufnahme nach dem ärztlichen Entschluß.

Der Arzt im Bereitschafts- und Notfalldienst sollte sich seiner Aufgabe bewußt sein. Sie verlangt Klarheit und Sicherheit, Autorität aufgrund eines besseren Wissens und ärztlich begründetes Handeln. Ein nach den Wünschen der Angehörigen herbeigeführter Kompromiß zahlt sich nicht aus. Er ist für den betroffenen Kranken gewöhnlich nachteilig. Durch sachliche Argumentation zu überzeugen, durch sicheres Handeln Vertrauen zu erwecken und durch klare Entscheidungen die günstigsten Positionen für den Kranken zu erreichen, sind die Aufgaben des Arztes im Bereitschafts- und Notfalldienst.

Allgemeines

1. Ausrüstung und Vorbereitung

A. Bestandteile einer Ausrüstung

Die Ausrüstung, die ein Arzt außerhalb seiner eingerichteten Praxisräume mit sich führt, sollte wenigstens bestehen aus (modifiziert nach E. Gögler, Chirurgie der Gegenwart, Band 4, 3):

Verbandmaterial

1 Sprühdose Kodan-Spray
1 Plastikbeutel mit sterilen Tupfern
6 sterile Verbandpäckchen
3 Rollen Heftpflaster, 1,5, 2,5 und 5 cm breit
50 cm Wundschnellverband 4 cm breit
3 Kramerschienen verschiedener Größe. Besser: Je eine aufblasbare Schiene nach Pahde-Söhngen für den ganzen Arm und das ganze Bein.
Sterile Gazeplatten 10 x 10 cm, 10 x 20 cm, 20 x 40 cm.
6 Mullbinden 8 und 10 cm breit.
6 Elastische Binden 8, 12, 15 cm breit.
3 Dreiecktücher (besser 6 Stück)
2 Verbandpäckchen für Brandwunden (am besten metallisiert)
1 kleines Verbandtuch für Brandwunden (am besten metallisiert)
1 großes Verbandtuch für Brandwunden (metallisiert)
1 Verbandschere, zugleich Kleiderschere
1 Arterienabbinder, Gummi 10 cm breit
Zur Diagnostik: Stethoskop, Blutdruckmeßgerät

Spritzenbesteck

5 sterile Injektionsspritzen 2 ml
5 sterile Injektionsspritzen 5 ml
5 sterilc Injektionsspritzen 10 ml
3 sterile Injektionsspritzen 20 ml
5 Flügelkanülen für Erwachsene
5 Flügelkanülen für Kinder
Lange Injektionsnadeln zur intrakardialen Injektion und Pneumothoraxpunktion
Medikamente s. S. 5.

Gummigeräte
1 Guedel-Tubus für Kinder
2 Guedel-Tubi für Erwachsene
1 Trachealkanüle für Erwachsene
1 Trachealkanüle für Kinder
Mundspatel aus Holz
schlanke, gebogene Kornzange
Magensonde 6 mm und 9 mm
Thiemann-Blasenkatheter, Charrière 8, 12, 17 steril
Stauschlauch
Absaugkatheter aus Plastik verschiedener Größen
Atembeutel mit Masken

B. Notfallkoffer

Für die technische Ausstattung des Bereitschaftskoffers hat die Industrie gewisse Vorstellungen weitgehend erfüllt. Als Beispiel sei hier eine Gruppe von Notfallkoffern erwähnt, welche die Firma Söhngen GmbH., D-6204 Taunusstein-Wehen, Platterstraße 84, entwickelt hat.
Der Inhalt des *Notfallkoffers „Standard“* (Abb. 1) reicht aus, um die in diesem Buch geschilderten Maßnahmen auszuführen, soweit die Arzneimittel-Ausrüstung (s. S. 5) noch entsprechend ergänzt ist. Höheren Anforderungen und allen Notwendigkeiten von Praxis und Bereitschaftsdienst genügt der *Notfallkoffer „Typ Hessen“* (Abb. 2), der von Ungeheuer, Contzen und Kunz entwickelt und vom Hessischen Landesgesundheitsrat und der Landesärztekammer Hessen empfohlen wird. Er enthält zur Beatmung Atmungsbeutel, Mundbeatmer, Nasopharyngealkatheter und Guedel-Tubi, zur Freilegung der Atemwege eine Fußabsaugpumpe mit Zubehör, zur Schockbehandlung Blutersatz, Infusionsbestecke, Braunülen, weiter ein ausreichendes Injektions- und chirurgisches Besteck, auch für kleine notwendige Eingriffe wie Tracheotomie und Venae sectio, Material für die Wundversorgung, eine Super-Isolations-Rettungsdecke für die Unterkühlung, Schienen und auch Kanülen mit armierten Fingerlingen zur Behebung eines Spannungs-Pneumothorax.

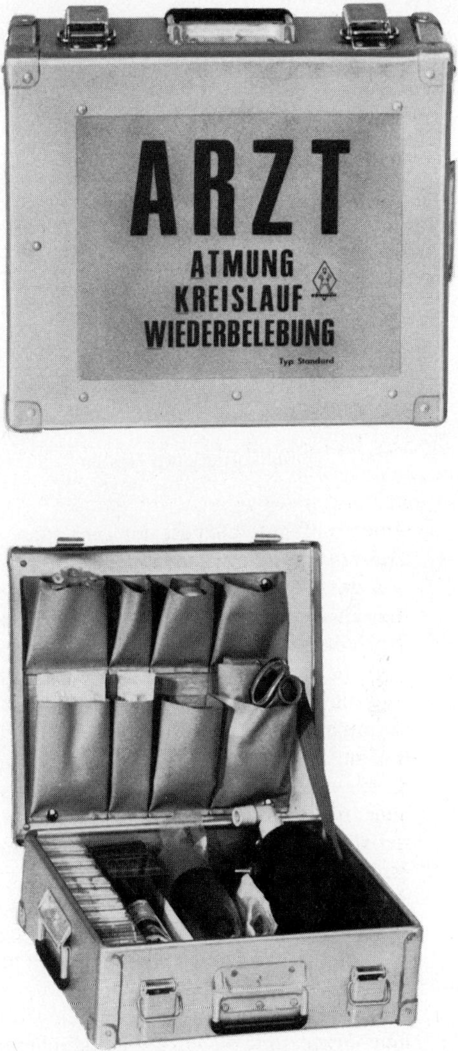

Abb. 1. Notfallkoffer „Standard“.

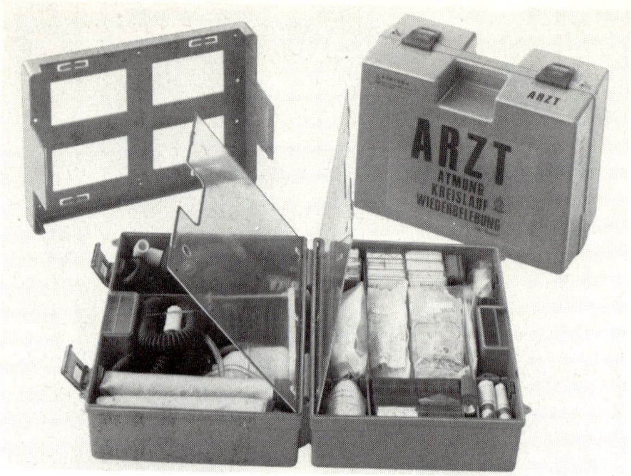

Abb. 2. Notfallkoffer „Typ Hessen".

Noch umfangreicher ist der Inhalt des *AKW-Notfall-Arztkoffers.* Seine Ausrüstung genügt den Erfordernissen des Unfallrettungsdienstes.
Erwähnt sei auch der Arzt-Bereitschaftskoffer, der Notfallmedikamente in Buchform enthält, und das *Ampullarium* sowie eine Arzt-Formularmappe. Sie enthält Rezeptformulare, Krankenhaus-Einweisungsformulare, kurze Mitteilungen an das Krankenhaus, Formulare zur Verschreibung von Betäubungsmitteln, Leichenschauscheine usw. und ist Bestandteil einer hier nicht im einzelnen aufgeführten Arzt-Bereitschaftskoffer-Besuchstasche. Sie wird auch einzeln abgegeben.
Medikamente sind diesen Koffern wegen der Verschreibungspflicht zunächst nicht beigegeben.

C. Medikamente

Die Frage, mit welchen Medikamenten der Bereitschaftskoffer zu bestücken ist, muß von jedem Arzt im Bereitschaftsdienst selbst beantwortet werden. Von der Industrie gelieferte Ausrüstungen lassen sich entsprechend ergänzen.

Um dem Leser Hilfen an die Hand zu geben, findet sich nachstehend eine Zusammenstellung, die, nach Arzneimittelgruppen geordnet, Medikamente enthält, die im Notfall brauchbar sind. Der in einem Bereitschaftskoffer zur Verfügung stehende Raum zwingt wohl oder übel, die in ihm mitgeführten Mittel zu begrenzen. Die folgende Auswahl stellt deshalb auch *keine Bewertung* dar. Wir sind uns bewußt, daß an die Stelle der dort genannten Mittel gleich wirksame Medikamente anderer Firmen treten können. Wenn trotzdem Medikamente genannt sind, so vor allem auch, um einem das Buch benutzenden Arzt in einer eiligen Situation ohne Suchen und Nachschlagen eine praktikable Medikation zu bieten.
Auch aus diesem Grund raten wir, das Buch vor Aufnahme des Bereitschaftsdienstes und vor seiner Benutzung durchzulesen und die Auswahl nach persönlicher Einstellung und Erfahrung zu treffen. Doch sollte ein Arzt, im Bereitschafts- und Notdienst gerufen, keinesfalls durch ein fehlendes Medikament veranlaßt werden, seine Unfähigkeit zum Handeln zur Schau zu stellen. Die Vielfalt ärztlicher Situationen bringt es mit sich, daß auch bei den Arzneimitteln wie bei den dargestellten Situationen nur eine begrenzte Auswahl angeboten werden kann, wobei wir uns bemüht haben, möglichst vielen und häufigen Voraussetzungen gerecht zu werden.

Eine mögliche Arzneimittelausstattung

Zu den nachfolgend aufgeführten Medikamenten werden
Dextrose 50 %
Lydocain 2 %
Natriumbicarbonat 8,4 %

neuerdings als spritzfertige Ampullen von der Firma International Medication Systems (IMS) im „min-i-jet“-System angeboten.

Analeptika

Daptazile Injektion
Wirkstoff: Amiphenazol – HCl
Inhalt der Einzelampulle: 1 Stechkolbenflasche: 30 mg; 1 Notfallpackung: 150 mg und 10 ml Aqua pro injectione
Ind.: Akute Ateminsuffizienz mit respiratorischer Azidose, alle Formen des Atemversagens, morphinbedingte Depression des Atemzentrums
Dos.: Erwachsene bis 150 mg i. v. oder i. m. pro Stunde; Neugeborene bei Atemstillstand: 3 mg stündlich wiederholt

Micoren
Wirkstoff: Crotethamid, Croproamid
Inhalt der Einzelampulle: 1,5 ml
Verpackungseinheit: 5 Ampullen
Ind.: Asphyxie
Regeldos.: Neugeborene je nach Gewicht 0,1 bis 0,3 ml subkutan

Analgetika

Ben-u-ron Suppositorien
Wirkstoff: Paracetamol
Inhalt der einzelnen Suppos.: 125, 250 oder 500 mg
Verpackungseinheit: Zu jeder Dosis: 5 Suppositorien
Ind.: Fieber- und Schmerzzustände bei Kindern
Regeldos.: Säuglinge: Suppos. mit 125 mg, evtl. nach 2 Stunden Wiederholung; Kleinkinder: Suppos. mit 250 mg, evtl. nach 2 Stunden Wiederholung; Schulkinder: Suppos. mit 500 mg, evtl. nach 2 Stunden Wiederholung

Dolantin Spezial
Wirkstoff: Pethidin – HCl u. Levallorphan-tartrat
Rezeptur: Btm!
Inhalt der Einzelampulle: 2 ml = 100 mg Dolantin
Verpackungseinheit: 5 Amp. zu 2 ml
Ind.: Stark wirksames Analgetikum und Spasmolytikum mit Einschränkung des depressiven Effektes auf die Atmung (Levallorphan-tartrat!)
Kontraind.: Bei Kindern nur in Ausnahmefällen. Möglichst nicht in der Schwangerschaft. Nicht bei ungeklärtem „akuten Abdomen“.
Regeldos.: 1–2 ml (50–100 mg) i. v., s. c. oder i. m.
oder evtl:

Pantopon
Wirkstoff: Ges. Alkaloide d. Opiums
Rezeptur: Btm!
Inhalt der Einzelampulle: 1 ml zu 20 mg Gesamt-Alkaloide des Opiums = 10 mg Morphin pur.
Verpackungseinheit: 5 Amp.
Ind.: Schwere Schmerzzustände, Koliken, Spasmen,
Kontraind.: Bei ungeklärtem „Akuten Abdomen"! Anwendung bei Säuglingen und stillenden Müttern. Wo Dämpfung des Atemzentrums vermieden werden muß. Akute, intermittierende Porphyrie. Asthmaanfall
Unter Pantopon keinen Alkohol zuführen.
Regeldos.: 1 ml (20 mg) höchstens 30 mg
Kinder: (nicht im 1. Lebensjahr): 1 mg pro Lebensjahr.

Novalgin-Injektionslösung
Wirkstoff: Phenyl-dimethylpyrazolon-methyl-amino-methansulfonsaures Natrium
Inhalt der Einzelampulle: 5 ml = 2,5 g
Verpackungseinheit: 5 Amp. à 5 ml
Ind.: Schmerzen verschiedener Art, Neuralgien, Ischias, Lumbago, Gallen- und Nierenkoliken. Fieber!
Kontraind.: Granulozytopenie; Akute Porphyrie
Dos. für Erw.: i. v. Injektion langsam: 1,0–1,5 ml/min.

Novalgin-Tropfen
Wirkstoff: Noramidopyrin methansulfonsaures Natrium
Inhalt der Lösung: 1 ml zu 500 mg
Verpackungseinheit: 20 ml
Ind.: Schmerzzustände verschiedener Genese
Kontraind.: Granulozytopenie; Akute Porphyrie
Regeldos. bei Erw.: 20–40 Tropfen
Kinder: Säuglinge (ab 4. Monat) bis 7 Tropfen; Kleinkinder bis 15 Tropfen; Schulkinder 20–30 Tropfen
(= 10 mg/kg Körpergewicht)

Antiallergika

Sandosten-Calcium
Wirkstoff: Thenalidinmaleinat u. Calcium-gluconat u. Calciumlactobionat
Inhalt der Einzelampulle: 10 ml
Verpackungseinheit: 5 Amp.
Ind.: Quincke-Ödem; Serumkrankheit; Arzneimittelexanthem; Insektenstiche

Kontraind.: Bei digitalisierten Patienten! Wirkung von Alkohol u. U. verstärkt!
Bemerkungen: Langsam i. v. beim liegenden Patienten.

Antiarrhythmika

Novocamid
Wirkstoff: Procainamid
Inhalt der Einzelampulle: 10 ml
Verpackungseinheit: 10 Amp.
Ind.: Tachykardien u. extrasystolische Herzrhythmusstörungen organischer und funktioneller Genese; Paroxysmale Tachykardie; Flimmerprophylaxe
Kontraind.: Chinin-Allergie durch Probeinjektion von 0,5 ml ausschließen. Herzdekompensation. Adams-Stokes-Anfälle. Endokarditis. Digitalisüberdosierung.
Regeldos. bei Erw.: Langsam 2–5 ml i. v. beim liegenden Patienten mit Blutdruckkontrolle
Bemerkungen: Sofortiger Abbruch bei Blutdruckfall um mehr als 10 mm

Xylocain
Wirkstoff: Lidocain – HCl
1) 3 Spritzampullen à 5 ml (2 %)
2) 1 Spritzampulle à 5 ml (10 %)
Inhalt der Einzelampulle: 1) 2 %ige Injektionslösung = 100 mg
[2) 10 %ige Lösung nur als Zusatz für Infusionen = 500 mg]
Ind.: Kammerarrhythmien; Extrasystolen u. Tachykardien bei Herzinfarkt
Kontraind.: Bradykardie; Herzdekompensation; bei Leberinsuffizienz: Dosis um 50 % reduzieren
Bemerkungen: 1) Zeichen mäßiger Überdosierung: Benommenheit, Schwindelgefühl
2) Zeichen stärkerer Überdosierung: Blutdruckabfall, Asystolie
Bei 1) und 2) = schnell zu beheben durch Reduzierung der Dosierung

Isoptin-Ampullen
Wirkstoff: Verapramil
Inhalt der Einzelampulle: 2 ml zu 5 mg
Verpackungseinheit: 5 Ampullen
Ind.: Tachykarde Rhythmusstörungen des Herzens → **204**. Hypertone Krise.
Kontraind.: Kardiogener Schock, frischer Infarkt.
Regeldos. bei Erw.: 1 Amp. langsam i. v.

Antibiotika

Megacillin-Spritzampulle
Wirkstoff: Clemizol-Penicillin G
Inhalt der Einzelampulle: 1 000 000 I. E. Penicillin
Verpackungseinheit: 1 Spritzampulle, 3 Spritzampullen
Regeldos. bei Erw.: 1 Spritzampulle einmal täglich i. m.
Kinder: Säuglinge: 1/4 Spritzampulle; Kleinkinder und Schulkinder bis 10. Jahr: 1/4–1/2 Spritzampulle; Ältere Schulkinder: 1 Spritzampulle.
Und/oder ein weiteres Antibiotikum nach Wahl, wie z. B.:

Refobacin
Wirkstoff: Gentamycin
Inhalt der Einzelampulle: 40 mg; 80 mg
Ind.: Akute Harnwegsinfektionen; Verbrennungen; Infektionen am Auge mit drohender Ophthalmie
Regeldos. für Erw.: Bei normaler Nierenfunktion: 3 x 40 mg i. m.; oder 2 x 80 mg i. m.
Kinderdosis: 2–5 mg/kg Körpergewicht/Tag i. m.

Reverin-Inject
Wirkstoff: Tetracyclin-HCl
Inhalt der Einzelampulle: 250 mg Tetracyclin-HCl
Verpackungseinheit: 3 Injektionsflaschen a) Reverin i. v.; b) Reverin i. m.
Regeldos. bei Erw.: Reverin-Inject 1 Fl. i. v. oder i. m. (unterschiedliche Ampulle für i. v. oder i. m.!)
Kinder: Im 1. Lebensjahr *nur* „Reverin i. v." 10 mg/je kg Körpergewicht i. v. oder i. m. geben 1 mal täglich.
Kinder: 10 mg je kg Körpergewicht i. v. oder i. m. 1 mal täglich. Bei Kindern erst ab 8. Lebensjahr, mögliche Nebenwirkungen auf Zähne und Skelet.

Antidiabetika

Insulin (Altinsulin)
Wirkstoff: oder Insulin Horm (Altinsulin) oder Insulin Novo Actrapid (Altinsulin)
Inhalt der Einzelampulle: 10 ml = 400 I. E.
Verpackungseinheit: 1 Injektionsflasche, 5 Injekt. Fl.
Ind.: Coma und Praecoma diabeticum
Dos. im Notfall: → **67**

Antidote

Atropin-Sulfuricum (Dr. Franz Köhler Chemie)
Wirkstoff: Atropinsulfat
Inhalt der Einzelampulle: 10 ml à 0,1 g, (d. h. 1 ml enthält 10 mg!)
Verpackungseinheit: 15 oder 25 Ampullen
Ind.: Nur nach Vergiftung mit Cholinesterasehemmern (Pflanzenschutz- und Schädlingsbekämpfungsmittel auf der Basis von organischen Phosphorsäureestern wie E 605, Nervenkampfstoffe, Carbaminsäureester wie Neostigmin)
Kontraind.: Bei Überdosierung Lebensgefahr durch Hyperthermie, extreme Trockenheit der Rachenschleimhaut mit Schluckstörungen, Atemlähmung, Koma. Als Antidot sind bei Atropin-Überdosierung Neostigmin (Prostigmin®) 0,5–2,0 mg i. v. zu geben. Die Nebenwirkungen von Atropinsulfat sind Mundtrockenheit, Hemmung der Schleim- und Schweißsekretion, Mydriasis und Tachykardie; diese Nebenwirkungen sind zugleich Leitsymptome für eine ausreichende Therapie bei obiger Vergiftung.
Regeldos. bei Erw.: Bei obiger Vergiftung nach künstlicher Beatmung mit O_2 *sofort* 50–100–150 mg, d. h. 5–10–15 ml i. v. bis zur Aufhebung der Miosis, Hypersalivation und Bradykardie; Wiederholung mit geringeren Dosen (etwa 2 mg) entsprechend der wieder auftretenden Symptomatik. *Sofortige* Therapie durch den erstbehandelnden Arzt ist hier entscheidend. Gleichzeitige Magenspülung!

Dimethylaminophenol (4-DMAP) (Dr. Franz Köhler Chemie)
Wirkstoff: 4-Dimethylaminophenol
Inhalt der Einzelampulle: 250 mg in 5 ml
Verpackungseinheit: 1 (oder 5) Ampullen
Ind.: Bei Vergiftungen mit Cyaniden, Blausäure und Nitrilen, evtl. auch bei Vergiftungen mit Schwefelwasserstoff

Kontraind.: Bei Säuglingen und Kleinkindern bestehen noch keine Erfahrungen; wegen der noch nicht voll wirksamen Methämoglobin-Reduktase könnte die Methämoglobinämie lange bestehen bleiben. Bei Erwachsenen werden durch die angegebene Dosierung 30 % des Gesamt-Hämoglobins zu Ferrihämoglobin umgewandelt; außer der dadurch verursachten Zyanose treten keine weiteren Symptome auf.
Bemerkungen: Bei geringstem Verdacht auf eine Vergiftung *sofort* (Sekunden können hier entscheidend sein!) 1 Amp. i. v. (3–5 mg/kg) oder auch i. m. (schmerzhaft). Natriumthiosulfat kann in der Klinik gegeben werden. Falls es sich später herausstellen sollte, daß es sich nicht um eine Zyanidvergiftung o. ä. gehandelt hat, kann die Methämoglobinämie mit Toluidinblau (2 mg/kg, d. h. etwa 3,5 ml i. v.) jederzeit aufgehoben werden!

Lorfan
Wirkstoff: Levallorphan
Inhalt der Einzelampulle: 1 mg
Verpackungseinheit: 5 Ampullen
Ind.: Atemdepression bei Morphinintoxikation (Opiatantagonist)
Kontraind.: Verstärkt Atemdepression anderer Genese (z. B. Schlafmittelintoxikation, apoplekt. Insult), ruft bei Opiatabhängigen Entzugserscheinungen hervor; künstliche Beatmung ist in jedem Fall besser als die Gabe von Lorfan
Regeldos. bei Erw.: 0,5–2,0 mg = ml i. v.
Bemerkungen: Wiederholung nach ca. 20 Minuten nötig

Sulfactin
Wirkstoff: Dimercaprol
Inhalt der Einzelampulle: 100 mg/2 ml
Verpackungseinheit: 10 Ampullen
Ind.: Vergiftungen mit Antimon, Arsen, Gold, Kupfer, Nikkel, Quecksilber, Wismut
Regeldos. bei Erw.: Bei Quecksilber und Arsenvergiftungen *sofort* 2,5 mg/kg tief i. m. Wiederholung 1. und 2. Tag; 4stündlich 3. und 4. Tag; 6stündlich 5. und 6. Tag; 12stündlich
Nebenwirkungen: Erbrechen, Krämpfe, Kapillarschäden, Schock, Dermatosen, Speichelfluß. Verstärkte Niereninsuffizienz.

Antiemetika
Antivertiginosa

Psyquil (Heyden)
Wirkstoff: Triflupromazin-HCl
Inhalt der Einzelampulle: 10 mg/20 mg
Verpackungseinheit: 3 Ampullen
Ind.: Starkes Erbrechen, Brechreiz (i. v. Applikation bringt sofortige Wirkung), Dämpfung des Brechreizes und Beruhigung
Kontraind.: Akute Alkohol-, Schlafmittel- und Psychopharmaka-Vergiftung
Regeldos. bei Erw.: 20 mg i. m.
Nicht für Kinder

Antiepileptika

Phenhydan-Injektionslösung
Wirkstoff: Diphenylhydantoin
Inhalt der Einzelampulle: 5 ml = 250 mg
Verpackungseinheit: 5 Amp.
Ind.: 1) Grand mal-Epilepsie; Grand mal-Status
2) Digitalisbedingte Herzrhythmusstörungen, Prophylaxe von Extrasystolen bei Herzinfarkt, paroxysmale (supraventrikuläre) Tachykardie
Kontraind.: Leukopenie; hochgradiger A-V-Block
Regeldos. bei Erw.: i. v. Injektionen langsam und mit Vorsicht! Blutdruckkontrolle, (evtl. EKG-Kontrolle). Injektionsgeschwindigkeit: 0,5 ml (25 mg) pro Min. zunächst 1/2 Ampulle.
Kinderdosis: 100–200 mg/Tag.

Antihypertonika

Sedaraupin
Wirkstoff: Reserpin
Inhalt der Einzelampulle: 1) 0,25 mg; 2) 1,0 mg
Verpackungseinheit: 5 Ampullen
Ind.: Hochdruckkrisen; Übererregung des vegetativen Nervensystems; Tachykarde Herzrhythmusstörungen
Regeldos.: Anfangsdosis: 1 mg i. v. oder i. m.; Keine Wiederholung vor 2–3 Stunden! Höhere Dosen als 6 mg/24 Std. sollten nicht verabfolgt werden!

Achtung: Verschleierung von Hochdruckfolgen (Hirninfarkt!)

Antihypotonika

Effortil
Wirkstoff: Etilefrin – HCl
Inhalt der Einzelampulle: 10 mg in 1 ml
Verpackungseinheit: 6 Amp.
Ind.: Kreislaufkollaps
Kontraind.: Phäochromozytom; Thyreotoxikose
Regeldos. für Erw.: 1 Amp. i. m. alle 1–2 Stunden
Kinder: Säuglinge ab 2. Monat 0,2 ml i. m.; Kleinkinder 0,2–0,4 ml i. m.; Schulkinder 0,5–0,8 ml i. m.; Nach 2 Std. bei Bedarf wiederholen

Antikoagulantien

Liquemin 20000, Ampullen mit Einmalspritze
Wirkstoff: Heparin
Inhalt der Einzelampulle: 20000 USP-Einheiten/1 ml
Verpackungseinheit: 5 Ampullen zu 1 ml 20000
Ind.: Initialdosis bei schwerer Thrombose oder Embolie: 15 bis 20000 USP-E. i. v.
Kontraind.: Alle Blutungsgefährdung aus Operations- und anderen Wunden, Magen- und Darmulzerationen, bei hämorrhagischen Diathesen und Gefäßkrankheiten.
Regeldos. bei Erw.: Zum Transport ins Krankenhaus: 15000 bis 20000 USP-Einheiten, meist zusammen mit 10 mg Morphin, i. v. Anschließend Tagesdosis von 40000 USP-Einheiten, in 4 Einzeldosen verabfolgt.

Antikonvulsiva (Kind)

Chloralhydrat-Rectiole
Wirkstoff: Chloralhydrat 0,6 g (in 3 ml Sesamöl)
Inhalt der Einzelampulle: 3 ml in Rektiole
Verpackungseinheit: 3 Rektiolen
Ind.: Symptomatisch gegen Krämpfe bei Säuglingen und Kleinkindern (letztere erhalten 2 Rektiolen)
Bemerkungen: Insbesondere, falls intravenöse Injektion von Valium® bei Kindern mit Krämpfen nicht durchführbar ist.

Antitussiva

Dicodid
Wirkstoff: Hydrocodon – HCl
Rezeptur: Btm!
Inhalt der Einzelampulle: 0,015 g
Verpackungseinheit: 5 Amp.
Ind.: Starker, schmerzhafter Husten 2–3 x 1 Ampulle pro 24 Std.
Kontraind.: Eingeschränkte Atemfunktion! (z. B. Lobärpneumonie, Status asthmaticus!)
Bemerkungen: Reaktionsvermögen beeinträchtigt, besonders in Zusammenhang mit Alkohol

Betarezeptorenblocker

Visken (Sandoz)
Wirkstoff: 1-(Indol-4yl-oxy)-3-isopropyl-amino-propan-2-ol
Inhalt der Einzelampulle: 2 ml = 0,4 mg
Verpackungseinheit: 5 Amp.
Ind.: Stenokardien; Folgezustand nach Herzinfarkt; Hyperkinetisches Herzsyndrom; Sinustachykardie; Vorhofflimmern; Extrasystolen verschiedener Genese
Kontraind.: Asthma bronchiale, Cor pulmonale; AV-Überleitungsstörungen 2. u. 3. Grades; Akuter Myokardinfarkt; metabolische Azidose
Dosis: Zunächst 2 ml (0,4 mg) langsam i. v. Mittlere Tagesdosis: 5-10 ml
Bemerkungen: Bei Herzinsuffizienz erst Rekompensation herbeiführen. Keine gleichzeitige Gabe (auch nicht unmittelbar danach!) von Isoptin (Knoll, Calciumantagonist!); Gefahr eines kardiogenen Schocks. 2–3 Tage vor Allgemeinnarkose sind Betarezeptorenblocker abzusetzen! EKG = Überwachung

Bronchospasmolytika

Alupent (Injektionslösung)
Wirkstoff: Orciprenalinsulfat
Inhalt der Einzelampulle: 1 ml = 0,5 mg
Verpackungseinheit: 6 Ampullen
Ind.: 1) Asthma bronchiale; 2) Überleitungsstörungen des Herzens, partieller oder totaler AV-Block, Adams-Stokessche Anfälle, Herzstillstand, digitalisbedingte Bradykardien, Bradyarrhythmie

Kontraind.: Thyreotoxikose; Tachykarde Arrhythmia absoluta; Glaukom
Durchschnittliche Dosis für Erw..: 1–2 ml i. m. oder langsam intravenös
Kinder: → **33** (Asthma bronchiale), S. 138

Euphyllin
Wirkstoff: Theophyllin-Monohydrat u. Äthylendiamin
Inhalt der Einzelampulle: 10 ml zu 0,24 g
Verpackungseinheit: 5 Ampullen
Ind.: Asthma bronchiale et cardiale; Lungenemphysem; Morphin-Vergiftung; frische Apoplexie; Hirnverletzungen
Kontraind.: für i. v. Injektion: Epilepsie, frischer Herzinfarkt
Regeldos. bei Erw.: 5–10 ml (0,24 g) langsam (5 Minuten!) i. v.
Kinderdosis: Einmalig 5 mg/kg Körpergewicht sehr langsam (über 10–15 Min.) i. v. Wiederholung erst nach 6–8 Stunden, falls nötig (zur Status asthmaticus-Behandlung)
Nebenwirkungen: Bei zu schneller Injektion: Zentrale Erregung mit Schwindel und Kopfschmerzen, Übelkeit, evtl. Krämpfe.

Corticoide

Solu-Decortin H
Wirkstoff: Prednison-21-hemisuccinat-Natrium
Inhalt der Einzelampulle: 1) 50 mg; 2) 250 mg
Verpackungseinheit: 1 Trockenamp. u. Lösungsmittel
Ind.: Schweres allergisches Zustandsbild; Anaphylaktischer Schock; Addison-Krise, thyreotoxische Krise; Status asthmaticus; Kardiogener Schock (?)
Kontraind.: Ergeben sich bei wiederholter Applikation
Regeldos. bei Erw. 50–250 mg i. v. oder i. m., evtl. mehrfach täglich
oder:

Urbason solubile forte, Urbason solubile forte 1000
Wirkstoff: Methylprednisolon
Inhalt der Einzelampulle: 250 mg; 1000 mg
Verpackungseinheit: 1 Amp. mit 250 mg u. 5 mg Aqua dest.; 1 Fl. mit 1000 mg u. 10 ml Aqua dest.
Ind.: Akut lebensbedrohliche Zustände: Schock jeder Genese, Hirnödem, Status asthmaticus, akutes Nebennierenrindenversagen.
Kontraind.: Ergeben sich bei wiederholter Applikation

Auxiloson-Dosier-Aerosol
Wirkstoff: Dexamethason
Inhalt der Einzelampulle: 1 Dosier-Aerosol
Verpackungseinheit: 10,5 g
Ind.: Inhalatorische Vergiftungen (Reizgase), Prophylaxe eines toxischen Lungenödems, Krupp-Husten, Asthma
Regeldos. bei Erw.: Bei geringstem Verdacht auf eine *Reizgasvergiftung* alle 10 Min. 5 Hübe in den Mund sprayen und einatmen lassen.
Sonst: Zur Einleitung 2 Hübe.

Diuretika

Lasix
Wirkstoff: Furosemid
Inhalt der Einzelampulle: 2 ml; 20 mg
Verpackungseinheit: (Infusions-Lösung: 250 mg/25 ml) 5 Amp. (5 Infusions-Fl.)
Ind.: Eklampsie, Lungenödem
Regeldos. bei Erw.: Anfangsdosis: 30–40 mg i. v., Wiederholung nach 20 Min.

Diamox Parenteral
Wirkstoff: Acetazolamid-Natrium
Inhalt der Einzelampulle: 500 mg
Verpackungseinheit: 1 Ampulle
Ind.: Akutes Glaukom, (respiratorische Insuffizienz)
Kontraind.: Coma hepaticum! Anurie

Durchblutungsfördernde Mittel

Ronicol
Wirkstoff: Pyridyl-carbinol
Inhalt der Einzelampulle: 100 mg in 2 ml
Verpackungseinheit: 5 Ampullen
Ind.: Akuter Gehörverlust (Hörsturz), Menièrescher Symptomenkomplex.
Kontraind. Akuter Herzinfarkt, akute Blutungen, Herzschrittmacher-Träger
Regeldos. bei Erw.: 1–2 Amp. langsam i. v. am liegenden Kranken, auch i. m. oder s. c. (evtl. Infusion in 500 mg!)

Gynäcologica

Syntocinon 10 I. E.
Wirkstoff: Synthetisches Oxytocin
Inhalt der Einzelampulle: 10 I. E./1 ml
Verpackungseinheit: 5 Ampullen zu 1 ml
Ind.: Alle Uterusblutungen. Bei Plazentaretention oder Uterusblutung nach Geburt.
Regeldos.: Alle 1/4 Stunde 1/2 Ampulle (5 I. E.) i. v. oder i. m.
Bemerkungen: Syntocinon kann anstelle von Methergin bei allen Uterusblutungen gegeben werden, vor allem in der Nachgeburtsperiode. Während der Geburt sollten zuhause wegen der Gefahren für das Kind *keine* Wehenmittel mehr verwendet werden. Eine eingeleitete Geburt gilt heute unter allen Umständen als Risikogeburt und wird im Krankenhaus mit der nötigen Intensivüberwachung vollzogen. Auch bei Wehenschwäche oder Geburtsstillstand ist die sofortige Krankenhauseinweisung angezeigt; eine Wehenmittel-Therapie zuhause ist kaum noch zu verantworten, besonders nicht bei fehlender geburtshilflicher Erfahrung. (Oxytocin ist auch in Form von Buccaltabletten im Handel: Desamino-Oxytocin; in der Bundesrepublik: Oxytocincitrat).

Infusions- und Injektionslösungen

Dextro-med-Ampullen, 10%, 20%, 40%
Wirkstoff: Glucose-Monohydrat
Inhalt der Einzelampulle: 1,1/2,2/4,4 g. pro 10 ml
Verpackungseinheit: 5 Ampullen
Ind.: Vergiftungen, Hirnödem, Zusatz zu Herz- und Kreislaufmitteln, Hypoglykämie
Regeldos. bei Erw.: 20 ml (40 %) i. v.

Macrodex 6 %
Wirkstoff: Dextran (Polyglucose), (mittl. Mol. Gew. 60 000)
Inhalt der Einzelampulle: Inf. Fl. 100 ml (Glas), 500 ml (Glas oder Plastik)
Verpackungseinheit: je 1 Fl., je 10 Fl.
Ind.: Volumenersatzmittel, hypovolämischer Schock
Kontraind.: Herzinsuffizienz, Lungenödem, Anurie
Regeldos. bei Erw.: 500–1000 ml, Schnellinfusion im Schock!

Haemaccel
Wirkstoff: Gelatinelösung
Inhalt der Einzelampulle: 500 ml
Verpackungseinheit: 1 Fl.
Ind.: Volumenersatz, Schockprophylaxe
Regeldos. bei Erw.: Schnellinfusion, zum Volumenersatz in 15–30 Min.

oder

Neo-Plasmogel
Wirkstoff: Plasmaersatzflüssigkeit auf Gelatinebasis
Inhalt der Einzelampulle: 500 ml
Verpackungseinheit: 1 Infusionsflasche mit Infusionsgerät und Kanüle
Ind.: Volumenmangel, Vergiftungen, Schock
Kontraind.: Herzdekompensation, Lungenödem, Anurie und Oligurie
Regeldos. bei Erw.: 500 ml schnell zu infundieren, 350 bis 500 ml je Stunde

Kochsalzlösung 0,9 % Braun
Wirkung: 0,9 %ige NaCl-Lösung
Inhalt der Einzelampulle: 250 ml, 500 ml
Verpackungseinheit: Flasche mit Infusionsgerät und Kanüle
Ind.: Isotoner Flüssigkeitsersatz. Medikamententräger. Auch zum Befeuchten von Verbänden.
Kontraind.: Herzdekompensation, Lungenödem, Anurie und Oligurie
Regeldos. bei Erw.: Bis 1000 ml täglich. Tropfgeschwindigkeit 120–180 Tr./Minute, 350–500 ml pro Std.

Natriumbikarbonat-Lösung salvia
Wirkstoff: Natriumbikarbonat
Inhalt der Einzelampulle: 20 ml, 100 ml enthalten 8,4 g Natriumbikarbonat
Verpackungseinheit: 10 Ampullen
Ind.: Azidosen
Kontraind.: Herzdekompensation, Lungenödem
Bemerkungen: 40-60 ml langsam i. v.
Oder: Zusatz zu Infusion.

Kardiaka

Kombetin-Amp.
Wirkstoff: K-Strophanthin
Inhalt der Einzelampulle: $^1/_8$ mg, $^1/_4$ mg
Verpackungseinheit: 5 Ampullen zu 1 ml
Ind.: Akutes Herzversagen, Herzinsuffizienz
Kontraind.: Nicht zusammen mit Calciumpräparaten
Regeldos. bei Erw.: $^1/_8$–$^1/_4$ mg langsam i. v.

Novodigal-Amp.
Wirkstoff: Digoxin
Inhalt der Einzelampulle: 0,4 mg
Verpackungseinheit: 10 Ampullen
Ind.: Herzinsuffizienz jeder Genese, Supraventrikuläre, paroxymale Tachykardie, Tachykardie als echte Arrhythmie
Kontraind.: Gleichzeitige Gabe von Calcium, starke Bradykardie (unter 40 bei jüngeren Patienten bis etwa 50 Jahre; unter 50 bei alten Kranken)
Regeldos. bei Erw.: 1 Ampulle i. v., bei sicher Nichtdigitalisierten bei schweren Zuständen bis 2 Amp.

Ophthalmologika

Pilocarpin Thilo Augentropfen
Wirkstoff: Pilocarpinborat
Verpackungseinheit: 10 ml 1 %ig, 10 ml 0,5 %ig
Ind.: Glaukomanfall
Kontraind.: Akute Iritis
Dosis: → **119** (Glaukomanfall)

Psychopharmaka

Haldol
Wirkstoff: Haloperidol
Inhalt der Einzelampulle: 1 ml mit 5 mg
Verpackungseinheit: 5 Amp.
Ind.: 1) Erregungszustände, Delirien; 2) Akute schizophrene Schübe und Manie; 3) Alkoholismus, Delirium tremens; 4) Entzugserscheinungen nach Rausch- und Suchtdrogen
Kontraind.: Schlafmittel- und Psychopharmaka-Intoxikationen

Nicht bei Kindern
Bemerkungen: Initial 1(-2) Ampullen i. v. oder i. m., Wiederholung in 6 Stunden

Valium-Amp.
Wirkstoff: Diazepam
Inhalt der Einzelampulle: 10 mg auf 2 ml
Verpackungseinheit: 5 Ampullen
Ind.: Erregungs- und Spannungszustände, Status epilepticus Krämpfe bei Kindern verschiedener Genese.
Kontraind.: Myasthenia gravis
Regeldos. bei Erw.: 5–15 mg i. m. oder langsam i. v.
Kinderdosis: → **159**

Sera und Impfstoffe

Tetatoxoid
Wirkstoff: Tetanus-Adsorbatimpfstoff
Inhalt der Einzelampulle: 0,5 ml
Ind.: Tetanusprophylaxe (Näheres s. →**229**)

Tetanus-Hyperimmun-Globulin
Wirkstoff: Tetanus-Immuno-Globulin vom Menschen
Inhalt der Einzelampulle: 1 ml zu 250 I. E.
Ind.: Tetanusprophylaxe (Näheres s. → **229**)

Spasmolytika

Buscopan-Ampullen
Wirkstoff: Hyoscyamin
Inhalt der Einzelampulle (1 ml): 20 mg Hyoscyamin
Verpackungseinheit: 6 Ampullen zu 1 ml
Ind.: Spasmen, Gallenkolik, Nierenkolik
Kontraind.: Glaukom, Ileus, Restharnbildung bei Prostatahypertrophie, zerebrale Sklerose
Regeldos. bei Erw.: 1 Amp. zu 1 ml i. m. oder i. v., evtl. Wiederholung nach 1-2 Stunden

Dolo-Adamon Amp.
Wirkstoff: Adamon u. Natr. phenyl-dimethyl-pyra-zolon-methylamino-methansulfonic.
Inhalt der Einzelampulle: 5 ml

Verpackungseinheit: 5 Amp. à 5 ml
Ind.: Koliken der Gallen- und Harnwege, Krampfzustände der Bauchorgane
Kontraind.: Glaukom, Prostatahypertrophie, Tachykardien
Bemerkungen: Verwendung nur bei Erwachsenen 2,5 bis 5,0 ml langsam (1 ml/min) i. v.

D. Unfallrettungsdienst und Krankenhäuser

Vor Aufnahme einer ärztlichen Tätigkeit überhaupt, sonst vor Eintritt in den Bereitschaftsdienst, wird sich ein Arzt sicher nach den örtlichen Möglichkeiten erkundigen, um in besonderen Fällen weitere Hilfe zu erhalten.

Von besonderer Bedeutung ist hier der Unfallrettungsdienst, der heute in den größeren und mittleren Städten der deutschsprachigen Länder zu schnellem Einsatz bereit ist. Er gewährleistet, mit gut ausgerüsteten Notarztwagen ausgestattet und oft in Verbindung mit Rettungshubschraubern, am Ort des Unfalls oder der bedrohlichen Erkrankung eine schnelle qualifizierte Hilfe, meist durch Fachchirurgen oder Anästhesiologen. Er bedeutet für den bereitschaftsdiensttuenden Arzt in derartigen Fällen eine große Hilfe und entlastet ihn von der alleinigen Verantwortung. Der Notarztdienst wird vor allem bei bedrohlicher Störung von Atmung, Kreislauf, Bewußtsein, z. B. schweren Schädel-Hirn-Verletzten, schweren Thorax-, Bauch- und Gliedmaßenverletzten, schweren Verbrennungen, Verschüttungen, Einklemmung von Unfallverletzten und bei Atem- und Kreislaufstillstand gerufen.

Die Rettungsdienste werden, oft im Zusammenwirken verschiedener Organisationen von kommunalen Instanzen, Krankenhäusern und Kliniken, Bundeswehr, Deutsches Rotes Kreuz, Arbeiter-Samariterbund, Malteser-Hilfsdienst, Johanniter-Unfallhilfe, Feuerwehr, Katastrophenschutz, Bergwacht, Wasserwacht, Deutsche Lebensrettungsgesellschaft und Deutsche Gesellschaft zur Rettung Schiffbrüchiger durchgeführt.

Telefonnummer des örtlichen Notarztdienstes

....

Telefon-Nummern:
Der Hubschraubereinsatz ist von Sichtverhältnissen abhängig. Nachtflüge bedingt möglich.

Bremen 0421 – 30303
Duisburg 0203 – 63334
Frankf. 0611 – 441033
Glücksburg
04631 – 8625*)
Hamburg 040 – 248281
Hannover 0511 – 19481
Kassel 0561 – 12520
Koblenz 0261 – 44100
Köln 0221 – 238799
Lünen 02306 – 6000
Ludwigshafen
0621 – 695066
München 089 – 222666
Nürnbg. 0911 – 555777
Porz-Wahn:
02203 – 63307 – 08*)
Regensbg.
04331 – 27788
Stuttgart 0711 – 551044
0711 – 796655
Traunstein 0861 – 4424
Ulm 0731 – 62222
Villingen 07721 – 51014
Wittlich 06531 – 6099
Würselen 02472 – 505

Bundeswehr: SAR-Leitst.	Zuständigkeitsgebiet: BRD außer Hamburg/Schleswig-Holstein:
Porz-Wahn:	**02203/63307-08*)**

*) hauptsächlich für Sekundär-Einsätze

Bundeswehr: SAR-Leitst. **Glücksburg:**	Zuständigkeitsgebiet: nur Hamburg/Schleswig-Holstein **04631/8625*)**

Voraussetzung zum Einsatz der Bundeswehr: 1.: Ein vergleichbares Transportmittel eines zivilen kommerziellen Unternehmens darf nicht rechtzeitig zur Verfügung stehen. 2.: Akute Lebensgefahr. 3.: Der Transport mit PKW oder Krankenkraftwagen würde eine unmittelbare Lebensgefahr herbeiführen bzw. eine schwere zus. Schädigung nicht ausschließen. 4.: Die Hauptaufgabe (Rettungs- und Suchdienst für Luftfahrzeuge) darf nicht wesentlich beeinträchtigt werden. Hinweis: Der anfordernde Arzt hat eine formlose Notwendigkeitsbescheinigung auszustellen und dem Piloten mitzugeben bzw. der SAR-Leitstelle zuzusenden.

Kliniken für Hirnverletzte

Wichtig ist weiter, die zur Aufnahme dringender Fälle bereiten Krankenhäuser und Fachabteilungen zu notieren, besonders auch von Spezialstationen, etwa für Vergiftungen → 245 wie für Hirnverletzte:
Neurochirurgische Kliniken und Abteilungen zur Behandlung schwerer Schädel-Hirn-Verletzungen

Ort, Straße	Krankenhaus
3280 Bad Pyrmont Maulbeerallee	Versorgungskrankenhaus Neurochirurg. Abtlg.
5124 Bardenberg b. Aachen Dr. Hans-Böckler-Platz 1	Knappschaftskrankenhaus Neurochirurg. Abtlg.
1000 Berlin 19 Spandauer Damm 130	Neurochirurg. Univ.-Klinik im Städt. Krankenhaus Westend
1000 Berlin 45 Hindenburgdamm 30	Neurochirurg. Univ.-Klinik im Klinikum Steglitz der Freien Universität Berlin

*) hauptsächlich für Sekundär-Einsätze

Ort, Straße	Krankenhaus
1000 Berlin 47 Rudower Str. 56	Städt. Krankenhaus Neukölln Neurochirurg. Abtlg.
4630 Bochum-Langendreer In der Schornau 23	Knappschaftskrankenhaus Neurochir. Univ.-Klinik
5300 Bonn Wilhelmstr. 31	Neurochirurg. Univ.-Klinik
2600 Bremen St. Jürgen-Straße	Städt. Krankenanstalten Neurochirurg. Univ.-Klinik
4000 Düsseldorf Moorenstr. 5	Neurochirurg. Univ.-Klinik
8520 Erlangen Krankenhausstr. 12	Neurochirurg. Univ.-Klinik
4300 Essen Hufelandstr. 55	Neurochirurg. Klinik des Klinikums Essen der Ruhr-Universität
6000 Frankfurt/M Friedberger Landstr. 430	Berufsgenossenschaftliche Unfallklinik, Neurochirurg. Abtlg.
6000 Frankfurt/M. Schleusenweg 2-16	Neurochirurg. Univ.-Klinik
7800 Freiburg Hugstetter Str. 55	Chirurg. Univ.-Klinik und Neurochirurg. Univ.-Klinik
4660 Gelsenkirchen-Buer Scherner Weg 4	Berufsgenossenschaftl. Kran- kenanstalten Bergmannsheil Neurochirurg. Abtlg.
6300 Gießen Friedrichstr.	Neurochirurg. Univ.-Klinik
3400 Göttingen Goßlerstr. 10	Neurorchirurg. Univ.-Klinik
2000 Hamburg 20 Martinistr. 51	Neurolog. Univ.-Klinik Neurochirurg. Abtlg.
2000 Hamburg 50 Paul-Ehrlich-Str. 1	Allgemeines Krankenhaus Altona Neurochirurg. Abtlg.
2000 Hamburg 62	Allgemeines Krankenhaus

Ort, Straße	Krankenhaus
Tangstedter Landstr. 400	Heidberg Neurochirurg. Abtlg.
3000 Hannover Haltenhoffstr. 41	Krankenhaus Nordstadt, Neurolog.-Neurochirurg. Klinik
3000 Hannover Karl-Wiechert-Allee 9	Medizinische Hochschule Neurochirurg. Klinik
4704 Heessen bei Hamm An der Barbara-Klinik 6	St. Barbara-Klinik Chirurg.-Neurochirurg. Abtlg.
6900 Heidelberg Kirschnerstr. 1	Chirurg. Univ.-Klinik Neurochirurg. Abtlg.
8670 Hof/Saale Eppenreuther Str. 9	Städt. Krankenhaus Chirurg. Klinik
6650 Homburg/Saar	Neurochirurg. Univ.-Klinik
2300 Kiel-Wik Weimarer Str. 8	Neurochirurg. Univ.-Klinik
5400 Koblenz Rübenacher Str. 170	Bundeswehr-Zentralkranken- haus, Neurochirurg. Abtlg.
5000 Köln Josef-Stelzmann-Str. 9	Neurochirurg. Univ.-Klinik zu Köln
2400 Lübeck Ratzeburger Allee 160	Medizinische Hochschule Lübeck Chirurg. Klinik Abteilung für Neurochirurgie
6500 Mainz Langenbeckstr. 1	Neurochirurg. Univ.-Klinik
8000 München 80 Ismaninger Str. 22	Klinikum rechts d. Isar der TU Neurochirurg. Abtlg.
8000 München 70 Großhadern	Neurochirurg. Klinik der Universität
8000 München 40 Kölner Platz 1	Städt. Krankenhaus Schwabing Neurochirurg. Abtlg.
4400 Münster Düesbergweg 124	Clemens-Hospital Chirurg.-Neurochirurg. Abtlg.
2900 Oldenburg Marienstr. 2–4	Evgl. Krankenhaus Neurochirurg. Abtlg.

Ort, Straße	Krankenhaus
7980 Ravensburg Elisabethenstr. 15	St. Elisabeth-Krankenhaus Neurochirurg. Abtlg.
2945 Sande	Oldenburgisches Landeskrankenhaus Sanderbusch Chirurg. Klinik/ Neurochirurg. Station
5900 Siegen Wichernstr. 40	Evgl. Jung-Stilling- Krankenhaus Neurochirurg. Abtlg.
5650 Solingen Frankenstr. 33	Städt. Krankenanstalten Neurochirurg. Abtlg.
7000 Stuttgart Kriegsbergstr. 60	Katharinen-Hospital Neurochirurg. Klinik
7400 Tübingen Calwer Str. 7	Chirurg. Univ.-Klinik Neurochirurg. Abtlg.
8700 Würzburg Josef-Schneider-Str. 2	Neurochirurg. Klinik der Universität Luitpold-Krankenhaus
5600 Wuppertal-Elberfeld Hainstr. 35	Krankenhaus Bethesda Neurochirurg. Abtlg.

(nach Empfehlung des Hauptverbandes der gewerblichen Berufsgenossenschaften, Bonn).

Weiter empfiehlt es sich, die Telefonnummern zu notieren von
Krankentransport ....
Polizei ....
Feuerwehr ....
Amtsarzt ....
und auch der für die jeweiligen Orte zuständigen Durchgangsärzte, um ihnen Arbeitsunfälle, je nach Dringlichkeit, sofort oder am nächsten Werktag vorzustellen.

2. Lagerung

Indikation 1. *Bewußtlose mit Aspirationsgefahr* (nicht intubiert): Stabile Seitenlagerung, Kopf tief → **3 b** (Reanimation)
2. *Thoraxverletzte, respiratorische Insuffizienz* infolge Krankheit und *Herzkranke:* Halbsitzend lagern, Arme aufgestützt → **3 b** (Reanimation)
3. *Wirbelsäulenverletzte:* Flachlagerung auf dem Rükken.
4. *Mehrfachverletzte,* insbesondere bei variabler Kombination von Bewußtlosigkeit, Thoraxverletzung, Schock, → **7** Extremitätenfrakturen, werden bei schockbedingter Hypoxie und, wenn Ateminsuffizienz und Aspiration oder Aspirationsgefahr bestehen, intubiert, → **3 c** dann flach auf den Rücken gelagert, möglichst auf pneumatischer Matratze.
5. Bei Schwerstkranken mit akuter Lebensgefahr sollten die lebensrettenden Sofortmaßnahmen *vor* dem Transport durchgeführt werden, ggf. also Intubation, → **3 c** Beatmung → **3 b** (Reanimation) und Infusion → **3 a**. Dann ist die Lagerung nicht mehr problematisch. Sonst Lagerung entsprechend Hauptgefährdung: Beim Ileus → **13** (Akutes Abdomen) ohne Erbrechen halbsitzend, während Erbrechen und Präkoma Kopftief-Lagerung, Absaugen, Intubation (s. S. 99ff.); bei respiratorischer und kardialer Insuffizienz halbsitzende Lagerung → **3 b** (Reanimation).
6. Bei *Frakturen* Schienung, an den unteren Extremitäten unter kräftigem Längszug, bei Luxationen fixierende Lagerung in der Stellung der Luxation (z.B. Knieunterpolsterung bei Hüftluxation).

Gögler

3. Erstmaßnahmen

3a Infusion

Indikation *Alle Schockformen*

Bei kardiogenem Schock und Gefahr des Lungenödems langsame Tropfenzahl.

Bei allen *Krankheiten mit Elektrolytverschiebung:* Ileus, Peritonitis, Stoffwechselkoma, Niereninsuffizienz.

Zugänge

Zugänge zur intravenösen Infusion (ggf. mit Einführung eines zentralen Venenkatheters):
1. Venen des Vorderarms. Venen des Handrückens, der Ellenbeuge.
2. Vena jugularis.
3. Punktion der Vena anonyma (für den Geübten) schneller, einfacher, effektiver als Venae sectio.

Komplikationen

Luftembolie, besonders im schweren Schockzustand mit negativem zentralen Venendruck. Katheterembolie, Pneumothorax, Perforation einer zentralen Vene mit Hämatothorax und Mediastinalhämatom, Infektion, Sepsis, Cavathrombose.
4. *Venöse Zugangswege bei Kindern unter 2 Jahren:* Vene der Kopfschwarte, nach Rasur leicht zu erkennen. Vena saphena magna 1 cm ventral des Innenknöchels. Vena jugularis externa. Vena anonyma.

Infusionslösungen

1. Zur Volumenauffüllung primär kolloidale Plasmaexpander.
Dextrane: Macrodex 6 %; Gelatinen: Hämaccel, Neoplasmagel; Hydroxylstärke (HÄS): Plasmasteril (Fresenius); Humanalbumin 5 %
2. Nur im protrahierten Schock niedermolekulare Lösungen (Rheomakrodex 10%).
3. Zur Flüssigkeits- und Elektrolytsubstitution isotonische Elektrolytlösungen.

> *Grundsatz:* Soforttherapie des Schocks, des Flüssigkeits- und Elektrolythaushalts vor dem Transport am Ort der Not, nicht erst in der Klinik. Ohne Laboranalyse nur indifferente Lösungen!

Gögler

3b Reanimation

Die Lebensbedrohung (akute Elementargefährdung) kann schlagartig infolge Ausfalls aller lebenswichtigen Funktionen des Organismus entstehen; häufig liegt eine zunehmende Leistungseinschränkung von Atmung und Kreislauf vor, an deren Ende der Tod steht. Durch gezielte Anwendung lebensrettender Erstmaßnahmen kann innerhalb der kritischen Zeitspanne eine Normalisierung von Atmung und Kreislauf eingeleitet oder einer weiteren Verschlimmerung vorgebeugt werden. Oberster Grundsatz: Sofortiger Beginn der Reanimationsmaßnahmen.

Lagerung

Seitenlagerung zum Transport Bewußtloser ohne Intubation → **2.** (Abb. 1a)

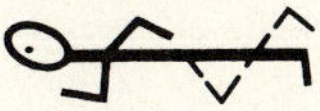

(Abb. 1a)

Beckenhochlagerung (Trendelenburg) von 10-15° bei Schockgefährdeten; evtl. Beine zusätzlich in Taschenmesserposition bringen. (Abb. 1b)

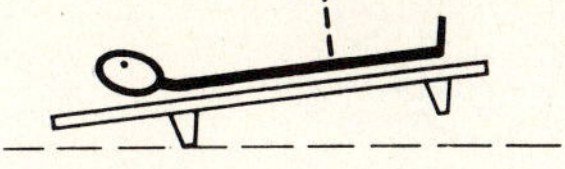

(Abb. 1b)

Kopfhochlagerung von 30° bei ausgeprägter Dyspnoe (Brustkorbverletzungen, Asthmaanfälle) und offenen Schädelfrakturen ohne Bewußtlosigkeit oder Schocksymptome → **7.** (Abb. 1c)

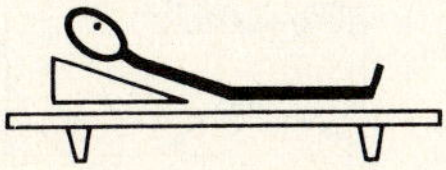

(Abb. 1c)

Bauchlagerung bei Blutungen und Verletzungen des Gesichtsschädels. (Abb. 1d)

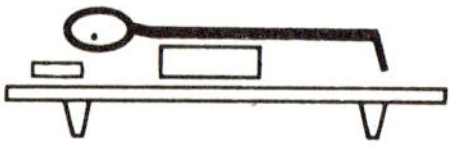

(Abb. 1d)

Atemwege freimachen und freihalten

Verlegung der Atemwege im Rachenbereich bei Bewußtlosen in Rückenlage durch zurückgefallene Zunge (Zungen-Larynx-Blockade) hat eine respiratorische Insuffizienz zur Folge.
Verstopfung der Atemwege durch Blut, Erbrochenes, Schleim und Fremdkörper kann zu irreversiblen Schäden und zum Erstickungstod führen. (Abb. 2)
Freie Atemwege durch Überstreckung des Kopfes im Nacken, wobei die Finger der rechten Hand den Unterkiefer vorziehen und in dieser Position an den Oberkiefer pressen, während die auf der Stirn-Haar-Grenze liegende linke Hand den reklinierten Kopf fixiert. (Abb. 3a, b)

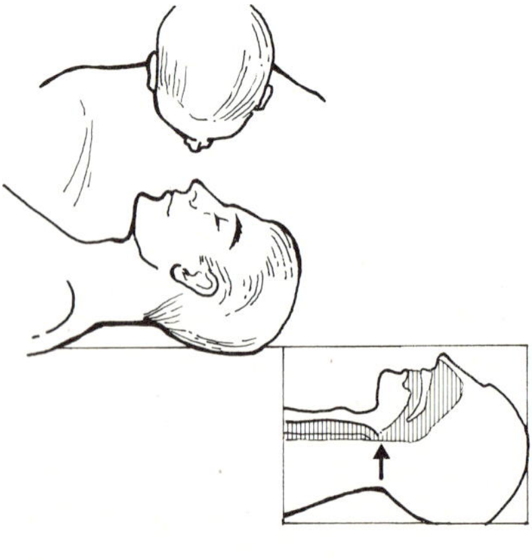

(Abb. 2)

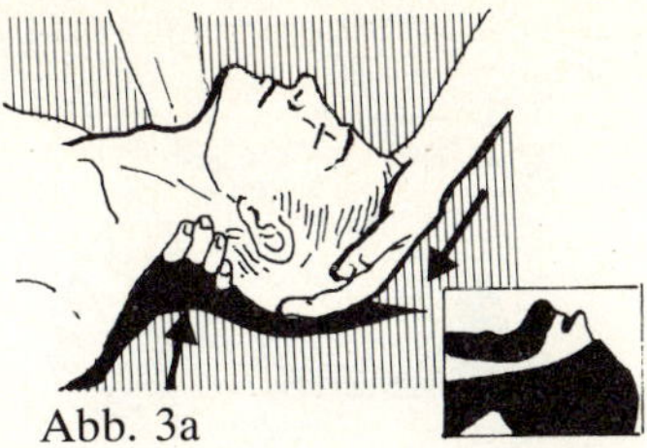
Abb. 3a

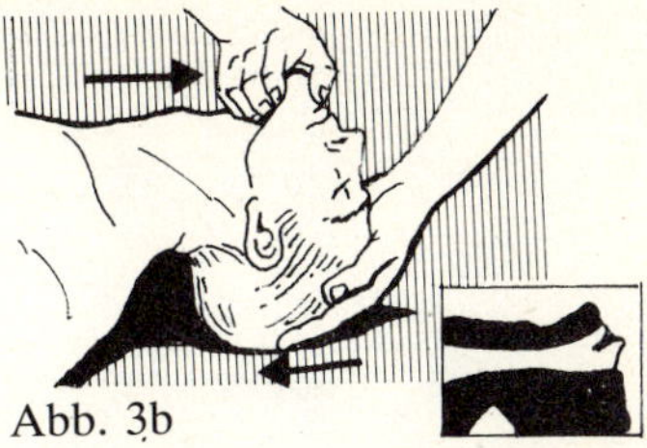
Abb. 3b

Erstickungsprophylaxe durch:
- manuelle Mundhöhlenreinigung
- Absaugen mit Saugpumpe
- Oropharyngealtubus (Guedel, Safar) bei Bewußtlosen
- Nasopharyngealtubus (Wendl) bei Masseterkrampf (Kieferklemme)
- endotracheale Intubation bei günstigen Vorbedingungen und genügender Erfahrung → **3c** (Intubation)
- Nadeltracheotomie an üblicher Tracheotomiestelle

Beatmung

Atemspende ohne Hilfsmittel ist stets eine Notbeatmung, um bei vorhandenem Karotispuls die Zeit bis zum Eintreten der Spontanatmung und dem Heranschaffen einfacher Geräte (Tuben, Beatmungsbeutel mit Maske) zu überbrücken.
Absolute Indikation liegt bei deutlich eingeschränkter Atemtätigkeit (flache oder unregelmäßige Atmung, Zyanose infolge Hypoventilation) und bei fehlender Eigenatmung vor.
Kontraindikation besteht bei Vergiftungen mit Phosphorsäureestern (E-605) oder Zyankali.
Mund-zu-Mund-Beatmung: Rückenlage, Reklination des Kopfes, Vorziehen des Unterkiefers und etwa querfingerbreite Mundöffnung. Der Beatmende atmet tief ein, hält den Atem zurück, dichtet durch leichten Lippendruck das Mundgebiet bei dem Verletzten oder

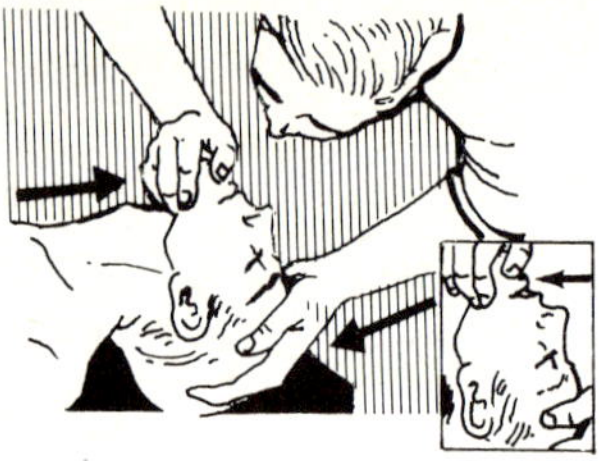

Abb. 4a

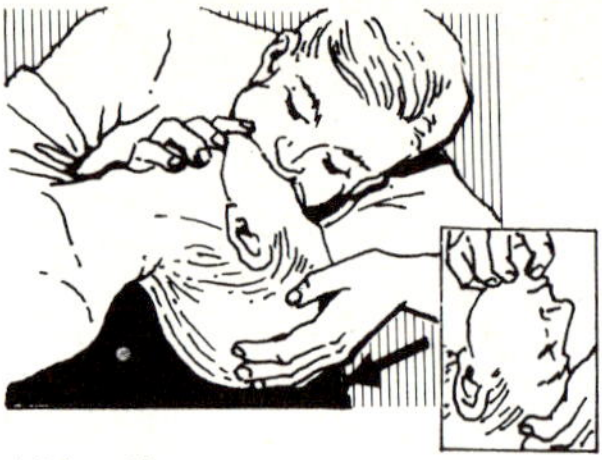

Abb. 4b

Erkrankten gut ab und verschließt die Nasenöffnung entweder mit seiner Wange oder mit Daumen und Zeigefinger der auf der Stirn liegenden Hand. Nun Beatmung (Erwachsene: Inspirationsvolumen 500 ml, Frequenz 12-15 mal/min) mit Beobachtung der Thoraxexkursionen und des Karotispulses. (Abb. 4a, b)

Herzmassage

Klinische Symptome des Kreislaufstillstandes sind, unabhängig vom Mechanismus (Asystolie, Kammerflimmern, ungenügende Auswurfleistung), stets gleich: Bewußtseinsverlust, fehlender Karotispuls und Atemstillstand; später reaktionslose Pupillen (Zeitspanne variabel).

Absolute Indikation zur sofortigen extrathorakalen Herzmassage stets in Verbindung mit der Atemspende liegt bei jedem Kreislaufstillstand vor.

Kontraindikation besteht vor allem bei perforierenden Thoraxverletzungen mit Rippenfrakturen und beim Pneumothorax.

Externe Defibrillation nach Abklärung durch EKG-Sichtgerät, um Kammerflimmern durch Elektroschock zu unterbrechen; Strichzeichnung zeigt die Punkte für die Anlage der Elektroden (Manubrium sterni und in der Medioklavikularlinie in Xyphoidhöhe).

Extrathorakale Herzmassage: Rückenlagerung auf harter Unterlage. Die in den Ellenbogengelenken gestreckten Arme drücken mit übereinandergelegten Handballen senkrecht auf den unteren Brustbeinbe-

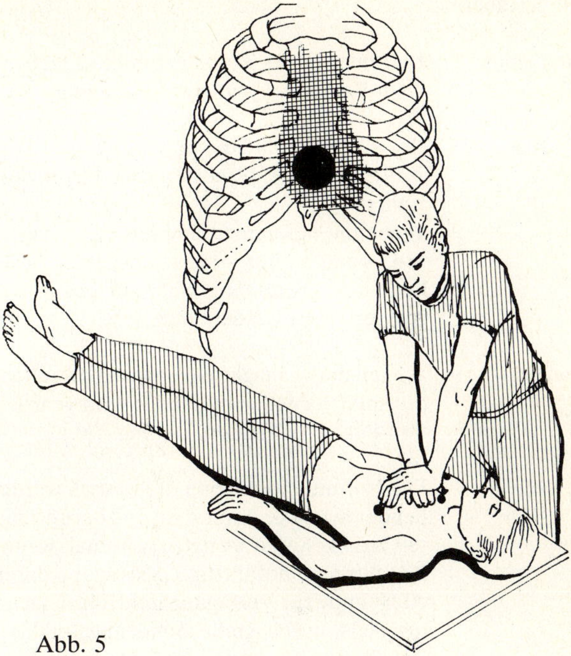

Abb. 5

reich. Der rhythmische Druck muß so stark (25-50 kg) sein, daß das Sternum um etwa 4 cm der Wirbelsäule genähert und der Karotispuls tastbar wird. Frequenz bei Erwachsenen 60-80/min mit gleichzeitiger Atemspende im Verhältnis Beatmungsstöße zu Sternalkompressionen 3:15; alle zwei Minuten Karotispuls fühlen. In der Regel schwinden die Erfolgsaussichten mit jeder Minute. Tiefe Bewußtlosigkeit, Fehlen der Eigenatmung und weite reaktionslose Pupillen während mehr als 15-20 Minuten bedeuten im allgemeinen den Gehirntod und machen deutlich, daß die Bemühungen zur Wiederbelebung als gescheitert anzusehen sind. Am ischämischen Herzmuskel ist die Grenze der Wiederbelebbarkeit nach 30 Minuten erreicht.

Dietrich

3c Intubation

Definition Einführen eines Katheters in die Trachea zur künstlichen Beatmung und zur Absaugung.

Indikation Bei allen Zuständen von Hypoxie:
Zirkulatorische, respiratorische Insuffizienz, Intoxikationen.
Wenn die tieferen Atemwege abgesaugt werden müssen, wenn weiter Aspirationsgefahr besteht und die künstliche Beatmung während des Transportes aufrechterhalten werden muß.

Technik Wegen der gesteigerten Vagusempfindlichkeit bei Hypoxämie vor jeder Intubation intravenöse Prämedikation mit 1 ml Atropin (0,5 mg i. v.).

Transoral oder transnasal Die Notintubation kann dramatisch werden bei bestehender massiver Aspiration und bei unruhigen verwirrten Kranken und Verletzten, zumal, wenn am Ort der Not nur eine notdürftige Absaugung durch die manuelle Pumpe zur Verfügung steht, dazu noch mit schlechter Sicht durch grelle Sonnenbestrahlung in flacher Bauchlage des Arztes auf offener Straße, ohne Assistenz und ohne die Möglichkeit von 30° Kopf-Tieflage bei Aspirationsgefahr. Sie ist jedoch in solchen Situationen die einzige Möglichkeit zur Beherrschung einer akuten respiratorischen Insuffizienz.

Sog. blinde orale Intubation Anwendung in Notsituationen (s.o.) und wenn die Intubation unter Sicht mit dem Laryngoskop nicht gelingt: Massives Erbrechen, keine Absaugung, keine Kopftieflagerung möglich, kein funktionsfähiges Laryngoskop vorhanden.

Ausführung

Der Arzt kniet neben dem Patienten, dessen Gesicht zugewandt. Die linke Hand wird tief in den weitgeöffneten Mund (nur beim *Bewußtlosen* möglich) eingeführt, drückt mit dem Zeigefinger den Zungengrund

nach vorne, so daß die Epiglottis auf dem Fingernagel des Zeigefingers liegt, während der Mittelfinger auf dem Ösophaguseingang liegt und als Gleitschiene des Tubus dient, um zugleich die „Via falsa“ in den Ösophagus zu verhindern.
Der Tubus wird eingeführt mit Krümmung nach dorsal. Sobald seine Spitze die Fingerbeere des Mittelfingers erreicht hat, Drehung um 180°, Einschwenken in die Stimmritze und weiterschieben.
Die transnasale Einführung des Tubus gelingt meist nicht. Der Tubus gleitet in den Ösophagus. Damit keine Zeit verlieren!

Intubation unter Sicht und beim Nicht-Bewußtlosen

Intubation unter Sicht

Intubation unter Sicht und Intubation beim Nicht-Bewußtlosen sind im allgemeinen an Ausrüstung und Erfahrung des Arztes gebunden, meist dem Facharzt, Krankenhausarzt, Arzt im Notarztwagen vorbehalten.

In den schwierigsten Fällen krampfhafter Kiefersperre mit Aspiration, Unruhe und generalisierten Streckkrämpfen bei Hirnstammkontusion muß zur Intubation unter Sicht mit dem Laryngoskop wie auch zur blinden Intubation vorher relaxiert werden. Zur Relaxation Succinylbicholin (Pantolax 1 mg/kg/Kg). Allgemeine Anhaltsdosis 3 bis 5 ml = 60 bis 100 mg.
Zur Intubation *bei nicht Bewußtlosen* Atropin, Pantolax, zusätzlich Evipan 200 bis 500 mg = 2 bis 5 ml (5 mg/kg/Kg). (Evipan-Ampullen mit 500 mg) oder Trapanal 150 bis 300 mg (3 bis 4 mg/kg/Kg) (Trapanal-Ampullen mit 500 mg).

Gögler

3d Tracheotomie und Koniotomie

Die Nottracheo- und Koniotomie am Ort der Not ist fast nie indiziert, technisch und nach Zeitaufwand viel riskanter als die Intubation. Verklemmte Fremdkörper vor dem Kehlkopfeingang können in der Regel nach Einstellung mit dem McIntosh-Laryngoskop mit einer Zange extrahiert werden.
Das Larynxödem bei Insektenstichen → **150** läßt sich meist wegdrücken. 50 mg Decortin intravenös.

Technik der Koniotomie: 2-3 cm langer medianer Schnitt in Höhe des Übergangs von Schildknorpel zum Ringknorpel. Durchtrennung der medianen Raphe der Halsmuskulatur, dann quere Durchtrennung des Ligamentum conicum, das sich zwischen Schildknorpelunterrand und Ringknorpeloberrand spannt. Bei zurückgebeugtem Kopf klafft der Spalt. Eine Blutung wird durch Einführung des Tracheostomietubus oder eines anderen Gummi- oder Plastikschlauches komprimiert.
(In der Klinik erfolgt sekundär die Naht des Ligamentum conicum zur Vermeidung bleibender Kehlkopfschäden, ggf. dann die Tracheotomie).

Gögler

3e Blutung, große

Definition

Erheblicher Blutverlust in der Zeiteinheit nach außen oder in das Gewebe und in Körperhöhlen.

Ätiopathogenese

1. Offene Verletzung größerer Arterien und Venen mit Blutung nach außen.
2. Stumpfe Verletzung größerer Arterien und Venen mit großem subkutanem Bluterguß.
3. Hämatothorax durch intrathorakale Organ- und Gefäßverletzung oder Gefäßruptur.
4. Hämaskos durch intraabdominelle Organ- und Gefäßverletzung oder Gefäßruptur.
5. Gastrointestinalblutung → **168** (Magen-Darmkanal, Blutung), Ösophagusvarizen, Nasenblutung → **182** u.a.

Symptomatik

Blutung nach außen oder innen, zunehmende Schocksymptomatik (s. Schock → **7**).

Soforttherapie

Äußere große Blutung

1. Kompressionsverband
2. Abbindung nur an Oberschenkel und Oberarm
3. Digitale Kompression der A. carotis bzw. A. femoralis

Zur *Abbindung dienen:*

8-10 cm breites Gummiband
Knebeladerpresse
Keine Schnüre
Keine dünnen Schläuche

Abbindungszeit max. 4–6 Stunden Je kürzer, desto besser!

Spritzende arterielle Blutungen im Bereich des Unterschenkels und des Unterarmes oder aus Muskelgefäßen von Oberschenkel und Oberarm kommen fast immer durch Kompressionsverbände zum Stehen.
Bei profuser venöser Blutung (Varizen) → **242** genügen Hochlagern und Verband.
Bei kompletten *Gefäßabrissen der Extremitäten* kommt die Blutung durch Einrollen der Intima meist schnell spontan zum Stehen. Die *Abbindung einer Extremität* ist selten nötig,ihre Durchführung oft fehlerhaft, an falscher Stelle – nie an Unterschenkel und Unterarm, nie mit dünnen einschneidenden Materialien mit dem Ergebnis venöser Stauung oder einer Nervenschädigung. Die ischämische Toleranzgrenze nach Abbindung beträgt für die Extremitäten 4-6 Stunden. Innerhalb dieser Zeit sollte die Endversorgung immer erreicht sein, so daß eine interkurrente Öffnung mit unvermeidbarem Blutverlust sich erübrigt.

Durchführung der Knebeladerpresse

Das zur Krawatte gelegte Dreieckstuch wird am Oberschenkel angelegt; in den Knoten wird ein Knebel (Holzstück, Halbschuh) gelegt und zugedreht, bis die Blutung steht. Mit einer zweiten Krawatte wird der freie Hebelarm des Knebels gehalten.
An der Extremität mit Kugelschreiber oder Fettstift Abbindungszeit anschreiben.
Große Blutungen aus zentralen Arterien, z. B. A. carotis oder A. femoralis, müssen durch *digitale Kompression* gestillt werden.
Die Blutstillung mit gewöhnlichen *Gefäßklemmen* ist

bei blindem Zufassen in einen Blutsee ein approximatives Unterfangen und zudem riskant wegen der Gefahr gleichzeitiger Nerven- und Venenverletzung. An großen Arterien ist sie sogar falsch, weil die Gefäßwandschädigung durch die Klemme die Möglichkeiten operativer Rekonstruktion einschränkt. Allenfalls sind atraumatische Spezial-Gefäßklemmen erlaubt.

Innere große Blutung

Entscheidend ist das sanitätstaktische Vorgehen: Schnelles Erkennen der akut lebensgefährdenden Situation, Alarmierung des Rettungswagens, Transport in das adäquate Krankenhaus. Keine Zeit verlieren!

Allgemeine Maßnahmen

Schocktherapie durch massive Volumenauffüllung. Respiratorische Insuffizienz (Hypoxie durch Volumenverlust) behandeln: Sauerstoff, ggf. Intubation und künstliche Beatmung, evtl. Blasenkatheter.

Hämatothorax

In der Regel am Ort der Not keine Punktion erforderlich. Respiratorische Insuffizienz behandeln. Spannungspneu durch Punktion im 2. bis 3. ICR vorn beseitigen.

Hämaskos

Als Soforttherapie nur allgemeine Maßnahmen (s. oben) möglich.
Retroperitoneale Blutung mit schwerer Schocksymptomatik in der Differentialdiagnose zur intraabdominellen Blutung am Unfallort meist nicht diagnostizierbar. Nur allgemeine Maßnahmen (s. oben) Blasenkatheter (aber deshalb keine Verzögerung des Transports).

Weitere Maßnahmen

Krankenhauseinweisung als Notfall.

Gögler

4 Kennzeichen des Todes

Definition

a) Allgemein für die Praxis:
Irreversibler Stillstand von Atmung und Kreislauf
b) Bei Fällen in Reanimation:
Irreversibler Funktionsausfall des Zentralnervensystems

Symptomatik

Unsichere Todeszeichen

Pulslosigkeit
Atemstillstand
Blässe
Abkühlung
sprechen für klinischen Tod, *beweisen* den eingetretenen Tod des Gesamtindividuums jedoch *nicht.*

Sichere Todeszeichen

Leichenflecke
Leichenstarre
Fäulnis
beweisen den eingetretenen Tod.

> Das Vorhandensein eines der drei sicheren Todeszeichen – für die Praxis am zweckmäßigsten die Leichenflecke – beweist den eingetretenen Tod.

Totenflecke

Ausbildung der Totenflecke erfolgt nach Stillstand des Kreislaufs. Das Blut sackt, der Schwerkraft folgend, in den Gefäßen in die abhängenden Körperpartien ab. Blut bleibt zunächst intravasal, Leichenflecke sind noch wegdrückbar. Nach etwa 10 Stunden diffundiert das Blut in die Umgebung der Gefäße; Leichenflecke sind nicht mehr wegdrückbar.

Totenstarre

Die Starre betrifft die willkürliche und unwillkürliche Muskulatur. Ausbildung beginnt in der Regel am Kopf (Kiefermuskulatur) und breitet sich nach unten aus. An der Kiefermuskulatur nach 2-4 Stunden nachweisbar. Am ganzen Körper ausgeprägt nach etwa 6-8 Stunden. Lösung der Totenstarre in gleicher Reihenfolge. Beginn der Lösung nach etwa 48 Stunden, vollständig gelöst nach 3-4 Tagen. Ausbildung und Lösung der Totenstarre sind temperaturabhängig.

Körpertemperatur

Absinken der Körpertemperatur nach dem Tode. Abhängig von der Umgebungstemperatur, Kleidung, Bedeckung und Unterlage.

Grobe Faustregel

Temperaturverlust von etwa 1° Celsius – je Stunde. Temperaturmessung rektal oder im zentralen Le-

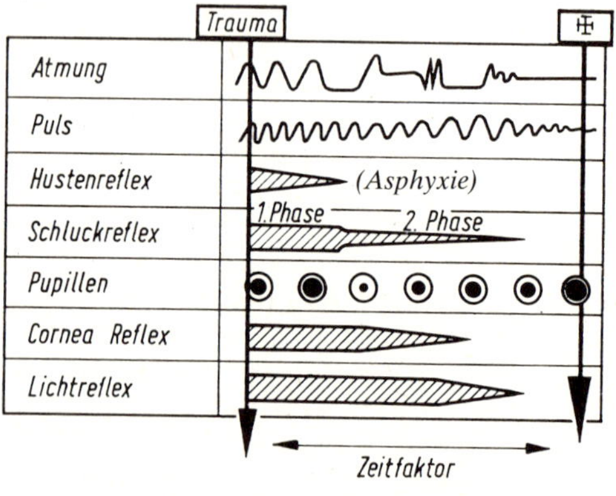

Abb. 1. Stundenplan des Todes, dargestellt an biologischen Parametern nach einem Unfall (nach Arnaud, M.: Les Blesses de la Route, Masson, Paris 1961).

bergewebe. Rektale Temperaturmessung reicht für die Praxis aus.
Da es sich immer um Schätzung handelt, ist bei Todeszeitbestimmung Vorsicht geboten. Möglichst keine exakte Zeitangabe! Berücksichtigung möglichst vieler Parameter, z. B. Leichenflecke, Leichenstarre, Körpertemperatur.

Spann/Liebhardt

5 Überweisung ins Krankenhaus

Notfallpatienten

Alle Notfallpatienten sind stationärer Behandlung zuzuführen.

Definition Bei einem *Notfall* ist eine bedrohliche Störung der Elementarfunktionen Bewußtsein, Atmung, Kreislauf gegenwärtig, zu befürchten oder nicht sicher auszuschließen. Der Notfallpatient ist durch Verletzung, Krankheit oder andere Umstände der Fähigkeiten beraubt, die ihm unter normalen Umständen Leben, Gesundheit und Selbständigkeit garantieren. Natur und Ausmaß der Schädigung können oft nicht übersehen werden. Auch in anscheinend einfacheren Fällen können die vitalen Funktionen von Atmung und Kreislauf unerwartet aussetzen.
Jeder Bewußtlose → **41**, jeder Patient im Schock → **7** und mit bedrohlicher Störung der Atmung sowie jeder, bei dem eine ernsthafte Störung vitaler Funktionen zu befürchten oder nicht sicher auszuschließen ist, muß als Notfallpatient betrachtet werden.

Beispiele: Bewußtlosigkeit im diabetischen Koma → **67**, durch Apoplexie → **26** oder Herzinfarkt → **128**, akutes Abdomen mit Erbrechen → **173**, alle Zustände von Schock → **7**,

Aspiration → **32**, Lungenödem → **166**, Frühgeburten → **111**, Notfälle in der Neugeborenenperiode → **184**, → **105**, Krampfleiden → **85** (Epileptische Krämpfe), Hypoglykämie → **141**, Urämie → **63** (Coma uraemicum).

Soforttherapie bei Notfallpatienten

Soforttherapie sofort, am Ort der Not!

Entscheidend ist bei allen Notfällen der Zeitfaktor. Weil wir vom einzelnen Schwerverletzten, wie auch vom einzelnen lebensbedrohlich Erkrankten mit Blutungs- oder kardiogenem Schock, mit respiratorischer Insuffizienz, bakterieller oder Stoffwechselintoxikation nie wissen, wie groß bei seiner gegenwärtigen Kreislauflage und Atmung und Stoffwechseldekompensation sein progressives Sauerstoffdefizit und seine progressive Intoxikation in der Zeiteinheit sind, und weil die Zeitspanne vom Moment der Feststellung des Notfalls bis zur Klinikeinweisung die kritische Grenze in jedem Moment überschreiten kann, kommt es darauf an, daß die Therapie vor dem Transport, also zu einem Zeitpunkt einsetzt, wo es noch nicht zu irreversiblen Folgen der Gewebshypoxie, noch nicht zu einer metabolischen und ventilatorischen Azidose, zu Schocknieren, zu zentralen hypoxischen Ausfällen und einem hypoxischen Myokardschaden u.a. gekommen ist.

Zeitpunkt des Transports

Nach Einleitung der adäquaten Sofortmaßnahmen darf der Transport verzögert werden, wenn unter diesen Maßnahmen eine zunehmende Stabilisierung zu erwarten ist. Der Transport selbst muß schonlich erfolgen, in der Regel mit Blaulicht, jedoch ohne akustisches Signal, langsam fahren, mechanisches Transporttrauma und Verkehrsrisiken vermeiden.
Nur in Fällen progressiver Verschlechterung nach Einleitung adäquater Sofortmaßnahmen (progressive Schocksymptomatik u.a.) ist Eile geboten. Aber in beiden Fällen gilt: *Kein therapeutisches Vakuum während des Transports! Arztbegleitung!*

Ziel des Transports

Entscheidend ist aber auch die Einweisung in das für die Krankheit bzw. die Verletzung *adäquate Krankenhaus.* Im Fall hochakuter Lebensgefährdung und zeitlich zu langer Distanz zum adäquaten Krankenhaus gilt die *Sanitätstaktik:* Soforttherapie am Ort der Not – erweiterte Sofortmaßnahmen im Rettungswagen mit Arztbegleitung, klinische Notfalldiagnostik und nochmal erweiterte Soforttherapie in der Notfallaufnahme des regionären Krankenhauses – von dort *Sekundärtransport mit Rettungshubschrauber* zu der für die Verletzung oder Krankheit zuständigen Spezialeinheit eines klinischen Zentrums.
Oder: wenn regional (Meldewesen, Standort des Rettungshubschraubers) und nach Ort der Not und Tageszeit (innerorts-außerorts, Tag-Nacht) Hubschrauberprimärtransport möglich: Primärversorgung im Rettungswagen mit Notarzt, dann sofort Primärtransport im Rettungshubschrauber mit Arztbegleitung. (Rufnummer → **1**, Abschnitt D).

Vorbereitung des Transports

Zur Einweisung kurze schriftliche Mitteilung wesentlicher Daten: Unfallart, erster Befund, Krankheitsanamnese soweit bekannt und erster Befund, Intoxikation → **245**, welche?, Giftreste oder Erbrochenes mitgeben.
Verabreichte Medikamente (bei Notfällen nur intravenös!) an der Stelle des venösen Zugangs auf die Haut schreiben, mit Zeitangabe.
Voranmeldung über Funk, Funkdrahtverbindung oder Telefon beim verantwortlichen Arzt der Zielklinik.

Der Transport medizinischer Notfälle sollte nur im *Rettungswagen* nach DIN 75080 mit freier Stehhöhe, ringsum begehbarer Trage, instrumenteller und medikamentöser Ausrüstung für die Versorgung von Notfällen und personeller Besatzung mit einem Fahrer und einem ausgebildeten Rettungssanitäter erfolgen.
Bei akuter Lebensgefährdung kein therapeutisches Vakuum während des Transports. Arztbegleitung.
Regeln für den Transport
a) Langsam fahren! (mit Blaulicht, ohne „Musik“, d.h. ohne „Martinshorn“).

b) Kein mechanisches Transporttrauma.
c) Kein Risiko im Straßenverkehr.
Nur in seltenen Fällen ist objektiv der Tatbestand des übergesetzlichen Notstands erfüllt. Nur in diesen seltenen Fällen ist schnelles Fahren „mit Blau und mit Musik" erlaubt und geboten, aber immer unter Wahrung der Verkehrssicherheit: § 1 St.V.O.

Sonstige Einweisungen **(Nicht-Notfälle)**

Die *Anzeigen* zu Krankenhauseinweisungen und die *vorher gebotenen Maßnahmen* sind bei den einzelnen Krankheitsbildern abgehandelt.
Immer sollte der Transport im *Krankentransportwagen* (KTW nach DIN 75080) oder RTW erfolgen.
Manchmal wird aus äußeren Gründen ein Transport mit Taxi oder Privatwagen erwogen. Dies ist nur dann gestattet, wenn eine Gefährdung der Vitalfunktionen ausgeschlossen scheint und der Kranke sitzen kann, z. B. zur Röntgenuntersuchung bei einer Prellung (oder Fraktur) des Handgelenks. Vorsicht und ein strenger Maßstab sind stets geboten (Gefahr plötzlichen Kreislaufkollapses usw.).
Alle wichtigen Beobachtungen, die vorläufige Diagnose und die erfolgten Maßnahmen (Medikamente und besonders Injektionen) sind *aufgezeichnet* mitzugeben. *Telefonische Voranmeldung* beim Krankenhaus oder auch beim Facharzt.
Kassentechnisch besser Überweisung als Krankenhauseinweisung, um gegenüber dem Krankenhausarzt *und* dem Patienten die Entscheidung stationärer oder ambulanter Versorgung nicht zu präjudizieren!

Gögler

6 Zwangseinweisung

Bundesrechtliche Vorschriften

Jede Freiheitsentziehung und damit auch die Zwangseinweisung untersteht in der Bundesrepublik Deutsch-

land der zwingenden Vorschrift des *Artikels 104 des Grundgesetzes:*
1. Die Freiheit der Person kann nur aufgrund eines förmlichen Gesetzes und nur unter Beachtung der darin vorgeschriebenen Formen beschränkt werden. Festgehaltene Personen dürfen weder seelisch noch körperlich mißhandelt werden.
2. Über die Zulässigkeit und Fortdauer einer Freiheitsentziehung hat nur der Richter zu entscheiden. Bei jeder nicht auf richterlicher Anordnung beruhenden Freiheitsentziehung ist unverzüglich eine richterliche Entscheidung herbeizuführen. Die Polizei darf aus eigener Machtvollkommenheit niemanden länger als bis zum Ende des Tages nach dem Ergreifen in eigenem Gewahrsam halten. Das Nähere ist gesetzlich zu regeln."
Eine bundeseinheitliche Regelung besteht sowohl im Materiellen als auch im Verfahrensrecht, insbesondere für die Unterbringung von geisteskranken, rauschgift- oder alkoholsüchtigen Personen nicht.
Gleichgültig jedoch, ob im konkreten Fall das Verfahren, z.B. durch das Gesetz über das gerichtliche Verfahren bei Freiheitsentziehungen (FEVG), als bundeseinheitliches Verfahrensrecht bei Freiheitsentziehung aufgrund materiellen Bundesrechts (z. B. Bundesseuchengesetz) oder nach materiellem Landesrecht und Verfahrensrecht geregelt wird, besteht Einigkeit zur Zeit darüber, daß Art. 104, Abs. 2 des Grundgesetzes unmittelbar geltendes Recht, kein bloßer Programmsatz ist, und daß daher, selbst wenn keine nähere gesetzliche Regelung getroffen ist, Art. 104, Abs. 2, S. 4 des Grundgesetzes für Verwaltungsbehörden und Gerichte bindende Wirkung hat.

> Die wesentliche Bestimmung ist dabei, daß über die Zulässigkeit und Fortdauer einer Freiheitsentziehung nur der *Richter* zu entscheiden hat.

Definition der Freiheitsentziehung

Nach § 2 FEVG ist Freiheitsentziehung die Unterbringung einer Person gegen ihren Willen oder im Zustand der Willenlosigkeit in einem Gefängnis, einem Haftraum, einem Arbeitshaus, einer abgeschlossenen Verwahranstalt, einer abgeschlossenen Anstalt der Fürsorge, einer abgeschlossenen Krankenanstalt oder in einem angeschlossenen Teil einer Krankenanstalt. Steht die unterzubringende Person unter elterlicher Gewalt, Vormundschaft oder wegen Geschäftsunfähigkeit unter Pflegschaft, so ist der Wille desjenigen maßgebend, dem die gesetzliche Vertretung in den persönlichen Angelegenheiten zusteht. Es sei hier besonders darauf hingewiesen, daß im Einzelfall eine Einsperrung oder Einschließung von Infektionskranken in einer abgeschlossenen Krankenanstalt oder einer abgeschlossenen Krankenabteilung einer Freiheitsentziehung nach Art. 104, Abs. 2 Grundgesetz sein kann.

Vorläufige Zwangseinweisung

In verschiedenen landesrechtlichen Regelungen ist auch die vorläufige Einweisung durch die Polizei (z. B. Bayern Verwahrungsgesetz, Berlin Unterbringungsgesetz, Hessen Gesetz über die Entziehung der Freiheit geisteskranker, geistesschwacher, rausch- oder alkoholsüchtiger Personen) möglich. Voraussetzung ist dabei z. B. nach Art. 5 des Bayerischen Verwahrungsgesetzes, daß bei *Gemeingefährlichkeit oder Selbstgefährlichkeit* (Selbstmordversuch) aus Gründen der öffentlichen Sicherheit oder Ordnung die sofortige Unterbringung einer geisteskranken, geistesschwachen, rausch- oder alkoholsüchtigen Person in einer Heil- und Pflegeanstalt, einer Nervenklinik, einer Entziehungsanstalt, *zwingend erforderlich* ist.

> Bei Aufnahme einer ärztlichen Tätigkeit ist es geboten, sich beim zuständigen Gesundheitsamt nach den geltenden, auch landesrechtlichen, Bestimmungen zu erkundigen.

Dabei sollte auch das Vorgehen in dringenden Fällen, nachts oder sonntags, erfragt werden.

Weitere Maßnahmen

Der Leiter der Anstalt oder sein bevollmächtigter Vertreter hat daraufhin die sofortige Untersuchung der eingelieferten Person zu veranlassen. Ergibt die Untersuchung, daß Gemeingefährlichkeit oder Selbstgefährlichkeit nicht vorliegt, so darf die eingelieferte Person gegen ihren Willen nicht in der Anstalt festgehalten werden. Läßt sich aufgrund der Untersuchung Gemeingefährlichkeit oder Selbstgefährlichkeit der eingelieferten Person nicht ausschließen, so ist unverzüglich, spätestens aber bis zum Ende des Tages nach dem Ergreifen, das für den Ort zuständige Amtsgericht zu verständigen. Dieses Gericht hat sofort eine vorläufige Anordnung zu treffen oder die Entlassung zu verfügen. Die eingelieferte Person kann bis zur Entscheidung des Gerichts auch gegen ihren Willen festgehalten werden.

Spann/Liebhardt

7 Schock

Definition

Zusammenbruch des Kreislaufs mit Minderdurchblutung der Peripherie.

Der Begriff „Schock“ wird nicht einheitlich gebraucht. Elektro- und spinaler Schock haben z. B. wenig Ähnlichkeit mit dem durch Blutverlust verursachten Zustand. Der früher übliche Begriff „Kreislaufkollaps“ ist in den Schockzustand einbezogen.

Ätiopathogenese

Vereinfacht lassen sich die auslösenden Ursachen mit den nachfolgenden Schockformen in drei Ursachen einordnen:

1. Blutvolumenmangel
2. Herzversagen
3. Gefäßsystem

1. Hypovolämischer Schock

Hämorrhagischer Schock
Wundschock
Chirurgischer Schock
Traumatischer Schock
Verbrennungsschock → **246b**

Verbrennungen, Verletzungen oder ausgedehnte Blutungen sind bei entsprechender Schwere häufige Ursachen ausgedehnter Kreislaufdysregulationen. Sie werden dann zum Schock, wenn durch Minderdurchblutung im stoffwechselaktiven Teil des Gefäßsystems ein Sauerstoffmangel der Zellen entsteht. Anfangs reversible, im weiteren Verlauf aber irreparable Organschäden verschiedener Art sind die Folge.
Die Hypovolämie entsteht durch starke Blutungen → **3e** sowohl nach außen wie in den Körper hinein, aber auch durch Flüssigkeitsaustritt aus dem Gefäßsystem in die Gewebe, etwa unter toxischem Einfluß usw.
Der hypovolämische Schock läßt sich in zwei Stadien unterteilen:
Kompensation und Dekompensation. Sehr starke Volumenverluste finden wir beim Schock durch Verbrennung. Doch ist der zeitliche Ablauf des Verbrennungsschocks häufig stark verzögert.

2. Kardiogener Schock

Kardiogener Schock entsteht immer, wenn akutes schweres Kreislaufversagen infolge reduzierter kardialer „Pumpleistung“ vorliegt.
Ursachen: Kontraktilitätsstörungen-, Frequenz- oder Rhythmusstörungen des Herzens, z. B. Herzinfarkt, schwere Herzdekompensation, und akute Kreislaufobstruktion auf „Klappenebene“ oder innerhalb der zentralen Gefäße, z. B. massive Lungenembolie, intrakardiale Thromben, Herzbeuteltamponade u. a.
Beim Herzinfarkt in mehr als 10 % der Fälle. Wahrscheinlich lösen aus dem infarzierten Muskelabschnitt freigesetzte Substanzen (Serotonin) mittelbar eine Reflexhemmung des Vasomotorenzentrums aus. Das Herzminutenvolumen sinkt

massiv ab. Das Herz kann den venösen Rückstrom nicht mehr aufwerfen; es kommt zur Stauung in Lunge und Eingeweiden (Stauungsschock). Beim kardiogenen Schock handelt es sich also *nicht* um ein unzureichendes Blutvolumen.
Herzinfarkt → **128**

3. Widerstandsverlust-Schock

(„Low resistance shock"). Der Fassungsraum des Gefäßsystems ist durch massive Erweiterung der Blutgefäße stark vergrößert, das Blutvolumen meist normal. Häufigste Form: Endotoxin-Schock durch gramnegative Bakterien (auch psychogener Schock).

4. Anaphylaktischer Schock

Allergie vom Sofort-Typ mit Antikörpern (s. Allergie, → **16**). Als wichtigste Folge der Antigen-Antikörper-Reaktion wird Histamin freigesetzt, dadurch eine Kontraktion der glatten Muskulatur verursacht, die Permeabilität der Kapillaren gesteigert und der Austritt von Flüssigkeit aus den Gefäßen ermöglicht, außerdem die Gefäße dilatiert. Es handelt sich also um eine Mischform.
Auslösung fast immer durch Injektion des Allergens, wenige Sekunden bis 30 Minuten nach Zufuhr. Die wichtigsten Allergene sind:
1. *Fremdeiweiß* (Tetanus-Antitoxin, Anti-Lymphozytenserum u.a.m.)
2. *Medikamente* (in erster Linie Penicillin)
3. *Pollen-Antigene* (bei Desensibilisierung von Pollen-Allergikern mit Asthma bronchiale oder Heuschnupfen)

Symptomatik *Stadium I*

Unmittelbar nach dem Trauma: „Gefäße verengt"
1. Kühle Haut, blaß, Gesicht oft mit klebrigem Schweiß bedeckt.
2. Enge Pupillen, aber reagierend.
3. Puls ziemlich langsam.
4. Blutdruck beginnt abzusinken (Achtung !).
5. Atmung nicht wesentlich verändert.
6. Entweder Reaktionen verlangsamt oder motorische Unruhe, aber Bewußtsein vorhanden.
7. Trockenheitsgefühl auf der Zunge

Stadium II

Wenn keine Besserung eintritt, Gefäße erweitert.
1. Haut kühl, bläulich-zyanotisch verfärbt.
2. Langsame Reaktion stark erweiterter Pupillen.
3. Kleiner fliegender, meist über 100/min. sich bewegender Puls, der weiter ansteigen kann.
4. Absinken des Blutdrucks unter 100 mm Hg systolisch.
5. Atmung schneller, aber auch flacher.
6. Bewußtsein leicht getrübt, oft verwirrt.
7. Starkes Durstgefühl.
8. Achte auf Urinausscheidung, die sehr gering sein kann oder überhaupt ausbleibt.

Stadium III

Kreislaufzusammenbruch
1. Haut kalt, meist stark zyanotisch, aber auch fahlgrau.
2. Kaum noch reagierende, sehr weite Pupillen.
3. Puls kaum oder nicht mehr fühlbar.
4. Flache schnelle Atmung.
5. Blutdruck unter 60 mm systolisch, in vielen Fällen auch nicht mehr meßbar.
6. Durchfall.
7. Erbrechen.
8. Bewußtseinstrübung bis Bewußtlosigkeit.

Stadium IV

Klinischer Tod
1. Haut kalt, grau, beginnende Fleckenbildung an abhängigen Körperpartien von blauer bis rötlicher Farbe.
2. Sehr weite verformbare Pupillen ohne Reaktion.
3. Weder Herz- noch Pulsaktion nachweisbar.
4. Keine Atmung vorhanden.
→ **4** (Kennzeichen des Todes).

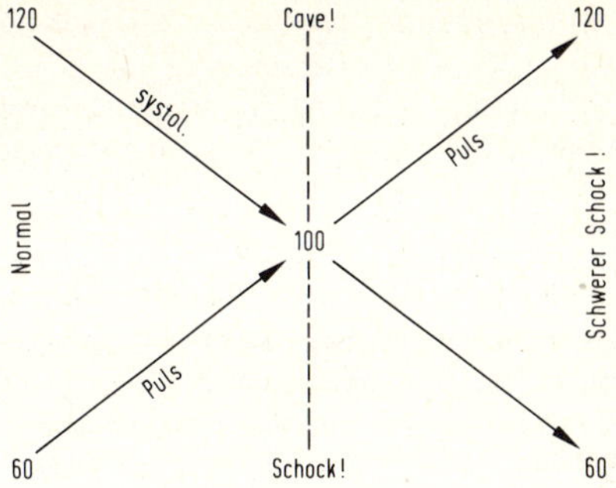

Abb. 1. Faustregel der Puls-Blutdruck-Relation im Schock.

Möglichkeiten der Unterscheidung in Notfallsituationen

Eine harmlose *Ohnmacht* im Rahmen des Bewußtseinsverlustes wird überwiegend durch physische Einwirkungen ausgelöst. Auch Vagusreizung kann eine Gefäßerweiterung hervorrufen; die Folge ist Blutdruckabfall, Bradykardie, Bewußtseinsstörung (sog. vasovagale Synkope, »Faint«). Infolge eines abnormen Gefäßreflexes (hervorgerufen durch sympathische Impulse auf das Vasomotorenzentrum) kann eine mangelnde Blut- und Sauerstoffversorgung des Gehirns auftreten. *Faustregel:* Beachte Lagewechsel, orthostatische Fehlregulation.

Zwischen hypovolämischem und kardiogenem Schock muß möglichst unterschieden werden. Eine falsche therapeutische Konsequenz kann einen tödlichen Ausgang bedingen.

Charcot-Weiss-Baker-Syndrom: Selteneres Vorkommen. Durch Druck auf den Sinus caroticus auslösbar. Anfallsweise auftretender Symptomenkomplex mit Schwindelgefühlen, Flimmern vor den Augen, Rauschen im Kopf, Farbensehen, Kopfschmerzen, Herzschmerzen, Angst, Bewußtseinstrübung, flüchtige Lähmungen der Extremitäten.

Mit großer Wahrscheinlichkeit wird die Vasodilatation durch noch nicht sicher identifizierte, lokal gebildete Stoffe hervorgerufen.

Für einen *kardiogenen Schock* sprechen die typischen Syndrome des akuten Herzinfarktes, die zunehmende klinische Verschlechterung, Tachykardie, Bradykardie, Arrhythmien, Blutdruckabfall, Hyperventilation, Erregung, Angst, Schmerzen in der Brust- und Rückengegend evtl. gastrointestinale Syndrome, vor allem aber kalte, blasse Haut mit kaltem Schweiß. Auf ein perikarditisches Reibegeräusch sollte geachtet werden.
Die typischen Zeichen des Volumenmangelschockes sind:
Blutvolumenverlust bis zu 25 %: Diskrete Zeichen peripherer Vasokonstriktion. Leichter Blutdruckabfall, geringe Tachykardie.
Blutverlust zwischen 30–40 %:Tachykardie, verminderte Pulsamplitude. Unruhe, Blässe, Schweißuligurie. Abfall der Systole. Blutdruckwerte um 100 systolisch.
Volumenverlust über 50 %: Starker Abfall des systolischen Blutdruckes, meist unter 60 mm hg. Tachykardie, soporöser Zustand. Blässe, kalte Extremitäten.

Soforttherapie *Bei allen Schockformen:* Atemwege freihalten, absaugen.
Richtige Lagerung: Flach, Kopf tief.
Sauerstoff, evtl. Sauerstoff-Nasensonde (Wendel).
Schutz vor Abkühlung. Trotzdem keine Wärme direkt zuführen.
Puls und Blutdruck regelmäßig, alle 10 Minuten kontrollieren.
Falls kein sofortiger Transport ins Krankenhaus möglich: Katheter einlegen, Kontrolle der Urinmenge. Magensonde einlegen und Mageninhalt absaugen.
Schmerzstillung: Analgetika intravenös oder intramuskulär z.B. Novalgin®.

Volumenmangelschock. Auffüllung des Gefäßsystems mit Blutersatz oder Blut (Plasma, Plasmaexpander, z. B. Macrodex 6%, Schiwadex 40%, Haemaccel, Neoplasmagel, Gelifundol oder andere). Sämtliche Mittel *intravenös.*
Bei Zentralisation Hydergin® Sandoz, in schweren Fällen 0,5-1,2 mg Hydergin intravenös appliziert, wenn notwendig wiederholen. Ausgleich von Elektrolytstörungen und Beseitigung einer möglichen Azidose anstreben.

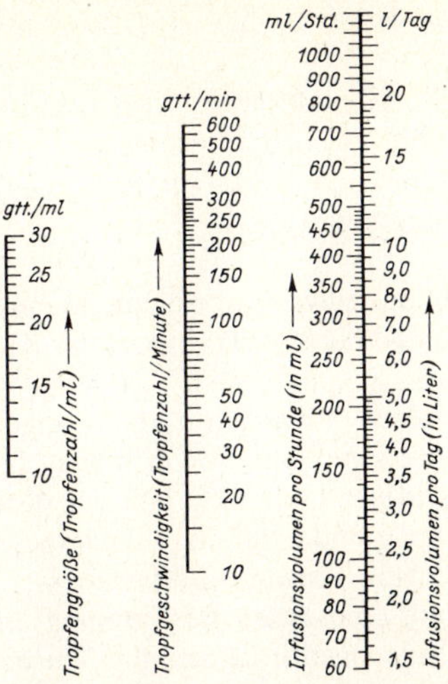

Abb. 2. Nomogramm zur Bestimmung des Infusionsvolumens. Um das angestrebte Infusionsvolumen zu erhalten, verbindet man im Nomogramm dieses Volumen mit der Tropfenzahl je ml durch eine Linie. Im Durchschnitt beträgt die Tropfenzahl 20 Tropfen je 1 ml. Bei Änderungen der Viskosität kann sie voraus gemessen werden. Die Linie schneidet die mittlere Senkrechte und ergibt so die notwendige Tropfenzahl je Minute.

Kardiogener Schock

Flüssigkeitszufuhr kontraindiziert.

a) Schmerzbekämpfung: Morphium 5–10 mg oder eine Ampulle Dolantin spezial (R) i. v. Nur wenn sorgsame Überwachung gesichert, können bei Bedarf unter Beachtung von Blutdruck, Herzrhythmus und Atmung weitere Schmerzmittel gegeben werden.

b) Atemwege freimachen. Sauerstoffzufuhr mit Nasensonde, 3–4 l/min. Evtl. „künstliche Beatmung" roter Pfeil 3b).

c) *Rasche Digitalisierung* ist im kardiogenen Schock wichtig. Lanicor (0,25 mg) 1 Amp. oder Novodigal (0,4 mg) 1 Amp. oder $^1/_8$ – $^1/_4$ mg Strophanthin i. v. (Cordalin-Strophanthin®, Combetin®).

Sofortige Krankenhauseinweisung auf Intensivstation!

Anaphylaktischer Schock

Flachlage! Hochdosierte Kortikosteroidgaben (50-200 mg Solu-Decortin® intravenös. 20%ige Calciumglukonatinjektion (10-20 ml intravenös) → **16** (Allergische Reaktionen).

Weitere Maßnahmen

Sofortige und eilige Verbringung in ein Krankenhaus. Bericht an Klinikarzt. Transport des Kranken im Liegen.

Eine *harmlose Ohnmacht* darf *nur* angenommen werden, wenn obige Definition erfüllt ist. Die Ursache einer kurzfristigen Ohnmacht läßt sich durch Allgemeinuntersuchung und sorgfältige Anamnese (Angehörige o. a.) erheben. Ratsam sind trotzdem:

Anfertigung eines EKG, Bestimmung der Transaminasen, Blutbild, Blutdruckmessung. In besonders gelagerten Fällen Neurologen zu Rate ziehen. Die Behandlung richtet sich nach der Ursache und bedarf im allgemeinen außer flacher Lagerung des Patienten keine Zusatztherapie, da durch die Lagerung meist das Bewußtsein rasch wiederkehrt. Zu beachten sind *Adams-Stokes-Anfälle* unter der Maske einer Ohnmacht, die potentiell sein können.

Soforttherapie: Kräftiges Schlagen gegen das Sternum, wenn notwendig Herzmassage, assistierte Beatmung und EKG-Aufzeichnung.

Stellt sich keine Besserung ein, muß in der Klinik elektrisch defibrilliert werden, vorerst bei Asystolie 0,5 ml einer Adrenalin-Lösung 1:1000 intramuskular oder intravenös. Erwägung eines elektrischen Schrittmachers.

In der Klinik kann die Ursache des Schocks mit Hilfe verschiedener Parameter genauer bestimmt und die entsprechende Therapie eingeleitet werden.

Komplikationen und Gefahren

Bis zur Klinikeinweisung ist eine dringende Überwachung der Kreislauf- und Atmungsverhältnise unerläßlich.

Besonders zu beachten: Bei der Injektion von Fremdeiweiß und Penicillin sowie bei Desensibilisierung mit Pollenantigenen müssen Medikamente (Arterenol®, Urbason® solubile, Macrodex® 6%) und Instrumente einer Notbehandlung des Schocks in griffbereiter Nähe sein.

Hirsch/Marghescu

8 Abortus → 215

9 Abszeß

Definition

Ein *heißer, akuter Abszeß* ist eine umschriebene Eiteransammlung in einem durch Gewebszerfall zustande gekommenen Hohlraum. Dagegen sprechen wir von Empyemen, wenn die Eiteransammlung in präformierten Hohlräumen – etwa als Pleura- oder Gelenkempyem – vorliegt, und von Furunkeln bei abszedierenden Haarbalg- und Talgdrüsenentzündungen; bildet sich keine Abszeßmembran, sondern schreitet die Infektion fort, so kommt es zur Phlegmone. Eine abgegrenzte, sterilen oder tuberkulösen Eiter enthaltende Gewebseinschmelzung wird als *kalter, chronischer Abszeß* bezeichnet.

Ätiopathogenese

Akute Abszesse werden überwiegend durch Staphylokokken und E. coli hervorgerufen. Intraperitoneale Abszesse können sich im Verlauf einer Bauchfellentzündung in jedem Abschnitt der Bauchhöhle bilden, wobei Mischinfektionen eher die Regel als die Ausnahme sind.

Symptomatik

Der in der Allgemeinpraxis zu behandelnde Abszeß liegt vorwiegend in der Subkutis und zeigt die bekannten Kardinalsymptome wie Rubor, Kalor, Dolor, Tumor sowie oftmals Functio laesa; bei fortschreitender Einschmelzung und Abszedierung ist eine Fluktuation nachweisbar.

Differentialdiagnose

Lokale pyogene Entzündungsprozesse sind:
– *der Douglas-Abszeß* (Druckschmerz und eventuell fluktuierende Vorwölbung in Höhe der Excavatio uterina bzw. rectovesicalis),
– der *anorektale Abszeß* (subkutane, submuköse, ischiorektale und pelvirektale A.),
– der *Schweißdrüsenabszeß* (gerötete und schmerzhafte Infiltrate unter der verdünnten Achselhaut),
– die *abszedierende Mastitis* (Sonderformen sind der subareoläre und retromammäre Abszeß),
– der *Spritzenabszeß*, der noch ziemlich lange Zeit nach verabfolgter Injektion eines gewebeschädigenden Mittels, also auch abakteriell auftreten kann,

– die *abszedierenden Haarbalgentzündungen* (Furunkel) an der Nase und Oberlippe (meistens Staphylokokkeninfektionen) mit Gefahr der Infektverschleppung via Vena angularis (Druckschmerz im Nasen-Augen-Winkel) in den Hirnschädel mit Sinuscavernosus-Thrombose (Protrusio bulbi) oder Meningitis (Krankenhauseinweisung).

Soforttherapie Im *1. Stadium* des Infektablaufs (Invasion und Ausbreitung) wird bei subkutanen Entzündungen durch antiphlogistische Maßnahmen, Antibiotika-Therapie (hochdosiert mindestens 3-5 Tage lang) und Ruhigstellung oftmals eine Rückbildung des Prozesses erreicht. Im *2. Stadium* (Lokalisation, eitrige Einschmelzung und Sequestration) sind normalerweise Antibiotika kontraindiziert. Es gilt immer noch der alte Grundsatz „ubi pus, ibi evacua", d.h. der Eiterherd muß chirurgisch breit eröffnet werden; Spontanperforationen abzuwarten, ist genauso falsch wie die Punktion, die nur zur Sicherung der Diagnose und evtl. zur Lokalisation tieferliegender Abszesse vertretbar ist. Kann eine Leitungsanästhesie aufgrund der Lokalisation nicht durchgeführt werden, muß die Inzision (evtl. elektrochirurgisch) in Allgemeinanästhesie (ambulant oder stationär im Krankenhaus) durchgeführt werden; eine Chloräthyl-Vereisung ist völlig ungeeignet.

Weitere Maßnahmen Bei schweren Infekten ist es wichtig, daß infektiöses Material zur bakteriologischen Untersuchung gesandt wird; denn zu einer gezielten Antibiotikatherapie gehört sowohl der sichere Erregernachweis mit Resistenzprüfung, als auch die volle Dosierung.

Dietrich

10 Addison-Krise

Synonym Akute Nebenniereninsuffizienz

Ätiopathogenese 1. Bei bestehender *Nebennieren-Insuffizienz* (M. Addison) unter zusätzlicher Belastung (bzw. unzureichender Substitution):

Infektionskrankheiten,
körperliche Anstrengungen mit Salzverlust durch Schwitzen,
Operation.

2. *Nach abruptem Absetzen einer langdauernden Cortisontherapie.*

3. *Bei hämorrhagischer Infarzierung der Nebennierenrinde* (Nebennierenapoplexie):

a) bei Neugeborenen
b) bei Sepsis (insbesondere bei Meningokokkensepsis: Waterhouse-Friderichsen-Syndrom). → **173** (Meningitis)
c) bei Antikoagulantien-Therapie → **23**
d) bei Thrombose der Nebennierenvenen beiderseits
e) bei hämorrhagischer Diathese → **123**, Hypertonie → **134**

Symptomatik Reizbarkeit und Unruhe,
dann zunehmende Apathie, Sprechen ist erschwert, Kollaps und Koma.
Exsikkose mit trockener Haut und Zunge.
Untertemperatur.
(Umschlag in Fieber gilt als infauste Entwicklung).
Blutdruck: Systolisch etwa 70 mm Hg.
Erbrechen.
Kolikartige Bauchschmerzen.
Hypoglykämie mit Krämpfen und choreatischen Bewegungen.
Niereninsuffizienz,
Ist der Kranke vorher mit Dexoxycorticosteron behandelt worden, dann können an Stelle von Exsikkose Ödeme vorliegen.

Spezielle Symptomatik der Nebennierenapoplexie bei Sepsis (3b)

Meningismus fehlt meistens!
Petechiale Blutungen der Haut.
Ablauf schnell, Tod oft innerhalb von 24 Stunden.
Anfangs hohes Fieber.

Spezielle Symptomatik bei Nebennierenapoplexie unter Antikoagulantienbehandlung (3c) → **23**

Manifestation:
7-10 Tage nach lege artis durchgeführter Antikoagulantien-Therapie (Blutung in beide Nebennieren).
Akutes Abdomen
Leibschmerzen
Meteorismus
Abwehrspannung
Blutdruckabfall
Benommenheit
Erbrechen
Durchfälle
Zyanose
Schock

Beachtenswert: Zeitintervall von 1-2 Wochen.

Spezielle Symptomatik bei Nebennierenvenen-Thrombose (3d)

Postpartal und nach Verbrennungen:
Schwerer Schockzustand mit Leibschmerzen bei akutem Abdomen.

Soforttherapie 1. Intravenöse Tropfinfusion mit 100-200 mg Prednisolon-Hemisuccinat (Solu-Decortin®) in 500 ml physiol. NaCl-Lösung, evtl. Zugabe von 50 ml 40% Glucoselösung. Tropfzeit: 3 Stunden.
Bei Unmöglichkeit von intravenöser Infusion (Transport!) 100-200 mg Prednisolon-Hemisuccinat intramuskulär.
2. Bei Blutdruckabfall unter 100 mm Hg: 10 mg Noradrenalin (Arterenol-Hoechst) oder Angiotensin (Hypertensin-Ciba) in 500 ml physiol. NaCl-Lösung, Tropfenzahl (je nach Blutdruck-Ansprechen) zwischen 5-40 Tropfen/min.

Weitere Maßnahmen 1. *Klinikeinweisung* unter vollständiger Mitteilung der verabfolgten Medikament-Dosen.
2. *Falls sofortige Klinikeinweisung nicht möglich*
a) Fortsetzen der intravenösen Infusionen mit etwa 20 mg Prednisolon pro Std.
b) Antibiotische Therapie.

Pickert

11 Adrenogenitales Syndrom

Synonyma Adrenogenitales Salzverlustsyndrom, häufig abgekürzt: AGS.
Kongenitale virilisierende Nebennierenrinden-Hyperplasie.
Vgl. → **57** (Coma).

Definition Dysfunktion der Nebennierenrinde mit gestörter Kortikoidbildung.

Ätiopathogenese 1. Kortisolmangel durch rezessiv vererbten Enzymdefekt: C_{21}-Hydroxylasemangel, partiell oder komplett. Bei komplettem Ausfall: Salzverlust-Syndrom, das bereits bei Neugeborenen lebensbedrohliche Salzverlustkrisen herbeiführen kann.
2. ACTH-bedingte Nebennierenhyperplasie.
3. Überschießende Androgenproduktion.

Symptomatik *Bei Salzverlustkrise:* Mehr oder weniger akut einsetzendes heftiges Erbrechen, an Pylorospasmus erinnernd. Gewichtssturz, Zyanose, Kreislaufstörung und Bewußtlosigkeit.
Bei weniger akut verlaufenden Fällen: Nahrungsverweigerung, Gewichtsstillstand, Apathie. Übergang in bedrohliche Krisen jederzeit möglich.
Charakteristische Hinweise: Auffälliger *Genitalbefund.*

Bei Mädchen: Isolierte Vergrößerung der Klitoris bis hin zum Pseudo-Hermaphroditismus femininus: Penisartige Klitoris, skrotumartige Labien, Sinus urogenitalis.

Bei Knaben: Relativ großer Penis.

Differentialdiagnose Erbrechen durch hypertrophische Pylorusstenose: Diese vorwiegend bei Knaben, dabei keine Genitalveränderungen.
Akute Enteritis: Stärkere Durchfälle!
Sonstige endokrine Störungen.

Soforttherapie Bei bedrohlichem Zustand Zufuhr von Kochsalzlösung lebensrettend, dazu Kortikoide.
Nach Möglichkeit Injektion von 5-10 ml Kochsalzlö-

sung (10% i. v.; schon bei begründetem Verdacht), kombiniert mit 10 ml Glucoselösung (5%ig); oder intravenöse Dauertropfinfusion von Kochsalzlösung (industriellgefertigte Präparate).
Kochsalzlösung kann auch mit Magensonde verabreicht werden. Vermeide kaliumhaltige Lösungen (cave: Ringer-Lösung!) wegen Gefahr des Herzstillstandes.

Weitere Maßnahmen Beim geringsten Verdacht sofortige Klinikeinweisung! Dort: Gabe von Prednison, Kontrolle der 17-Ketosteroidausscheidung im Urin.

Komplikationen und Gefahren Lebensgefährlicher Zustand. Kaliumzufuhr meiden (Herz!)

Erdmann

12 Akrozyanose → 72

13 Akutes Abdomen

Übersicht

Allgemeine Gesichtspunkte
Definition
Ätiopathogenese
Allgemeine Symptomatik
Allgemeine Differentialdiagnose
Diagnostische Maßnahmen im Hause des Patienten
Ärztliche Überlegungen im Hause des Patienten

Differentialdiagnostische Hinweise aus der Schmerzform
I Zentraler Bauchschmerz
II Zentraler Bauchschmerz mit schwerem Schock
III Leibschmerz mit Erbrechen und zunehmendem Meteorismus, *ohne* Abwehrspannung
IV Leibschmerz mit Obstipation (Erbrechen) und zunehmendem Meteorismus (Dickdarmtyp)
V Starker Leibschmerz mit Kollaps und diffuser Abwehrspannung

Übersicht über spezielle akute abdominelle Krankheitsbilder
A/1. Appendicitis acuta

A/2. Appendicitis nach Perforation
A/3. Differentialdiagnose der Appendicitis acuta
B. Perforationen in die freie Bauchhöhle
C. Akute Pankreatitis
D. Akuter Ileus
E. Intussuszeption
F. Hernieneinklemmung
G. Abdominale Gefäßverschlüsse
H. Akute abdominale Symptome aus gynäkologischer Sicht
I. Akutes Abdomen bei Schwangerschaft
K. Abdominelle Verletzungen

Allgemeine Gesichtspunkte

Definition

Akute Erkrankungen und Verletzungen der Bauchorgane, die innerhalb weniger Stunden bis Tage zu umschriebenen oder diffusen peritonealen Reizerscheinungen und einem bedrohlichen Krankheitsbild führen.

Ätiopathogenese

Sehr vielschichtig. Vergleiche hierzu „Spezielle Krankheitsbilder“ (Seite 70).

Allgemeine Symptomatik

Hauptsymptome sind:
Schmerz, Abwehrspannung, Erbrechen, Meteorismus, Kreislaufkollaps.
Hauptsymptom ist der Schmerz. Die Analyse des Schmerzcharakters, die Lokalisation des Punctum maximum und der Intensitätsgrad können wichtige Hinweise auf die Lokalisation der Erkrankung geben. Die Schmerzirritation ist anatomisch begründet und häufig pathognomonisch.
Weiterhin können eine lokale und diffuse Abwehrspannung der Bauchdecken, druckempfindliche oder druckindolente Resistenzen bzw. pathologische oder fehlende Darmgeräusche auftreten. Von großer Bedeutung ist die Beobachtung des Allgemeinbefindens.

Bei ernsten Prozessen sind zwei oder mehrere Hauptsymptome vorhanden.

Bedeutungsvoll sind auch die Schwere und die Reihenfolge im Auftreten der Symptome.
Begleitende (oft wegweisende) Symptome sind: Fieber, Durchfälle, Obstipation, Hyperalgesie.

Allgemeine Differentialdiagnose

Eine Faustregel besagt, daß der größte Teil schwerer abdominaler Schmerzzustände von über 6 Stunden Dauer bei zuvor gesunden Patienten „durch Zustände von chirurgischer Bedeutung" verursacht wird. Es ist überflüssig zu betonen, daß akute Herzkrankheiten → **128** (Herzinfarkt) auch von intensiven Schmerzen und Erbrechen begleitet sein können. Mit schweren Leibschmerzen und Erbrechen geht aber oft auch ein drohendes Coma diabeticum einher („Pseudoappendizitis") → **67** (Diabetisches Koma).
In der Regel reicht die Zeit bis zur Krankenhauseinweisung für differenzierte Laboruntersuchungen nicht aus, und einfachere Untersuchungsmethoden sind meist von untergeordneter Bedeutung.
Wichtig ist die Kenntnis von der *Häufigkeitsverteilung* akuter Erkrankungen der Bauchorgane, weil dadurch der Gedanke leichter auf die wahrscheinlichste Ursache der Erkrankung gebracht wird.
Akute Appendizitis. Vgl. auch → **27**
Akute Cholezystitis → **55**
Perforiertes Magen-Duodenal-Ulkus → **195**
Mechanischer („chirurgischer") und funktioneller Ileus
Peritonitis zunächst unklarer Genese
Blutung aus dem oberen Verdauungstrakt → **168** (Magen-Darmkanal)
Akute Pankreatitis
Stumpfes Bauchtrauma
Extrauterine Schwangerschaft → **100**

Mesenterialembolie
Spontanruptur der Milz
Es gilt daher der Satz, daß man bei Abdominalschmerzen zuerst an die akute Appendizitis und zuletzt an die Spontanruptur der Milz denken soll.

Dietrich

Diagnostische Maßnahmen im Hause des Patienten

(Spätere Mitteilung der Befunde an das Krankenhaus erforderlich!)

1. Anamnese
Operations-Anamnese!

2. Inspektion,
Palpation,
Fiebermessung,
Blutdruckmessung,
Prüfung des Pulses auf Frequenz und Qualität,
Messung des Bauchumfanges,
Prüfung auf segmentäre, hyperästhetische Zonen (Head).

3. Auskultation des Bauches
4. Rektale Untersuchung
5. Gynäkologische Untersuchung

Ärztliche Überlegungen im Hause des Patienten

(s. Tabelle 1, s. S. 66, 67.)

Differentialdiagnostische Hinweise aus der Schmerzform

1. Zentraler Bauchschmerz (s. S. 68).
2. Zentraler Bauchschmerz und schwerer Kreislaufschock (s. S. 68).
3. Leibschmerz, Erbrechen und zunehmender Meteorismus *ohne* Abwehrspannung (s. S. 68).
4. Leibschmerzen, Obstipation (Erbrechen) und zunehmender Meteorismus (Dickdarmtyp) (s. S. 69).
5. Starker Leibschmerz mit Kollaps und schneller diffuser Abwehrspannung (s. S. 69).

Tabelle 1: Überlegungen im Hause des Patienten

I Dringend chirurgische Behandlung benötigen:	II Keine sofortige chirurgische Behandlung (jedoch Krankenhauseinweisung) benötigen:	III Extraabdominelle Erkrankungen unter dem Bild des akuten Abdomens (Behandlung nach Krankheitsbild)
1. Akute Appendizitis → **27** (vgl. S. 70-72)	1. Akute Pankreatitis, Pankreasnekrose (s. S. 74)	1. Myokardinfarkt → **128** akute Perikarditis
2. Akuter Ileus (durch Verwachsungen, Briden, Hernien, Tumor, Invagination, Volvulus, Fremdkörper, Gallensteine) (s. S. 75-78)	2. Koliken bzw. akute Entzündungen der Gallenblase → **55, 108** der Gallenwege, des Darms, der weiblichen Genitale (S. 79-82)	2. Pneumonien → **197** Lungeninfarkt → **165** Spontanpneumothorax, → **198** Pleuritis diaphragmatica
3. Ulkus-Perforation → **195** (vgl. S. 73) Divertikulitis, phlegmonöse Entzündungen im Bereich des Dünn- u. Dickdarms	3. Darmwandhämatom unter Antikoagulantien → **23**	3. Allgemeinerkrankungen: Diabetische Azidose → **67** Hyperthyreose → **38** akute Hämolyse Porphyrie akute Bleivergiftung akutes Glaukom → **116** Tabes dorsalis Meningitis → **173** Epilepsie mit „viszeraler Krise" Migräne → **158** Herpes zoster

4. Ruptur einer Tube bei Extrauteringravidität → **100**	4. Retroperitoneale Blutungen bei Wirbel- und Rippenfrakturen, bei Blutungen unter Antikoagulantien → **23**
5. Torsion einer Ovarialzyste eines Hodens eines Genitaltumors	
6. Mesenterialinfarkt (s. S. 78, 79)	
7. Aneurysma dissecans der arteriellen Bauchgefäße bzw. Aorta	
8. Bauchtrauma Milzruptur Leberruptur	
9. Spontane oder traumatische Ruptur der Speiseröhre	

13 Akutes Abdomen

Differentialdiagnostische Hinweise aus der Schmerzform

I. Zentraler Bauchschmerz

1. *Intraabdominale Ursache*
Darmkolik
Frühstadium der akuten Appendizitis (vgl. auch → **27)**
Akute Pankreatitis (beginnende Pankreasnekrose)
Beginnender Dünndarmileus
Beginnende Mesenterial-Thrombose
Kontrolluntersuchung nach 2 Stunden
2. Extraabdominale Ursache
Porphyrie
Tabes dorsalis
Herpes zoster
Koronarinfarkt → **128**
(Akutes Glaukom! → **116)**

II. Zentraler Bauchschmerz mit schwerem Schock

Schmerz mit Kollaps, Blässe, Untertemperatur, *ohne* Abwehrspannung
Akute Pankreatitis
Mesenterialthrombose
Innere Blutung
Aneurysma dissecans
Koronarinfarkt → **128**
Extrauterine Schwangerschaft → **100**
Aneurysma-Ruptur
Spontanruptur der Milz

III. Leibschmerz mit Erbrechen und zunehmendem Meteorismus, ohne Abwehrspannung

Beginnender Dünndarmileus
Kontrolle aller Hernienöffnungen und des Femoraliskanals
Operationsnarben von vorhergehenden Laparotomien?
Sichtbare Peristaltik?

IV. Leibschmerz mit Obstipation und zunehmendem Meteorismus (Dickdarmtyp)

Verlegung des Dickdarms (häufig Sigmoid)
Erbrechen bei Inkontinenz der Ileozäkalklappe
Symptomatik des tiefen Dünndarmileus
Volvulus des Dickdarms (bei älteren Menschen!)
Differentialdiagnose: Urämie → **63** (Coma uraemicum)
Bei Kindern → **146** (Ileus im Kindesalter)
Intussusception (häufig bei Knaben zwischen 6-18 Monaten)
(Pneumokokkenperitonitis)

V. Starker Leibschmerz mit Kollaps und diffuser Abwehrspannung

Abdominal: Viszerale Perforation:
Duodenum
Magen
Gallenblase → **55, 108**
Kolondivertikel
Appendicitis → **27**
Extraabdominal: Pleuropneumonie → **197** (Pneumonie)

Soforttherapie

1. *Keinesfalls* (z. B. aus „Mitleid", oder auf Drängen der Angehörigen) *Opiate, Dolantin®*, geben!!
2. Gegen Schmerzen auf dem Transport evtl. Baralgin® (1 Amp.) oder Dolo-Adamon® (1/2 – 1 Amp.) i. m. oder langsam i. v.
Transport mit liegender i. v. Infusion (Haemaccel®, Laevulose 4%, Elomel B®). Evtl. Novadral® intramuskulär
3. Genaue Mitgabe der erhobenen Befunde und einer Aufstellung der getroffenen Maßnahmen.
4. Telefonische Vorankündigung des Kranken im Krankenhaus (an den diensthabenden Arzt) bei Abgang des Transportes.

Pickert

13 Akutes Abdomen

Übersicht über spezielle akute abdominelle Krankheitsbilder

A/1. Appendicitis acuta

1. *Anamnese:* Häufig unmittelbar zuvor „Verdauungsstörungen", Flatulenz.
Mitunter früher leichte Schmerzanfälle in der Appendixgegend.
Bei Kindern häufig vorweg Durchfälle.
2. Symptomatik
Schmerz, zunächst epigastrisch (Initialschmerz), dann in der rechten Fossa iliaca.
Erbrechen, Übelkeit, lokale Druckempfindlichkeit (rektale Untersuchung!).
Lokale Abwehrspannung (Rigidität) (inkonstant)
Lokaler Meteorismus (inkonstant)
Hauthyperästhesie im rechten Unterbauch (inkonstantes „Appendixdreieck)".
Fieber (vor Perforation 1-1,5°C Erhöhung)
(Gegen Appendizitis spricht: akuter Leibschmerz, sofort mit Fieber um 39,5-40°C)
Obstipation (bei Kindern Durchfälle häufiger).
Testikuläre Symptome: Schmerzen in beiden Hoden.
3. Reihenfolge der Symptome (fast ohne Ausnahme, sonst Zweifel an der Diagnose)
1. Schmerz, epigastrisch umbilikal
2. Nausea, Erbrechen

3. Lokale, iliakale Druckempfindlichkeit.
4. Fieber
5. Leukozytose

Ausnahmen:
Retrozäkale Appendizitis: Schmerz gering, von Anbeginn lokalisiert empfunden.
Erbrechen fehlt oft, muskuläre Abwehrspannung geringer.

A/2. Appendizitis nach Perforation

Steigerung des Schmerzes, erneutes Einsetzen des Erbrechens.

a) Appendicitis retrocoecalis:
Sonorer Perkussionsschall durch geblähtes Zäkum.
Druckschmerz unterhalb des rechten Rippenbogens in Richtung auf die Wirbelsäule.
„Psoastest" deutlich: Heftiger Schmerz bei vollständiger Streckung der rechten Hüfe (in li. Seitenlage).

b) Appendix parallel zum Zäkum und Colon ascendens:
Tastbefund deutlicher.

c) Appendix vor dem Ileum:
Ausgedehnte Peritonitis.
Außerordentliche Schmerzempfindlichkeit, keine Psoasreizung!

d) Appendix im Becken:
Epigastrischer Schmerz oft länger.
Stärkere Schmerzen in re. *und* li. Fossa iliaca (links wegen des geringeren Widerstands der Entzündungsausbreitung).
Beckenperitonitis anfangs oft ohne stärkere hinweisende Symptomatik.
Langsames „Aufsteigen" der Peritonitis!
Nachbarschaftssymptome:
Schmerzhafte Miktionen, Darmtenesmen, Diarrhoen bei Rotation des in der Hüfte gebeugten Beines.
Rektale Untersuchung: Druckempfindliche Schwellung an rechter Beckenwand.
Im *Spätstadium:* Druckschmerzhafter Abszess.

A/3. Differentialdiagnose der Appendicitis acuta

1. Gegenüber retrozäkaler oder parazäkaler Appendizitis:
Akute Cholezystitis → **55**
Gallenblasenperforation
Ulcus duodeni
Perinephritischer Abszess

Pyonephrose
Akute Pyelonephritis
Nierensteineinklemmung → **185**
Torsion des Netzes

2. DD. gegenüber iliakaler Appendizitis: Perforiertes Ulcus duodeni → **195**
Crohnsche Krankheit (Ileitis terminalis)
Ureter-Stenose
Entzündung im Meckelschen Divertikel
Psoas-Abszess
Coxitis tuberculosa

3. DD. gegenüber Appendizitis im kleinen Becken: Kolon-Divertikulitis mit Abszess – im Beginn Schmerz hypogastrisch, bei Appendizitis eher epigastrisch!
Perforation eines kolitischen Ulkus
Perforation eines typhösen Ulkus
Dickdarmileus durch Karzinom des Sigmoids oder des Rektums,
durch Volvulus
Meteorismus als Frühsymptom

Rektale Untersuchung: bei Appendizitis –
Druckschmerz rechts oder
rechtsseitiger druckempfindlicher Tumor.

Beim Ileus fehlt das Fieber gewöhnlich, nicht bei der Appendizitis
Ileum-Obstruktion: Durch Adhäsionen infolge früherer appendizitischer Attacken
(Erbrechen oft gelblich und fäkulent!
Gewöhnlich kein Fieber!)

Uretersteineinklemmung: Gewöhnlich mit Pollakisurie, Schmerzen im Penis → **185**
Beckenabszess: Nach Penetration oder Perforation einer Appendizitis
Oft Symptomatik wie bei Ileum-Obstruktion (mit Kolik-Schmerzen und Leiterphänomen der Darmdehnung)
Sorgfältige *rektale Untersuchung!!*

Bei *Frauen* an folgende Vorkommnisse denken:
Extrauteringravidität, → **100**
drohender Abort → **214**,
Stieldrehung einer Ovarialzyste oder Hydrosalpinx
Ruptur einer Pyosalpinx
Salpingitis

Bei *Kranken,* die *aus den Tropen* kommen, sind folgende Zustände auszuschließen:
Perforierender Leberabszess nach Amöbenruhr,
Amöbenhepatitis
Malaria

B. Perforationen in die freie Bauchhöhle

(Ulkusperforation s. auch → **195)**
Katastrophen mit dramatischer Plötzlichkeit.
Ohne Hilfe – Tod in 2 bis 3 Tagen.
„Frühdiagnose" entscheidend.

Prognosen

Operationen mit dem Ziel des Verschlusses der Perforation:
Innerhalb der ersten 6 Stunden nach Einsetzen der Symptomatik
= Wiederherstellung
nach 12 Stunden = zweifelhafte Prognose
nach 24 Stunden = Tod

Vorkommen

Bei bestehender Ulkuskrankheit in etwa 10%!
Fast nur bei Männern (90%).
In 70% Ulcus duodeni!
Zusätzliche Blutung in 5-10% der Perforationen!
Akute Perforationen ohne Vorwarnung in 15-20%.
Ulzerogene Medikamente (Salicylate, Phenylbutazon, Kortikoide begünstigen Ulkusperforationen).

Symptomatik

Heftiger Schmerz („Dolchstoß"),
zunächst im Epigastrium lokalisiert.
Übelkeit, Erbrechen, Schweißausbruch, Blässe.
Sistieren der Darmperistaltik.
Nach Stunden oft Remission der Symptome als Zeichen einer diffusen Peritonitis.
„Brettharte Bauchdecken" im ganzen Abdomen oder im Epigastrium.

Therapie

Keine Opiate!
Schnelle und schonende Überführung in chirurgische Klinik! (Rechtzeitige Übernähung des Ulkus: Mortalität von 1-4%, Notfall-Resektion: Mortalität zwischen 5 und 10%).

C. Akute Pankreatitis (Pankreasnekrose)

Vorkommen Etwa 1% der akuten abdominellen Erkrankungen.
Einsetzen der Erkrankung anscheinend „aus vollster Gesundheit", meist im Anschluß an Feiertagsessen oder Alkoholexzeß.

Symptomatik Heftige Schmerzen zunächst im Oberbauch in Bauchmitte, dann nach *links* in Herzgegend und linke Schulter ziehend.
Schmerzen *nicht* kolikartig.
Gewöhnlich ist Patient durch Schmerz „gefesselt". (Er wälzt sich nicht herum wie bei Gallen- oder Nierensteinkolik!)
I. Stadium: (Stadium des Schmerzes)
1. Heftiger, unerträglicher Schmerz (links vom Nabel)
2. Schwerer Kreislaufschock.
Puls klein und frequent.
Blutdruck niedrig.
3. Erbrechen.
4. evtl.Subikterus.
5. Keine nennenswerten Temperatursteigerungen.
6. Zyanose des „verfallenen" Gesichtes, gitterförmige Zyanose der Extremitäten und des Stammes.
7. Meteorismus.
8. Nicht sehr starke Druckschmerzhaftigkeit.
II. Stadium: Paralytischer Ileus mit Erbrechen, Stuhl- und Windverhaltung.
III. Stadium: Diffuse Peritonitis.
Hämatemesis und Darmblutungen
(als Folge retrograder Embolien einer begleitenden Pfortaderthrombose oder Magenwandperforation) sowie Oligurie und Anurie sind prognostisch sehr ungünstig.

Therapie *Sofortige* Einweisung in ein Klinikum.
Internistische und chirurgische Überwachung notwendig. Alle eingeleiteten Maßnahmen nach Dosis und Applikationszeit an die Klinik schriftlich mitgeben!!
Sofortige Nahrungskarenz!
Keinesfalls Morphium verabreichen!

Atropin in mittelgroßen Dosen (0,006-0,01 s.c., evtl. auch langsam i.v.)
(Achtung: Atropinpsychose bei älteren Menschen möglich! Verstärkung des paralytischen Ileus!)
Schmerzstillung: Baralgin® (5 ccm i.v.)
evtl. Dolantin® spezial i.m.
(Auf Überweisungsbrief Dosis und Applikationszeit angeben!!)
evtl. 100 mg Urbason® solubile i.v.
Breitbandantibiotika (Tetrazykline).

D. Akuter Ileus

Schwere Störung des Darmtransportes, die zur „Ileuskrankheit" des gesamten Organismus führt.

Formen

Obturationsileus (Prädilektionsstelle: Dickdarm) = Aufhebung der Passage.
„Ileuskrankheit" entwickelt sich langsam.

Strangulationsileus (Prädilektionsstelle: Dünndarm) = Passagestörung mit gleichzeitiger Drosselung der Mesenterialgefäße.
Schnelle Allgemeinstörung!

Mechanischer Ileus
a) Strangulation: Inkarzerierte Hernien, Darmeinklemmung zwischen Briden, Volvulus, Invagination.
b) Obturation: Adhäsionen, Briden, Strikturen, Tumoren, Gallensteine, Fremdkörper, Kotstauung, Askariden.

Funktioneller Ileus
1. Paralytisch
a) toxisch: Peritonitis, Verschluß von Mesenterialgefäßen, Pneumonie → 197, Urämie → **63**
diabetisches Koma → **67**, Morphinismus → **71**
b) reflektorisch: postoperativ, Gallen- oder Nierensteinkolik, Pankreatitis, Adnex- und Netztorsion, Herzinfarkt → **128**, Apoplexie → **26**
c) komplexe Ursachen: Hypokaliämie → **79**,

Eiweißmangelsyndrom,
portale Hypertension,
kardiale Stauung.

2. Spastisch: Tabes,
Bleivergiftung,
Porphyrie.
Ileus im Kindesalter → **146**

Symptomatik des Ileus

	Erbrechen	Schmerz	Meteorismus	Wind- und Stuhlverhaltung
Hoher Dünndarmileus	früh, heftig, profus. Speisen Magensaft Galle	heftig, intermittierend um den Nabel	fehlt oder nur gering	fehlt
Tiefer Dünndarmileus	setzt nach den Schmerzen ein. Fäkulent	heftig, krampfartig	ausgeprägt in Abdomenmitte	vorhanden (anfangs noch Stuhl- und Flatusabgang möglich)
Kolon-Ileus	selten, kommt evtl. als Spätsymptom	krampfartig, weniger heftig	stark, Flankenmeteorismus (bei Sigmavolvulus in Bauchmitte)	vollständig Tenesmen mit Blut- und Schleimabgang

Grundsätzliches zur Diagnostik Genaue Anamnese mit zeitlicher Festlegung der Krankheitsentwicklung.
Vorhergehende Bauchoperationen?
Jede frisch aufgetretene Obstipation ist bis zum Gegenbeweis als Ileus anzusehen.
Darmsteifungen kommen nur beim chronischen Ileus vor!
Auskultation: „Durchspritzgeräusche" vor Hyperperistaltik. Totenstille bei paralytischem Ileus.
Palpation: Abtastung der Bruchpforten und der Operationsnarben.
Niemals *rektale Untersuchung* unterlassen!
(70% aller Rektum-Karzinome damit zu erfassen!)

Allgemeine Gesichtspunkte zur Therapie

Spezifizierten Verdacht aussprechen und Transport in die Klinik. Keine Opiate!
(Sondenbehandlung = Absaugung von Magen und Darm)
(Infusionstherapie zur Korrektur des Flüssigkeits- und Elektrolythaushaltes)
(Antibiotika)
Frühoperation bei mechanischem Ileus unter schonender Anästhesie

E. Intussuszeption

Einschiebung eines Darmteils in den nächstliegenden. (Invaginierter Darmabschnitt = Intussuszeptum, Aufnehmender Darmabschnitt = Intussuszipiens).
Häufigster abdominaler Notfall bei Kindern unter zwei Jahren. Bei Erwachsenen selten.
Enterokolische Form am häufigsten.

Symptomatik

Schmerz, Schock.
Abgang von Blut und Schleim per anum.
Erbrechen.
Abdominaler Tumor (durch die Invagination). Zäkum wird in den Oberbauch verlagert.
Meteorismus.
Die Spitze der Intussuszeption kann bei rektaler Untersuchung u. U. gefühlt werden oder aus dem Anus austreten.
Peritonitis.
Intussuszeption bei alten Menschen ergreift im allgemeinen Sigmoid-Rektalabschnitt!

F. Hernieneinklemmung

Häufige und gefährlichste Form des Ileus!
Gefahr der schnellen Drucknekrose und Gangrän des Darmes.
Bei allen schmerzhaften Hernien, die mit Leibschmerzen und Verschluß-Symptomen einhergehen, *keine* Repositionsversuche vornehmen!
Keine warmen Umschläge oder Eisbeutel! Sie führen

zu gefahrbringender Verzögerung der notwendigen chirurgischen Behandlung.

Inkarzerierte Inguinalhernie Gewöhnlich ist dem Kranken das Vorhandensein einer Hernie bekannt. Plötzliches Auftreten von Leibschmerzen, Erbrechen, Druckempfindlichkeit in der lokalen Anschwellung.
Differentialdiagnose:
Entzündliche Prozesse im Bruchsack
Torsion oder Entzündung eines Leistenhodens
Venenthrombose im Samenstrang.

Eingeklemmte Femoralishernie Diese Hernie, oft sehr klein, kann im Fettgewebe der Saphena-Region der Untersuchung entgehen.
Differentialdiagnose:
Entzündete Inguinaldrüsen
Thrombose im Saphenabereich
Appendizitis
Eingeklemmte Inguinalhernie

Eingeklemmte Nabelhernie und Bauchwandhernie Hauptsächlich bei fetten Frauen.
Häufiger Hernieninhalt: Netzanteile, Teil des Dickdarmes. Symptomatik oft nicht akut, ähnelt dem Bild des Kolon-Ileus. Erkennung bei kleinen Hernien im tiefen Fett schwierig. Oft falsche Annahme, daß keine Einklemmung vorliegt, weil Symptomatik nicht sehr akut.
2 Einläufe, in 1-2 Stunden Abstand, lassen erkennen, ob Dickdarmverschluß vorliegt.
Dann chirurgische Behandlung erforderlich.

G. Abdominale Gefäßverschlüsse

Akute Verschluß-Syndrome und chronische Gefäßinsuffizienz an den Bauchgefäßen können zu einem chirurgischen Notfall (akutes Abdomen) führen.

Möglichkeiten *Akute Durchblutungsstörungen:*
1. Mesenterialarterieninfarkte durch Verschluß
a) der Art. coeliaca
b) der Art. mesenterica superior

c) der Art. mesenterica inferior
2. Mesenterialvenenthrombosen
3. Darminfarkte durch Aortenstenose, Hämangiome, Gefäßentzündungen

Chronische Gefäßinsuffizienz des Darmes:
1. Organische Verschlußprozesse
2. Funktionelle Minderdurchblutung

Akuter Mesenterialverschluß

Ätiologie: Herzstörungen (Vorhofflimmern, Myokardinfarkt, Dekompensation), abdominelle Operationen, Arteriosklerose

Zeitliche Entwicklung und Klinik:
1. *Initialstadium* (1-2 Stunden)
Initialtrias:
a) Plötzlicher unbestimmter Leibschmerz
b) Übelkeit, Blässe, Schweißausbruch, Schock
c) Durchfall, oft blutig.
2. „*Stilles Intervall*“ (2-12-24 Stunden)
a) Subjektiv: Starker Dauerschmerz, Nausea, Unruhe.
b) Objektiv: Schlechter Allgemeinzustand,
Geringer Lokalbefund,
Darmgeräusche werden spärlicher, dann „Totenstille“.
3. *Endstadium* 12 (bis 24) Stunden
paralytischer Ileus, Durchwanderungsperitonitis, allgemeine Intoxikation, irreversible Darmschädigung.
Allein schon der Verdacht auf einen Mesenterialarterienverschluß rechtfertigt die Laparotomie!!
Schneller, schonender Transport in eine chirurgische Klinik.

A-G: Pickert

H. Akute abdominale Symptome aus gynäkologischer Sicht

Der Häufigkeit nach muß an folgende Krankheiten gedacht werden:
Extrauteringravidität → **100**
Adnexitis
Pelveoperitonitis
Intraabdominelle Blutung bei Follikelsprung oder aus

Follikelzysten oder
Corpus-luteum-Zysten
Stieldrehung von Ovarialtumoren
Ruptur von Ovarialzysten oder einer
Hydro- (Pyo-, Hämato-) Salpinx
Myomnekrose
Bridenileus nach gynäkologischer Operation (S. 79)
Gonorrhoische Peritonitis
Uterusperforation nach artifiziellem Abort.

In der Regel: Krankenhauseinweisung.

Übersicht: Akute Bauchsymptome aus gynäkologischer Ursache.

Diagnose	Symptomatik	Differentialdiagnose	*Sofort*-Therapie
Adnexitis	Spezifische Kennzeichen: 1. Der Unterbauchschmerz ist seitenlokalisiert oder beidseits und beginnt selten ohne offensichtliche Ursache. Die Adnexitis entsteht meist im Anschluß an einen Abort oder selten nach Geburt. Oft handelt es sich um ein akutes Rezidiv bei vorausgegangenen Schüben. Fast immer beginnt das Rezidiv mit der Menstruation. 2. Rektal sitzt der Schmerz tief im kleinen Becken, tiefer als Appendix oder Sigmoid. Evtl. fühlt man einen Adnextumor. Immer ist entzündlicher Peritonismus, z. B. Klopfschmerz, Abwehrspannung, Loslassungsschmerz vorhanden. 3. Entzündungszeichen fehlen nie: Fieber, Krankheitsgefühl, Übelkeit.	Appendizitis Divertikulitis des Sigmoids Ovarialkarzinom Stielgedrehte Zysten Intraabdominale Blutung	Bettruhe Antibiotika! Nicht operieren! Wenn irrtümlicherweise laparotomiert wurde: die entzündeten Adnexe unberührt lassen. Hausbehandlung möglich.
Pelveoperitonitis	Die Entzündung des ganzen Beckenperitoneums entsteht meistens durch Weitergreifen einer Adnexitis. Weil das kleine Becken zur peritonealen Abkapselung neigt, bleibt der Prozess lokalisiert: 1. Stürmische Entwicklung starker Unterbauchschmerzen mit den typischen peritonitischen Symptomen im Unterbauch (Abwehrspannung, Klopfschmerz, Loslassungsschmerz)	Appendicitis perforata Perforiertes Sigmadivertikel Rupturierte Pyosalpinx oder Hämatosalpinx oder Ovarial-Zyste Myomnekrose Intraabdominale Blutung	Bettruhe! Antibiotika Nicht operieren! Wenn irrtümlicherweise laparotomiert wurde: Keine Adnexe entfernen. Hausbehandlung dem erfahrenen Arzt möglich.

Übersicht (Fortsetzung): Akute Bauchsymptome aus gynäkologischer Ursache.

Diagnose	Symptomatik	Differentialdiagnose	*Sofort*-Therapie
	2. Schwere Allgemeinreaktion: Hohes Fieber, Krankheitsgefühl, Übelkeit. 3. Oft Blasen- und Darmtenesmen.		
Intraabdominale Blutung beim Follikelsprung oder aus einer Follikel- oder Corpus-luteum-Zyste	Nicht so selten verursacht ein einfacher Follikelsprung das Bild eines akuten Abdomens; nämlich dann, wenn die Blutung übermäßig stark ist. Auch die Ruptur von Follikelzysten oder Corpus-luteum-Zysten erzeugt ein akutes peritoneales Bild: 1. Akute, starke Bauchschmerzen 2. Peritonismus 3. Evtl. tastbare Zyste	Ruptur seröser oder pseudomuzinöser Ovarialzysten Adnexitis-Pelveoperitonitis Appendizitis Divertikulitis	Nicht operieren. Fast immer steht die Blutung von selbst. Der Allgemeinzustand (drohender Schock) entscheidet über die Hospitalisation.
Stieldrehung (häufiger) oder Ruptur (selten) von Ovarialzyste oder gestielten Tumoren	Pathognomonische Symptomentrias: 1. Plötzlich auftretender, sich rasch zur Unerträglichkeit steigender Unterbauchschmerz, oft seitenlokalisiert, gelegentlich mit kürzeren oder längern Prodromi. 2. Hochdolenter Tumor wegen seiner Größe (über faustgroß) meist bei der rektovaginalen Untersuchung tastbar. 3. Peritonismus im ganzen Bauch.	Volvulus des Sigmoids oder einer Dünndarmschlinge Bridenstrangulation Zystenblutung Adnexitis-Pelveoperitonitis	Hospitalisation unumgänglich

Stamm

I. Akute Bauchschmerzen in der Schwangerschaft

Akute Bauchschmerzen bei Amenorrhoe mit Peritonismus und Beeinträchtigung des Allgemeinzustandes hängen meist mit einer bestehenden Schwangerschaft zusammen. Gewißheit über das Bestehen einer Gravidität verschafft der Nachweis eines vergrößerten Uterus bei der rektalen oder vaginalen Untersuchung, der positive Schwangerschaftsschnelltest oder die Anamnese. Gewißheit über den sich abspielenden Prozeß ist oft nicht zu erlangen.

Der *Wahrscheinlichkeit* nach kommen in Frage:

a) in der Frühschwangerschaft:
Wehenschmerzen bei Abort → **215** (Schwangerschaft, Blutungen)
Extrauteringravidität → **100**

b) in der Spätschwangerschaft:
Vorzeitige Lösung der normal sitzenden Plazenta, d. h. ein retroplazentares Hämatom → **111** (Geburt, plötzlich)
Uterusruptur

c) Während der ganzen Schwangerschaft:
Appendizitis
Koliken
Bridenstrangulation
Zyste oder Tumor.

Übersicht: Bauchschmerzen in der Gravidität

Diagnose	Symptomatik	Differentialdiagnostik	Therapie
Abort → **215** Kardinalsymptome: Uterusblutung nach Amenorrhoe und Unterbauchschmerzen	Wichtig: 1. Die Schmerzen sind rhythmisch, alle paar Minuten, wehenartig. 2. Die Schmerzen sind auf den Unterbauch beschränkt. 3. Die (pseudo-) peritonitischen Zeichen sind schmerzbedingt und fehlen in der Wehenpause. Sie sind nicht reflektorisch-entzündlich.	Ureterkoliken → **185** Enterokolitis (mit Darmkoliken) Appendizitis in der Schwangerschaft Extrauteringravidität	Im Muttermund sichtbare Eiteile mit der Abortzange entfernen. Wehenmittel geben, z. B. alle 2–4–6 Stunden 30 Tropfen Mehergin®-Sandoz Schmerzmittel Antibiotika Bei unvollständigem Abort: Kürettage
Extrauteringravidität → **100** *Ätiopathogenese* Die häufigsten Formen sind: a) Eileiterschwangerschaft mit Blutung in die Tube (Tubarabort): ein subakutes Unterbauchsyndrom	Die charakteristischen Symptome: 1. Subakuter bis hochakuter Bauchschmerz nach Amenorrhoe; Maximum im Unterbauch links oder rechts. Peritonismus aber fast immer im ganzen Bauch. 2. Charakteristischerweise ist eine uterine Schmierblutung	Abort Ruptur einer persistierenden Follikelzyste (oder Corpus-luteum-zyste). Evtl. auch gewöhnlicher verzögerter Follikelsprung Adnextumor, unter Umständen mit Stieldrehung oder mit Ruptur Appendizitis	Sofortige Hospitalisation mit Operation Schmerzmittel erlaubt und nötig Schockbekämpfung mit Plasmaexpander erlaubt und erwünscht

Übersicht (Fortsetzung): Bauchschmerzen in der Gravidität.

Diagnose	Symptomatik	Differentialdiagnostik	Therapie
b) Eileiterschwangerschaft mit Blutung in die freie Bauchhöhle (Tubarruptur): ein akutes Abdomen mit Symptommaximum im Unterbauch c) die Bauchschwangerschaft: „diffuser Bauch“	nach Amenorrhoe vorhanden. 3. Rektal (oder vaginal) läßt sich ein schmerzhafter Adnex oder ein Adnextumor tasten. 4. Schulterschmerz: Blut unter dem Zwerchfell. 5. Kollaps: Verblutung in den Bauch.		
Vorzeitige Lösung der Plazenta → 215 *Ätiopathogenese* Die vorzeitige Lösung der normal sitzenden Plazenta entwickelt sich erst in der Spätschwangerschaft a) randständig bei tiefem Sitz b) zentral bei normalem Sitz	Die vorzeitige Lösung der tief sitzenden Plazenta entsteht randständig und hat, abgesehen von der Uterusblutung, keine Symptome zur Folge. Die vorzeitige Lösung der normal sitzenden Plazenta ist gewöhnlich eine zentrale. Es entstehen wegen des retroplazentaren Hämatoms: 1. eine extrem schmerzahfte Dauerkontraktion des Uterus	Uterusruptur Placenta praevia mit Wehen Geburtsbeginn mit plazentarer Randsinusblutung (= Blutung der tiefsitzenden Plazenta)	Hospitalisation Blasensprengung So rasch als möglich vaginale Entbindung anstreben (innert 2–4 Stunden) Schnittentbindung bei lebendem Kind oder wenn die Blasensprengung unmöglich ist und die Geburtseinleitung erfolglos bleibt

Übersicht (Fortsetzung): Bauchschmerzen in der Gravidität.

Diagnose	Symptomatik	Differentialdiagnostik	Therapie
	2. ein mäßiger uteriner Blutabgang, der in keinem Verhältnis zum Schockzustand der Spätschwangeren steht 3. Als Ursache ist meist eine EPH-Gestose → **75** (Edema, Proteinurie, Hypertonie) vorhanden, die zentrale Plazentarinfarkte und damit die vorzeitige Lösung bewirkt.		
Uterusruptur *Ätiopathogenese* Eine Uterusruptur kommt fast nur bei Multipara vor, meist nach vorhergehender Sectio, oft unter Vorwehen oder Geburtswehen	Symptome: 1. Plötzlicher oder zunehmender extrem starker Bauchschmerz (als ob etwas gerissen sei) 2. Schlagartiges Aufhören der Wehen 3. Anämie, Kollaps 4. Oft fühlt man das aus dem Uterus ausgetretene Kind unter den Bauchdecken, und es blutet aus der Scheide	Vorzeitige Lösung der Plazenta Orthostatischer Kollaps mit vegetativen Bauchsymptomen	Nicht vaginal untersuchen Sofort Hospitalisation Sofort Operieren Schmerzmittel erlaubt Schockbekämpfung mit Plasma-Expander erwünscht

Stamm

K. Verletzungen der Bauchhöhle

Offene Verletzungen – stets operative Revision erforderlich.
Geschlossene Verletzungen (bei schwerer stumpfer Gewalteinwirkung) in Reihenfolge nach der Häufigkeit:
1. Milzruptur
2. Leberruptur
3. Dünndarmzerreißung
4. Dickdarmläsion
5. Abrisse am Mesenterium
6. Einrisse am Magen, Pankreas, Duodenum

Bauchkontusionen können ohne intraabdominelle Blutungen Schockzustand auslösen. Bleibt Schock unbeeinflußt über 3-5 Stunden bestehen, Verdacht auf intraabdominelle Blutung oder Peritonitis (gallige Peritonitis!)
Laparotomie angezeigt.

Pickert

14 Akutes Abdomen bei Kindern

Ätiopathogenese

Innerhalb einer Fülle von Ursachen und Formen häufen sich doch bestimmte Krankheitsbilder je nach *Lebensalter* (jeweils nach Häufigkeit und Schwere geordnet):

Neugeborene
Ösophagusatresie,
Duodenalatresie,
Duodenalstenose,
Dünndarmatresie,
Enddarmatresie,
Analatresie,
Rektumatresie (mit/ohne Fistel),
Mekoniumileus,
Peritonitis (mit/ohne Perforation)

Säuglinge
Stenosen wie bei Duodenalstenose,
Pylorospasmus,
Malrotation (oft: Subileus dabei),
Dyspepsie,
Einklemmung von Hernien,
Invagination,

Megakolon,
Obstipation (etwa durch Fehlernährung),
Nabelkoliken

Kleinkinder
Invagination,
Lageanomalien,
Malrotation,
Appendizitis,
Peritonitis,
Meckelsches Divertikel,
Obstipation,
Megakolon,
Trotz-Reaktion,
Nierensteine, auch bei Pyelonephritis,
Nabelkoliken,
Tumoren

Schulkinder
Appendizitis,
Peritonitis,
Ileus (verschied. Genese),
Meckelsches Divertikel,
Purpura Henoch,
Hepatitis epidemica,
Wurmbefall,
Nabelkoliken („Bauchmigräne"),
Nierensteine,
Obstipation,
Tumoren

Symptomatik *Vorbemerkungen*

Die Schwierigkeit, den verflochtenen Komplex „Akutes Abdomen" bei Kindern zu klären, besteht darin, daß grundsätzlich der Verdauungstrakt in dieser Lebenszeit wegen des lebhaften physiologischen Wachstums eine vorrangige Rolle spielt, wobei aber die Vielfalt der möglichen Störungen geradezu verwirrend ist. Der Säugling kann seine Beschwerden selbst überhaupt nicht kundtun, abgesehen von einem schwer deutbaren Geschrei, Nahrungsverweigerung oder sonstigen Symptomen (Erbrechen, Durchfall, Verstopfung). Auch das Kleinkind macht nur recht vage Angaben über Schmerzen in der Bauchgegend; es lokalisiert allgemein Schmerzen sogar bevorzugt dort, weil ihm nichts anderes einfällt. Erst mit den Jahren lernt das Kind, seine Beschwerden präziser zu äußern und nicht nur allgemein Mißempfinden auszudrücken. Eltern und Pflegepersonen sind gewohnt, speziell auf Verdauungsvorgänge und Bauch beim Kind ihre Aufmerksamkeit zu richten.

Ein Notfall liegt dann vor, wenn infolge der Vehemenz einschlägiger Symptome – oft dringend – ein Arzt verlangt wird. Dieser hat nun darüber zu entscheiden, ob es sich um eine Bagatelle und eine harmlose Krankheit handelt, die er mit den verfügbaren Mitteln bewältigen wird, oder ob wegen eindeutiger Symptome (auch bei begründetem Verdacht) Klinikeinweisung erfolgen muß.

Das *Lebensalter,* in dem sich das Kind befindet, nimmt ferner determinierend Einfluß auf das ärztliche Denken bei akutem Abdomen; denn Neugeborene, ältere Säuglinge, Kleinkinder und Schulkinder zeigen durchaus unterschiedliche abdominelle Beschwerden und entsprechende Krankheiten in bunter Vielfalt bei mehr oder weniger lockerer Beziehung zum Lebensalter. Orientierung hierüber siehe unter *Ätiopathogenese.*

Die Fülle dieser Störungen, die sich naturgemäß nicht streng zu den einzelnen Lebensabschnitten einordnen lassen, wird offenbar. Bei Neugeborenen liegt der Schwerpunkt eindeutig auf angeborenen Mißbildungen, ferner im Rahmen der Neugeborenensepsis auf Peritonitis. Bei *älteren Säuglingen* überwiegen Dyspepsie (Enteritis und Enterokolitis) neben Passagestörungen (Stenosen); zu Ileus führen Brucheinklemmung oder Invagination. Ähnliches gilt auch für *Kleinkinder,* bei denen hin und wieder Appendizitis auftritt, gelegentlich durch Röntgenuntersuchung des Darms wegen rezidivierender Beschwerden Lageanomalien und Malrotation nachzuweisen sind. Zöliakie kann auch Bauchschmerzen bedingen. Bei *Schulkindern* kommen neben Appendizitis und Ileus häufig beginnende Hepatitis und Wurmbefall in Betracht, die oft mit Bauchschmerz einhergehen (die zunehmende Fähigkeit, ihn zu lokalisieren, hilft nunmehr dem Arzt). Blutabgang mit dem Stuhl bei heftigen Leibschmerzen läßt an Purpura abdominalis (Henoch) denken, ebenfalls an Colitis ulcerosa (Blut- und Schleimausscheidung) sowie an Meckelsches Divertikel.

Im übrigen sei auf die einzelnen Stichworte verwiesen wie Ileus im Kindesalter → **146**, weiterhin Anorexie → **22**, Erbrechen → **89** und Exsikkose → **99**, sowie auf die auf S. 87/88 im einzelnen aufgeführten Krankheiten (beispielsweise Ösophagusatresie oder Pylorospasmus usw.).

Das „akute Abdomen“ im Kindesalter erfordert stets außerordentliche Sorgfalt, gegebenenfalls Konsil mit einem Kinderarzt oder Chirurgen, bei begründetem Verdacht besser so-

fortige Einweisung in eine Kinderklinik oder die Chirurgie, wo die Differentialdiagnose mit Hilfe spezieller Röntgenuntersuchungen kurzfristig die Entscheidung gestattet, ob sofort oder nach Zuwarten chirurgische Intervention angezeigt ist oder nicht. Daß vor und nach einer solchen meistens Intensivpflege durchgeführt werden muß, gilt heute als Regel.
Hinsichtlich der *Symptome* bei akutem Abdomen im Kindesalter wäre allgemein festzustellen, daß sie bei jungen Kindern meistens nichtssagend oder sehr vage sind. Leicht wird selbst eine Darmperforation bei Neugeborenen infolge Mekonium-Ileus verkannt; ähnliches gilt – um ein anderes Beispiel zu nennen – für die Invagination (besonders im freien Intervall nach anfänglichen Koliken). Im letzteren Falle führt häufig erst der Blutabgang mit dem Stuhl, ein Spätsymptom, zur richtigen Diagnose, obwohl der Erfahrene aus der Beeinträchtigung des Allgemeinbefindens und dem ängstlichen Gesichtsausdruck sowie der Kreislaufsituation seine Schlüsse ziehen kann. Aufgetriebener Leib, Meteorismus, Beschaffenheit der Darmgeräusche (Fehlen derselben), gewisse Bauchdeckenspannung oder bei der Palpation „irgendwie" tastbare oder vermutbare Tumoren erregen unter Umständen Verdacht und lenken das ärztliche Denken in diese oder jene Richtung, oft ohne freilich endgültige Klärung zu ermöglichen. Die Betreuung eines Kindes mit „akutem Abdomen" ist für den Notfallarzt eine sehr verantwortungsvolle Aufgabe.

Verdacht auf eine beginnende *akute Baucherkrankung* ist geboten bei:

1. *Schmerzen:* Besonders bei heftigen Kolikschmerzen: Ileus = Darmverschluß
2. *Nahrungsverweigerung,* Übelkeit und Erbrechen.
3. *Durchfall, Verstopfung, Stuhlverhaltung.*
4. *Aufgetriebener Leib,* Meteorismus.
5. *Auskultatorisch:* Fehlende Darmgeräusche: Peritonitis. Verstärkte und klingende Darmgeräusche: Ileusverdacht.
6. *Blutabgang aus dem Enddarm*

In diesem Fall rektale Untersuchung:
Fortgeschrittene(!) Invagination tastbar

7. *Veränderter Allgemeinzustand:*
Zunehmender Schockzustand, fahle Blässe, Verfall des Kreislaufs, schließlich „Facies hippocratica“: halonierte Augen, spitze Nase, stärkste Beeinträchtigung des Allgemeinbefindens!

Differentialdiagnose Abgrenzung gegen Pneumonie:
Auskultation und Perkussion, möglichst Röntgen (Thorax). Verwechselung zwischen Enterokolitis und Invagination. N. B.: Röntgenaufnahme (im Stehen) kann bei beiden deutliche Spiegelbildung ergeben.

Unverzüglich Krankenhauseinweisung.

Erdmann

15 Alkoholvergiftung, akute

Synonym Alkoholrausch.

Definition 1. *Rausch* durch übermäßige Einnahme von Äthylalkohol (C_2H_5OH, Weingeist, Branntwein).
2. *Pathologischer Rausch:* Akute Erregungs- und Dämmerzustände nach geringer Alkoholzufuhr infolge erniedrigter Alkoholtoleranz (z. B. bei Erkrankungen oder nach Tabletteneinnahme).

Ätiopathogenese Bei Erwachsenen nach ca. 100 ml Äthylalkohol Rausch. Bei Kleinkindern und Säuglingen ist die Alkoholtoleranz wesentlich geringer: Tödliche Dosis hier nur 1 ml/kg Körpergewicht. Erwachsene sterben bei 3,3 ml/kg Körpergewicht. Kinder sterben meist an Hypoglykämie, Erwachsene an Atemlähmung, Aspiration bzw. Hypothermie. Rasche Resorption des Alkohols (50 % in 16 min) im oberen Intestinaltrakt, besonders bei leerem Magen. Durch hohe Lipoidlöslichkeit Wirkung als Narkotikum.
Konzentrationen:
Bier 2–5 %
Wein 6–12 %
Schnaps 30–60 %.

Symptomatik 30–40 ml (0,5–1 ‰ Blutalkohol) = Euphorie
40–60 ml (1–2 ‰ Blutalkohol) = Gangstörungen

60–150 ml (2–3 ‰ Blutalkohol) = Rausch
170–300 ml (4–5 ‰ Blutalkohol) = Lebensgefahr, Atemlähmung, Schock, Hypothermie
Zeichen: Allgemeines Wärmegefühl, Enthemmung, Überheblichkeit. Rötung der Konjunktiven, typischer Geruch der Atemluft, meist erhaltene Augenreflexe bei erloschenen Sehnenreflexen. Bei zunehmender Intoxikation: Exzitation, Krämpfe, Koma, Hypothermie, Schock, Cheyne-Stokes-Atmung, Atemlähmung.

Differentialdiagnose

1. *Delirium tremens:* Akute Psychose („weiße Mäuse") bei Abstinenz eines chronischen Trinkers.
2. *Schlafmittel- oder andere Intoxikation* bei fehlender Konjunktivitis bzw. Atemgeruch nach Alkohol.
3. *Schädel-Hirn-Trauma* eines leicht Alkoholisierten: Neurologischer Status!
4. *Komata:* Dextrostix-Blutzuckerschnellbestimmung (besonders bei Kindern) zum Ausschluß eines Diabetes.
5. *Methylalkoholvergiftung:* Latenzzeit von mehreren Stunden, Kopfschmerzen, Nebelsehen.

Soforttherapie

1. *Schockprophylaxe* und Therapie: Wärme, laufend Puls- und Blutdruckkontrolle. Evtl. Infusion eines Plasmaexpanders (z. B. Haemaccel). Stabile Seitenlagerung. → **2**
2. *Ausreichende Atmung:* Guedel-Tubus, Ambu-Beutel-Beatmung, bei Atemstillstand nach Intubation. → **3b** → **3c**
3. Bei *Herzstillstand* Herzmassage. → **3b**
4. *Erbrechen* nur bei voll Ansprechbaren herbeiführen.
5. *Tobende* nicht sedieren; beaufsichtigen und abwarten (Toben nur in kurzer Anflutzeit des Alkohols).
6. Bei *bewußtlosen Kindern* (und auch bei Erwachsenen) stets Blutzuckerkontrollen (Dextrostix) und bei Hypoglykämie 40 %ige Glucose i. v. in ausreichender Menge.
7. Jede ausgeprägte Alkoholintoxikation gehört bis zum Erwachen des Patienten in *klinische Überwachung.*
8. An zusätzliche *Medikamentenintoxikation* denken!

Weitere Maßnahmen Magenspülung in der Klinik bei Kindern (langsame Resorption) oder bei Erwachsenen bei Verdacht auf zusätzliche Tabletteneinnahme oder tödliche Dosis (Wette beim Schnapstrinken).

Komplikationen Atemdepression, Schock, Unterkühlung, Aspiration von Erbrochenem, Schädeltrauma (Sturz, Schlägerei).

Daunderer

16 Allergische Reaktionen, akute

Übersicht mit Hinweisen auf die wichtigsten klinischen Manifestationen

Definition und Ätiopathogenese Der sensibilisierte (über spezifische Antikörper verfügende) Organismus reagiert bei erneutem Kontakt mit dem sensibilisierenden Antigen mit Krankheitssymptomen. Art und Ausmaß der Krankheitssymptome sind von der Modalität der Vorsensibilisierung, von der Natur der Antikörper und vom Schockorgan (wo sich die Antigen-Antikörper-Reaktion abspielt, bzw. wo sich die Folgeerscheinungen dieser Reaktion manifestieren) abhängig.

Symptomatik Leitsymptom Plötzliche Erkrankung nach Kontakt, Injektion, Ingestion oder Inhalation von Allergenen.
Übersicht s. S. 94.

Soforttherapie (in der Reihe der Wirkungsstärke):
1. Noradrenalin (Arterenol®, intravenös als Injektion oder Dauertropf, intralingual oder subkutan bei Schock, Schockfragmenten und Glottis-Ödem (1 Amp. 1:1000 zu 1 ml). Cave Kombination mit Calcium!
2. Glukokortikosteroide (Solu-Decortin®-H) intravenös und intramuskulär in hohen Dosen (mindestens entsprechend 50 mg Prednisolon).
3. Antihistaminika (Tavegil®) per os (1–2 Tabl.).
4. Calcium (Calcium-Sandoz®) intravenös, 1 Amp. zu 10 ml. *Cave* Kombination mit Noradrenalin oder Digitalis!

16 Allergische Reaktionen, akute

Übersicht: Allergische Reaktionen.

Krankheit	Leitsymptome	Modalität der Vorsensibilisierung	Art der Antikörper	Schockorgan
Kontaktekzem, akutes → **76**	Rötung, Papel, Vesikel	epikutaner Kontakt	zellulär	Epidermis
Urtikaria → **239**	juckende Hautquaddel	peroral u. parenteral	humoral	Kutisgefäße
Quincke-Ödem → **202** (Glottis-Ödem)	Schleimhautschwellung (Atemnot)	peroral u. parenteral	humoral	Subkutisgefäße
Serumkrankheit → **220**	Exanthem, Fieber, Schockfragmente	Injektion bei verzögerter Resorption	humoral	Gefäßsystem
Anaphylaktischer Schock → **7**	Schocksymptome	peroral u. parenteral	humoral	Gefäßsystem
Allergisches Lyell-Syndrom → **167**	versch. Exantheme am 1., 2. oder 8.–12. Tag nach Arzneigabe	peroral u. parenteral	zellulär	Kutisgefäße
Allergische thrombopenische Purpura	Petechien, Ekchymosen	peroral u. parenteral	humoral	Thrombozyten
Lyell-Syndrom → **167**	generalisierte Rötung mit Hautablösung	peroral u. parenteral		Epidermis und Kutisgefäße
Asthma bronchiale → **33**	Atemnot	Inhalation	humoral	Bronchomotorik

A

Übersicht (Fortsetzung): Allergische Reaktionen.

Krankheit	Leitsymptome	Modalität der Vorsensibilisierung	Art der Antikörper	Schockorgan
Insektenstich → **150**	Hautquaddel, Schleimhautschwellung, Schockfragmente	intrakutaner oder intravasaler Stich	humoral	Gefäßsystem
Vasculitis allergica → **243**	hämorrhagische Papeln, Blasen und Nekrosen	peroral u. parenteral	humoral	Gefäße d. Kutis u. Subkutis

Weitere Maßnahmen Schwere Formen der Allergie (generalisiertes Ekzem, Quincke-Ödem oder Urtikaria *mit* Atemnot, Serumkrankheit, anaphylaktischer Schock und Lyell-Syndrom) sollen nach Notversorgung unbedingt sofort stationär eingewiesen werden.

Besonders zu beachten Eine einmal eingetretene Sensibilisierung bleibt lebenslang erhalten, deshalb ist eine erneute Exposition mit dem auslösenden Allergen unter allen Umständen zu vermeiden.

Marghescu

17 Analprolaps → 124

18 Anaphylaxie → 16

19 Anästhesie (Sofortmaßnahmen bei Zwischenfällen nach Anästhesien in ärztlichen Praxen)

Voraussetzungen

Die Durchführung von Lokalanästhesien und Allgemeinanästhesien in einer Praxis ist nur unter folgenden Voraussetzungen zu verantworten:
1. *Grundkenntnisse* der verschiedenen Schockformen und ihrer Behandlung und die Möglichkeit, diese Behandlung durchzuführen, sind unverzichtbar.
2. Die *Erkennung und Behandlung* lebensbedrohlicher tachykarder und bradykarder Herzrhythmusstörungen müssen gewährleistet sein.
3. Die Fähigkeit und die instrumentellen Voraussetzungen zur *künstlichen Beatmung* → **3b** mittels kontrollierter Maskenbeatmung und mittels orotrachealer Intubation → **3c** bei Ateminsuffizienz oder vollständiger Atemlähmung sind zu fordern. Unerläßlich ist die Befähigung zur Mund-zu-Mund- bzw. Mund-zu-Nase-Beatmung evtl. unter Verwendung eines Oropharyngeal-Tubus nach Guedel oder Safar oder eines Nasopharyngeal-Tubus nach Wendl.
4. Ebenfalls zu fordern ist die Fähigkeit einer suffizienten *transthorakalen Herzmassage* → **3b** in Verbindung mit einer künstlichen Beatmung → **3b** zur kardiorespiratorischen Wiederbelebung.

5. Auch müssen die Prophylaxe, die Erkennung und die Behandlung von akutem *Erbrechen* bei der Durchführung von Allgemeinanästhesien bekannt sein. Im Fall einer Aspiration von Mageninhalt muß die laryngoskopische Bronchialtoilette beherrscht werden, die gerätemäßigen Voraussetzungen müssen gegeben sein.
6. *Narkosespezifische Komplikationen* wie Laryngospasmen, Bronchospasmen, anästhesiebedingte Myokarddepressionen, vagovagale Fehlregulationen und Pneumothorax müssen erkannt und behandelt werden können.

Prämedikation

Bei Lokalanästhesien und Allgemeinanästhesien ist zumindest eine Prämedikation mit einem Vagolytikum zur Prophylaxe vagovagaler Reflexe zu fordern. Bei Erwachsenen 0,1 mg Atropin pro 10 kg Körpergewicht intramuskulär 20 bis 30 Minuten vor Anästhesiebeginn. Bei intravenöser Prämedikation halbe Dosierung, etwa 5 Minuten vor Anästhesiebeginn (Wirkungseintritt erkennbar durch Anstieg der Pulsfrequenz).

Erkennung und Behandlung von Zwischenfällen bei Lokalanästhesien

Die ambulante Durchführung von subduralen Anästhesiemethoden, extraduralen Leitungsanästhesien und supraklavikulären Plexus brachialis-Blockaden verbietet sich aus zahlreichen Gründen per se. Der ambulanten Durchführung von Paravertebralanästhesien mit Blockaden des Sympathikus und des Vagus in Praxen kann nur mit Vorbehalt zugestimmt werden, denn auch hier sind die Komplikationsmöglichkeiten nicht zu unterschätzen.

Die nachstehenden Ausführungen beziehen sich daher lediglich auf Zwischenfälle bei der Durchführung von Oberflächen-, Leitungs- und Infiltrationsanästhesien, die insbesondere in Praxen der Ophthalmologie, der Zahn- und Kieferheilkunde, der Hals-Nasen-Ohren-Heilkunde, der Chirurgie und ihrer Grenzgebiete, der Geburtshilfe und Gynäkologie, der Urologie und der Allgemeinmedizin durchgeführt werden.
Unter den zahlreichen spezifischen und unspezifischen

Komplikationen und Schäden bei der Durchführung von Lokalanästhesien interessieren hinsichtlich der Notwendigkeit von lebensrettenden Sofortmaßnahmen drei *Ursachen:*

1. Das Vergiftungsbild durch Lokalanästhetika ohne Adrenalinzusatz.
2. Das Vergiftungsbild durch Vasokonstringentien, insbesondere durch Adrenalin.
3. Idiosynkrasie, allergische und anaphylaktische Allgemeinreaktionen.

Spezifische örtliche Schäden in Form von Gewebsnekrosen durch fehlerhafte Technik, Zwischenfälle durch intrathekal gegebene Lösungen in Form versehentlicher hoher oder totaler Spinalanästhesien insbesondere bei der Anwendung der verschiedenen rückenmarksnahen Anästhesieformen, die Methämoglobinbildung bei zu hoher Dosierung von Prilocain (Ketanest), ferner unspezifische Komplikationen wie Blutungen, Hämatome und Thrombosen, Anstechen der Pleura und der Lunge, Luftembolien, Verletzungen und Komplikationen der Lunge, um nur einige wichtige zu nennen, benötigen entweder keiner sofortigen Notbehandlung oder können an dieser Stelle unberücksichtigt bleiben, weil die hierfür in Frage kommenden Techniken nicht bei ambulanten Patienten angewandt werden dürfen.

Vergiftungsbild durch Lokalanästhetika ohne Adrenalinzusatz

Ätiopathogenese

Eine toxische Reaktion nach der Applikation von Lokalanästhetika entsteht durch akzidentelle intravenöse Injektion, zu schnelle Resorption, zu langsamen Abbau oder zu hohe Konzentration der injizierten Lösung. Man unterscheidet hier eine echte und eine relative Überdosierung. Bei der echten ist der Blutspiegel des Lokalanästhetikums absolut erhöht, so daß er von den meisten Patienten nicht toleriert wird. Bei der relativen ist zwar der Blutspiegel des Lokalanästhetikums nicht ungewöhnlich erhöht, jedoch reagieren einige wenige Menschen schon auf diese Dosierung überstark. In letzterem Fall reagiert der Patient zwar noch normal, er zeigt jedoch verstärkte Symptome.

Symptomatik

Bei der Überdosierung, d. h. zu hohem Blutspiegel, finden sich Symptome von Seiten des zentralen Nervensystems *(ZNS)* und des kardiovaskulären Systems *(CVS)*. Meist stehen hier die Symptome von seiten des ZNS im Vordergrund. Jedoch können, wenn auch sehr selten, rein kardiovaskuläre Symptome im Vordergrund stehen.

Gleichgültig, bei welchem der beiden Systeme die Symptomatik auftritt, es folgt einem Stadium der *Stimulation* immer die *depressive Phase,* welche unbehandelt oft zum Tode führt. Die initial erregende Wirkung auf das ZNS wird ausgelöst durch die Hemmung inhibitorischer Neurone. Die nachfolgende Lähmungsphase wird verursacht durch eine zunehmende Blockade der motorischen Neurone sowohl im Bereich des Kortex als auch im Bereich der Medulla oblongata.

Die *Erregungsphase* im Bereich des kardiovaskulären Systems ist ebenfalls zunächst Folge des Wegfalls inhibitorischer Neurone im Bereich der Medulla. In der Lähmungsphase des CVS kommt es jedoch vornehmlich zur Hemmung der Erregungsausbreitung im Bereich des Reizleitungssystems des Herzens. Dies führt schließlich zum totalen AV-Block und zum Kammerstillstand (Asystolie).

Zusammenfassend ergeben sich im Bereich des ZNS und des kardiovaskulären Systems folgende *toxische Reaktionen:*

1. *ZNS:* Unruhe, Delirium und Krämpfe in der Erregungsphase; u. U. Nausea und Erbrechen durch Erregung des Brechzentrums in der Medulla oblongata. Koma und Atemstillstand in der Lähmungsphase.
2. *CVS* (kardiovaskuläres System): Tachykardie, Hypertension und Hautrötung in der Erregungsphase. Bradykardie, Pulslosigkeit, Blässe und Herzstillstand in der Lähmungsphase.

Soforttherapie

1. Unterdrückung der *Konvulsionen* mit kleinen Dosen von Hexobarbital (= Evipan-Natrium). Einzeldosis 50 mg.
2. Behandlung des *Atemstillstands* durch Intubation und künstliche Beatmung.
3. Bei *Erbrechen* in der konvulsiven Phase Tieflagerung des Kopfes, Drehung des Kopfes zur Seite und

Absaugung des Erbrochenen mit einem dicken Katheter. Falls eine oropharyngeale Absaugung wegen der Krämpfe nicht möglich ist, Einführen eines nasopharyngealen Katheters.
4. Die *Tachykardie und Hypertonie* in der Erregungsphase des CVS bedarf im Regelfall keiner Behandlung, wohl aber die nachfolgende *Bradykardie* mit drohendem Herzstillstand.
Zur Behandlung dieser Komplikation sollten innerhalb kürzester Zeit 0,5–1,0 mg Adrenalin (Suprarenin) oder 0,5–5,0 mg Orciprenalin (Alupent) entweder direkt intrakardial oder in eine herznahe zentrale Vene (Vena anonyma oder Vena subclavia) injiziert werden. Bei eingetretener Asystolie ist selbstverständlich neben einer künstlichen Beatmung eine suffiziente transthorakale Herzmassage erforderlich. Zur Pufferung der metabolischen Azidose sollten 150–250 ml einer 8,4 %igen (1-molaren) Natriumbicarbonat-Lösung infundiert werden. Zur Behandlung der relativen Hypovolämie sollte zusätzlich ein Plasmaexpander infundiert werden. Nach Durchführung dieser lebenserhaltenden Maßnahmen sofortige Benachrichtigung des Notarztes und Transport des Patienten in die nächstgelegene Klinik.

Vergiftungsbild durch Vasokonstringentien, insbesondere durch Adrenalin

Ätiopathogenese

Meistens entsteht eine Adrenalinintoxikation dadurch, daß sich der Ausübende mit dem fabrikmäßigen Zusatz von Adrenalin zu Lokalanästhetika-Lösungen (normalerweise 1 : 100000 bis 1 : 200000) nicht begnügt, sondern diesen in Kenntnis oder Unkenntnis erhöht.

Symptomatik

a) *ZNS:* Bei Versagen des Herzens steiler Abfall der Hirndurchblutung und des Durchströmungsdruckes mit zunehmender Hypoxie.
b) *Vegetative und autonome Regulation (vorwiegend sympatische):* Plötzliche wachsartige Blässe mit kaltem Schweiß, evtl. profuse Schweißbildung, Haarsträuben. Heftige Kopfschmerzen, Unruhe, Erregung, Angst,

Affekthandlungen, Pupillenerweiterung, Ohrensausen, leichte Benommenheit, Bewußtlosigkeit, Tremor, evtl. beginnendes Lungenödem (Pathogenese des Lungenödems: akuter kombinierter Widerstands- und Volumenhochdruck durch Stimulation der β-Rezeptoren der Herzgefäße und der α-Rezeptoren der peripheren Gefäße einschließlich des Splanchnikusgebiets im Gegensatz zu anderen Vasokonstriktoren).

c) *Kardiovaskuläres System:* Steigerung der Frequenz bis zu bedrohlicher Tachykardie, Gefahr heterotoper Reizbildung, Salven von Extrasystolen, Kammerflimmern bis zum Exitus durch Herzstillstand. Vehementer Blutdruckanstieg (systolisch, diastolisch und des Mitteldruckes), besondere Gefahr bei Hypertonie (Lungenödem, Apoplexie, Embolien), Sofortreaktion der Pressorezeptoren des Sinus caroticus, der Aortengabel und des Herzens, evtl. konsekutiver steiler Blutdrucksturz durch gegenregulierende Kreislaufreflexe. Maximale Stimulation der Herztätigkeit, vermehrtes Schlagvolumen, stark erhöhter Sauerstoffbedarf des Herzmuskels, der trotz Koronarerweiterung oft nicht befriedigt werden kann, evtl. Hypoxie des Herzens. Entspeicherung der Blutdepots, nach Passage der Hypertonie-Phase tiefer Blutdrucksturz, Kollaps, der evtl. tödlich endet. Bei erkranktem Herzmuskel plötzlicher Herzstillstand unter maximaler Dilatation des Herzens durch Versagen des Herzmuskels (Überdehnung).

d) *Atmung:* Im Zuge des Blutdruckanstieges (Pressorezeptorenbegleiterscheinung) manchmal vorübergehende Atempause oder auch Atemstillstand durch zentrale hypoxämische Schädigung des Atemzentrums, Hypoventilation. Bei Versagen des Herzens sekundärer Atemstillstand.

e) *Glatte Muskulatur:* Meist erschlafft (Ausnahme: Uterus).

f) *Kohlenhydratstoffwechsel:* Steiler Anstieg des Blutzuckers, dann Erschöpfung der Glykogendepots.

Soforttherapie Die vielfältige Symptomatik einer Adrenalinvergiftung macht es schwierig, einheitliche Behandlungsrichtlinien zu formulieren. Lediglich die die Vitalfunktionen bedrohenden Symptome bedürfen einer sofortigen Behandlung.

Bei drohendem Lungenödem empfiehlt sich eine medikamentöse Blutdrucksenkung durch Alpharezeptoren-Blocker, z. B.:
Regitin (Ampulle zu 1 ml–10 mg Pentolamin). Inhalt einer Ampulle 1 zu 10 mit physiologischer Kochsalzlösung verdünnen: 1 ml = 1 mg. Initialdosis 5 mg *langsam* i. v., bei Bedarf unter ständiger *Blutdruckkontrolle* weitere Einzeldosen von 2–4 mg bis zur Erreichung einer ausreichenden Blutdrucksenkung.
Oder
Hydergin Amp. zu 5 ml = 1,5 mg Wirksubstanz. Initialdosis 3–5 ml i. v., danach bei Bedarf unter regelmäßiger *Blutdruckkontrolle* weitere Einzeldosen von 2 ml bis zur ausreichenden Blutdrucksenkung.
Ferner *saluretische* Behandlung mit z. B.:
Lasix (Amp. zu 2 ml = 20 mg Furosemid). Im Regelfall 20–40 (bis 80) mg i. v.
Zusätzlich, wenn möglich intermittierende Überdruckbeatmung, sonst Sauerstoffgaben. Außerdem 100–200 mg eines Prednisolonpräparates.
Bei lebensbedrohlichen Tachykardien kann der Einsatz von Betarezeptoren-Blockern lebensrettend sein.
Visken (Amp. zu 2 ml = 0,4 mg Pindodol).
Initialdosis: 1 Amp. = 2 ml *langsam i. v. nach jeweils etwa 20 Min. bei Bedarf 1 ml langsam nachinjizieren bis zu einer Gesamtdosis von max. 5–10 ml.*
Bei der Anwendung von Betarezeptoren-Blocker ist größte Vorsicht geboten. Für ihre Anwendung ist die Überwachung von EKG und Pulsfrequenz durch einen Monitor mit oder ohne Alarmakustik, d. h. die Einrichtung einer Klinik wünschenswert. So bleibt die Anwendung von Betarezeptoren-Blockern in der Praxis extremen Situationen vorbehalten. Auf alle Fälle sollten Blutdruck, Pulsfrequenz und Pulsqualität in kurzen Abständen regelmäßig überwacht werden.
Bei Asthmatikern, bei Patienten mit chronischer asthmoider Bronchitis, bei Patienten mit chronisch spastischer Emphysembronchitis und bei Patienten mit undigitalisierter Herzinsuffizienz ist der Einsatz von Betarezeptoren-Blockern gleichfalls höchst problematisch und möglichst zu vermeiden.

Beim Auftreten von bedrohlichen salvenförmigen ventrikulären *Extrasystolen* durch heterotope Reizbildung intravenöse Gabe von 50-200 mg Xylocain. Zur Verbesserung des stark erhöhten Sauerstoffbedarfs des Herzmuskels durch die maximale Stimulation der Herztätigkeit mit entsprechend vermehrtem Schlagvolumen benötigt der Patient eine reine O_2-Beatmung entweder über eine Maske oder über einen orotrachealen Tubus.
Ein der Hypertoniephase folgender *Blutdrucksturz kann wiederum den Einsatz von Vasopressoren in der zweiten Phase eine Adrenalin-Intoxikation erforderlich machen, z. B.*
Effortil (Amp. zu 1 ml). Dosierung: 1 Amp. = 10 mg, 1 : 10 in physiologischer Kochsalzlösung verdünnt. 2–3 ml dieser verdünnten Lösung als Initialdosis *langsam* i. v.

Danach bei Bedarf Wiederholung von intravenöser Gabe von 1–2 ml unter ständiger Blutdruckkontrolle bis zur Normalisierung der hypertonen Blutdruckdysregulation.
Oder, statt dessen besser
Effortil-Infusions-Ampullen zu 5 ml in 500 ml Infusionslösung (Plasmaexpander, Kochsalzlösung 0,9% etc.). Unter anfänglich häufiger Blutdruckkontrolle die richtige Tropfgeschwindigkeit einstellen zur Aufrechterhaltung eines normalen Blutdruckes.
Nach Durchführung dieser Sofortmaßnahmen zur Erhaltung der Vitalfunktionen sofortige Verbringung des Patienten als Notfall ins Krankenhaus.

Idiosynkrasie, allergische und anaphylaktische Allgemeinreaktionen

Allergische Reaktionen durch Lokalanästhetika sind viel seltener, als im Schrifttum behauptet wurde. Sie dürften weit unter 1 % der Sofort- und Spätkomplikationen ausmachen. Die schwerste Form einer Überempfindlichkeitsreaktion, der anaphylaktische Schock, kommt nach Moore nur 1 : 27 500 der Fälle zur Beobachtung.

Ätiopathogenese

Allergie ist ein Zustand abnormer Überempfindlichkeit eines Individuums, die anlagebedingt sein kann (Idiosynkrasie) oder auch erworben werden kann. Besonders bei letzterer werden stürmische Sofortreaktionen ausgelöst, die sich deutlich von den allergischen Spätreaktionen und Erkrankungen generalisierter Art unterscheiden. Etwas anderes stellen die örtlichen Kontaktdermatitiden nach Verwendung von Lokalanästhetika dar, die meist durch chronischen Gebrauch zustande kommen und gelegentlich generalisiert auftreten können. Am Vorkommen einer anlagebedingten Idiosynkrasie gegen Lokalanästhetika kann nicht gezweifelt werden, da einige Todesfälle nach Minimaldosen von 0,01-0,13 g Novocain auftraten, so daß Allgemeinreaktionen sich nur auf diese Weise erklären lassen.

Bezüglich der Häufigkeit allergischer Reaktionen dürfte zweifellos Novocain an der Spitze stehen.

Symptomatik

Die schwerste Form einer Überempfindlichkeitsreaktion ist der *anaphylaktische Schock.* Der anaphylaktische Schock führt stets völlig überraschend innerhalb weniger Sekunden zu Totenblässe, Schweißausbruch, evtl. Bronchospasmen, Benommenheit oder Bewußtseinsverlust, tiefem Blutdrucksturz zu Schockwerten, evtl. zur Synkope mit Schnappatmung oder Atemstillstand und Zyanose. Manche Patienten lassen in diesem Zustand unter sich, stets ein Zeichen schlechter Prognose!

Wahrscheinlich handelt es sich bei diesen immer lebensbedrohlichen stürmischen Reaktionen um eine plötzliche Histamindeliberation im Organismus. Ein anaphylaktischer Schock darf nur angenommen werden, wenn die Lokalanästhesie ohne Adrenalinzusatz ausgeführt wurde, denn Adrenalin führt bekanntlich selbst gelegentlich zu stürmischen Sofortreaktionen (vgl. auch → **7** Schock).

Bei den *allergischen Frühreaktionen,* die erworbener Art sein können, kommt es überraschend zu Palpitationen, tachykardischen Anfällen, Extrasystolie, nach vorübergehendem Hochdruck zu schwerem Kreislaufkollaps, Desorientierung, Benommenheit und schließlich Bewußtlosigkeit. Die letzteren Erscheinungen können fehlen.

Es bildet sich bei heftigen allergischen *Frühreaktionen*

häufiger eine Urtikaria oder ein Exanthem aus. Es kann auch zu Larynx- oder Zungenödem mit Stridor und Erstickungsgefahr kommen, ferner zu angioneurotischen Ödemen, Pruritus, Bronchospasmen und schweren Asthmaanfällen. Diese Symptome sind meist von Übelkeit, Erbrechen und manchmal auch Gelenkschmerzen begleitet.

Soforttherapie Der Zustand des *anaphylaktischen Schocks* bedarf seiner Gefährlichkeit wegen einer sofortigen Behandlung des Kreislaufs durch Schnell-Infusion von Plasmaexpandern (Neo-Plasmagel, Macrodex, Schiwadex etc.) bei gleichzeitiger Kopftieflagerung bzw. Hochlagerung der Beine (Trendelenburgsche Lagerung). Im Fall einer dadurch unbeeinflußbaren *Hypotension* die Gabe von Vasopressoren i. v. (Nor-Adrenalin, Effortil, Novadral etc.). Nötigenfalls künstliche Beatmung mit reinem Sauerstoff. Man kombiniert dieses Vorgehen mit der Verabfolgung vegetativ dämpfender Mittel aus der Antihistamin-Gruppe.

Atosil 1/3–1 Amp. = (25–50) mg Atosil *langsam* i. v. oder i. m. oder

Antistin-Injektionslösung 1/2–1 Amp. = (50–100) ml *langsam* i. v. oder i. m. oder

Tavegil 1–2 Amp. = (2–4) mg *langsam* i. v. oder

Avil 1/2–1–2 Amp. = ((25–50–100) mg *langsam* i. v. oder i. m.

Gleichzeitig empfiehlt sich eine intravenöse Gabe von Calciumlösungen, *nicht beim digitalisierten Patienten* etwa Sandosten-Calcium (10 ml) oder Calcium-Drobena (10 ml), jeweils 1 Amp. *langsam* i. v. beim liegenden Patienten.

Ferner empfiehlt sich die Gabe von intravenös applizierbaren Corticoiden in Form von Prednisolon-Präparaten, z. B.:

Solu-Decortin-H (Trockenampullen mit 250 mg *Prednisolon*-21-hemisuccinat-Natrium oder Injektionsflaschen mit 1000 mg *Prednisolon*-21-hemisuccinat-Natrium) der Fa. Merck. (250–1000) mg *langsam* i. v. oder *Urbason solubile forte und forte 1000* (Trockenampul-

len mit 250 mg und 1000 mg Methylprednisolon) der Fa. Hoechst. (250–1000) mg *langsam i. v.*
Bei extrem schweren Formen eines anaphylaktischen Schocks kann (wie auch beim septischen Schock) die Dosis bis auf 3000 mg erhöht werden.
Die Behandlung *allergischer Frühreaktionen,* die erworben sein können, unterscheidet sich nicht grundsätzlich von der Behandlung eines anaphylaktischen Schocks. Urtikaria und Exantheme können durch Antihistaminika, Calciumpräparate und Prednison-Präparate behandelt werden.
Larynx- und Zungenödem mit Stridor und Erstikkungsgefahr benötigen zusätzlich eine nicht selten erschwerte Not-Intubation mit Stabilisierung des Tubus durch einen gekrümmten Mandrin und mit einer Auswahl der Tubusgröße, wie sie im Bereich der Kinderanästhesie erforderlich sind. Bronchospasmen und Asthmaanfälle können neben der bereits genannten medikamentösen Therapie zusätzlich die Anwendung von Bronchospasmolytika erforderlich machen, insbesondere von Theophyllinen:
Euphyllin 0,12 g (Amp. zu 1 ml) oder
Euphyllin 0,24 g (Amp. zu 10 ml) langsam i. v.
oder
Alupent-Injektionslösung: 1 Amp. (1 ml = 0,5 mg), verdünnt 1 : 1: in Kochsalzlösung 0,9 %, sehr *langsam* i. v.
In Fällen einer lebensbedrohenden *Bronchospastik* empfiehlt sich ebenfalls eine Intubation und Beatmung mit reinem Sauerstoff mit hohem Beatmungsdruck und geringer Beatmungsfrequenz, um dadurch der verlängerten Inspirations- und vor allem Exspirationszeit der Bronchospastiker gerecht zu werden.

Gögler

20 Angina catarrhalis

Synonyma Akute Mandelentzündung, akute Tonsillitis.

Definition Akute Entzündung des lymphatischen Schlundringes, vor allem der Gaumenmandeln.

Ätiopathogenese *Begünstigende Faktoren:*
Lymphatische Konstitution
Große Tonsillen
Chemische Noxen
Smog
Zustand nach operativen Eingriffen im Nasen-Halsbereich.
Auslösung durch eine Vielzahl von Bakterien, ebenso als Teilerscheinung verschiedener Infektionskrankheiten. Vom ersten bis dritten Lebensmonat ist die Angina selten, steigt in der Pubertätsphase und bis zum 35. Lebensjahr an, nimmt mit zunehmenden Lebensalter wieder ab.

Symptomatik Plötzlicher Beginn
Halsschmerzen, Schluckbeschwerden
Oft hohes Fieber mit Schüttelfrost (bis 40 Grad)

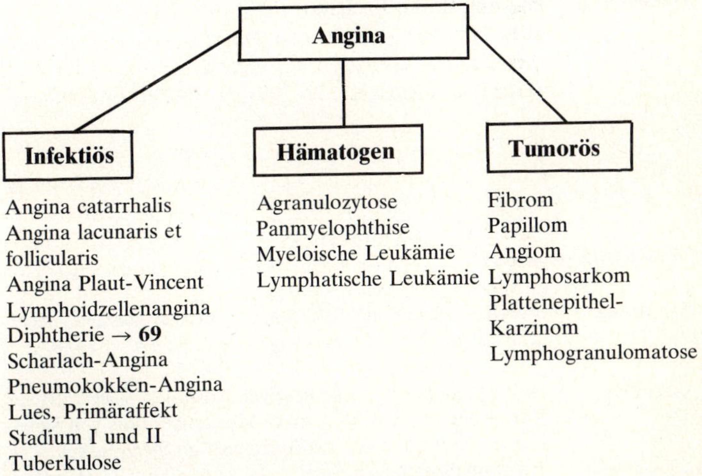

Abb. 1. Differentialdiagnose zum Formenkreis der Angina (nach Hirsch-Rust).

Tonsillen: hochrot geschwollen, seröser oder eitriger, ausdrückbarer Belag
Oft Schwellung regionaler Lymphknoten

Differentialdiagnose Besonders kommen in Betracht:
Angina catharralis, Angina lacunaris et follicularis, Angina Plaut-Vincent.

Soforttherapie Bettruhe
„minor" tranquilizer z. B. Adumbran® (Thomae), Nobrium® (La Roche). Mundspülungen: Kamillosan®
Lauwarme Halswickel
Flüssige Kost
Antibiotika (z. B. hochdosierte Penicilline intramuskulär, nicht oral!)

Weitere Maßnahmen Bei unsicherer Diagnose baldmögliche Zuziehung des HNO- oder Kinderarztes.
Verdacht auf Diphtherie → **69**

Komplikationen und Gefahren *Tonsillarabszeß:* Starke Schwellung eines Gaumensegels mit Vordrängung der zugehörigen Tonsille.
Inzision durch Facharzt.
Bei jeder Angina drohen *Folgeerscheinungen:* Herz und Niere.
(EKG! Urinstatus.)

Hirsch

21 Angina pectoris

Synonyma Stenokardie, „akute Brustenge", Brustschmerzen, Herzschmerzen.

Definition Echte Stenokardie = subjektiver Ausdruck einer relativen Koronarinsuffizienz, d. h. eines Mißverhältnisses von Sauerstoffangebot und Sauerstoffverbrauch im Herzmuskel.
Hiervon abzugrenzen die *Pseudostenokardie* = Dyskardie = Mißempfindung in der Herzgegend *ohne* Koronarinsuffizienz.

Ätiopathogenese

Wichtige kardiale Schmerzursachen

Abolute und relative *Koronarinsuffizienz mit echter Stenokardie:*
1. Krankheitsbilder mit organischen Veränderungen der Koronargefäße und des Herzmuskels:
Akute und chronische Myokarditis,
Koronarsklerose,
Prä-Infarktstadium (Koronarversagen, drohender Infarkt)
Myokardinfarkt → **128.**
2. Krankheitsbilder, bei denen eine *funktionelle relative Koronarinsuffizienz* mit echter Stenokardie vorkommen kann, obwohl die Koronargefäße selbst morphologisch nicht verändert sind:
a) schwere Anämie (vor allem bei Perniziosa),
b) enge Aortenklappenstenose,
c) erhebliche Aortenklappeninsuffizienz,
d) Hochdruckkrise (z. B. bei Phäochromozytom) → **135,**
e) Rhythmusstörungen mit eingreifenden hämodynamischen Folgen, z. B. paroxysmale Tachykardie oder Bradykardie durch AV-Block → **204**;
f) pulmonaler Hochdruck, z. B. bei Mitralstenose (hier aber häufiger Schmerzen pleuropulmonaler Genese), bei Herzmißbildungen mit Druckerhöhung im kleinen Kreislauf, durch akutes Cor pulmonale bei Lungenembolie (auch hier erscheint die pleuropulmonale Schmerzgenese häufiger),
g) enge Pulmonalstenose.
3. Pericarditis fibrinosa.
4. Aneurysma dissecans.

Wichtige extrakardiale Schmerzursachen

Dyskardie (Pseudo-Stenokardie, kardialgisches Syndrom nach Delius bei vegetativen Regulationsstörungen des Kreislaufs, z. B. durch Infektherde oder einen „psychischen Fokus“, manchmal auch vertebragen).
Pleuritis (z. B. Pleuritis sicca diaphragmatica),
Pleura-Endotheliom,
Lungenembolie → **165**,
Spontanpneumothorax → **198**,
Herpes zoster (Ausstrahlung bandartig nach hinten),
Erkrankungen der Knochen, Gelenke und Halbgelenke des Brustkorbs und der Wirbelsäule (z. B. Tietze-Syndrom = akute aseptische Entzündung eines parasternalen Rippenknorpels),

Hiatushernie, Ösophagusdivertikel,
Mediastinalerkrankungen (z. B. „Alkoholschmerz“ bei mediastinalem Lymphogranulom),
„Akutes Abdomen“ → **13**,
Interkostalneuralgie (oft Verlegenheitsdiagnose!).

Symptomatik Wegen der großen, praktischen Bedeutung der Differentialdiagnose ist die Symptomatik der Angina pectoris (links) derjenigen der Pseudo-Stenokardie gegenübergestellt (s. unten). Eine Stenokardie-Anamnese, zu der man sich Zeit läßt, vermag oft genau so gut wie Funktionsprüfungen die Diagnose zu sichern.
Belastungs-EKG ergiebiger als Ruhe-EKG allein

Das Belastungs-EKG (z. B. im Rahmen einer Fahrradergometrie) objektiviert in vielen, aber nicht in allen Fällen die relative Koronarinsuffizienz durch zunehmende flache oder deszendierende ST-Senkung.

Differentialdiagnose *Abgrenzung von Stenokardie (bei relativer Koronarinsuffizienz) und Dyskardie (vegetative Dystonie)*

	Stenokardie (relat. Koronarinsuffizienz, z. B. bei Myokardfibrose)	*Dyskardie* („Vegetative Dystonie“)
Charakter der Empfindungen	Enge, Druck, Schwere, Oppression, oft kein richtiger Schmerz, nicht immer Angst, kurze Atembeklemmung, undramatische Schilderung, Dissimulation.	Stechen oder Schneiden, bunt wechselnde Symptome (z. B. Seufzeratmen), dramatische Schilderung.
Ort der Empfindungen	Retrosternal; Pat. greift mit der ganzen Hand zum Brustbein. Ausstrahlung in beide Arme, Zähne, Bauch.	Meist umschrieben in der Herzspitzengegend. Pat. zeigt mit Finger darauf. Wandert im ganzen Körper, auch in linken Arm. Druckempfindlichkeit der Brusthaut.
Auslösung des Anfalls	Auch beginnende körperliche Anstrengung (z. B. schnelles Gehen oder Aufwärtsgehen), besonders in der Morgenkälte, reiche Mahlzeit (Infarkt eher in Ruhe als nach Anstrengungen).	Vegetative oder psychische Belastung (Wetter, Aufregung). Nur bestimmte Bewegungen (Myalgie oder Spondylarthritis). Zwerchfellhochstand.

Dauer der Schmerzen	Wenige Minuten, meist zeitlich genau angegeben (bei Infarkt auch Stunden).	Sekunden- oder Dauerschmerz
Besserung durch	Ruhe, Nitroglyzerin.	Bewegung, Suggestivmittel.

Leitsymptome für den drohenen Infarkt

Häufung und Intensivierung von Stenokardieanfällen, die bisher nicht oder nur als Arbeitsstenokardie auftraten, auch ohne körperliche Belastung (= Angina pectoris gravis).

Leitsymptome für den beginnenden Herzinfarkt

Dauerschmerz (Status anginosus) verschiedener Lokalisation (auch Abdomen, linker und rechter Arm, Rükken) mit Schockfragmenten (Blässe, Schweißausbruch, Übelkeit).

Soforttherapie 1. *Nitrokörper* (möglichst ohne Depotwirkung):
Nitroglycerin (Nitrolingual mite 0,2-0,4-0,6 mg)
Nitrolingual 0,8 mg
Isoket 5 mg
Maycor 5 mg
2. Bei gleichzeitigen Zeichen eines erhöhten Sympathikotonus (Tachykardie, Blutdruckerhöhung)
Beta-Rezeptorenhemmer:
Dociton-Inderal 10-40 mg
Visken 1 Tablette
3. *Sedativa und Tranquilizer:*
Persumbran oder Adumbran
Valium, Librium
Nobrium (1–3)
Diese Medikation in höherer Dosierung auch bei drohendem Infarkt (Angina pectoris gravis).

> Bei *Verdacht auf Herzinfarkt* sofortige Klinikeinweisung.

Weitere Maßnahmen Bei Verdacht auf echte Stenokardie fachinternistische Kontrolle mit EKG (Belastungs-EKG) am nächsten Werktag.

Halhuber

22 Anorexie, akute (bei Kindern)

Synonyma Akute Nahrungsverweigerung, plötzliche Appetitlosigkeit.

Ätiopathogenese a) *Organische Ursachen*
Stomatitis. Pharyngitis. Angina mit Schluckschmerzen. Gastritis. Darmunwegsamkeit. Verletzungen. Fremdkörper!
b) *Psychische Motive*
Ablehnung aus Trotz (Trotzperiode des Kleinkindes). Psychische Motive oft auf schwer erkennbare Weise mit organischen Anlässen kombiniert, sog. „Nabelkolik".
c) *Akute Erkrankungen im Bauchraum*
Appendizitis. Peritonitis. → **13**
Ileus → **146**
Obstipation. Enterokolitis.
Hepatitis.

Symptomatik Mehr oder weniger akute Nahrungsverweigerung steht im Vordergrund.
Zusätzliche *Schmerzäußerung:* Bei Stomatitis schon beim Einbringen der Nahrung in den Mund, bei Pharyngitis, Tonsillitis und Angina häufig erst beim Schlucken.
Reichlicher *Speichelfluß* weist auf örtliche Entzündung hin, vielleicht Zahndurchbruch.
Blutbeimengung: Läßt auf oberflächliche Ulzerationen (Stomatitis ulcerosa) oder zufällige Verletzungen schließen.
Spucken und Erbrechen: Besonders nach widerwilliger Nahrungsaufnahme. Bei Migräne oft Begleiterscheinung.

Differentialdiagnose Läßt sich ein bisher mühelos zu fütterndes oder spontan essendes Kind plötzlich keine Nahrung mehr zuführen, dann ist um so eher an *organische Ursachen* zu denken, je jünger das Kind ist, besonders bei *Säuglin-*

gen im ersten Lebenshalbjahr, die im allgemeinen eine weitgehend genormte, wenig abwechslungsreiche Kost erhalten.
Sind die Kinder *älter,* dann zeigen sie gelegentlich Abneigung gegen bestimmte Nahrungsmittel. Dies läßt an psychische Motive denken. Ob es sich dabei um einen echten Notfall handelt oder die vorliegende Nahrungsverweigerung von besorgten Eltern und Großeltern nur zu einem solchen „hinaufgespielt" wird und so den tatsächlichen Ruf nach dem Notfallarzt bedingt, ist aus der Vorgeschichte manchmal kaum zu eruieren.
Für eine akute Erkrankung im *Bauchraum* sprechen: Heftigkeit der Beschwerden, Bauchdeckenspannung. Koliken, Fieber (rektal gemessen, vergleichsweise höher als axillar).
Verweigert ein *gestilltes Kind* akut die Brust, so muß man das Anlegen selbst kontrollieren. Wie verhält sich der Säugling beim Stillen? Auch die Brust der Mutter ist zu überprüfen: Rhagadenbildung an der Brustwarze, Mastitis oder Überfüllung der Brust können einen Stillerfolg hintanhalten.
Fieber kann während der ersten Lebenstage ein sogenanntes „Durstfieber" sein. Sonst aber ist es in der Regel Ausdruck einer erkennbaren oder einer versteckten Infektion. Fieber in Verbindung mit Erbrechen und Kopfschmerzen (bei Säuglingen: vorgewölbte gespannte Fontanelle) sollte stets an eine *Meningitis* denken lassen → **173**.

Soforttherapie Nach gründlicher Untersuchung (Ausschluß einer akuten Baucherkrankung) ist der Versuch einer vorsichtigen Fütterung mit *Tee,* gesüßt mit 5 % Kochzucker oder Traubenzucker, angebracht.
Bei fehlendem Erfolg, oder bei absoluter Nahrungsverweigerung, deren Ursache unklar bleibt, Einweisung in eine Kinderklinik.
Handelt es sich nur um eine Zuspitzung einer schon vorher bestehenden Appetitlosigkeit, liegt meistens kein Notfall vor. Nur bei schlechtem Allgemeinzustand, besonders bei *Exsikkose* → **99** sofortige Einweisung in eine Kinderklinik geboten.

Weitere Maßnahmen Sie richten sich besonders nach der Dauer der vorangegangenen Nahrungsverweigerung. Bei Exsikkose und darniederliegendem Kreislauf evtl. vor einem länger dauernden Transport Infusion mit Tutofusin NS® (kaliumfreie halbmolare Lösung mit Sorbitgehalt). Versuch mit Coca-Cola per os bei Klein- und Schulkindern ratsam.

Heftiges *wiederholtes Erbrechen,* vielleicht in Verbindung mit Bewußtseinstrübung kann zu Aspiration führen

Verdacht auf empfindliche *Störung des Säure-Basenhaushaltes* (Alkalose) oder des Elektrolythaushaltes legt es besonders nahe, auf Klinikeinweisung zu drängen. Notfalls bei Azidose Na-Bikarbonat-plus Glucose-Lösung (als sog. „Dusche“) intravenös.

Erdmann

23 Antikoagulatientherapie

Wir werden nicht sehr oft in die Lage kommen, notfallmäßig Antikoagulantien (AK) verordnen zu müssen, z. B.:

a) vor dem Spitaltransport bei *Thrombose* → **230** oder nach *Embolie* → **72** (Durchblutungsstörungen), → **165** (Lungenembolie).

b) als *Thromboemboliebehandlung,* die zu Hause durchgeführt werden soll

c) bei *Herzinfarkt* → **128** und *arteriellen Embolien* → **72**.

Weil Antikoagulantien sehr differente Medikamente sind, müssen wir uns auch

d) mit den Nebenwirkungen (bei schon laufender Therapie) befassen.

Antikoagulantien vor dem Krankenhaustransport bei akuter Thromboembolie

Jede Antikoagulantientherapie muß mit einem schnell wirkenden Präparat beginnen, am besten mit *Heparin.* Bei allmählichem Wirkungseintritt, z. B. bei Kumari-

nen, ist die Gefahr der Thrombusmobilisation, d. h. der Embolie, groß.
Die *Initialdosis* von Heparin beträgt 10-20000 IE. Ihre Wirkung hält 4-8 Stunden an. Wir spritzen deshalb sofort nachdem die Thromboemboliediagnose gestellt ist, 20000 IE. Heparin i. v. Bei Unruhe und Schmerzen geben wir zusätzlich 10 mg Morphin i. v. oder i. m. Nach 2 Stunden haben sich die Patienten soweit beruhigt, daß transportiert werden darf.
Ist der Transport erst später möglich, dann spritzen wir in den ersten 24 Stunden weiterhin *alle 4 Stunden 10000 IE. Heparin.* Als erste Tagesdosis erhält der Patient somit 70000 IE. (60-80000 IE.).
In den folgenden Tagen bis zum Therapieabschluß beträgt die *Dosis maxima et minima* für alle Patienten 40000 I. E. Heparin täglich (d. h. 4 x 10000 I. E. i. v.).

Antikoagulantientherapie in der hausärztlichen Praxis

Da täglich 4 i. v.-Injektionen für Arzt und Patient belastend sind, darf in der Hauspraxis die i. m.-Applikation von *Heparin* verantwortet werden:
– Sobald die Thromboemboliediagnose feststeht: 20000 I. E. Heparin i. v. und 40000 I. E. Depot-Heparin i. m. als erste Tagesdosis.
– Dann täglich 40000 I. E. = 1 ml = 1 Amp. Depot-Heparin i. m.
Heparin i. m. appliziert hat bei weitem nicht den wohldefinierten Effekt der i. v.-Verabreichung. Bei langdauernder i. m. Heparintherapie kommt es daher nicht selten zu hämorrhagischen Diathesen oder auch zu Rezidivembolien. Es empfiehlt sich daher, innerhalb von 1 bis 2 Wochen auf ein *Kumarin-Präparat* zu wechseln, z. B.
– am 5. Therapietag 10000 I. E. Heparin i. m., dazu 6 Tabletten eines Kumarin-Präparats.
– am 6. Therapietag 10000 I. E. Heparin i. m., dazu 3 Tabletten eines Kumarin-Präparats.
– am 7. Therapietag sollte die allmählich einsetzende Kumarin-Wirkung manifest werden. Man mißt die Gerinnung mit dem Quick-Test und dosiert die Kuma-

rin-Tabletten, um eine Restgerinnung von 20% Quickwert zu erhalten.
– Im Durchschnitt wird man an den folgenden Tagen 1 Tablette pro Tag geben müssen.
Die Dauer der throboembolischen Diathese beträgt nach Operationen, Geburten und Krankheiten (z. B. Grippe) 3 Wochen. Um Rezidivembolien zu vermeiden, muß daher die AK-Behandlung mindestens 3 Wochen dauern. Bis der Quickwert auf 20 % eingestellt ist, mißt man ihn alle 1-2 Tage, später alle 2-4 Tage.

Antikoagulantienbehandlung bei Herzinfarkt und arteriellen Embolien

Bei Herzinfarkt und arteriellen Embolien, wie auch bei den thromboembolischen Diathesen des Seniums und nach gewissen Gefäßoperationen, hält die erhöhte Gerinngungsneigung über Jahre an.
Nach der eingangs beschriebenen Initialtherapie mit Heparin ist anschließend vielfach eine langdauernde Kumarinbehandlung nötig. Der Quickwert, der um 20% gehalten werden muß, ist wöchentlich zu bestimmen. Bei erhöhter Blutungsgefahr im Senium, bei Magen-Darm-Ulzera, bei hämorrhagischer Diathese und in der Schwangerschaft ist er höher zu halten. In allen diesen Fällen muß der Patient eine Antikoagulantienkontrollkarte tragen.

Nebenwirkungen der Antikoagulantien

Blutungen

Hämaturie und Hautblutungen können die ersten Warnzeichen sein. Blutungen sind die häufigsten Nebenerscheinungen und stets als Notfälle zu betrachten, weil Verblutung möglich ist. *Nach strikter Regel muß das Medikament sofort abgesetzt werden.*
Die Antikoagulantienblutungen können bedrohlich sein.
Dabei sind Spontanblutungen von Blutungen aus Wunden bzw. Ulzera nach Arrosion eines Gefäßes (Magen, Unterschenkel) zu unterscheiden.

Spontanblutungen aus den Körperöffnungen, in die Körperhöhlen oder in die Haut (Petechien, Ekchymosen) sind Zeichen der Überdosierung und *erfordern die sofortige Absetzung des Medikamentes.* Kommt die Blutung aus Wunden, darf die Antikoagulantientherapie in der bisherigen Dosierung weitergeführt werden. Bei Blutungen aus Ulzera kann die Antikoagulantientherapie nur fortgesetzt werden, wenn keine erneute Gefäßarrosion im Ulkusbereich droht.
Wenn eine Blutung bei Heparin-Medikation steht, darf vorsichtig mit einem Kumarin-Präparat weiterbehandelt werden. Wenn eine Kumarin-Blutung steht, muß vor der Fortsetzung der Therapie die spontane Erhöhung des Quick-Wertes abgewartet werden.
In diesen Fällen stehen *Antidote* zur Verfügung. Bei Heparin-Blutungen gibt man 1-2 Amp. Protaminsulfat i. m. oder i. v. Bei Kumarin-Blutungen verabreicht man je nach Dringlichkeit Vitamin K_1 (Konakion): 5-10 mg per os (= 5-10 Tropfen der Konakion-Tropfen, aber 10-20 Tropfen der Konakion -Ampullen). Wegen der Emboliegefahr soll möglichst wenig gegeben werden.
Unverträglichkeitserscheinungen. Sie sind relativ selten, aber vielgestaltig. Ihre Symptomatik reicht von Übelkeit und Kopfweh bis zu schmerzhaften Gefäßkrämpfen und Kollaps. Immer ist zu differenzieren, ob eine Unverträglichkeit oder eine okkulte Blutung oder etwas anderes hinter dem Symptom steckt. Bei Unklarheit ist das Antikoagulantienmedikament abzusetzen und evtl. das Antidot zu geben. Dann darf man sich zur weiteren Diagnostik Zeit lassen.

Das Auftreten einer *Kumarin-Nekrose* erfordert die sofortige und endgültige Aufgabe der Antikoagulantientherapie mit Kumarinen. Als *Ursache* werden eine individuelle Intoleranz gegen die gefäßtoxische Wirksamkeit von Kumarinen oder ein lokales Sanarelli-Schwartzman-Phänomen angeschuldigt.
Prädisponiert sind ältere Frauen.
Klinisch manifestiert sich das Krankheitsbild durch plötzliche hämorrhagische Nekrosen der Haut. Bevorzugte Lokalisation sind die weibliche Brust und die

Oberschenkelregion. Zeitpunkt des Auftretens 3 bis 6 Tage nach Beginn der Therapie, meist am 4. Tag. Der Nekrose geht oft eine Blässe des betroffenen Hautbezirkes, verbunden mit einem schmerzhaften Taubheitsgefühl, voraus.

Sofortmaßnahmen schon bei Prodromi (Blässe, Schmerz, Taubheitsgefühl):

1. Absetzen der Kumarine
2. Möglichst frühzeitige Heparin-Gabe, wie bei akuter Thromboembolie (s. o.)
3. Einleitung einer fibrinolytischen Therapie mit Streptase®, 100 mg i. v.
4. Glukokortikosteroide i. v. (Solu-Decortin®-H, 1 Amp. zu 50 mg)

Kontraindikationen

Hämorrhagische Diathesen → **123**,
Magen-Darm-Ulzera, auch Ösophagovarizen, Colitis ulcerosa und okkulte Blutungen → **46** (Blutung aus dem Anus),
Gehirnblutungen → **26** (Apoplexie),
Schwere Hepathopathien und Nephropathien.
In den ersten Tagen nach Operationen und Geburten.
Bei Punktionen jeglicher Art außer kleinen Venen.
Vorsicht in Gravidität und Wochenbett.
Vorsicht bei alten und dekrepiten Patienten

Stamm/Marghescu

24 Anurie und Harnverhaltung

Formen und Definitionen

Renale und prärenale Anurie = Ausscheidungsstörung, eigentliche Anurie sui generis (Tubulus- und Glomerulumschaden).
Postrenale Anurie = Ausschüttungsstörung, eigentlich Obstruktionsanurie (Ureterstein, Detritus, retroperitoneale Fibrose, Tumoren).
Harnverhaltung = Entleerungsstörungen der Blase bei erhaltener sekretorischer Nierenleistung und freier Durchgängigkeit der Ureteren.

Akute Anurie

Synonyma Akutes Nierenversagen

Definition *Akute Oligurie:* Harnmenge unter 400 ml/Tg.
Akute Anurie: Harnmenge unter 100 ml/Tg.

Ätiopathogenese Eine akute Störung der Harnproduktion kann verursacht werden durch
1. akute und subakute diffuse *Glomerulonephritis*
2. *akute tubuläre Nekrose* („Schockniere", „hepatorenales Syndrom", Nierenrindennekrose) die bedingt sein kann durch
unverträgliche Bluttransfusion,
Verbrennungen, Starkstromverletzung → **246**.
Crush-Syndrom: Verschüttungssyndrom mit ausgedehntem Muskelzerfall
Porphyrie
Kreislaufkollaps
Vergiftungen: Sublimat, Glykol, Eisessig, Oxalsäure, Pilzvergiftung, Chloroform, Toluol, Sulfonamide, Tetrachlorkohlenstoff, Veronal, Vitamin D in hoher Dosierung, Nierengängige Röntgenkontrastmittel
3. Akute Pyelonephritis
4. (Multiple) Nierenarterienverschlüsse

Symptomatik Kein Foetor uraemicus (Foetor uraemicus spricht *gegen* akute Niereninsuffizienz!)

Bei akuter und subakuter Glomerulonephritis

Hämaturie (die wenigen Milliliter Urin, die noch ausgeschieden werden, enthalten Blutbeimengungen)
Hypertonie
renale Ödeme
Spezifisches Gewicht des Harns 1020-1024
Infektanamnese (z. B. Tonsillitis!)

Bei akuter Tubulusnekrose

spezifisches Gewicht: unter 1017
gewöhnlich zwischen 1012 und 1015
keine Hämaturie
keine Hypertonie → **134** (Hochdruck)
keine Ödeme

Bei akuter Pyelonephritis

Fieber, Schüttelfrost, Nierenschmerz, starke Leukozyturie, evtl. vorausgehende Zystitis, selten „renales" Ödem.
Spezifisches Gewicht des Urins unter 1017.

Bei (multiplen) Nierenarterienverschlüssen

durch Thrombosen, Thrombangitis oder Embolie: oft starker Nierenschmerz, Hämaturie, (in 50 % Makrohämaturie), häufig Hypertonie, spezifisches Gewicht des Urins: oft über 1020, langsam geringer werdend.

Differentialdiagnose

Abklärung durch Katheterismus, eventuell suprapubische Blasenpunktion, ob eine Anurie (Harnblase leer) oder Harnverhaltung vorliegt.
Wenn die Blase leer ist, kommen differentialdiagnostisch in Frage:
1. Alle Formen der postrenalen Anurie:
Kompression der Harnleiter durch Tumorwachstum (Anamnese: Gynäkologische Operation, Rektumresektion)
Steinverschluß (Koliken!)Tamponade der Nierenbekken, der Harnleiter oder der Blase durch Blut (Unfälle). Diese Form der Anurie selten. Abgrenzung von der eigentlichen renalen Anurie nur in der Klinik möglich.
2. Oligurie durch *Exsikkose* (Erbrechen, Schwitzen, Durchfälle) (hohes spezifisches Gewicht des Urins: über 1025).
3. *Reflektorische Anurie:* Nach instrumentellen Manipulationen am Harnwegssystem und nach Steinkoliken, auch bei reichlichem Genuß alkoholischer Getränke, lokaler Unterkühlung oder langen Bahn- und Autofahrten mit zunächst willkürlich zurückgehaltenem Urin.

Soforttherapie

Bei schockbedinger Tubulusnekrose:
Einleitung der Schockbehandlung mit Volumensubstitution, Schmerzbekämpfung.

Bei jeder Form der Tubulusnekrose und bei Verdacht auf Nierenarterienverschlüsse schnellste Einweisung in die Klinik!
Die akute schwere Pyelonephritis muß ebenfalls in der Klinik behandelt werden.
Bei Anurie zunächst keine Tetrazykline, kein Kanamycin, Streptomycin, Rifampicin u. a.

Weitere Maßnahmen

1. *Akute diffuse Glomerulonephritis:* 2-3 Tage Hungern und Dursten; wenn kein Ödem *und* keine Hypertonie vorliegt, können bis 500 ml gesüßter Tee und Zwieback mit Butter erlaubt werden.
Herz- und Kreislaufbehandlung:
Bei schwerster Hypertonie evtl. Aderlass (etwa 500 ml), 1/4 mg Strophanthin i. v. Strenge Bettruhe.
Bei Schwangeren Eklampsie-Prophylaxe (S. 191).
Penicillin (1-2 Mill. E/Tag) gegen Streptokokken-Infektion. Keine kaliumhaltigen Nahrungsmittel (Obst) oder K-haltigen Medikamente.
2. *Akute Tubulusnekrose und Schockniere:* Behandlung nur in der Klinik erfolgreich (Schockbekämpfung, evtl. Austauschtransfusion, Flüssigkeitsbilanzierung, evtl. Dialyse).
3. *Akute schwere Pyelonephritis:* Behandlung nur in der Klinik (nach Behandlung des akuten Zustandes Fahndung nach disponierenden Faktoren: Nierensteine, Prostatahypertrophie, Prostatakarzinom, Mißbildungen, Papillom, Urogenital-Tuberkulose, Prostatitis, Urethrastriktur.
Langfristige Beobachtung, um Übergang in chronische Pyelonephritis (praktisch unheilbar) zu vermeiden.
4. *Verdacht auf Nierenarterienverschlüsse:* Schnellste Einweisung in chirurgisch-urologische Klinik!

Komplikationen und Gefahren

Übergang in Urämie.

Harnverhaltung

Synonyma Harnretention.

Ätiopathogenese Harnverhaltungen entstehen aufgrund einer
– *intravesikalen Verlegung der Harnröhre* (Prostataadenom, Prostatakarzinom, Urethrastein, Urethrafremdkörper, Urethrastriktur, Urethraruptur),
– *neurogenen Miktionshemmung* (diabetische Neuropathie, Trauma, Tabes dorsalis, Multiple Sklerose, Lues) oder
– medikamentösen Blasenfunktionsstörung (Ganglienblokker, Parasympathikolytika).

Symptomatik Die totale Harnverhaltung, klinisch durch Dämpfung oberhalb der Symphyse („Tumor" im Unterbauch) erkennbar, tritt in zwei Formen auf:
1. als *akutes Ereignis* ohne vorherige Symptome der Entleerungsbehinderung besonders bei der Prostatahypertrophie (die Bezeichnung „Hypertrophie" ist an sich unrichtig, da es sich um eine Hyperplasie handelt);
2. als *Komplikation* einer chronischen Störung der Harnentleerung aus der Blase (Urethrastriktur, Adenomyomatose der Prostata, Prostatakarzinom).
– Rektalbefund erlaubt keinen Rückschluß auf das Ausmaß der Abflußbehinderung; in der Regel ist bei der Adenomyomatose die Prostata vergrößert, die Konsistenz prall-elastisch, die Oberfläche glatt.
– Prostatakarzinome entwickeln sich vollständig unabhängig, häufig aber auch gleichzeitig mit einer Adenomyomatose; Frühfälle schwierig zu interpretieren. Erhöhung der sauren Prostataphosphatase im Serum ist pathognomonisch (cave Prostatamassage).
– Elastischer Widerstand beim Katheterversuch spricht für eine Harnröhrenstriktur.
– Prostataabszesse mit charakteristischer Harnverhaltung; Rektalbefund ergibt eine teigig geschwollene, äußerst druckschmerzhafte Prostata mit nachweisbarer Fluktuation.

Soforttherapie Akute Harnverhaltung ist ein urologischer Notfall. *Lückenlose Asepsis bei der Katheterung* (gründliche Reinigung der Glans und vor allem des Orificium ure-

thrae mit Oxycyanat, sterile Handschuhe, Pinzette, weiche Gummi- oder Kunststoffkatheter). Verletzungen werden leichter vermieden, wenn der Patient vorher ein i. v. Schmerzmittel vom Typ des Novalgin® oder Baralgin® erhält. Treten unüberwindliche Hindernisse (Harnröhrenstriktur, Harnröhrensteine) auf, oder muß bei einer stärkeren Blutung eine Via falsa angenommen werden, ist der Katheterismus abzubrechen.
Suprasymphysäre (suprapubische) Blasenpunktion: Haut mit Stichskalpell 2 cm oberhalb der Symphyse in der Linea alba eröffnen und eine 12-15 cm lange, mittelstarke Punktionsnadel senkrecht zur Bauchwand einstechen.

Weitere Maßnahmen Krankenhauseinweisung zur Abklärung.

Dietrich/Pickert

25 Apnoe → 35

26 Apoplexia cerebri

Synonym Schlaganfall

Ätiopathogenese 3 wesentliche Formen:
Enzephalomalazie (82 %) meist umschriebener Erweichungsprozeß aufgrund mangelhafter Blutversorgung, z. B. durch Zerebralsklerose.
Enzephalorrhagie (15 %) Hirnblutung, häufig bei hohem Blutdruck.
Hirnembolie (3 %) plötzliche Verlegung einer Hirnarterie durch Embolie, z. B. bei Mitralstenose. (*Weitere Möglichkeiten:* z. B. Hirntumor, Hirnmetastasen.)

Symptomatik *Bewußtsein:* bei ausgeprägten Fällen liegt stets ein Koma vor. Selten können nur Bewußtseinstrübungen oder erhaltenes Bewußtsein (Lokalbefund!) vorliegen.
Haut: zyanotisch, Gesicht gerötet.
Paresen: meist schlaffe Lähmung einer Körperhälfte, Hängen eines Mundwinkels, Abgang von Harn und Stuhl durch Sphinkterlähmung, aber auch Harnverhaltung!

Reflexe: fehlen meist, manchmal nur einseitig vorhanden, besonders Bauchdeckenreflex!, Babinski-Gruppe oft positiv.
Pupillen: reagieren nicht oder nur träge auf Licht; oft ungleiche Blickrichtung „nach dem Herd"!
Atmung: rasselnd.

Hinweise zur Abgrenzung der drei Hauptformen

1. Enzephalomalazie
Häufigste Form der Apoplexie
Vorausgegangene geringfügige apoplektische Insulte, „Vorschläge"
Eventuell langsamer, allmählicher Beginn
Bewußtseinstrübung bis Bewußtseinsverlust (Koma)
Normale Körpertemperatur
Oft höheres Alter
Blutdruck im allgemeinen normal oder erniedrigt
2. Enzephalorrhagie
Plötzlicher Beginn
Tiefes Koma
Erhöhte Körpertemperatur
Oft mittleres und höheres Lebensalter
Meist erhöhter Blutdruck
Ausfall umfangreicher Hirnabschnitte (Halbseitenlähmung usw.)
3. Embolie einer Gehirnarterie
Plötzliches Ereignis
Neigung zu Wiederholung des Insultes mit anderer Lokalisation
Oft jugendliches Alter!
Häufig keine Bewußtseinstrübung

Soforttherapie Ruhe.
Euphyllin®: 0,24g, oder 1 bis 2 Ampullen Apoplektal® intravenös.
Nur bei Lungenödem: Aderlaß, unblutiger → **166**
Periphere Kreislaufmittel: (Akrinor®, Effortil®, Peripherin®, Depotnovadral® oder andere).
Blutdruckkontrolle.
Sauerstoff bei beginnender Hypoxie.

Vorsicht mit Strophanthin. Nur bei deutlicher kardialer Dekompensation $^{1}/_{4}$ mg Strophanthin, langsam intravenös, oder 1 Ampulle Novodigal.

Weitere Maßnahmen

Dringliche Einweisung ins Krankenhaus

Krankentransport im Liegen.
Atemwege freihalten, Seitenlagerung.
Begleitperson
Sauerstoffgaben.

Weitere differentialdiagnostische Klärung, auch gegenüber (selten) Hirntumor, Metastasen, Karotis-Thrombose usw. nur klinisch möglich.

Hirsch

27 Appendizitis, akute

Synonyma Blinddarmentzündung, Wurmfortsatzentzündung.

Ätiopathogenese Mit 40-60 % die häufigste chirurgische Baucherkrankung. Vermutlich führt eine Obstruktion durch Kotsteine oder Fremdkörper zu Druckerhöhungen und dadurch bedingten Wandschädigungen; nicht selten koinzidiert die akute Appendizitis mit anderen Infektionen, weshalb eine metastatische Entstehung möglich erscheint.

Symptomatik Meist *Spontan- und Druckschmerz* im rechten Unterbauch oder im Nabelbereich, die oft von Magenbeschwerden, Durchfall oder Obstipation mit Leibschmerzen begleitet sind. Lokale Druckempfindlichkeit in der Gegend des McBurneyschen Punktes zwischen Nabel und Spina iliaca anterior superior. Je nach Lage der Appendix variiert der Sitz des Druckschmerzes. Positiv können weiterhin der „*Loslaßschmerz*" (bei plötzlichem Nachlassen des Fingerdrucks zunehmende Schmerzen) und das *Rovsing-Schmerzphänomen* (Schmerzen im Zäkumbereich bei Schiebedruck auf das Colon descendens entgegen der Peristaltikrichtung) sein.

Übelkeit und Erbrechen fehlen als Begleiterscheinungen nur in einem Viertel der Fälle. Die Intensität dieses

Symptoms bedeutet einen Hinweis auf eine Perforationsgefahr (Dehnungszustand der Appendix).
Lokale Hypästhesie und lokale muskuläre Abwehrspannung (Défense musculaire) sind inkonstante Zeichen; sie fehlen, wenn Appendix retrozäkal oder im kleinen Becken liegt. Diffuse Druckschmerzhaftigkeit des Abdomens und diffuse druckempfindliche Abwehrspannung sprechen für eine Perforationsperitonitis.
Fieber, meist subfebril, und *Leukozytose,* verbunden mit leichter Linksverschiebung, sind anfänglich kein sicheres diagnostisches Zeichen. Hohe Leukozytenwerte und entsprechender Lokalbefund sprechen für eine phlegmonöse (abszedierende) Appendizitis, einen appendizitischen oder perityphlitischen Abszeß (Grenzen des Abszesses palpabel) bzw. eine Peritonitis. Die Trias: Leukozytose, Erbrechen und lokale Peritonitis ist nicht selten unvollständig, obwohl eine akute Appendizitis besteht.
Die *rektale Untersuchung* ist niemals zu unterlassen; ein wichtiger Befund ist der Douglas-Schmerz rechts bei retrozäkaler Appendixlage. Die Symptomatik neigt im Kleinkindesalter zu einem foudroyanten, im Greisenalter zum verschleierten Verlauf.

Differentialdiagnose

In 25 % atypische Befunde infolge der Lagevarianten (in 20-25 % retrozäkale Lage, in 5 % tiefe Beckenlage, unter 1 % mesozöliakale, laterale Zäkum- oder linksabdominelle Lage).
Differentialdiagnostisch kommen in Frage die *Uretersteinkolik* → **185** (Nierensteinkolik) (in 10 % tritt auch bei der Appendizitis eine Erythrozyturie auf), die *akute Cholezystitis* → **55** (im Gegensatz zur Appendizitis atemverschieblicher Schmerzpunkt), die *Lymphadenitis mesenterialis* im Kindes- und jugendlichen Alter (rezidivierende Bauchbeschwerden über Monate und Jahre sowie geringer ausgeprägte Druckempfindlichkeit; in der Regel fehlen die epigastrischen Schmerzen), die *Enteritis regionalis* (Crohnsche Krankheit) im unteren Ileum (Ileitis terminalis) mit kolikartigen Schmerzen und weniger foudroyantem Verlauf, das

Zäkumkarzinom im höheren Lebensalter (kolikartige Schmerzattacken mit Erbrechen, Gewichtsverlust und oft palpablem Tumor), die *Extrauteringravidität* → **100** im isthmischen Teil der Tube mit Tubenruptur (etwa 6 Wochen nach der letzten Regelblutung plötzlich Unterleibsschmerzen, Druckschmerzhaftigkeit, druckempfindlicher Douglas-Raum, Blutungsanämie bis zum Blutungsschock), die *akute Adnexitis* (meist im Anschluß an die Menstruation mit heftigen Schmerzen und bei zusätzlich peritonäaler Reizung auch Übelkeit, Brechreiz sowie Abwehrspannung), der *stielgedrehte Ovarialtumor* (plötzlich auftretender Schmerz nach ruckartiger Bewegung mit danach folgendem peritonäalem Schock, Abwehrspannung, Erbrechen und Leukozytose) und das *perforierte Magen-Duodenal-Ulkus* → **195** (Spontan- und Druckschmerz im rechten Unterbauch entlang der „Sekretstraße"). Vgl. → **13** (Akutes Abdomen)

Soforttherapie Krankenhauseinweisung; vor Klärung der Diagnose ist die Gabe von Opiaten ein grober Fehler.

Dietrich

28 Arrhythmie → 204

29 Arzneimittelexantheme

Ätiopathogenese Kutan-vaskuläre Allergie mit zellulären Antikörpern.

Symptomatik Verschiedene Exantheme
- entweder innerhalb der ersten 48 Stunden
- oder 8 bis 12 Tage

nach der peroralen oder parenteralen Erstverabreichung eines Medikamentes.

Nach Verteilung der Hautveränderungen können die Arzneimittelexantheme in zwei Gruppen unterteilt werden:

I. *Lokalisierte Formen:* befallen nur umschriebene Hautareale. Dazu zählen:

1. *Fixes Arzneimittelexanthem:* rotviolette, nach

mehrmaligem Rezidiv auch leicht bräunliche Flecken, mit oder ohne Blasenbildung im Zentrum, jedesmal an der gleichen Hautstelle auftretend, bei Männern oft im Genitalbereich.

2. *Lymphohistiozytäre Reaktion:* polsterartig über dem Hautniveau erhabene, infiltrierte, hellrote Platten, häufig im Gesicht.

3. *Lichtprovozierte Arzneimittelexantheme:* fleckförmige, zur Konfluierung neigende Rötung und Schwellung ausschließlich oder hauptsächlich an lichtexponierten Stellen.

II. *Generalisierte Formen:* befallen exanthemartig große Hautareale, meist bei Betonung der Streckseiten der Extremitäten, und ahmen andere Krankheiten nach. Die nachgeahmten Krankheiten sind:

1. *Infektionskrankheiten des Kindesalters* (in Klammern die nachgeahmte Krankheit) → **98** (Infektionen)
– morbilliform (Masern)
– skarlatiniform (Scharlach) → **206**
– rubeoliform (Röteln)

2. *Polyätiologisch bedingte Dermatosen* (in Klammern andere Antigene bzw. Ursachen, die das gleiche Krankheitsbild verursachen können):
– *multiform:* fleckförmige Rötung und Schwellung, meist mit zentraler Blasenbildung, „kokardenartig" (Herpes-simplex-Virus-Antigen, Streptokokken-Antigen)
– *nodös:* rote, „kontusiforme", druckdolente Knoten, am häufigsten an den Unterschenkelstreckseiten (Streptokokken-Antigen, Tuberkelbakterien-Antigen, bei zahlreichen anderen Krankheiten infektiöser Natur wie Masern, Grippe, Typhus oder Trichophytie und bei Erkrankungen ungeklärter Genese wie M. Boeck und M. Behcet).

Sicherung der Diagnose in Notfallsituationen

1. Durch genaue Erhebung der *Anamnese* und des *klinischen Befundes* können morbilliforme, skarlatiniforme und rubeoliforme Arzneimittelexantheme von den nachgeahmten Infektionskrankheiten des Kindesalters unterschieden werden. Einige *Kriterien* sind:
a) Das *Alter* des Patienten: ein morbilliformes Arz-

neimittelexanthem ist wahrscheinlicher bei einem Erwachsenen als beim Kind.
b) Die *epidemiologische Lage:* bei fehlender Epidemie in der Umgebung des Patienten wird man mehr an ein Arzneimittelexanthem als an eine Infektionskrankheit denken.
c) *Sichere Angaben über bereits bestandene Infektionskrankheiten* des Kindesalters können die Entscheidung erleichtern.
d) Ein *charakteristischer Fieberverlauf* (z. B. zweigipfelig bei Masern) spricht eher für das Vorliegen einer Infektionskrankheit als für Arzneimittelexanthem, wenn auch ein leichtes Fieber auch letzteres begleiten kann. Besonders schwierig wird die Beurteilung, wenn Arzneischäden während der Behandlung eines fieberhaften Infektes in Erscheinung treten.
e) *Krankheitstypische Symptome* (Kopliksche Flecke bei Masern, Himbeerzunge bei Scharlach, retroaurikuläre Lymphknotenschwellung bei Röteln) können entscheidend zur Differentialdiagnose beitragen.
2. Bei *offensichtlichem Zusammenhang mit anderen Ursachen* können Medikamente als Ursache einer polyätiologisch bedingten Dermatose indirekt ausgeschlossen werden. Beispiele: Wenn einem multiformen Exanthem ein Herpes simplex labialis vorausging, so ist es wahrscheinlich durch Virus-Antigen, und nicht durch Medikamente bedingt. Angina vor nodösen Exanthemen spricht für Streptokokken-Antigen als Ursache.
3. *Beachtung der zeitlichen Beziehungen zwischen Arzneigabe und Exanthem:* Ein allergisches Exanthem ist nämlich entweder innerhalb der ersten 48 Stunden nach Verabreichung des Medikamentes zu erwarten (wenn eine Sensibilisierung bereits bestand), oder 8 bis 12 Tage nach der Erstverabreichung des Medikamentes (wenn zunächst noch Antikörper gebildet werden müssen).

Soforttherapie 1. In schweren Fällen Glukokortikosteriode per os oder parenteral, mindestens entsprechend 50 mg Prednisolon (1 Amp. Solu-Decortin®-H zu 50 mg).

2. In leichteren Fällen: Antihistaminika per os (Tavegil® 1-2 Tabl.) und/oder Calcium i. v. (1 Amp. Calcium-Sandoz® zu 10 ml Sandosten®-Calcium 1 Amp.).
3. Symptomatische örtlicher Behandlung: Lotio alba DRF, evtl. Glukokortikosteroid-*Crèmes* darunter.

In der Notfallsituation sind bei Unkenntnis des verursachenden Medikamentes sofort alle nicht lebensnotwendigen Medikamente abzusetzen.

Marghescu

30 Arzneimittelzwischenfall → 149

31 Asphyxie des Neugeborenen

Synonyma Scheintod. Atemnotsyndrom. Membransyndrom. Hypoxie.

Definition Sprachlich bedeutet „Asphyxie" Pulslosigkeit. Doch steht im Vordergrund die perinatale Störung der Atmung.
Blaue Asphyxie: Vorwiegend periphere Atembehinderung bis hin zur Entwicklung hyaliner Membranen in den Alveolen.
Weiße Asphyxie: Schwerwiegende Schädigung der Hirndurchblutung nach geburtstraumatischer Schädigung des zentralen Nervensystems.

Ätiopathogenese *Blaue Asphyxie:* Angeborene Mißbildungen der Atemwege, Fruchtwasseraspiration, persistierende fetale Atelektasen, Ausbildung hyaliner Membranen, Zwerchfellhernie und kardiale Störungen.
Weiße Asphyxie: Die zentralnervöse Schädigung steht im Vordergrund: Funktionelle oder organisch bedingte Schädigung des Atemzentrums, gefolgt von einer Störung der vitalen Funktionen Atmung, Kreislauf, Säure-Basenhaushalt.
Unterscheidung nach zeitlichen Gesichtspunkten: Fetale intrauterine Form: Durch Placenta praevia, Plazentalösung, plazentare Dysfunktion, intrauterin erworbene Infektionen, Eklampsie und sonstige Erkrankungen der Mutter; ferner Narkotika.
Perinatale Asphyxie: Schließt entweder an die intrauterine Störung direkt an, tritt aber nicht selten unter der Geburt erst auf und kann sich nach der Geburt fortsetzen.

Postnatale Asphyxie: Entwickelt sich erst eine gewisse Zeitspanne *nach* der Geburt. Folge geburtstraumatischer Zerebralschäden (besonders intrakranieller Blutungen), von Mißbildungen der Luftwege (Aspirationsgefahr) und anderer krankhafter Zustände.
Die Unreife des Atemzentrums bei Frühgeborenen begünstigt alle Formen der Asphyxie.

Symptomatik Beurteilung des Neugeborenen nach Apgar; 1 und 5 Minuten nach der Geburt werden registriert:

Bestimmung des *Apgar-Index*

1. Herzschlag	fehlt	unter 100	über 100
2. Atembewegungen	fehlen	schnappend, unregelmäßig	regelmäßig, Kind schreit
3. Tonisierung der Muskulatur	schlaff	herabgesetzt, träge Beugebewegungen	aktive kräftige Spontanbewegung
4. Reflexerregbarkeit	fehlt	schwach nachweisbar (Grimassieren bei Nasensondierung)	Niesreflex/ Saugreflex heftig, kräftig
5. Hautfarbe	blaß	Körper rosig bei zyanotischen Extremitäten	Gesamtkörper rosig
Punkte:	0	1	2

Beurteilung:
0 Punkte: praktisch ohne Lebensäußerung
1-3 Punkte: schlechter Zustand
4-7 Punkte: mäßiger Zustand, deutliches Risiko
8-10 Punkte: gut bis sehr gut

Soforttherapie Lebensbedrohlicher Zustand: Bei Apgar-Zahlen von 0 bis 3, selbst bei Apgar-Zahlen von 6 oder 7, ist noch ein beträchtlicher Notstand anzunehmen, besonders dann, wenn eine nach 5 Minuten nachfolgende Apgar-Beurteilung weniger als 8 Punkte ergibt.

1. Absaugen von Flüssigkeit oder Schleim aus Nase und Rachenraum mit Sonde.
2. Wiederholt Auskultation des Herzens und der Lunge.
3. Orale Intubation. (Erfahrene intubieren besser nasal!)
4. Micoren®-Injektion (subkutan oder intramuskulär), je nach Körpergewicht 0,1 bis 0,3 ml.
5. Sofern nach Intubation nicht ordnungsgemäß beatmet werden kann, wird notfalls Mund/Nase- zu Mund-Beatmung durchgeführt. Ambu-Beutel dient als einfaches Beatmungsgerät.

Vorsicht: Bei Zwerchfell-Hernie (Darmgeräusche meist im linken Thoraxbereich auskultierbar!) darf nur nach Intubation beatmet werden.
Nicht zu kräftig beatmen, da sonst Pneumothorax entsteht.

Weitere Maßnahmen

Sofortige Verlegung in eine Kinderklinik, die möglichst eine pädiatrische Intensivstation besitzt (mit Notfallwagen).
Ärztliche, zumindest aber sachgerechte Überwachung durch Kinderkrankenschwester bei stärker geschädigten Neugeborenen.

Erdmann

32 Aspiration (Fremdkörper)

Definition

Verstopfung oder Teilverstopfung des Kehlkopfeingangs, der Luftröhre oder der tieferen Atemwege durch Nahrungsbestandteile, Blut, Erbrochenes, Flüssigkeiten oder Fremdkörper (Geldstücke, Murmeln, Kieselsteine u. a., besonders bei Kindern).

Ätiopathogenese

Ursache Nr. 1: Bewußtlosigkeit mit Erbrechen (Schädel-Hirnverletzungen, Narkoseeinleitung und -ausleitung). Ferner sog. „*Verschlucken*" als zufällige, nicht durch krankhafte Störung bedingte Dyskoordination von Schluckakt und Inspiration, bei Niesen mit vollem Mund, sog. Wasserschlucken beim Schwimmen, Ertrinken, bei Bulbärparalyse auf dem Boden einer sensiblen und motorischen Reflexstörung des

Schluckakts, analoger Mechanismus nach Oberflächen- und Lokalanästhesie des Kehlkopfeingangs und Rachens, bei operativ bedingter Störung des Schluckakts und des reflektorischen Verschlusses des Kehlkopfeingangs sowie bei Erbrechen im Gefolge schwerster Krankheitszustände und Schocksymptomatik (Ileus).
Nach der Aspiration von Mageninhalt und von Blut im Zuge von Schädel-Hirnverletzungen und bei Erbrechen stehen an erster Stelle aspirierter Fremdkörper, besonders bei Kindern, vegetabilische Stoffe, besonders Nußkerne und Bohnen; an zweiter Stelle folgen Kunststoffe, dann metallische Fremdkörper wie Nadeln, Stecknadeln, Materialien bei Zahnbehandlung des Zahnarztes (kleine Wattekügelchen, Pulpanadel zur Wurzelbehandlung).
$^3/_4$ der Patienten sind Kinder, vorwiegend Kleinkinder, in einem Drittel der Fälle erfolgt die Diagnose erst nach einer Woche und später.

Symptomatik

a) *Teilweise Verstopfung der oberen Atemwege* bei erhaltenen Reflexen. Auslösung eines schweren Hustenreizes mit dem Ziel, das aspirierte Material auszuhusten. Mitunter kommt es dabei zu leichteren und schwereren hypoxischen Zuständen. Zyanose!
b) *Verlegung der tiefen Atemwege bei erhaltenen Reflexen.* Auch hier Auslösung eines schweren Hustenreizes mit dem Ziel, bis aus den letzten kleinen Bronchialverzweigungen das aspirierte Material auszuhusten. Schweregrad der respiratorischen Insuffizienz und der Allgemeinsymptome je nach Konsistenz des aspirierten Materials und Ausbreitung.
c) Bei Verschluß eines Hauptstammbronchus schwere respiratorische Insuffizienz, kein Atemgeräusch der betroffenen Seite, sekundäre Atelektase.
Bei Verstopfung der Bifurkation akute Totalatelektase, Erstickung, anoxischer Herzstillstand, Exitus innerhalb 4-6 min.
d) *Aspiration bei erloschenen Reflexen.* Kein Hustenreiz, bei jedem Atemzug wird weiteres Material aspiriert bis in die tiefen Atemwege. Je nach Menge und Konsistenz des aspirierten Materials kommt es zu Teilatelektasen und Aspirationspneumonie oder zur Totalatelektase mit globaler respiratorischer Insuffizienz.
Bei Aspiration toxischen Materials, z. B. Säuren und

Laugen, schwerster Hustenreiz, ödematöse Schleimhautquellung der Atemwege, massive Entzündungsreaktion, Lungenödem, respiratorische Insuffizienz, dazu spezifische Giftwirkung durch Resorption.

e) *Allgemeinsymptome bei respiratorischer Störung durch Aspiration.* Zyanose, Stridor, Hustenreiz, Preßatmung, Tachypnoe, evtl. blutiges Sputum und Lungenödem, Unruhe, Schock, hypoxämische Bewußtlosigkeit.

Diagnostik

Zu klären ist möglichst:

1. Handelt es sich um eine Verstopfung oder Teilverstopfung der oberen oder tieferen Atemwege?
2. Welcher Art ist das aspirierte Material: Größe und Beschaffenheit von Fremdkörpern (metallisch, Kunststoff, organisch?), im Röntgenbild schattengebend, Giftstoffe?
3. Besteht eine respiratorische Insuffizienz, Atemstillstand?
4. Sind die Reflexe erhalten?

Differentialdiagnostik

Fremdkörper im Ösophagus können Atemnot, Stridor und Hustenreiz auslösen.

Epiglottitis: Akute, aus voller Gesundheit mit akuten Schluckschmerzen und Erstickungssymptomatik auftretender, nicht unfallbedingter Entzündungsprozeß.

Insektenstiche mit Glottis- und Larynxödem → **150**.

Soforttherapie

1. *Atemwege freimachen.*

Fremdkörper aus Mund und vor dem Kehlkopfeingang beseitigen.

Fremdkörper aus den tieferen Atemwegen absaugen, dazu intratracheale Intubation (wenn möglich).

In Notsituation ohne Intubationsbesteck kann man sich als „blinde improvisierte Intubation“ mit einem 10-20 cm langem Gummi-, Plastik- oder Metallschlauch behelfen, wie er sich wahrscheinlich in jedem Haushalt findet

(Durchführung der Intubation → **3c**).

2. Wenn tiefsitzende feste Fremdkörper das Lumen der Trachea komplett verstopfen und bei nach unten hän-

gendem Kopf nicht ausgehustet werden, kann in der akut lebensbedrohlichen Situation – und hier entscheiden Sekunden – nur noch der Versuch gemacht werden, mit dem Intubationstubus den Fremdkörper in den rechten Hauptstammbronchus zu schieben, dann Tubus zurückziehen, damit der linke Hauptstamm frei wird.

Heimlich-Handgriff: a) Am stehenden oder sitzenden Patienten: schlingt man zunächst beide Arme von hinten um seine Taille. Über dem Bauch (zwischen Nabel und Brustkorb) ballt man eine Hand zur Faust, die mit der anderen Hand ergriffen wird. Man drückt dann kurz und kräftig (wenn nötig, mehrmals) den Bauch in Richtung auf das Zwerchfell ein.

b) Am liegenden Patienten kniet man sich in Hüfthöhe rittlings über ihn. Man legt die Hände mit den Handflächen nach unten übereinander zwischen Nabel und Brustkorb und drückt kurz und kräftig in Richtung auf das Zwerchfell. Durch das Eindrücken der Bauchdecke wird der Druck in der Luftröhre so erhöht, daß der Fremdkörper in den meisten Fällen ausgestoßen wird. Über 160 Menschen konnte in den letzten Monaten auf diese Weise das Leben gerettet werden; fast ein Viertel davon waren Kinder.

3. *Atemwege freihalten.* Stabile Seitenlagerung, Kopf-Tieflagerung. Bei weiterer Aspirationsgefahr Intubation. Laufend absaugen.

4. *Bei respiratorischer Insuffizienz* Atemspende → **3b** (Reanimation) als Mund-zu-Mund-Beatmung, Maskenbeatmung oder Atembeutelbeatmung durch den endotrachealen Tubus.

5. *Tracheotomie oder Koniotomie,* nur in verzweifelten Fällen → **3d**.

6. Gleichzeitig *Schockbehandlung* → **7**.

Weitere Maßnahmen

Krankenhauseinweisung, wenn der Fremdkörper nicht oder nicht sicher und vollständig entfernt ist: Endoskopische Extraktion, am besten in einer thoraxchirurgischen Abteilung oder Spezialklinik mit der Möglichkeit primärer oder sekundärer chirurgischer Intervention.

Für den Transport: Begleitperson, zur Beruhigung ist

erlaubt. Valium 5–10 mg langsam i. v., oder Thalamonal 2–3 ml i. v. (Ampullen zu 2 ml je 0,157 mg).

Komplikationen und Gefahren

Der initiale Hustenreiz wird nur von der Glottis, dem subglottischen Gebiet und den Teilungsstellen der Bronchialverzweigungen, besonders der Carina, beim Durchtritt eines Fremdkörpers ausgelöst. Der initiale heftigste Hustenanfall und das damit einhergehende akute Erstickungsgefühl durch reaktiven Glottiskrampf flaut oft innerhalb einiger Minuten ab. Nach einigen Stunden scheint alles völlig vorbei zu sein, bis nach einem freien Intervall von Tagen, manchmal auch Wochen, ein erneuter hartnäckiger Husten mit Auswurf und Fieber auf dem Boden bronchopulmonaler Entzündung weitere diagnostische Schritte bedingt.
Im weiteren Verlauf drohen sekundäre Atelektase, Lungenabszeß, doch ist auch die reizlose Einheilung kleiner Fremdkörper mit Teilatelektase möglich.

Gögler

33 Asthma bronchiale

Definition

Anfallsartig auftretender Spasmus der Bronchien, verbunden mit einer Absonderung eines zähen, meist glasigen Sputums.
Status asthmaticus: Lang anhaltender Asthmaanfall, auch dicht aufeinanderfolgende Anfälle, mit starker, unter Umständen lebensbedrohlicher Behinderung besonders bei der Ausatmung.
Im Gegensatz zu Asthma bronchiale ist bei der spastischen Bronchitis die Krampfneigung nur eine Begleiterscheinung des bronchitischen Syndroms.

Ätiopathogenese

Allergische, infektiöse, toxische und psychosomatische Faktoren sind sowohl für die Auslösung des Asthma bronchiale überhaupt, wie für den einzelnen Anfall von Bedeutung.

Symptomatik

Die Diagnose ist dem Patienten und seiner Familie meistens bekannt.

Anfallsweise Atemnot.
Lautes Giemen, Brummen und Pfeifen über den Lungen.

Dyspnoe, eventuell Orthopnoe.
Perkutorisch tiefstehende Zwerchfelle.

Soforttherapie

Beseitige den „Bronchialkrampf“, vermittle Ruhe, stärke das Herz!

a) *Akutes Asthma bronchiale:* Bronchospasmolytika (β-Rezeptoren-Stimulation, z. B. Alupent® (Boehringer, Ingelheim; Orciprenalinsulf.) im Anfall 1 bis 2 Ampullen intramuskulär; Xanthinderivate z. B. Euphyllin® (Byk-Gulden) 0,12 g bis 0,24 g intravenös; Antihistiaminika haben wenig Effekt gezeigt.
Sedativa oder Tranquilizer, z. B. 3 x 2 Luminaletten® (Bayer-Merck), Valium® (Roche) 10 mg; Antipyretika, z. B. Pyramidon® (Hoechst) bis 3 x 300 mg täglich oder eines der zahlreichen Kombinationspräparate, Antibiotika bei Superinfektionen oder bakterieller Anfallauslösung.
Prednisolon (Solu-Decortin®-H® Merck) 25 bis 50 mg und in 3stündigen Intervallen weitere 25 mg i. v., bis bedrohlicher Zustand überwunden ist. Versuche, baldigst auf orale Medikation überzugehen und die Steroidbehandlung, wenn keine Rasselgeräusche auskultierbar sind, abbauend zu beenden. Präparate, welche das Sekret verflüssigen und die Expektoration anregen – Sekretolytika: z. B. Bisolvon® (Thomae) 4 mg = 2 ml Amp.
Herzbehandlung: Wenn nicht vorher voll digitalisiert wurde, $^1/_4$ mg Strophanthin i. v. oder 1 Amp. Novodigal.
Beruhigung des Kranken: s. Sedativa. Morphin-Derivate streng kontraindiziert. Für feuchte Zimmerluft sorgen (mindestens über 70 % Feuchtigkeit).
b) *Status asthmaticus:* Nur Initialbehandlung durch den zugezogenen Arzt, sonst wegen des lebensbedrohlichen Zustandes stets sofort Krankenhauseinweisung.
Kortikoide: Zunächst sofort 25-50 mg eines wasserlöslichen Prednisolonpräparats intravenös, notfalls bis zum Abtransport kurzfristig wiederholen.
(ACTH wirkt nicht sicher!).

Infusionsbehandlung einleiten (bei technischen Voraussetzungen), und zwar wegen der respiratorischen Azidose Natrium bicarbonicum-Lösung (8,4 %ig), zu gleichen Teilen gemischt mit Glucose-Lösung (5 %ig). Noch günstiger: Tutofusin B®-Infusion (Puffersubstanzen enthaltend) als Dauertropfinfusion anlegen.
Vermeiden von Sympatikomimetika (ohnehin meist vorher im Übermaß, oft durch Dosieraerosolgeräte zugeführt).
Sedativa: Adumbran-50® (Thomae)
Atosil® (Bayer), Valium® (Roche)
Vorsicht: Morphinpräparate wegen der Atemdepression vermeiden!
Digitalisierung (notfalls intravenös Strophanthin).
Sauerstoffzufuhr nicht im Übermaß (wegen der Unterdrückung der Atmung).
Absaugen von Schleim aus den Atemwegen, besonders bei benommenen Patienten.
c) *Maßnahmen bei Kindern:* Bei *akutem Asthmaanfall* anfangs Alupent® (= Orciprenalin), Injektionslösung Amp. 1 ml 0,5 mg, s. c. oder i. m. bei altersgemäßer Dosierung (0,2 bis 1,0 ml) bzw. Bricanyl® (= Terbtalin). Die genannten Substanzen können unter Kontrolle der Eltern als Dosier-Aerosol gegeben werden, desgleichen Berotec® (Fenoterol) oder Sultanol® (= Salbutamol). Stattdessen sind auch Euphyllin®- und Perphyllon®-Kinderzäpfchen gebräuchlich.
Im *Status asthmaticus,* wenn die asthmatische Atemstörung länger anhält und der anfänglichen Behandlung mit adrenergischen Stimulatoren (s. o.) trotzt, erfolgt Klinikeinweisung, am besten im Notfallwagen. Verzicht auf weitere Sympathicomimetica, wohl aber hohe Dosis von *Prednisolon* (wasserlöslich) i. v., 2 bis 5 mg/kg Kg, auch wiederholt. Euphyllin-Supp. f. Kinder. Magensonde legen. Schleim absaugen.
Bei Fieber: Ben-u-ron-Supp. (250 mg f. Kleinkind, 500 mg für Schulkind).

Meist erst später in der Klinik:
Euphyllin® 5 mg/kg Kg, ganz langsam (10 bis 15 min) i. v. (Amp. zu 1 ml/0,120), Wiederholung frühestens nach 8 Std. Zweckentsprechende Sedierung und Sauerstoffgabe. Über-

wachung der Vitalfunktionen. Bei Bedarf Digitalisierung (bspw. mit Lanitop®). Fremdkörper-Aspiration ausschließen! Systematische physikalische Therapie (Drainage).

Weitere Maßnahmen Kann ein Asthmaanfall nicht wirkungsvoll durchbrochen werden, so daß ein Status (über Stunden) entsteht, erfolgt am besten Klinikeinweisung.
Sistiert der Anfall, dann kann orale Kortikoidbehandlung an die intravenöse angeschlossen werden.
Besteht Fieber, dann Verordnung von *Antibiotika.*
Tunlichst: Allergenkarenz und Veranlassung einer allergologischen, bei entsprechender Indikation auch psychologischen Spezialuntersuchung.

Komplikationen und Gefahren Versagen des rechten Herzens, Pneumonie.

Hirsch/Erdmann

34 Asthma cardiale

Synonym Herzasthma.

Definition Akutes Versagen des linken Herzens mit nachfolgender Erhöhung des Druckes in den Lungenvenen. „Blutüberfüllung" in der Lunge. Bronchospastische Komponente kann zusätzlich vorliegen.

Ätiopathogenese Als wichtigste Ursache kommen in Frage:
Hypertonie, primäre
Herzfehler
Myokarditis
Herzrhythmusstörungen
energetisch-dynamische Herzinsuffizienz (Hegglin)
Pericarditis exsudativa
Herzinfarkt → **128**
Nephritis

Symptomatik Atemnot, häufig nachts auftretend.
Husten mit blutig-bräunlichem Sputum; bei Übergang

ins Lungenödem werden zunehmende Mengen blutig-bräunlich-schaumigen Sputums abgehustet.
Tachykardie.
Auskultatorisch feuchte, meist klein- bis mittelblasige Rasselgeräusche.
Perkutorisch Herzgrenzen nach links verbreitert, manchmal hebender Spitzenstoß.
Patient schwitzt, sitzt im Bett oder versucht, ans offene Fenster zu kommen.
Meist Herz-Kreislauferkrankungen in der Anamnese.

Differentialdiagnose

Asthma bronchiale, bei dem der Schwerpunkt der Atemstörung jedoch mehr auf der Exspiration liegt.
Asthmatische Mischformen: bronchiale und kardiale sind nicht selten.
Stauungslunge, Stauungsbronchitis, Stauungsbronchopneumonie, die jedoch meist mit Fieber einhergehen.

Soforttherapie

Oberkörper hoch, Beine tief lagern.
Nach Möglichkeit Sauerstoff geben, sonst Frischluftzufuhr. Strophanthin 1/4 mg langsam intravenös, evtl. nach Wartezeit Wiederholung oder Lanitop®.
Dolantin Spezial® 50–100 mg i. v., wenn Valium® 10 mg intravenös zur Beruhigung nicht ausgereicht haben. Im Asthma-cardiale-Anfall darf kein Medikament subkutan oder intramuskulär gespritzt werden, weil das Linksherzversagen eine verminderte Durchblutung der Peripherie zur Folge hat!

Resorption und Wirkungseintritt der verabreichten Pharmaka sind daher unberechenbar, und bei verbesserten Kreislaufverhältnissen könnte eine unerwünschte Kumulation resultieren.

Weitere Maßnahmen

Krankenhauseinweisung, wenn keine deutliche Besserung eingetreten ist.
Transport im Sitzen veranlassen!

Komplikationen und Gefahren

Übergang ins Lungenödem → **166**.

Hirsch

35 Atemnot, akute

A

Synonyma Dyspnoe.
Orthopnoe: schwerste Form der Dyspnoe.

Übersicht der häufigen Ursachen

1. *Stenose der großen Luftwege*
Fremdkörperaspiration → **32**
(Anamnese, erschwerte Einatmung = inspiratorische Dyspnoe).
2. *Pulmonale Ursachen*
a) *Asthma bronchiale* → **33**
(Anamnese, auskultatorisch Giemen und Brummen, erschwerte Ausatmung = exspiratorische Dyspnoe).
b) *Lungenödem* → **166**
(klingende Rasselgeräusche).
c) *Pneumothorax* → **198**
(kein Atemgeräusch).
d) *Lungenembolie* → **165**
(Vorausgegangene Erkrankung, Rekonvaleszenz nach Operation, vorausgegangene Venenthrombose; Thoraxschmerzen, Angstzustand, Tachykardie, Schock).
3. *Kardiale Ursachen*
a) *Herzinsuffizienz* → **129**
(bei akuter Linksdekompensation). Vorausgehend Atemnot nach einfachen Anstrengungen = Arbeitsdyspnoe, paroxysmale nächtliche Dyspnoe, Anfälle von schwerster Atemnot (Asthma cardiale → **34**, schließlich Lungenödem → **166**).
b) *Herzinfarkt* → **128**
(plötzlicher Schmerz).

Hirsch

36 Atemstillstand → 3b

37 Augenschmerzen bzw. augenbedingte Schmerzen

Definition Schmerzen im Bereich des Bulbus, der Anhangsorgane, der Augenumgebung sowie infolge Reizung der sensiblen Nervenendigungen des ersten Trigeminusastes.

Qualität der Schmerzen

1. *Brennen, Jucken, Stechen, Trockenheitsgefühl* weisen hin auf Konjunktivitis, Blepharitis oder Verminderung der Tränensekretion.
2. *Oberflächlicher Augenschmerz,* vermittelt durch Korneasensibilität (Trigeminus I): Hornhautfremdkörper, Erosio corneae, Ulcus corneae, Keratitis.
3. *Lichtscheu (Photophobie):* Lichtscheu, Tänenträufeln und Lidkrampf (sog. Abwehrtrias) weisen auf einen Prozeß der Hornhaut und der vorderen Uvea hin.
4. *Tiefer Augenschmerz:* Bohrender Charakter mit Ausstrahlung in Stirn, Schläfe, Kiefer. Ganz typisch für zwei Krankheitsbilder: Akutes Glaukom (Betonung der Augenbrauengegend, der unteren Stirnpartie) und akute Iritis (Betonung der Augenhöhle).
5. *Bewegungsschmerz:* Schmerzen hinter dem Auge, bei Bewegungen oder Druck zunehmend, lassen denken an Retrobulbärneuritis, Tenonitis, Orbitalphlegmone.
6. *Umschriebene Druckschmerzhaftigkeit:* Druckschmerzhaftigkeit im Sklerabereich weist auf Episkleritis oder Skleritis, im Limbusbereich auch auf Zyklitis hin.
7. *Asthenopische Beschwerden:* Mehr oder weniger chronische Kopfschmerzen, besonders bei Beanspruchung der Augen. Unter Umständen verbunden mit leichtem Schwindel, Brennen, Jucken und Rötung der Augäpfel, der Bindehaut und Lidränder. In erster Linie ist zu denken an Refraktionsfehler (Hyperopie, Presbyopie, Astigmatismus) Anisometropie, Aniseikonie, Akkommodationsschwäche oder Lähmung, Motilitätsstörungen (Exophorie, Konvergenzschwäche, Esophorie).
8. *Keine Augenschmerzen:* Ohne Augenschmerzen verlaufen Erkrankungen der Linse, des Glaskörpers, der Netzhaut, der Aderhaut.

Differentialdiagnose

Wegen der Vielzahl differentialdiagnostischer Möglichkeiten *Abklärung durch Facharzt.* Insbesondere bei Kopfschmerzen ist daran zu denken, daß diese durch mannigfache Ursachen von seiten der Augen ausgelöst und unterhalten werden können. Jeder unklare Kopfschmerz erfordert auch eine ophthalmologische Untersuchung!

Soforttherapie Zu 2. und 3.: Lokal keine Medikamente, steriler Augenverband. Sofortige Überweisung zum Facharzt.
Zu 4.: Akutes Glaukom (→ **116**).
Akute Iritis: Nur Überweisung zum Augenarzt.
Zu 5.: Sofortige Überweisung zum Facharzt.
Zu 6.: Keine lokalen Medikamente, steriler Verband, Überweisung zum Facharzt.
Zu 7.: Baldige Überweisung zum Facharzt.

Merté/Heilmann

38 Basedow-Koma

Synonyma Thyreotoxische Krise, Basedow-Krise, „thyroid storm", thyreogene Hormondiarrhoe, perakute Hyperthyreose.

Definition Plötzlich auftretende akute Verschlimmerung der Hyperthyreose.

Ätiopathogenese Akute ungestüme Ausschwemmung von Schilddrüsenhormonen. Sie kann verursacht sein durch „negativen Streß", im Sinn schwerer seelischer Belastungen, körperliche Überforderung, Infektionen, radiologische Therapie mit Jodisotopen (besonders am 8. und 15. Tag), Thyreoiditis, Schilddrüsenkarzinome, Überdosierung von Jodpräparaten, auch zur Operationsvorbereitung, usw.

Symptomatik Plötzlich auftretende, schwerste psychomotorische Unruhe. Später Apathie. Halluzinationen, Vernichtungsgefühl, Desorientiertheit, Schlaflosigkeit.
Fieber, Trinkzwang, Erbrechen, Oligurie bzw. Anurie.
Hochrote Hautfarbe, die sich später zur Zyanose entwickelt. Tachykardie (anfangs große Blutdruckamplitude, Neigung zu Kreislaufkollaps).
Diarrhoen.
Schließlich Übergang in Koma.

Differentialdiagnose Abgrenzung gegenüber Vergiftungen, Kreislaufversagen anderer Ursache, intrazerebraler Drucksteigerung, sonstigen Komaformen, z. B. diabetisches oder urämisches Koma.

Hinweise geben:
Bereits bekannter Basedow,
Exophthalmus (der auch fehlen kann),
Struma, manchmal pulsierend,
sehr starke Tachykardie.

Soforttherapie 1. *Ruhigstellung* mit Sedaraupin® 0,25 mg (1 Amp.) i. v. oder Valium 5–15 mg (1/2–1 1/2 Amp.) i. m. oder langsam i. v.
2. *Thyreostatika:* Bewährt hat sich neben Jodverbindungen vor allem das Mercaptoimidazol-Präparat Favistan® (Asta). Es ist im Notfall gut steuerbar, ein ml entspricht 40 mg, die Tagesdosis liegt zwischen 120 und 240 mg. Zu beachten ist: vorsichtige Reduktion nach Besserung auf Erhaltungsdosis, die als Tablette über mehrere Monate täglich 20 mg gegeben werden kann.
3. *Herzbehandlung:*
a) Bei bedrohlichen Tachykardien Einsatz des β-Rezeptorenblockers Dociton® 1–5 Amp. (1–5 mg) langsam i. v., oder Viscen® (1 Amp. 0,4 mg, nach 20 Minuten eine weitere halbe Ampulle).
b) 1/8 mg Strophanthin® i. v. oder 1 Amp. Lanitop® (oder Novodigal o. a.) langsam i. v.
β-Rezeptorenblocker im allgemeinen unter klinischer Kontrolle, ambulant nur in extremer Situation.
4. *Sauerstoffzufuhr* mittels Nasensonde.
5. *Warme Decken* zur Verhütung von Unterkühlung.

Sofortige Krankenhauseinweisung

Für den Transport ruhige Lagerung, warme Decken und Rezept mitgeben, auf welchem die durchgeführten Sofortmaßnahmen vermerkt sind.

Weitere Maßnahmen Im Krankenhaus:
Sicherung der Diagnose, große Jodgaben.

Hirsch

39 Bauchschmerzen, akute → 13

40 Beatmung → 3b

41 Bewußtseinsstörungen

Definition Störungen des Bewußtseins sind vielgestaltig und können nach Hirsch und Rust folgendermaßen definiert und eingeteilt werden:

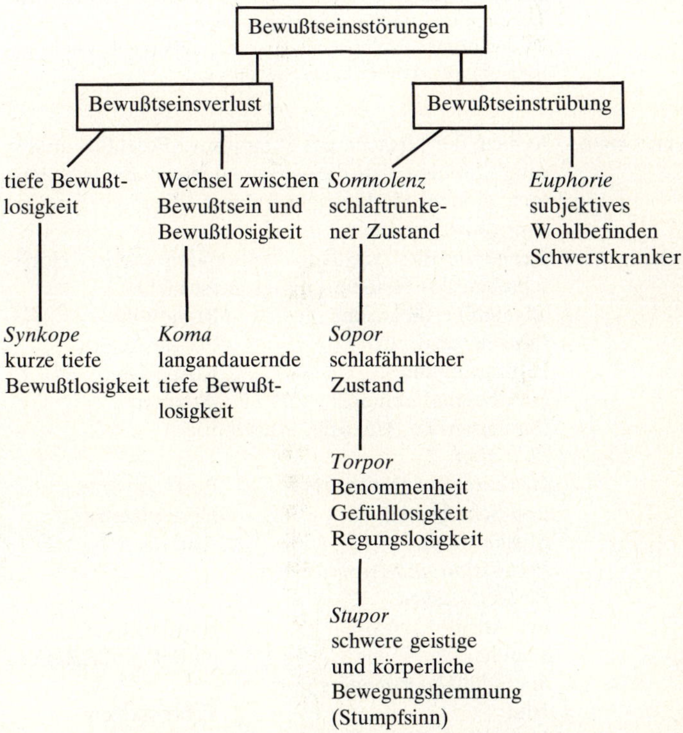

41 Bewußtseinsstörungen

Ätiopathogenese

Ursachen der Bewußtseinsstörungen können (nach Halhuber) folgendermaßen unterteilt werden:

1. primär-extrazerebrale Ursachen,
2. primär-zerebrale Ursachen, und
3. primär-psychogene Ursachen.

Zu den primär-extrazerebralen Ursachen zählt Halhuber: Störungen der Kreislaufregulation und Hämodynamik, Carotis-vertebralis-Schädigung, verminderte Sauerstoffaufnahme durch die Lunge, toxisch veränderter Hirnstoffwechsel.

Zu den primär-zerebralen Geschehen werden traumatische, vaskuläre, entzündliche, gemischt-entzündlich-vaskuläre Ursachen gerechnet, ferner das Hirnödem, intrakraniale Tumoren und funktionelle Hirnschäden.

Zu den primär-psychogenen Ursachen gehört z. B. der hysterische Stupor sowie die tiefe Hypnose.

Symptomatik

Je nach der Ursache des Symptoms „Bewußtseinsstörung“ können sich die verschiedensten Begleitsymptome finden. Sie lassen sich durch folgende Untersuchungen feststellen:

Inspektion des Kranken (entkleiden lassen, Hochschieben des Hemdes genügt meist nicht!)

allgemeine Übersicht	Mundhöhle
Gesichtsausdruck	Foetor ex ore
Hautfarbe und	Körperlage
Hautbeschaffenheit,	Atemtyp
Pupillengröße, Isokorie, Anisokorie	

Palpation

Reaktion auf Berührung	Puls
und Schmerzreiz	Herzspitzenstoß
Muskeltonus	Abdomen

Perkussion und Auskultation

Reflexverhalten

auf Anruf	Extremitäten
Pupillen	pathologischeReflexe

Spezielle Untersuchung von

Blut	Erbrochenem
Urin (Katheter)	Sputum
Stuhl (Einlauf)	
Mageninhalt (Absaugen)	

evtl. in ein Gerichtsmedizinisches Institut schicken

Blutdruckmessung, Temperaturmessung

Vorgehen bei einem Patienten mit Bewußtseinsstörung

Information durch Angehörige	Untersuchung der Umgebung	Untersuchung des Kranken
Entwicklung und Dauer des Zustandes (schon öfter aufgetreten?)	Ort	Allgemeine Inspektion
Vorerkrankungen	Luft	
	Giftreste	Spezielle Untersuchung

Diagnose

Differentialdiagnose

An welche Krankheiten ist bei kurzdauernder Bewußtlosigkeit (Synkope) zu denken?
Hypoxie des Gehirns, die respiratorisch, kardial oder zirkulatorisch bedingt sein kann.
Epilepsie → **85**.
Narkolepsie
Auch nach exzessiver Insolation und bei Hysterie.

An welche Krankheiten ist bei langdauernder Bewußtlosigkeit (Koma) zu denken?

Erinnert werden darf an diabetisches Koma → **67**, Coma hypoglycaemicum → **141**, Coma hepaticum → **57**, Basedowkoma → **38**; Koma bei Morbus Addison → **10**, Koma bei Hirntumoren – Hirnabszeß, Koma bei schweren Infektionserkrankungen, Koma bei schweren Allgemeinerkrankungen, komatöse Zustände bei Hirnsinusthrombose, Koma nach Schädeltrauma, menigeales Koma, komatöse Zustände bei Enzephalitis → **84**, Tetanie, Apoplexia cerebri → **26**, → **246g** Blitzschlag und Starkstromunfall → **246f** (Elektrounfall) und, „last not least", das große Gebiet der verschiedenen Intoxikationen → **245** (Vergiftungen).

An welche Krankheiten ist bei einem Wechsel zwischen Bewußtsein und Bewußtlosigkeit zu denken?

Wir wissen, daß es bei vielen Formen des Bewußtseinsverlustes phasenförmige Überschneidungen gibt, in denen der Kranke für kurze Zeit ansprechbar ist, um bald danach in ein Koma zurückzusinken. Es braucht nur an das Coma diabeticum → **67**, uraemicum → **63** oder die Methylalkohol-Intoxikation erinnert zu werden. Schnellem Wechsel zwischen Bewußtsein und Bewußtseinsverlust begegnet man bei narkoleptischen Anfällen oder bei manchen Formen der Herzrhythmusstörungen → **204** (Rhythmusstörungen).

An welche Krankheiten ist bei Bewußtseinstrübung zu denken?

Bei Vorliegen einer Bewußtseinstrübung als Leitsymptom sind zu erwägen:
Sopor bei Petit mal → **85** (Epileptische Krämpfe)
Störungen der Hormondrüsen
Fieberhafte Zustände
Stoffwechsel- und Elektrolytstörungen (z. B. Coma hepaticum, Coma uraemicum → **63**)
Sauerstoffmangel des Gehirns
Infektionen im Bereich des Zentralnervensystems (z. B. Poliomyelitis, Enzephalitis → **84**, Meningitis → **173**.
Verschiedenste Intoxikationen (z. B. Atropin, Kokain- und Scopolamin-Vergiftungen) → **246** (Vergiftungen),
Migräne und Hypoglykämien → **141** nach großen körperlichen Anstrengungen (z. B. bei Sportlern!)
Euphorische Bewußtseinstrübung finden wir bei Endzuständen tuberkulöser Erkrankungen, bei Multipler Sklerose, bei Endocarditis lenta und bei Intoxikationen durch verschiedene Medikamente (z. B. Psychophar-

maka, Tranquilizer, Minor-Neuroleptika, falsch dosierte Antidepressiva).
Natürlich besteht häufig ein fließender Übergang von der Bewußtseinstrübung zur Bewußtlosigkeit. Zum Beispiel geht beim Diabetes die Bewußtseinstrübung (Präkoma) ohne Behandlung nach einigen Stunden in den Zustand tiefer Bewußtlosigkeit (Koma) über.
Da die Differentialdiagnose ein so breites Spektrum von Erkrankungen umfaßt, wird die endgültige Klärung der Diagnose häufig erst mit Hilfe spezieller Untersuchungstechniken in der Klinik möglich sein.

Soforttherapie Aufrechterhaltung der vitalen Funktionen:
Freimachen bzw. Freihalten der Atemwege (besonders wichtig beim Bewußtlosen, bei dem Schutzreflexe fehlen, während sie beim bewußtseinsgetrübten Patienten meist erhalten sind), eventuell Beatmung → **3b** (Reanimation)
Falls Atmung intakt ist, stabile Seitenlage (Nato-Lage).
Schockbekämpfung → **7**.
Schutz vor Auskühlung.
Wenn Ursache bekannt, kausale Therapie einleiten.
Maßnahmen bei Schädelhirnverletzungen → **246g**

Weitere Maßnahmen Schonende Überführung in ein Krankenhaus, möglichst mit ärztlicher Begleitung.

Hirsch

42 Blitzschlag → 246

43 Bluter → 50

44 Bluterbrechen → 168

45 Bluthusten

Synonym Hämoptoe.

Definition Entleerung von Blut aus dem Atemtrakt.
Hämoptoe im engeren Sinn: Massive Expektoration von Blut.
Hämoptyse: Blutbeimischung zum Sputum.

Ätiopathogenese

1. *Blutungen aus der Lunge*
a) *Primäre Lungenerkrankungen:*
Tumoren, Wabenlungen, erworbene Bronchiektasen, chronische Bronchitis, Virusgrippe, Pneumonie → **197**, Lungenabszeß, Tuberkulose, Gangrän. Seltener: Mykosen oder Psittakosis.
b) *Sekundäre Lungenaffektionen:*
Lungeninfarkt, Perforation eines Aneurysmas, Herzfehler und Insuffizienz des linken Herzens → **129** (Herzinsuffizienz), Durchbruch von Geschwülsten in das Bronchialsystem, Pancoast-Tumor, Pleuratumor u. a., hämorrhagische Diathese, Fremdkörper, Traumen. Selten: Vikariierende Lungenblutung für eine Menstruationsblutung.
2. *Blutungen aus anderen Abschnitten des Atmungstraktes*
Blutungen bei Venektasien des Pharynx, Nasenbluten → **182**, Geschwüre verschiedener Genese, Angiome. Selten: Tracheobronchitis haemorrhagica.
3. *Andere Ursachen*
Blutungen aus der Mundhöhle (Zahnextraktion), Skorbut, Paradontose, bukkale oder linguale Blutungsquelle, Trauma (Schädelbasisfraktur), Oslersche Krankheit. Nicht zu selten bei nicht genau eingestellter Antikoagulantientherapie → **23**.

Symptomatik

Das Blut ist nicht geronnen, meist hellrot, schaumig. Keine Nahrungsbestandteile. Bei großer Hämoptoe: Sturzartige Blutentleerung dramatisch als „maulvoller Blutsturz", auch pulssynchron nach außen.

Differentialdiagnose

1. Erste Frage: Hämatemesis oder Hämoptoe

	Hämatemesis → **168** (Magen-Darmkanal Blutungen)	Hämoptoe
Art der Entleerung	durch Erbrechen, Beginn mit Übelkeit	durch Husten mit Brustbeklemmung
Farbe	dunkelrot bis braunschwarz (Kaffeesatz)	meist hellrot

	Hämatemesis → **168** (Magen-Darmkanal Blutungen)	Hämoptoe
Beschaffenheit	klumpig, geronnen schaumlos	schaumig, nicht koaguliert
Reaktion	meist sauer	nicht sauer
Speisereste	vorhanden	fehlen
Sputum nach der Blutung	bald rein	noch einige Tage blutig (rosafarben)
Stuhl	schwarz, teerartig	nie schwarz
Fieber	sehr selten	meist vorhanden
Anamnese	Magen- oder Leberkrankheit (Ulkus, Karzinom, Zirrhose)	Lungenkrankheiten (Tuberkulose, Pneumonie, Gangrän, Karzinom, Aneurysma)
	—	—
	Hämorrhagische Diathesen	
	—	—
Differentialdiagnose	Pseudohämatemesis, Blut aus Lunge	Pseudohämoptoe,Blut aus Nase, Zahnfleisch

2. *Hinweise aus der Art der Blutung:*
Rostbraunes Sputum bei Pneumokokken- und Virusgrippe-Pneumonie → **197**.
Rosa-schaumiges Sputum spricht für Lungenembolie → **165**.

Blutfäden: Bei hämorrhagischen Diathesen → **123**.
„Himbeergelee-Sputum“: Spricht eher für ein Bronchialkarzinom.

Soforttherapie 1. Ruhe! Sprechverbot! Aufregungen vermeiden.
2. Allgemeine Maßnahmen: z. B. leicht erhöhte Rükkenlagerung, Eisblase auf die vermutlich blutende Lungenstelle auflegen.

3. Sedativa: Valium® 10 mg intramuskulär,
Luminal® 0,2 g intramuskulär oder 0,3 g als Supp.
Dolantin Spezial® (Hoechst) 1 Amp. = 2 ml/50 mg intramuskulär oder subkutan.
Keine Morphin-Präparate.
4. Beseitigung des Hustenreizes: Acedicon® 1/2 bis 1 Tabl. oder Dicodid® 1/2 Ampulle s. c.
5. Hämostatika: der kausale Wert der zahlreichen Präparate ist umstritten. Wir verwenden trotzdem 1 Amp. Clauden®, 1 Amp. Tachostyptan® oder die langsame intravenöse Injektion einer 2 %igen Procain-Lösung (5 ml) ohne Adrenalin.
6. Calcium langsam intravenös 10 ml.
7. Thrombokinase-Präparate, Tachostyptan®, Konakion® u. a.
8. Bei Kreislaufkollaps: Wichtig: Alle Möglichkeiten der Kreislaufkollapsbehandlung → **7** (Schock) unverzüglich einsetzen.

Weitere Maßnahmen

9. Bluttransfusion bei schwerer Blutung (Blutgruppe, Voruntersuchungen notwendig), Plasmaersatz.
10. Antibiotikagaben: Auswahl bleibt dem Arzt überlassen. Medikation verhütet Aspirationspneumonie.

Sofort Überweisung ins Krankenhaus: Differentialdiagnostische Klärung, Röntgenbilder, bakteriologische und zytologische Untersuchungen.
Auch bei geringerer Blutbeimischung (Hämoptyse): Baldige fachärztliche Klärung der Blutungsursache notwendig.

11. Achte auf Blutdruckanstieg!
12. *Ultima ratio:* Auf der blutenden Seite (wenn diese nachgewiesen werden kann) Pneumothorax anlegen. Chirurgische Eingriffe dem Thoraxchirurgen überlassen.

Hirsch

46 Blutung aus dem Anus

Synonyma Blutstuhl, Meläna, Darmblutung.

Definition Im klinischen Sprachgebrauch unterscheidet man folgende Formen, die auch von gewisser diagnostischer Bedeutung sind:

B

– *Meläna,* Teer- oder Pechstuhl nach Blutverlust von 100 ml aus dem oberen Magen-Darmkanal, oder wenn die Blutung im unteren Intestinaltrakt bis zum Sigma länger als 8 Stunden stagnierte, infolge Kontamination mit Bakterien des Dickdarms;
– *Blutbeimengungen,* rötlich-blutiger Stuhl bei massiven Blutungen aus dem oberen Verdauungskanal → **168** und rascher Darmpassage, hellroter Stuhl bei Blutungsquellen in der distalen Dickdarmhälfte oder im Rektum;
– *Blutauflagerungen,* vor allem frisches Blut und Coagula per anum, Blutungsquelle im Sigmoid, Rektum oder Analkanal;
– *okkulte Blutungen* bei weniger als 50 ml; bei leerer Anamnese gibt häufig erst die daraus resultierende Blutungsanämie den ersten Hinweis auf eine gastrointestinale Blutung.

Ätiopathogenese Rektale Blutungen können durch eine Vielzahl von differenten Ursachen hervorgerufen werden.
Blutungen des oberen Gastrointestinaltraktes (Ösophagus, Magen, Duodenum) sind durch Hämatemesis → **168** und Meläna, die des unteren Intestinaltraktes (aboral des Treitz-Bandes bis zum Anus) durch Überwiegen von frischem Blut im/am Stuhl gekennzeichnet.
Häufigste Blutungsquellen aus lokaler Ursache: Im Dünndarm sind es vor allem die gutartigen Tumoren (Hämangiome, Neuroblastome, Leiomyome) und die Dünndarmdivertikel auf der Mesenteriumseite sowie kontramesenterial. Das Mekkel-Divertikel auf der dem Mesenterialansatz gegenüberliegenden Seite führt nicht nur zu rezidivierenden Blutabgängen, sondern auch zu sehr massiven Blutungen. Maligne Dünndarmtumoren lösen meistens okkulte Blutungen aus oder werden durch einen Ileus offenkundig. Im Dickdarm führen die bedingt gutartigen Polypen verschiedener Größe und die bösartigen Tumoren durch chronische Blutverluste zur Anämie. Gelegentlich bluten Sigmadivertikel, innere Hämorrhoiden → **124** und Selbstverletzungen jedoch massiv.
Medikamentös bedingte Magen-Darm-Blutungen: Antikoagulantien → **23**, Butazolidin, Kortikoide, Salizylate und Zytostatika führen bei entsprechender Dosierung zu Ulzera und Schleimhauterosionen.

Symptomatik Meist verlaufen rektale Blutungen ohne Dramatik; häufiger sind Blutungsanämien infolge *okkulter Blutungen,* die chemisch nachweisbar sind. Allgemein gebräuchlich ist die empfindliche Benzidinreaktion, die aber gerade deshalb zu falsch-positiven Reaktionen führen kann. In der Praxis wird heute der einfache Haemoccult-Test verwendet. Da aber auch massive Blutverluste in kurzer Zeit möglich sind, ist die Lokalisationsdiagnose von großem praktischen Interesse. Erfahrungsgemäß sind diese akuten Blutungen zu 85 % im ösophagogastroduodenalen Bereich, zu 1-2 % im Dünndarm und zu 13-14 % im Dickdarm lokalisiert.

Allgemein orientierende Fragen im Hinblick auf perineale und abdominale Schmerzen, Schmerzqualität, Geräusche im „Bauch", Beeinflussung der Beschwerden durch Medikamente und Dosierung, Lebererkrankungen (Alkoholabusus), familiäre Polyposis, Appetit und Körpergewicht geben häufig schon „Leitsymptome".

Aussehen des Stuhles ist oft die Ursache falscher Schlüsse über die Höhe der Blutungsquelle (s. Definition). Fragen gezielter Art hinsichtlich Stuhlmenge, Konsistenz, Stuhlbeimengungen (Schleim und Blut), Durchfällen und/oder Obstipation, Tenesmen sowie Gebrauch von Laxantien lassen zusätzliche Symptome erkennen.

Palpationsbefunde sind verschiedentlich bei Enteritis regionalis Crohn (walzenförmige Resistenz), malignen Dünndarmtumoren (20-30 %), chronischer Divertikulitis und Karzinomen des Kolons am Abdomen zu erheben.

Diagnostische Taktik bei Blutungsquellen im Sigma-Rektum-Anus-Bereich: Die anorektale Untersuchung in linker Seiten-, Steinschnitt- oder Knie-Ellenbogen-Lage umfaßt die:

– *Inspektion der Analgegend* (Analfissuren an den dorsalen und ventralen Kommissuren, perianale Hämatome mit Drucknekrosen),
– *Fingeruntersuchung* des Rektums (in Hockstellung oder beim Pressen bis zu einer Tiefe von 10-12 cm),

– *Proktoskopie* (innere Hämorrhoiden häufigste Ursache für rektale Blutungen, was jedoch nicht zur Vernachlässigung anderer Erkrankungen führen darf),
– *Rektosigmoidoskopie* und Biopsie (Karzinom, Polyp, Colitis ulcerosa),
– *Koloskopie* und
– *Röntgenuntersuchungen* des Kolons mittels Kontrast- und/oder Doppelkontrasteinlauf sowie selektive Angiographie mittels Angiographiekatheter

Differentialdiagnose

Als weitere Ursachen rektaler Blutungen kommen in Frage:
– Mesenterialvenenthrombose (protrahierter Verlauf),
– Enteritis regionalis Crohn (Ileitis terminalis auch auf den Dickdarm übergehend),
– Colitis ulcerosa (Proktokolitis),
– Endometriose (zyklusabhängige Blutungen).
Ursachen im Kindesalter:
– Doppelbildungen des Dünndarms (Duplikationen),
– Darminvaginationen, wobei die Invaginatio ileocolica bei weitem die häufigste Form darstellt.

Soforttherapie

Notfallsituationen infolge massiver Blutungen aus dem unteren Intestinaltrakt sind heute bei antikoagulierten Patienten häufig (Divertikelblutungen). Eine solche Blutung ist massiv, wenn allgemeine Rückwirkungen des Blutvolumenmangels vorliegen:
– Pulsanstieg,
– Blutdruckabfall,

– Schockindex $\frac{\text{Puls}}{\text{Blutdruck}} \geqq 1$,

– ZVD < (Zentralvenendruck 4-8 cm H^2O normal).

Ein Blutverlust bis zu einem Hämatokrit von 30 % (Normalwert bei der Frau 41 %, beim Mann 46 % ± 1,5 %) wird mit Elektrolytlösung und Kolloid ersetzt; bei größerem Verlust muß Blut transfundiert werden. Die kritiklose Anwendung von intravenös applizierbaren *Hämostyptika* ist aus gerinnungsphysiologischen Gründen abzulehnen.

Weitere Maßnahmen Die Indikationsstellung zu dringlichen operativen Maßnahmen ist mit der Lokalisationsdiagnostik der Blutung eng verknüpft (s. Symptomatik).

Dietrich

47 Blutung, große → 3

48 Blutungen, gynäkologische

Definition a) Menorrhagien sind verstärkte oder verlängerte Regelblutungen.
b) Metrorrhagien sind Uterusblutungen außerhalb des Zyklus.
c) Blutungen nach Amenorrhoe sind eine weitere typische Form uteriner Blutungen.
d) Blutungen in der Menopause sind wegen der zunehmenden Krebswahrscheinlichkeit von besonderer Bedeutung.

Ätiopathogenese a) Menorrhagien kommen vor:
bei endokriner oder uteriner Dysfunktion,
als juvenile Blutungen und in der Praemenopause,
bei Adenomyosis oder Polyposis uteri,
bei Myom (submukös),
bei Antikoagulantien-Prophylaxe → **23**
bei Adnexitis-Pelveoperitonitis.
b) Metrorrhagien werden meist verursacht:
durch Portioerosionen,
durch Zervix- oder Uteruspolypen,
durch Karzinome des Uterus, vor allem der Cervix uteri,
durch Antikoagulantien → **23**.

Differentialdiagnose Hämorrhoiden → **124**, Darmblutungen → **46**, Blasenblutung, Nierenblutung → **120** (Hämaturie).
c) Uterusblutungen nach Amenorrhoe sind typisch:
bei Abort (bland, septisch) → **215** (Schwangerschaft, Blutungen)
bei Extrauteringravidität → **100**,
bei Follikelpersistenz (häufig),
bei Corpus-luteum-Persistenz (selten).
d) Uterusblutungen in der Menopause kommen vor:
bei Karzinom (meistens Korpuskarzinom),
bei seniler Endometritis,
bei atrophischer Vaginitis,
bei Kratzeffekten,
bei allen schon erwähnten Metrorrhagien (s. dort).

Diagnose

Die Inspektion von Vagina und Muttermund mittels Spekulum ist in jedem Fall unerläßlich, um nicht ein *Vaginalkarzinom* (selten), ein *Muttermundkarzinom* (häufig) oder auch *Muttermunderosionen und -polypen* zu übersehen. Auch die hämorrhagische Vaginitis und andere äußere Blutungsquellen lassen sich so erkennen.

Die bimanuelle vaginale und rektale Untersuchung ist obligat: Ein *Rektumkarzinom* oder ein *paravaginaler Tumor* müssen erkannt werden, ebenso *Hämorrhoiden* → **124** oder *Ulzera*. Bei Uterusvergrößerung ist an ein *Myom* oder an eine *gestörte Schwangerschaft* → **214** zu denken. Druckschmerzhafter Adnexbefund mit Schwangerschaftsanamnese deutet auf *Adnexitis post abortum* oder *Extrauteringravidität* hin → **100**. Bei nicht sicher geklärter Diagnose dürfen Kürettage, urologische Untersuchung und Darmabklärung niemals unterlassen werden.

Soforttherapie

Die Standardtherapie bei allen Uterusblutungen besteht in der oralen Verabreichung einer geeigneten Oestrogen-Gestagen-Tablette, deren Hormoneffekt die Uterusschleimhaut zum Überwachsen der blutenden Stellen anregt: z. B. während 20 Tagen täglich 1-2 Tabletten Primosiston Ciba oder Sistometril Schering. Hormoninjektionen sind zu vermeiden, weil sie nach kurzem Blutungsstop von einer noch stärkeren Abbruchblutung gefolgt sind.

So lange es blutet, können zusätzlich alle 2-4-6 Stunden 25 Tropfen Methergin Sandoz gegeben werden. Bei Vitalindikation muß die Scheide nach Spekulumeinstellung mit 5 bis 10 m Gaze tamponiert werden.

Weitere Maßnahmen

Wenn die Blutung 2 bis 4 Tage nach Beginn der Hormonmedikation nicht steht oder wenn Verdacht auf ein Korpuskarzinom besteht oder wenn es sich um einen inkompletten Abort handelt (der Uterus ist bei der rektalen Untersuchung weich und plump), dann ist eine Kürettage notwendig.

Stamm

49 Blutung in der Nachgeburtsperiode → 179

50 Blutungsneigung, allgemeine → 123

51 Blutung, starke, bei Fehlgeburt → 215

52 Botulismus

Synonyma Wurst-, Fleisch-, Fisch-, Konservenvergiftung, Allantiasis.

Ätiopathogenese Intoxikation durch ein vom Bacillus botulinus (= Clostridium botulinum) außerhalb des Organismus in Nahrungsmitteln gebildetes Ektotoxin (unter anaeroben Bedingungen in unzureichend konserviertem Fleisch, Fisch, Gemüse, Räucherwaren). Resorption des Neurotoxins im Magen und Jejunum; Wirkung auf Nervenkerne der Medulla oblongata, vielleicht auch auf die motorischen Endplatten der Muskulatur.

Inkubationszeit: 12 bis 48 Stunden (30 Minuten bis 14 Tage); je kürzer, um so schwerer die Erkrankung!

Symptomatik *Anamnese:* Aufnahme toxinhaltiger Nahrungsmittel (Konserven, Eingemachtes, Räucherwaren).

> *Leitsymptome:* Lähmungserscheinungen von Hirnnerven, Sekretionsstörungen.

Krankheitsbild: Beginn akut mit Übelkeit, Kopfschmerzen, gelegentlich leichter Benommenheit, Erbrechen, Leibschmerzen, zuweilen anfangs Durchfall. Fieber- und schmerzfreier Verlauf bei klarem Bewußtsein. Frühzeitig Augensymptome (Augenflimmern, Lichtempfindlichkeit, Mydriasis, Pupillenstarre, Doppelbilder → **70**, Ptose, Strabismus divergens, evtl. Nystagmus). Zunächst allgemeine Muskelschwäche bei erhaltenen Reflexen; dann Paresen von Extremitäten- und Rumpfmuskulatur, die rasch fortschreiten können. Keine Sensibilitätsstörungen. Anfangs Abnahme (bis zu völliger Trockenheit im Mund, starker Durst), später Steigerung der Speichel- und Schleimabsonderung in Mund und Rachen, Foetor ex ore, Schluck- und Sprachstörungen (Schluckstörungen können zu Aspirationspneumonie führen), Heiserkeit, Schwerhörigkeit, Meteorismus, Obstipation, Blasen- und Mastdarmlähmung, Oligurie bis Anurie. Schließlich kann eine Atemlähmung zum Tod führen.

Diagnose klinisch (evtl. Gruppenerkrankung), da Blut-, Urin-, Liquorbefunde normal. Untersuchung in Frage kommender Nahrungsreste (evtl. auch deren Behälter, wie weggeworfene Konservendosen). Versuch des Toxinnachweises in Mageninhalt, Erbrochenem und Stuhl sowie im Blut, Plasma oder Serum (hierzu 20 bis 50 ml Blut vom Patienten abnehmen) vor Antitoxinbehandlung.

Differentialdiagnose

Solanin- und Atropinvergiftung (Erregungszustände, Krämpfe), Pilzvergiftung (starker Speichelfluß), Methylalkoholvergiftung (Anamnese! Erblindung), Enzephalitis, Poliomylitis und Bulbärparalyse (Fieber, Liquorbefund), paralytischer Ileus, evtl. Myasthenia gravis pseudoparalytica.

Soforttherapie

(Meldepflicht bei Verdacht, Erkrankung, Tod)
Allgemeine Therapie: Absolute Bettruhe. Sofortige ausgiebige Magenspülungen und großer Einlauf mit Seifenwasser, Abführmittel (1 bis 2 Eßlöffel Ol. Ricini; Kinder 1 Eßlöffel) und große Dosen von Adsorbentien (Tierkohle, Kohle-Compretten®). Absaugung der Atemwege, O_2-Zufuhr durch Maske (falls erforderlich).

Weitere Maßnahmen

Sofortige Klinikeinweisung mit kurzem Befund- und Therapiebericht.

Spezielle Therapie: So schnell wie möglich hohe Dosen des polyvalenten Botulismus-Antitoxin-Serums (50 bis 100 ml) intramuskulär oder/und intravenös; evtl. sogar 400 bis 500 ml intravenös (ggf. Wiederholung nach 3 bis 4 Tagen) (Rp. Botulismus-Serum Behringwerke, Fermoserum vom Pferd, Flasche mit 50 ml). Um anaphylaktischen Schock zu verhindern, Desensibilisierung und Heilserum mit gleicher Menge Eigenblut als Mischspritze geben. (Besserung oft erst nach intrathekaler Serumgabe: nach Ablassen von 20 ml Liquor langsam 20 ml körperwarmes Serum intralumbal geben).

Evtl. Zusatztherapie: Großer Aderlaß (500 ml) mit anschließender Transfusion gleicher Frischblutmenge. Nach erneutem Aderlaß 1000 ml Kochsalz- oder Traubenzuckerlösung (evtl. beide zusammen) und elektrolythaltige Lösung infundieren. Dann 100 ml Periston®-N langsam intravenös. Reichlich Flüssigkeit zuführen (subkutan oder intravenös, am besten als Dauertropfinfusion, 1 bis 2 l).

Koeppe

53 Brechdurchfall → 82 → 83

54 Brustschmerzen, akute → 21

55 Cholezystitis, akute

Synonym Gallenblasenentzündung.

Ätiopathogenese Häufigste Ursache (90-95%) sind Gallensteine mit akutem Verschluß des Zystikus. Aus der Entzündung kann sich kontinuierlich ein Empyem entwickeln. Nicht selten ist ein Gallenblasenhydrops die Spätfolge.
Übergreifen der Entzündung in die Gallenwege löst eine Cholangitis (Gallenwegsentzündung), aus. Cholangitis, Cholezystitis und Cholelithiasis gehören nach Pathogenese (und Symptomatik) zusammen.

Symptomatik 1. *Schmerzen:* Gelegentlich durch Diätfehler (fettreiche Mahlzeit), starke körperliche Anstrengung oder psychische Faktoren ausgelöst, plötzlich einsetzende oder allmählich sich steigernde, heftige Schmerzen im rechten Oberbauch. Schmerzausstrahlung in die rechte Schulter möglich.
2. *Übelkeit und Erbrechen.*
3. *Fieber, manchmal Schüttelfröste* (besonders bei Cholangitis).
4. *Abdomineller Befund:* Starke Druckschmerzhaftigkeit und Bauchdeckenspannung im rechten Oberbauch. Manchmal läßt sich die druckschmerzhafte, prall elastische und mit der Atmung verschiebliche Gallenblase unter dem rechten Rippenbogen tasten.
5. Gelegentlich Subikterus.

Differentialdiagnose

1. Eine *Gallensteinkolik* ohne Cholezystitis klingt in der Regel nach 2-3 Stunden ab. Doch kann eine charakteristische Gallensteinkolik → **108** eine Cholezystitis, auch mit Cholangitis, einleiten. Fieber und Bauchdeckenspannung fehlen bei der bloßen Kolik, vgl. auch → **108** (Gallenkolik)
2. *Abgrenzung gegen andere akute Baucherkrankungen:* Ulkusperforation: manchmal Ulkusanamnese. Messerstichartiger plötzlicher Schmerz, an den sich in der Regel eine lokalisierte, dann aber rasch fortschreitende Peritonitis mit bretharter Bauchdeckenspannung anschließt. Vgl. → **195** (Perforiertes Ulkus).
3. *Akute Appendizitis:* → **27** Bei atypischer Lage des Wurmfortsatzes (hochgeschlagener Appendix usw.), kann das Bild einer Cholezystitis sehr ähneln.
4. *Hepatitis:* Druckempfindlichkeit der ganzen Leber einschließlich ihrer seitlichen Partien.
5. *Nierensteinkolik* → **185**: Schmerzen im allgemeinen in der Lendengegend beginnend, nach unten ausstrahlend. Im Urin Erythrozyten (Streifentest, Sediment).
6. *Internistische Erkrankungen* außer den erwähnten können funktionelle, kardiovaskuläre Durchblutungsstörungen, Herzinfarkt → **128**, basale Pneumonien → **197**, Pleuritis, Pleuritis diaphragmatica oder das zunehmend häufiger zur Beobachtung kommende passagere Chilaiditi-Syndrom (temporäre Koloninterposition) sein.

Manchmal hilft die Anamnese weiter: Gallensteinleiden bekannt. Doch beachte: Cholezystitis und Appendizitis können gemeinsam vorkommen!

Eine „Appendektomienarbe" garantiert nicht, daß der Wurmfortsatz ganz sicher entfernt ist.

Auch nach Gallenoperationen (Operationsnarbe im rechten Oberbauch) und nach Entfernung der Gallenblase kann eine akute Cholangitis auftreten.

Soforttherapie

Bei starken Schmerzen Dolantin spezial® 1 Amp. i. m. oder Valium Roche® 1 Amp. i. m.

In leichteren Fällen: Spasmo-Dolviran, Spasmo-Cibalgin, auch als Suppositorien, Belladonna, Papaverin-Präparate.

Bettruhe, Nahrungsentzug. Feucht-warme Kataplasmen können als angenehm empfunden werden, manchmal wirkt paradoxerweise Eisbeutelauflage günstig.
Bei stärkeren Erscheinungen, zunehmenden peritonealen Symptomen und bei Zweifel an der Diagnose sofortige Einweisung ins Krankenhaus. Befundbericht mit genauer Angabe, verordneter Mittel, besonders von Analgetika.

Komplikationen und Gefahren

1. *Perforation und Gallenblasenempyem:* Zunehmende peritoneale Reizerscheinungen.
Krankenhauseinweisung!
2. *Akute Pankreatitis:* Häufig im Gefolge eines Gallensteinleidens, manchmal ohne akute Zeichen seitens dieser Erkrankung, manchmal auch als Begleiterscheinung einer akuten Cholezystitis und Cholangitis: starker Oberbauchschmerz, besonders links mit Ausstrahlung nach hinten und in den Rücken.
Übelkeit und Erbrechen. Fieber und Meteorismus. Kreislaufkollaps, häufig mit typischer rötlicher Verfärbung des Gesichtes. – Krankenhauseinweisung!

Dietrich/Hirsch

56 Cholelithiasis, Kolik → 108

57 Coma (Koma)

Definition

Ein Koma ist ein Zustand lang anhaltender tiefer Bewußtlosigkeit. Im üblichen Sprachgebrauch dagegen werden unter „Koma“ vor allem diejenigen Krankheitszustände verstanden, die auf toxisch oder endokrin bedingten schweren Stoffwechselstörungen beruhen. Sie *können* mit tiefer und lang anhaltender Bewußtlosigkeit einhergehen, werden aber auch so genannt, wenn sie andere Formen von Bewußtseinsstörungen → **41** hervorrufen. Dazu werden gezählt

1. Coma diabeticum → **67**
2. Coma basedowicum → **38**
3. Myxödem-Koma → **178**
4. Coma uraemicum → **63**
5. Coma hepaticum
6. der hypoglykämische Schock, der auch gelegentlich als Koma bezeichnet wird. → **141**

Differentialdiagnose Da die Differentialdiagnose dieser Koma-Formen Schwierigkeiten bereiten kann, werden ihre Symptome hier tabellarisch zusammengefaßt dargestellt s. S. 164. Sofortmaßnahmen, weitere Maßnahmen, Komplikationen und Gefahren werden unter den einzelnen Stichwörtern (z. B. Coma diabeticum) abgehandelt.

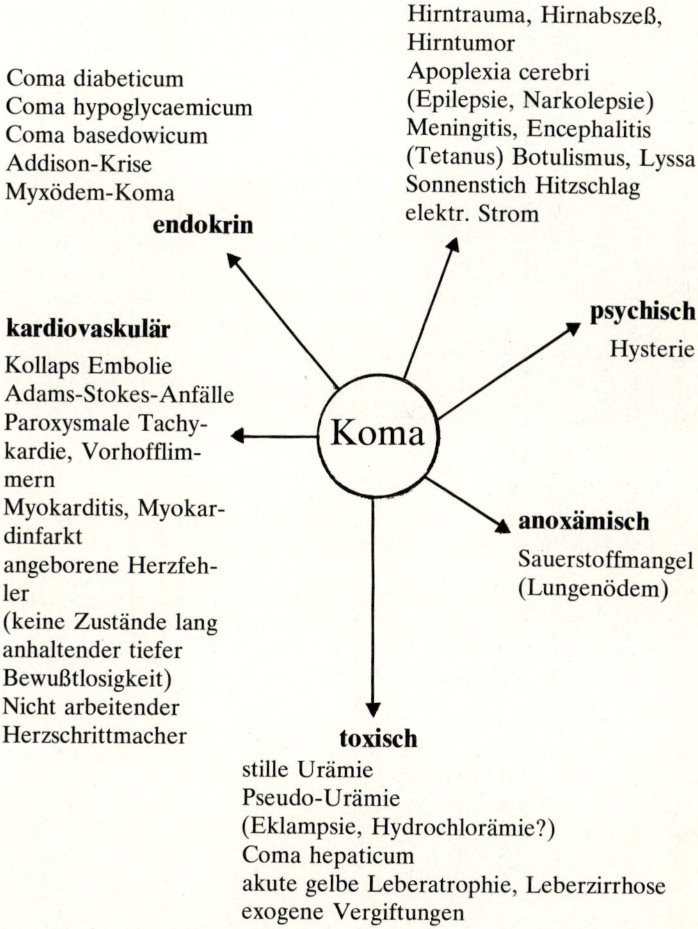

(Modifiziert nach Hirsch/Rust.)

Klinische Symptome der verschiedenen metabolischen Komaformen (Übersicht).

Organ/Symptom		C. diabeticum → **67**	Hypoglyk. Schock → **141**	C. badedowicum → **38**	Myxödem-Koma → **178**	C. uraemicum → **63**	C. hepaticum
	Farbe	Gesicht gerötet	blaß	?	gelblich-blaß	gelblich-blaß	gelb-braun
Haut-	Temperatur	○	kalt	warm	kühl	?	?
	Beschaffenheit	trocken	feucht	feucht	spröde, trocken	Harnsäurekrist.	?
	Kerntemperatur	?	?	↑	↓	?	?
ZNS	Bewußtsein	gestört oder fehlend	gestört oder fehlend	Unruhe – Delirium – Bewußtl.	Somnolenz-Apathie	Unruhe – Bewußtlosigkeit	Delirium-Bewußtlosigkeit
	Reflexe	↓	↑	?	↓	↑	↑
	Pupillen	weit, träge Reakt.	eng	?	?	eng	
	Atmung	↑ (Kußmaul)	○		↓	↑ (Kußmaul)	
	Blutdruck	↓	○	syst. ↑ diast. ↓	↓	↑	
	Pulsfrequenz	↑	?	↑	↓	○	

Bulbi		weich	hart	Exophthalmus	?	?	
Muskulatur		schlaff	Zittern, Krämpfe	akute Myopathie mit Schluck- u. Sprachstörung., Tremor!	häufig Myogelosen	Muskel-zuckungen Krämpfe	Muskelzittern
Störungen im Magen-Darmtrakt		Erbrechen, Pseudo-peritonitis	○	Durchfälle	Obstipation	Erbrechen Durchfälle	
Geruch		obstartig, Azeton	○	○	○	urinös	nach frischer Leber
Schnell-test-verfahren	Urin	Glucose ↑ (Glucotest) Ketonkörper ↑ (Ketostix)	Glucose ↓ (Glucotest)	○	○	Oligo-Anurie	
	Blut	Glucose ↑ (Dextrostix) Ketonokörper (Ketostix)	Glucose ↓ (Dextrostix)	○	○	Harnstoff ↑ (Urastrat) pH ↓ (Nephro-Merckognost)	Bilirubin ↑ (Ictotest)

↑ = erhöht, verstärkt
↓ = erniedrigt, abgeschächt
○ = uncharakteristisch

C

58 Coma Addisoni → 10

59 Coma basedowicum → 38

60 Coma diabeticum → 67

61 Coma hepaticum → 57

62 Coma hypoglycaemicum → 141

63 Coma uraemicum

Definition

Das Coma uraemicum ist das Endstadium eines Nierenversagens.
Es ist gekennzeichnet durch die Anhäufigung harnpflichtiger Substanzen im Serum Bestimmung von Kreatinin, Harnsäure, Harnstoff u. v. a.) die eine toxische Schädigung des Gehirns und damit Bewußtseinsstörungen bewirken.

Ätiopathogenese

Die häufigsten Ursachen für ein Nierenversagen sind
1. akute und chronische Glomerulonephritis
2. toxische Nierenschädigung (exogene Noxen, Infekte, Hypoxämie, Hämolyse, Crush-Syndrom)
3. reflektorische Anurie (Tumor, Blutung, Infarkt). Vgl. → **24** (Anurie).
Die Folge der Anhäufung harnpflichtiger Substanzen im Serum ist eine toxische Zellschädigung praktisch aller Gewebe und eine komplexe Störung des Wasser-, Elektrolyt- und Säure-Basen-Haushaltes.

Symptomatik

Haut: blaß, gelblich (Anämie), gelegentlich sind Harnsäurekristalle sichtbar
Blutungsneigung: erhöht (Nasenbluten, Hämorrhoidalbluten o. a.) → **172**
Störungen im Gastro-Intestinal-Trakt: Appetitlosigkeit, Übelkeit, Erbrechen → **87**,
Durchfälle → **82**
Störungen im Bereich des ZNS: Bewußtsein (Patient ist bewußtseinsgestört oder bewußtlos)
Psyche: Somnolenz, Apathie können auch in Erregung, Tobsucht übergehen

Reflexe: gesteigert, fibrilläre Muskelzuckungen, Krampfneigung
Pupillen: Miosis
Atmung: Hyperventilation
Blutdruck: oft erhöht
Urin: Oligurie, Anurie, Eiweißzylinder, rote Blutkörperchen, Isostenurie.

Bewußtseinstrübung bis Bewußtseinsverlust, aber auch Wechsel zwischen Apathie mit solchen Zuständen erheblicher motorischer Unruhe. Oft nächtliche Unrast und Schlaflosigkeit, am Tage Somnolenz, d. h. Schlafneigung. Neben Krampfanfällen treten auch tetanieforme Erscheinungen auf.

Im Krankenhaus

Labor: Blut: Harnstoff und Kreatinin erheblich erhöht, Calcium vermindert, Kalium erhöht. Anämie (Hb zwischen 6 und 9 g%).

Differentialdiagnose

Alle *anderen Koma-Formen* (vgl. Tabelle 1 → **57**)

	I Stille, echte Urämie	II Eklamptische Urämie	III Arteriosklerotische Urämie (Pseudourämie)
Nierenfunktion			
Wasser- u. Salzhaushalt	Insuffizienz	Schädigung nicht notwendig	
Rest-N	erhöht	zumeist nur gering erhöht	
Lebensalter	alle Altersstuf.	Jugendliche	Senium
Temperatur	normal, subnormal	oft erhöht	normal
Blutdruck	hoch	hoch mit Steigerung	hoch
Atmung			
Kußmaul	+	–	–
Cheyne-Stokes	+	(+)	+
Körperlicher Verfall			
Nervensystem	++	–	(+)
Geistiger Verfall	+	–	+
Kopfschmerzen	+	+	+
Unruhe und Schwindel	+	+	++

Differentialdiagnose (Fortsetzung).

	I Stille, echte Urämie	II Eklamptische Urämie	III Arterisklero-tische Urämie (Pseudourämie)
Schlaflosigkeit	++	–	+
Neuralgien	+	–	+
Reflexe	+	(+) Babinski ++	–
Muskelkrämpfe ..	+	(+)	+
Psychose	(+)	+	++
Krämpfe	Endstadium +	++	+
Koma	+	++	++
Pruritus	+	–	(+)
Seh- u. Geh-störungen	+	–	–
Magen-Darmkanal			
Appetitlosigkeit, Übelkeit,	++	+	(+)
Erbrechen	++ (unstillbar)	+	–
Singultus	+	–	–
Durst	++	–	–
Stomatitis	+	–	–
Gastritis	+	–	–
Enterokolitis ...... (Durchfall)	+	–	–

Soforttherapie Sofortige Krankenhauseinweisung!

Natriumbicarbonat: In 250 ml 0,9 % Kochsalzlösung – 2-3 Amp. (zu 20 ml) Natriumbicarbonatlösung Salvia infundieren.

Sedativa: Baralgin® (Albert-Roussel) 1 x 1 Amp. (5 Minuten) intatravenös

Dolo-Adamon® (Asta) 1 Amp. langsam intravenös.

Beachte Krampfneigung und Unruhe.

Herz- und Kreislaufstützung, wenn notwendig.

Denke an kumulative Toxizität vieler Medikamente (z. B. Antibiotika, Herzglykoside).

Weitere Maßnahmen
Eventuell: Dialyse
Bluttransfusion nach Klinikeinweisung

Komplikationen und Gefahren
Lungenödem
Pleuritis
Perikarditis

Hirsch

64 Crush-Syndrom → 24

65 Delirium tremens → 15

66 Depression

Synonyma
Gemütskrankeit, Melancholie, Manisch-depressive Erkrankung, Zyklothymie, Affektpsychosen.

Definition
a) *Endogene Depressionen*
1. depressive Phasen im Verlauf bipolarer manisch-depressiver Psychosen;
2. monopolare endogene Depressionen;
3. Involutionsdepressionen;
4. depressive Manifestationen manisch-depressiv-schizophrener Mischpsychosen.
b) *Exogene* = organische oder symptomatische Depressionen bei körperlichen Krankheiten.
c) *Psychogene (neurotische) Depressionen.*

Ätiopathogenese

Endogene Depressionen
Multifaktoriell-pathogenetisches Geschehen. Erbfaktor gibt den Ausschlag. Pyknischer Habitus scheint vorherrschend.

Exogene Depressionen
1. *Organische Depressionen:* Bedingt durch Gehirnkrankheiten, z. B. senile Hirnatrophien, vaskuläre zerebrale Schädigungen, progressive Paralyse etc. Kombiniert mit Gedächtnisstörungen, Desorientierung.
2. *Symptomatische Depressionen:* Entstehen unter dem Einfluß bekannter Noxen, die das Gehirn treffen, z. B. als Nebenerscheinungen anderer Grundkrankheiten. Auch hier sind amnestische Symptome obligat.
3. *Psychogene (neurotische) Depressionen:*
a) Psychogene Depressionen: Unterscheidung von der endo-

genen Form umstritten. Trennung wird aus therapeutischen Gründen beibehalten. Psychoreaktives Auftreten nach emotioneller Erschütterung einer abnormen, affektlabilen Persönlichkeit.

b) Neurotische Depressionen entstehen durch chronische Affektirritationen bei depressiver Fehlhaltung, z. B. bei fortdauernden ehelichen Spannungen oder sozialen Konflikten (berufliche Schwierigkeiten). Schwankende Stimmung. Agitiertes ängstliches Verhalten. Überwiegen die vegetativen und psychosomatischen Beschwerden, spricht man von Erschöpfungsdepression.

Symptomatik der endogenen Depressionen

Ein somatischer Befund fehlt. Meist kein erkennbarer Anlaß. Proteusartiges Symptomengebilde. Von organischen Erkrankungen oder psychogenen Störungen mitunter nur schwer abzugrenzen. Grundstimmung traurig, ängstlich, verzweifelt.

Allgemeine Hemmung der psychischen, motorischen und vegetativ gesteuerten Funktionen.

Auch Vermehrung der Psychomotorik kommt vor.

Wahnhafte, einförmige Äußerungen von Versündigungs- und Verarmungsideen, auch hypochondrischen Befürchtungen.

Der Kranke richtet den Zeiger der Schuld auf sich, ist suizidal! Unmotivierte Seufzer. Morgentief der depressiven Verstimmung. Abendliche Besserung (Tagesschwankungen).

Glanzloser Blick. Gealterter, amimischer Gesichtsausdruck. Schlaffer Gewebsturgor. Unmodulierte Sprechweise.

Schlafstörungen. Frühes Erwachen. Inappetenz. Obstipation. Müdigkeit. Schwindel. Druckgefühl in allen möglichen Körpergegenden. Der eigene Körper und die Umwelt erscheinen fremd (Depersonalisationsgefühle). Bei *larvierter Depression* dominieren vegetative Symptome. Gesichtsneuralgien, Schlaflosigkeit oder Alibidinosität nicht selten alleinige Manifestation monosymptomatischer Depressionsformen.

Phasenhafter Verlauf.

Umschlagen in eine hypomanische „Gegenphase" ist möglich. Nach Abklingen der Phase kein Persönlichkeitsdefekt.

Differential-diagnose

Keine scharfe Abgrenzung der einzelnen Depressionsformen. Verflechtung endogener, exogener und organischer Faktoren macht fließende Übergänge möglich. Frühere Krankheitsepisoden, auch hereditäre Belastungen sprechen für endogene Genese. Anhaltende seelische Überforderungen, auch somatische Faktoren können jedoch Auslöser sein.

Symptomatische Depressionen sind bei inneren Erkrankungen und Vergiftungen durch körperliche Untersuchungen auszuschließen. Bei nachgewiesenem Grundleiden Bewußtseinstrübung entscheidendes Kriterium.

D

Entzugssymptome bei *Toxikomanen* imitieren mitunter endogene Depressionen.
Epileptische Verstimmungen sind durch die Anfallsanamnese abzugrenzen.

Involutionsdepressionen, klimakterische Depressionen, Depressionen in *Schwangerschaft* und im *Wochenbett* stehen in naher Verwandtschaft zur endogenen Depression.

Bei *Mischpsychosen* finden sich schlechter affektiver Kontakt, Ambivalenz, Ambitendenz, formale und inhaltliche Denkstörungen, Sinnestäuschungen (z. B. Hören von Stimmen), uneinfühlbare Handlungen, Sperrung und Stereotypie.

Bei der *reaktiven Depression* ist das Motiv nachweisbar. Zeiger der Schuld auch auf die Umgebung bzw. das Schicksal gerichtet. Die Kranken sind ablenkbar, lassen sich aufmuntern. Tagesschwankungen sind nicht pathognomonisch. Deutliche Intensivierung der depressiven Symptomatik vor dem Einschlafen. Deshalb Einschlafstörungen im Gegensatz zum frühen Erwachen bei der Melancholie. Leptosome sind zu depressiven Verstimmungen besonders disponiert.

Bei der *depressiven Neurose* findet sich oft eine übertriebene und inadäquate mimische Reaktion. Der Kranke wirbt um Zuneigung im Gegensatz zum gleichgültigen, eintönigen Verhalten bei Endogen-Depressiven.

Soforttherapie

> Zwei Fragen sind vorab zu klären:
> 1. Besteht Suizidgefahr?
> 2. Welche Therapie ist angezeigt?

Therapeutische Maßnahmen sind von der Beantwortung der ersten Frage abhängig zu machen.
Eine erhöhte *Suizidgefahr* ist bei jeder Depressionsform möglich. Eine sichere objektive Quantifizierung der potentiellen Suizidalität gibt es bisher nicht. Vor der Gradabschätzung ist ein affektiver Arzt-Patient-Kontakt herzustellen, Zeitdruck ist zu vermeiden.
Für erhöhte Selbsttötungsgefahr sprechen: Vereinsamung, fehlende religiöse Bindungen, wirtschaftlicher Ruin, unstete Lebensführung (häufiger Berufswechsel, stärkerer Alkoholkonsum), konkrete Vorstellungen über die Art der Durchführung eines Suizids, bereits getroffene Maßnahmen (z. B. Schreiben von Abschiedsbriefen), Selbstmorde in der Blutsverwandtschaft, eigene frühere Suizidversuche, plötzlich auftretende wahnhafte Angstattacken.
Ferner ist zu berücksichtigen, daß am Anfang und am Ende depressiver Phasen die Neigung zum Suizid am größten ist, weil die Hemmung noch nicht bzw. nicht mehr so schwer ist, um destruktiven Impulsen entgegezuwirken.
Einweisung auf eine geschlossene Abteilung läßt sich nicht umgehen – notfalls unter Beachtung der Ausführungen → **6** (Zwangseinweisung) bei offenkundigem Vorliegen einer erhöhten Suizidgefahr, ferner bei depressiven Phänomenen der personalen Sphäre mit psychologisch nicht ableitbaren Wahnthemata der hypochondrischen Befürchtungen, der Schuld, Versündigung oder Verarmung.
Sofortige Besserung der depressiven Verstimmung ist mit Morphium 0,01-0,02 i. m. oder Eudokal 0,01-0,02 i. m., jeweils kombiniert mit Daptazile-Injektion 0,03 i. m. zu erzielen. Keine Suchtgefahr bei endogenen Psychosen.
Bei leichten und höchstens mittelschweren, überwiegend gehemmten Formen kann der Arzt die Verant-

wortung für die Belassung in häuslichen Verhältnissen übernehmen, wenn eine gute affektive Bindung zustande gekommen ist. Die derzeit optimale Therapie der endogenen Depressionen besteht in kurmäßig verabreichten Gaben von Neuro- und Thymoleptika, deren Verordnung aber einige Erfahrung im Fach voraussetzt.

Weitere Maßnahmen Baldige Überweisung an einen Nervenfacharzt ist im Hinblick auf eine gezielte Therapie immer zweckmäßig.
Sonst hat sich die therapeutische Indikation nach der Ätiologie der depressiven Reaktion zu richten.
Bei exogenen Depressionen wird das Grundleiden behandelt. Bei psychogenen oder neurotischen Depressionen ist durch ein psychotherapeutisches Gespräch eine Relativierung der aktuellen Konfliktsituation anzustreben, wobei zu beachten ist, daß die bewußten Motive der augenblicklichen Lebenssituation nicht mit den eigentlich wirksamen Ursachen gleichzusetzen sind. Gelingt es, diese aufzudecken, so ist die aktuelle Konfliktsituation entschärft.

Kensy

67 Diabetisches Koma

Definition Bewußtseinsstörungen im Rahmen einer Zuckerstoffwechselentgleisung, die mit Ketose, Azidose und schweren Störungen des Wasser- und Elektrolythaushaltes einhergeht.

Ätiopathogenese Verursacht wird dieser Zustand durch einen absoluten oder relativen Insulinmangel, der bedingt sein kann durch
1. unkontrolliertes Absetzen oder Umsetzen der Insulindosis oder antidiabetischer Substanzen (Tabletten z. B. Sulfonilharnstoffe – Biguanide).
2. erhöhten Insulinbedarf:
a) Infekte, auch fieberfreie
b) Furunkel, Karbunkel, Gangrän
c) Traumen
d) Herzinfarkt → **128**
e) Apoplexie → **26**

f) Magen-Darm-Störungen
g) Schwangerschaft bei Diabetes mellitus
h) ganz allgemein: Streßsituationen
3. als Erst-Manifestation eines bislang unbekannten Diabetes (Jugendliche, alte Menschen)
4. Insulinresorptionsstörung oder Insulinresistenz, die als Folge einer Antikörperbildung gegen eine bestimmte Insulinart auftreten kann
5. psychische, vegetative Dysregulationen
6. Diätfehler

Symptomatik

a) *Präkoma*
Abnahme der geistigen und körperlichen Leistungsfähigkeit
Müdigkeit, Gähnen
Kopfschmerzen
Appetitverlust, Erbrechen
Durstgefühl
Polyurie
allgemeine Unruhe
Muskelschmerzen (Waden!)
bei Übergang ins

b) *Koma*
Aspekt: Gesicht gerötet, schwerkrank
Bewußtsein: Patient ist bewußtseinsgestört oder bewußtlos
Atmung: gesteigert, vertieft (Kußmaulsche Atmung), Azetongeruch?
Haut: trocken
Zunge: grau-schwarz belegt, borkig, trocken
Bulbi: weich
Muskeltonus: schlaff
Blutdruck: erniedrigt
Puls: klein und schnell
Reflexe: abgeschwächt
Temperatur: erniedrigt
Pupillen: Mydriasis, träge Reaktion auf Licht
Laborbefunde: Zucker und Azeton im Harn, Blutzucker erhöht, Blutgasanalyse zeigt Azidose

Symptome des Präkomas und des Coma diabeticum

	Praecoma diabeticum	Coma diabeticum
Bewußtseinslage und psychische Veränderungen	Verlangsamung, Depressionen, Gleichgültigkeit, Apathie	Getrübtes Sensorium bis Koma
Allgemeine Symptome	Muskelschmerzen (Waden!) häufig Kopfschmerzen, auffallende Müdigkeit	
Besondere Symptome	Vermehrtes Durstgefühl bei Appetitlosigkeit; umschriebene oder diffuse Schmerzen im Abdomen	Pseudoperitonitis diabetica mit Bauchdeckenspannung, Meteorismus, oft exzessiv und Leukozytose
Pupillen	Regelrecht	Mydriasis, träge bzw. keine Reaktion
Atmung	Unter Umständen vertieft	Kußmaulsche Atmung (Azidoseatmung)
Körpertemperatur	Normal	Erniedrigt, Temperaturanstieg ist Signum male ominis!
Haut	Trocken, rauh	In Falten abhebbar, deutliche exsikkotische Zeichen
Mundhöhle	Zunge rissig, Neigung zu Stomatitiden	Zunge trocken, mit Borken belegt
Bulbi	Regelrecht	Weich, tief in Orbita liegend
Muskeltonus	Adynamie, Reflexe regelrecht	Hypo- bis Areflexie, keine pathologischen Reflexe
Kreislauf	Blutdruck meist niedrig, Puls unauffällig	Blutdruck erniedrigt kleine Amplitude, Puls klein, weich, tachykard Cave: energetisch-dynamische Herzinsuffizienz infolge Kaliummangels (→ **79**)!
Gesichtsfarbe	Unauffällig	Rubeose, Extremitäten oft rot-blau verfärbt
Geruch	Nach Obstester	Nach Azeton

Symptome (Fortsetzung).

	Praecoma diabeticum	Coma diabeticum
Harn	Polyurie, Zucker+	Oligurie, Zucker+, Ketonkörper+, im Sediment Komazylinder und gelegentlich Ery., Eiweiß oft+.

Differentialdiagnose Alle anderen Koma-Formen. S. hierzu tabellarische Aufstellung → **57** (Coma).

Soforttherapie

1. Sofortige stationäre Einweisung anstreben; je früher, desto besser!

2. Insulin, nur bei gesicherter Diagnose: Dextrostix-Stäbchen als Blutzucker-Schnelltest verfärbt sich blau, dann 50 Einheiten Alt-Insulin intravenös, 50 Einheiten Alt-Insulin intramuskulär nur dann, wenn sich der Patient nicht im Schock befindet! Bei nicht gesicherter Diagnose „Coma diabeticum" 20 ml 40 %ige Traubenzuckerlösung intravenös vorspritzen.
3. Bei Kreislaufversagen:
Rasch wirkendes Glykosid, z. B. Novodigal 1/2 Amp. oder Strophanthin 1/8 mg intravenös.
4. 50 ml 4 %ige Kochsalzlösung intravenös.
25 ml Natriumbikarbonat-Lösung 8,4 %ig intravenös.
Mit Flüssigkeit (z. B. physiologische NaCl-lösung) infundieren.
Menge und Zeitangabe der gegebenen Medikamente für Krankenhausarzt *schriftlich* mitgeben.

Weitere Maßnahmen

Zeit	1. Stunde	2.-6. Stunde	6.-24. Stunde	2. Tag
Diagnose	Anamnese (Hausarzt, Familie). Klinische Untersuchung (Puls, Blutdruck, Herztöne, Haut, Atmung, Foetor, Bulbi, Temperatur). Einweisung mit Voranmeldung. Im Krankenhaus: Harn auf Zucker und Azeton (evtl. Katheter!) Blutzucker, Blutbild, Senkung.	Laufende Kontrollen von Harn- und Blutzucker. Nach Möglichkeit Serum-Kalium und Blutgasanalyse kontrollieren lassen. Überwachung von Puls, Blutdruck, Temperatur.	Wie zuvor.	Wenn nötig, Thorax-Röntgen, EKG.
Therapie	Kreislaufbehandlung, Wärme, Sauerstoff. Infusion: 400 ml Insotonal mit 60 E Alt-Insulin, Digitalisierung mit schnellwirkendem Glykosid (z. B. Lanitop 0,2 mg), 5 ml Vitamin C. Nur bei normalisiertem Kreislauf: 60 E Alt-Insulin subkutan.	Je nach Blutzucker: wenn Blutzucker > 300, dann Gabe von weiteren 40 E Alt-Insulin intravenös und bei normalisiertem Kreislauf auch subkutan. Bei Blutzucker < 80, intravenöse Injektion von 100 ml Dextrose (20 %). Evtl. nochmals Lanitop 0,2 mg. Bei absinkendem	Häufige Blutzuckerkontrollen, da Gefahr der Hypoglykämie! Insulin vorsichtig weiter bis zum Erwachen. Danach Versuch peroraler KH-Zufuhr (Obstsaft, Haferschleim).	Leichte Diabetikerkost mit KH bis 200 g Alt-Insulin entsprechend der Glykosurie. Gefahr der Hypoglykämie bei ungenügender Nahrungsaufnahme. Leichte Atemgymnastik.

D

Weitere Maßnahmen (Fortsetzung).

Zeit	1. Stunde	2.-6. Stunde	6.-24. Stunde	2. Tag
		Blutzucker Kaliumzufuhr (z. B. als Trommcardin-Injektionslösung, 1 Amp. langsam i. v.). Antibiotika, Natrium-bikarbonat-Gabe nach Blutgasanalyse.		

Komplikationen und Gefahren

Zeitverlust bedeutet Lebensgefahr!

Präkoma
↓
mehrere Tage
↓
schwerste Gefahr

Koma
↓
8-12 Stunden
↓
schwerste Gefahr

Hirsch

68 Diathese, hämorrhagische → 123

69 Diphtherie

Synonym

Angina diphtherica.

Ätiopathogenese

Erreger: Corynebacterium diphtheriae.
Inkubationszeit: 2-5 (1-7) Tage. Infektion direkt durch Tröpfcheninfektion (auch durch Keimträger) oder indirekt durch infizierte Gegenstände.

Symptomatik

> *Leitsymptome:* Schluckbeschwerden, lokale membranöse Beläge auf Tonsillen und evtl. deren Umgebung, typischer Foetor ex ore, Fieber.

Krankheitsbild

1. Tonsillar- und Rachendiphtherie: Beginn akut mit mäßig hohem Fieber, allgemeinem Krankheitsgefühl, Schluckbeschwerden, Nasensekretion, evtl. Erbrechen und Durchfall. Auf einer oder beiden Tonsillen rasch zunehmende, porzellanweiße bzw. grau- oder grünweiße, nicht abwischbare, leicht blutende, homogene, zähe, pseudomembranöse Beläge, die auch auf Uvula (Ödem), weichen Gaumen, Mund- und Rachenschleimhaut, Larynx und Trachea übergreifen können (diphtherische Membran hat einen schmalen erythematösen Rand). Typischer süßlicher Mundgeruch. Schmerzhafte regionäre Halslymphknotenschwellungen. Auffallend blasse Haut. Oft Tachykardie und Milzvergrößerung.

2. *Maligne toxische Diphtherie:* Hochfieberhafter Beginn, schweres Krankheitsgefühl und auch Krankheitsbild. Im Mund- und Rachenraum ausgedehnte diphtherische Beläge, hochgradig empfindliches Ödem mit Schwellung von Hals und Nacken (Cäsarenhals), allgemeine Unruhe, Erbrechen, Durchfall, evtl. Nasen- und Hautblutungen, Tachykardie, Hypotonie (Myokarditis, Neuritis, Leber- und Nierenbeteiligung).

3. *Besondere Diphtherie-Verlaufsformen:* Diphtherie der Nase und Konjunktiven (blutiges Sekret), des Kehlkopfs (Stridor, bellender Krupphusten, Heiserkeit); Zungen-, Wund-, Nabel- und Hautdiphtherie; möglich auch Ösophagus-, Ohr- und Vaginaldiphtherie (selten). Krupp (s. S. 162).

Diagnose: Klinisch (Geruch!), epidemiologisch. Im Blut Leukozytose, Eosinopenie. Albuminurie. Mikroskopisch-bakteriologische Untersuchung eines Tupferabstrichs. Negatives Ergebnis spricht nicht gegen Diphtherie.

Differentialdiagnose

Gegenüber allen Anginaformen → **20**, Streptokokkenpharyngitis, infektiöser Mononukleose (diphtherieähnliche Beläge, allgemeine Lymphknotenschwellungen, Milzvergrößerung, im Blut Lympho- und Monozytose), Tonsillarabszeß, Angina Plaut-Vincent (Angina ulceromembranacea: meist einseitig, auffällige Diskrepanz zwischen massivem Tonsillenbefund und geringen Allgemeinerscheinungen, kein oder nur geringes Fieber, selten Lymphknotenschwellungen, Erreger!), Agranulozytose und Leukämie (Blutbild!), Lues. Fehldiagnose möglich nach Tonsillektomie (Anamnese!).

Soforttherapie (Meldepflicht bei Erkrankung und Tod)
1. *Spezielle Therapie:* In jedem Fall, auch bei Diphtherieverdacht, so früh wie möglich Diphtherie-Antitoxin injizieren, und zwar als Fermo-Serum (vom Pferd); nur bei schon früher mit Pferdeserum Behandelten (z. B. Diphtherie-, Tetanusserum) Diphtherie-Serum „Behringwerke“ vom Rind oder Hammel (OP jeweils mit 10000 I. E. in 10 ml). Bei Krupp → **162**.

D

a) *Erwachsene:*

bei leichten Fällen	6000–10000 I. E. i. m.
bei mittelschweren Fällen	20000–40000 I. E. i. m.
bei schweren Fällen	40000–60000 I. E. i. m.
bei malignen toxischen Fällen	60000-100000 I. E. i. m.

(davon bei schweren Fällen bis zu 20000 I. E. i. v., aber nicht, wenn schon früher mit Pferdeserum behandelt wurde).

b) *Kinder:*
bei leichten Fällen
500 I. E./kg Körpergewicht Fermo-Serum i. m.
bei schweren Fällen
1000 I. E./kg Körpergewicht Fermo-Serum i. m.
Vor Seruminjektion Konjunktivaltest und Hauttest (0,1 ml Serum intrakutan; bei Rötung und Quaddelbildung innerhalb von 10 bis 15 min positive Reaktion; dann Rinderserum geben) oder Desensibilisierung (0,5 ml s. c., nach 30 min 1 ml i. m., nach weiteren 30 min 2 ml i. m., bei Verträglichkeit die ganze Serummenge i. m.) unter gleichzeitiger Gabe eines Antihistaminikums.
2. *Zusätzliche antibakterielle Therapie:* 1 Million I. E. Penicillin G (Depotpenicillin) i. m. oder 1 g Erythromycin i. m. oder 1 g eines Tetracyclinpräparates (Antibiotikumbehandlung täglich für 6 bis 10 Tage).
3. *Allgemeine Therapie:* Strenge Bettruhe (Isolierung), Analgetikum (Aspirin®), eiskalte Halswickel.
Herz- und Kreislaufstützung.
Schockbekämpfung (Blässe, kalte Akren, Tachykardie, Hypotonie) mit Digoxin (Lanicor®, Lanitop®, Novodigal®) und Plasmaexpander infundieren → **7**.

Rachenspülungen mit warmer Salzlösung oder Kamillentee bzw. Kamillosan®.
Sedativum (je nach Schwere und Unruhe) Erwachsene 0,1 bis 0,2 g Luminal oder Valium® 10 mg.
Kinder 1 bis 2 Luminaletten. oder Valium®, je nach Lebensalter 1/2 bis 10 mg).
Flüssige leichte Kost.
Bei toxischer Diphtherie: 1 Ampulle Solu-Decortin®-H zu 25 mg i. m. oder i. v.
4. *Bei Erstickungsgefahr:* Absaugung von Sekret und Membranen, evtl. Intubation oder Nottracheotomie.
Klinikeinweisung mit kurzem Befund- und Therapiebericht.

Koeppe

70 Doppelbilder

Synonym Diplopie.

Definition Wahrnehmung von zwei Bildern des gleichen Objektes. Unterschieden wird das seltenere monokulare vom häufigeren binokularen Doppeltsehen.

Ätiopathogenese 1. *Monokulares Doppeltsehen:* Linsenluxation, evtl. Medientrübungen, Makulaprozesse, Rindenaffektionen.
2. *Binokulares Doppeltsehen:* Lähmungsschielen (Strabismus paralyticus), Verlagerung des Bulbus durch Traumen im Orbitabereich einschließlich Frakturen, intraorbitale Tumoren, Blutungen, bei Myositis und Tenonitis, maligner Exophthalmus bei endokriner Ophthalmopathie. Auch toxische Schädigung möglich.

Symptomatik Ausfall eines oder mehrerer Augenmuskeln, zumeist ein neurologisches Symptom. Es kommt zu einer plötzlichen Motilitätseinschränkung in Richtung des gelähmten Muskels, damit zu einer Einschränkung des Blickfeldes. Bei Blick in Richtung des gelähmten Muskels nimmt der Schielwinkel zu, in Wirkrichtung des Antagonisten verschwindet er. Das Doppelbild erscheint in der Richtung, in der der Muskel das Auge bewegen würde. Kompensatorische Kopfhaltung und

Zukneifen des betroffenen Auges läßt das störende Doppelbild vermeiden.

Krankheitsbilder

1. *Okulomotoriuslähmung:* Ptosis, Hebung, Senkung und Adduktion des Bulbus aufgehoben, Schielstellung nach außen und unten. Bei Mitbeteiligung der inneren Augenmuskeln besteht Mydriasis, absolute Pupillenstarre und Akkommodationslähmung (komplette Okulomotoriuslähmung).
2. *Trochlearislähmung:* Höherstand des betroffenen Auges, Blick nach nasal unten erschwert.
3. *Abduzenslähmung:* Innenschielstellung, Abduktion über Mittellinie hinaus nicht möglich.

Soforttherapie Wegen der störenden Doppelbilder zunächst Abdekken des betroffenen Auges bzw. einseitiges Verkleben der getragenen Brille.
Ophthalmologische und neurologische fachärztliche Klärung am nächsten Werktag, aber sofort bei Traumen, Verdacht auf apoplektischen Insult und Vergiftungen.

Merté/Heilmann

71 Drogenrausch

Synonym Toxikomanie.

Definition Akute drogenbedingte Vergiftung.
Abnorme Erlebnisreaktion (Panikreaktion) unter Drogeneinfluß („Horror"- bzw. „bad trip" = atypischer Rausch).
Nach- oder Spätrausch (= Echorausch).

Ätiopathogenese Motiviert als Protestverhalten gegen leistungsorientierte Gesellschaft. Problem aber vielschichtiger. Oft familiäre Einflüsse (broken home), aber auch spezifische Persönlichkeitseigenschaften bedeutsam: Süchtige Fehlhaltung mit nihilistischer Selbstzerstörungstendenz. Psychische Labilität. Infantilität bei guter Intelligenz. Versagen in Schule und Beruf. Angst vor Entscheidungen in Konfliktsituationen. Neugier mit Imitationsdrang. Langeweile.

Die „Abhängigkeit“ (Sucht) beginnt nach zufälliger Erfahrung der spannungs- und angstlösenden Wirkung. Dabei Veränderungen des emotionalen Befindens durch euphorische Unterbrechung der Alltagstrivialität.

Mißbrauch folgender Drogen kommt vor:

1. Halluzinogene (Psychedelika, Phantastika, Deckname „acid“): Haschisch (Cannabis), Marihuana, Mescalin, LSD 25 (Lysergid), STP (DOM) = synthetischer Abkömmling des Amphetamins mit starker halluzinogener Wirkung.
2. Weckamine = Amphetamine (Deckname: „prelus“, „captas“, „speed“, „purple hearts“): Benzedrin, Pervitin, Preludin, Ritalin, Captagon, Rosimon, AN 1.
3. Morphinderivate [Deckname: „O“, „hard stuff“, „brown stuff“ (Rohopium), „H“ (Heroin), „M“ (Morphium)].
Synthetische Morphium-Ersatzmittel: Codein, Dolantin, Cliradon, Palfium, Jetrium, Polamidon.

Durch Haschisch Ausschaltung der hemmenden Funktion der Großhirnrinde. Amphetamine setzen vermehrt Noradrenalin frei. Morphium verhindert die Freisetzung von Noradrenalin und Dopamin im Gehirn.

Symptomatik Polytoxikomane bieten bunte Bilder durch Überlagerung einzelner gestörter Funktionskreise des Nervensystems. Bei Anwendung nur einer Droge charakteristischere Symptome. Prägung der Symptomatik auch durch persönlichkeitsgebundene Faktoren bzw. durch Außenreize (psychische Ausgangslage = Setting).

Akute drogenbedingte Vergiftung

1. *Haschisch- und Halluzinogenintoxikation:* Rauschzustand, „High-sein“. Dabei anfangs läppisch-albernes Benehmen, aber morose Grundstimmung. Psychomotorische Enthemmung oder stilles Vorsichhinträumen. Gelegentlich auch Omnipotenzgefühle. Konsument glaubt, fliegen zu können. Bindehautrötung. Pharyngitis. Bronchitis. Gesteigerte Reflexe. Tachykardie. Zit-

tern. Fieber, Schwitzen. Weite Pupillen. Nystagmus. Schwindel. Zyanose. Kreislaufkollaps. Schweres Koma möglich. Atmung oberflächlich (cave Atemlähmung!). Gelegentlich Angstpsychose. Halluzinationen. Veränderung des Zeit- und Raumgefühls.
Die *LSD-Erlebnisse* sind um ein Vielfaches verstärkten Haschischwirkungen vergleichbar. Besonders kennzeichnend: Optische Trugwahrnehmungen (Farbvisionen, Veränderung der Umweltdimensionen). Aufhebung des Zeitgefühls. Häufig wahnhafte Reaktionen. Hierbei gelegentlich auch Omnipotenzgefühle. Angstbesetzte Phänomene nennt man „horror trip".
2. *Vergiftung mit Weckamien:* Blutdrucksteigerung. Pulsierende Kopfschmerzen. Gefahr von Gehirnblutungen bzw. epileptischen Anfällen. Tremor. Agitiertheit. Enthemmung. Angst. Dabei überwach. Optische und akustische Halluzinationen. Paranoides Verhalten. Kreislaufversagen.
3. *Vergiftung mit Morphin und Derivaten:* Aufhebung des Schmerzerlebnisses. Erbrechen. Verengung der Pupillen. Zunächst Bewußtseinstrübung, dann tiefer Schlaf. Erlöschen der Reflexe. Bradykardie. Atemdepression bis Atemlähmung. Beim Erwachen Entzugssyndrom mit körperlichen Beschwerden (Unruhe, Angst, Übelkeit, Schweißausbrüchen). Dringliches Verlangen nach erneuter Zufuhr des Opiats. Toleranzsteigerung. Beim Heroin durch Überdosis leicht plötzliche Atemlähmung mit Tod.

Abnorme Erlebnisreaktionen („horror"- oder „bad trip")

Phänotypisch psychotisches Angstsyndrom. Kennzeichnend sind Panik und Wahnideen. Dabei Atemnot, Pulsbeschleunigung, Schwitzen. Wirkt „ansteckend" auf „Freunde". Weniger spezifische Drogenwirkung, mehr psychogene Ausgestaltung des Rauscherlebnisses. Meist bei Unerfahrenen mit ambivalenter Haltung. Anstoß durch äußere Faktoren (Assoziationen).

Spätrausch = Echoeffekt oder „flash-back“

Tage, Wochen, sogar Monate nach dem letzten Drogenrausch Auftreten schizophrenieähnlicher Bilder oder depressiver Verstimmungen. Wahrscheinlich Auslösen konditionierter Reflexe durch Streß- und Angstsituationen. Freisetzung von Drogen aus Körperdepots wird ebenfalls erwogen.

Differentialdiagnose

Der Konsument bagatellisiert. Genaue Information über die Qualität der Drogen wird kaum gegeben. Oft liegt schon Anbehandlung mit anderen Mitteln vor. Zur Unterscheidung von endogenen Psychosen dient die Anamnese. Die Maskierung anderer Krankheiten durch die Vergiftung ist möglich. Bei Kopfverletzungen sind in der Frühphase Vergiftungsfolgen nicht abzugrenzen. Hinter der unregelmäßigen Atmung des Fixers kann sich ein subdurales oder epidurales Hämatom verbergen. Kopf immer nach Verletzungszeichen untersuchen.
Ein *Entzugsdelier* kann ähnliche Bilder machen wie eine akute Intoxikation.

Soforttherapie

Halluzinogen-Intoxikation

Bei Halluzinogen-Intoxikation leichterer Art zunächst nur laufende beruhigende Unterhaltung (talk down). Keine Barbiturate. Keine Antidepressiva. Kein Megaphen (cave: Herzstillstand!). Kein Eukraton. Je nach Kreislaufverhältnissen $^1/_4$ mg Strophanthin i. v., auch Novadral i. m. (1 ml = 10 mg). Hypertone Kreislaufverhältnisse wie auch Kreislaufkollaps bedürfen intensiver Beobachtung. Bei Unruhezuständen 20 mg Valium i. m. (= Diazepam). Nach 20 Minuten erneute Gabe, falls notwendig alle 20 Minuten bis insgesamt 60 mg. Gegen intravenöse Injektionen bestehen Bedenken, um dem Süchtigen keinen „Valium-flash“ zu verschaffen. Wirkungsdauer von Valium 3 bis 6 Stunden. Bei *STP-Rausch* von Stunden Dauer wiederholte Valium-Gaben erforderlich. Bei *psychotischen Zuständen* mit Sinnestäuschungen, Unruhe, Wahnideen 5 mg Haldol i. m. oder 2 Tabletten per os.

Bei Vergiftungen mit *Weckaminen* 20 mg Valium i. m. in Abständen von 30 Minuten bis insgesamt 60 mg. Bei *hohem Blutdruck* 25 bis 50 mg Ilidar per os oder 25 mg langsam i. v. Nach Abklingen der Wirkung von Weckaminen kritischen Blutdruckabfall dringend beachten.

Vergiftung mit Morphinpräparaten

Atemwege freihalten. Lorfan 1 mg langsam i. v. In 30 Minuten Wiederholung. Beim Entzugssyndrom 20 mg Valium (Diazepam) i. m. Auch Distraneurin-Tabletten (Clomethiazol) alle 2 Stunden 2 Tabletten. Zusätzlich Micoren, Coramin. Prophylaktisch Antibiotika.
Bei abnormer Erlebnisreaktion („horror trip“) Valium 20 mg i. m. alle 30 Minuten bis insgesamt 60 mg. Bei Wahnsymptomatik: 5 mg = 1 ml Haldol i. m.
Beim Echorausch 20 mg Valium i. m. im Abstand von 30 Minuten bis insgesamt 60 mg.
Bei *starker Unruhe* ebenfalls Haloperidol 5 mg = 1 ml i. m.

Ein dramatisches *Entzugssyndrom* kann ähnlich und ebenso schwer verlaufen wie eine Intoxikation durch Rauschmittel verschiedenster Herkunft und Zusammensetzung. Deshalb sofortige Krankenhauseinweisung mit Begleitperson für den Transport!

Für den Transport zum Krankenhaus
20 mg Valium i. m.
$^1/_4$ mg Strophanthin i. v.
1 ml Novadral = 10 mg i. m.

Weitere Maßnahmen

Akut Drogenintoxizierte müssen stationär eingewiesen werden, um die Entgiftung vornehmen zu können.
Bei komatösen Zuständen forcierte Diurese mit Lasix 40 mg = 4 ml i. v. hervorrufen, dann Infusion mit 2000 ml Elektrolytlösung. Bei Atemdepression künstliche Beatmung.

Komplikationen und Gefahren

Da mit unsterilen Kanülen „gefixt“ wird, Spritzenabszesse und auch infektiöse Hepatitiden häufig. Oft steigt der Haschischsüchtige auf „härtere“ Drogen um. Berauschte nie allein lassen.

Dauergebrauch von LSD führt zu stärkeren Persönlichkeitsveränderungen mit Abkehr von der Realität und Intelligenzverlust. Auslösen schizophrenieähnlicher Psychosen durch LSD möglich.
Bei längerem Mißbrauch von Weckaminen Apathie und Erschöpfungsdepression, schließlich hochgradiger psychischer und körperlicher Verfall. Mischpräparate aus Amphetaminen und Barbituraten sind im Handel.

Kensy

72 Durchblutungsstörungen, akute periphere

Definition

Plötzlicher Verschluß einer größeren Extremitätenarterie mit Unterbrechung der Durchblutung des zu den betroffenen Arterien gehörenden Versorgungsabschnittes (akutes Ischämiesyndrom).

Ätiopathogenese

Arterielle Embolie (häufigste Ursache) hauptsächlich bei Herzklappenfehlern mit Vorhofflimmern, vor allem Mitralvitia, nach frischen Herzinfarkten oder bei thromboulzerösen Endokarditiden; fehlt Vorhofflimmern, ist ein weiter proximal gelegenes falsches oder echtes Aneurysma zu erwägen.
Arterielle Thrombose zumeist bei vorhandener Okkulsion an Gliedmaßenarterien (vorangehende Claudicatio intermittens) und traumatischen Gefäßschädigungen.
Lokalisation der Embolien meist an Arterienverzweigungen (Femoralis- und Iliakabifurkation), der Thrombosen in der A. femoralis superficialis, ausgehend vom Adduktorenkanal.

Symptomatik

> Wie „ein Blitz aus heiterem Himmel" auftretender *Gefäßschmerz* am Ort des Verschlusses; Ausdehnung als Dauerschmerz auf den peripheren Versorgungsabschnitt.

Abkühlung und Blässe (je proximaler der Verschluß, desto schwerer die Ischämie), der eine Zyanose folgt. Die mangelnde Blutversorgung der peripheren Nerven manifestiert sich zuerst in einem Sensibilitätsverlust der Zehen. Pulsausfall (Tasten und Auskultieren aller Pulse) distal der Verschlußstelle. Ischämiesyndrom bei akuten Thrombosen wegen des zumeist vorhandenen

Kollateralkreislaufes weniger ausgeprägt als bei arterieller Embolie.

Differentialdiagnose Gar nicht so selten werden einige Stunden bestehende Unterschenkelarterienverschlüsse fälschlicherweise als Phlegmasia coerulea dolens (perakute Thrombose der oberflächlichen und tiefen Beinvenen führt innerhalb kurzer Zeit zur Anschwellung der Extremität) oder neurologische Erkrankung (Neuritis, Diskophatie) angesehen, bis die Pulstastung und Blässe bei der Lagerungsprobe nach Ratschow die arterielle Genese aufdecken.

Soforttherapie *Schmerzbekämpfung* (gegebenenfalls mit Opiaten), jedoch keine i. m. Injektionen wegen Blutungsgefahr bei evtl. Thrombolyse.
Tieflagerung und lockerer Watteverand der Gliedmaße. Heparin i. v. Injektion (15000-20000 E.), um die Ausbreitung des die Prognose verschlechternden Schwanzthrombus zu verhindern (Mitteilung an weiterbehandelnden Arzt.)

Weitere Maßnahmen

Sofortige Einweisung in eine Chirurgische Klinik

Die gezielte Therapie (Embolektomie, medikamentöse Thrombolyse, Desobliteration, Bypass) ist um so wirksamer, je schneller sie erfolgt. Keine lokale Wärme- oder Kälteanwendung, keine Arterienpunktion wegen Blutungsgefahr und keine Vasodilatantien, da diese nur zu Kurzschlüssen im proximalen Gliedmaßenabschnitt führen.

Dietrich

73 Durchfälle, akute → 82 → 83

74 Dyspnoe, akute → 35

75 Eklampsie, EPH-Gestose

Synonyma Eclampsia imminens, Präeklampsie, Gestose, Toxikose, Toxämie, Ödemonephrotisches Syndrom, Schwangerschaftsproteinurie, hypertensives Syndrom.

75 Eklampsie, EPH-Gestose

Definition

Eklampsie: Eine Form der EPH-Gestose, bei der nebst Ödemen, Proteinurie und Hypertonie eindrückliche tonisch-klonische Hirnkrämpfe vorkommen.
Gestose: Erkrankungen in der Schwangerschaft, pathogenetisch noch nicht geklärt, hervorgerufen durch Stoffwechselstörungen infolge Wechselwirkung zwischen Mutter und Kind.
EPH-Gestose: Gestose, die sich in Ödemen (E), Proteinurie (P) und Hypertonie (H) äußert. Sie ist die häufigste Schwangerschaftskomplikation.

Ätiopathogenese

Ursache der EHP-Gestose (Eklampsie) unbekannt (viele Synonyma). Das einzig sichere Bekannte ist die Tatsache, daß sie mit dem Wachstum des Fetus auftritt und bei seinem Absterben verschwindet. Die Gestose manifestiert sich in erster Linie durch Nephropathie (Ödeme, Proteinurie) und Angiopathie (Hypertonie, Gefäß-Spasmen, Retionopathie, Eklampsie), kann aber auch eine Hepatopathie (hepatorenales Syndrom) oder eine Enzephalopathie (Eklampsie, Enzephalorrhagie) nach sich ziehen. Immer beobachtet man ausgedehnte Plazentainfarkte (plazentare Angiopathie), welche für die Hypoxie- und Atrophieschäden des Kindes verantwortlich sind (sehr hohe fetale Mortalität).

Symptomatik

Der Arzt kann, in der zweiten Hälfte der Schwangerschaft, gehäuft gegen Ende und bei Übertragung, notfallmäßig gerufen werden wegen
a) *Plötzlich auftretenden massiven Ödemen,* oft in Kombination mit Proteinurie (0,5 %) oder/und Hypertonie (160/95).
b) *Eclampsia imminens (drohender Eklampsie):* Kopfweh, Augenflimmern, Magenschmerzen oder andere zentrale vegetative Symptome.
c) *Eklampsie: Tonisch-klonische Krämpfe* mit Bewußtseinsverlust, minutenlang andauernd und nach kurzer Zeit rezidivierend.

Differentialdiagnose

Wenn Krämpfe in der zweiten Schwangerschaftshälfte von Ödemen oder Proteinurie oder Hypertonie begleitet sind, dann handelt es sich meist um Eklampsie-Krämpfe. Fehlen diese Gestose-Symptome, dann liegt unter Umständen auch eine Epilepsie → **85** oder eine Hirnvenenthrombose vor. Andere Möglichkeiten, etwa Hirntumor, Hirnaneurysma, Enzephalitis → **84**,

Meningitis →**173**, Nierenschaden, Urämie → **63** (Coma uraemicum), Anaphylaxie oder psychogene Krämpfe, sind selten geworden, müssen aber immer in Erwägung gezogen werden.

Soforttherapie

> Verdacht auf Präeklampsie bedeutet höchste Alarmstufe. Sie kann jederzeit in Eklampsie-Krämpfe übergehen, diese können sich pausenlos zum Status eclampticus häufen, der oft den Tod nach sich zieht.

a) *EPH-Gestose.* Häusliche Behandlung nur bei günstigen pflegerischen Voraussetzungen:
Kausal: Ruhe, Bettruhe, Valium
Symptomatisch: Salzlose, eiweißreiche Diät
Medikamente: Diuretika, Anithypertensiva
Kontrollen: Häufig Gewicht, Urin und Blutdruck
b) *Eclampsia imminens.* Zimmer abdunkeln. Alle Menschen aus dem Zimmer weisen. Kein Lärm. Absolute Ruhe.
10-20 mg Valium intravenös. Dann mehrmals täglich 10-20 mg Valium peroral.
Nahrung mehrere Tage lang flüssig, salzlos, z. B. Fruchstäfte, entsalzte Milch, Wasser, Tee.
Hausbehandlung nur gestattet, so lange Besserung anhält. Besser *Krankenhauseinweisung.*
Notwendig sind regelmäßige Blutdruck-Kontrollen, Wasserbilanz (am besten mit Verweilkatheter), tägliche Urinstaten.
Entbindung so bald wie möglich unter Abwägung der Aussichten für Mutter und Kind (Facharzt, Krankenhaus).
c) *Eklampsie.* Kleider auf, Keil zwischen die Zähne, Lagerung. Valium 10 mg intravenös. Injektion alle 1-2 Minuten wiederholen, bis Krämpfe abklingen. Total 100 mg erlaubt.
Sofort Krankenhauseinweisung.

Da jede Nephropathie, Angiopathie oder Hepatoopathie anderer Genese in der Schwangerschaft in eine sogenannte Pfropfgestose übergeht, und da die Gestose das Schicksal von

Mutter und Kind besiegelt (chronischer Organschaden, Hirntod der Mutter, intrauterines Absterben des Kindes), sind diese Organleiden in der Schwangerschaft wie eine Gestose zu behandeln, unbesehen ihrer Pathogenese, d. h. gleichgültig, ob sie schwangerschaftsbedingt sind oder schon vorher bestanden.

Stamm

76 Ekzem, generalisiertes

Synonyma Allergisches Kontaktekzem mit Streuung, generalisierte akute allergische Kontaktdermatitis.

Definition Epidermale Kontaktallergie vom Spät-Typ mit zellulären Antikörpern (s. auch Allergie →**16**).

Ätiopathogenese Ein zunächst auf die Kontaktstelle und ihre nächste Umgebung beschränktes allergisches Kontaktekzem breitet sich plötzlich auf den ganzen Körper aus. Die häufigsten Ursachen dieser „Streuung" sind:
1. Wiederholte Exposition gegenüber dem nicht-erkannten Kontaktallergen.
2. Epikutan-Testung mit dem auslösenden Allergen bei noch bestehendem Kontaktekzem.
3. Einwirkung des Kontaktallergens unter Okklusiv-Bedingungen.

Symptomatik
1. Generalisierte Rötung, Schwellung und Papulovesikel mit intensivem Juckreiz.
2. Unscharfe Begrenzung der Krankheitsherde.
3. Tendenz zu follikulärer Lokalisation der Einzeleffloreszenz.
4. Geplatzte Bläschen verursachen Nässen; eine Krustenbildung folgt.
5. Bei maximaler Ausbreitung (sekundäre Erythrodermie → **97**) starker Wärmeverlust, Frösteln.

Differentialdiagnose Arzneimittelexanthem → **29**.
Die wesentlichen Unterscheidungsmerkmale sind:

Krankheit	Auslösung	Morphe	Beschwerden
Generalisiertes Ekzem	durch epikutanen Kontakt mit dem Allergen	auch Bläschen, Nässen und Krusten	starker Juckreiz
Arzneimittelexanthem	durch Injektion, Ingestion oder Inhalation des Allergens	fast immer nur Rötung und Schwellung. Ausnahmsweise Blasen	meist nur mäßiger Juckreiz

E

Soforttherapie 1. Bei ausgedehntem Befall für den Transport warm einpacken.
2. Glukokortikosteroide intravenös (Solu-Decortin®-H, 1 Amp. zu 50 mg)

Auf keinen Fall örtlich Salben verwenden!

Weitere Maßnahmen Krankenhauseinweisung.

Marghescu

77 Ekzema herpeticatum

Definition und Ätiopathogenese Superinfektion einer Neurodermitis diffusa, gelegentlich auch eines chronischen Ekzems, mit Herpes simplex-Virus durch Hetero- oder Autoinokulation.

Symptomatik Eruption *varioliformer* (= zentral gedellter) *Bläschen,* die sich später in Pusteln umwandeln: meist im Gesicht und am Hals
überwiegend bei Kindern
fast ausschließlich als Komplikation einer Neurodermitis diffusa.
Die Bläscheneruption
– lokalisiert sich in erster Linie an die vorher ekzematisch veränderte Hautregion. Von dort aus Ausbreitung möglich.
– setzt plötzlich ein, meist ohne Prodromi.

– verläuft in Schüben. Nachschübe bis zum 14. Krankheitstag möglich.
Hohes Fieber
– mit der Bläscheneruption einsetzend
– 8-10 Tage anhaltend
– kritisch abfallend
Schweres Krankheitsgefühl mit Kopfschmerzen und Müdigkeit.

Differentialdiagnose Von einem Ekzema vaccinatum → **78** klinisch schwer abzutrennen. Die Kriterien der Differentialdiagnose (gekürzt und abgeändert nach Nasemann) sind:

Kriterien	Ekzema herpeticatum	Ekzema vaccinatum
Infektionsquelle	Herpes simplex-Viruserkrankungen	Pockenimpfstelle
Inkubationszeit	2-5 Tage	5-12 Tage
Effloreszenzen	einkämmerig	mehrkämmerig
Schleimhautveränderungen		
1. im Mund	aphthös	große festhaftende Pustel
2. am Auge	Keratokonjunktivitis (Keratitis dendritica)	oft tiefgreifende Ulzera der Kornea

Soforttherapie

> Sofortige stationäre Einweisung unbedingt erforderlich!

Dort Isolierungsgebot.
Medikamentöse Behandlung vor dem Transport:
1. Bei Bedarf Herz- und Kreislaufmittel
2. Antibiotika als Vorbeugung oder Bekämpfung einer Sekundärinfektion
3. Gammaglobulin-Gabe zur Stärkung der Abwehr.
Eine örtliche Behandlung ist als Sofortmaßnahme nicht erforderlich. Auf keinen Fall Salben örtlich anwenden!

Weitere Maßnahmen

Glukokortikosteroide in hohen Dosen als symptomatische antitoxische Behandlung unter 2 Bedingungen:
a) Nur in verzweifelten Fällen. Bei unkomplizierter Erkrankung überwiegt die Gefahr der Ausbreitung der Virusinfektion unter den Steroidgaben.
b) Nur unter Antibiotika-Schutz!

Komplikationen und Gefahren

Diarrhoe, Bronchopneumonie, Enzephalitis drohen, die mit hoher Letalität (bis zu 20 % bei Säuglingen und Kleinkindern, bis zu 10 % bei Erwachsenen) belastet sind.

> *Ansteckungsgefahr* für die Umgebung, besonders für ekzemkranke Kinder!

E

Marghescu

78 Ekzema vaccinatum

Synonym

Pustulosis varioliformis acuta (Kaposi und Juliusberg).

Definition

Exogene Superinfektion meist einer Neurodermitis diffusa, eines Ekzems oder einer Skabies mit Variolavakzine-Virus durch Hetero- oder Autoinokulation *aus einer Impfpustel.*

Symptomatik Leitsymptom

Eruption von Vakzine-Pusteln:
– besonders im Bereich ekzematös veränderter Hautareale
– mit Ausbreitung auch auf vorher nicht veränderte Haut
– 5 bis 12 Tage nach der Infektion

Weitere Symptome

1. *Haut: Monomorphe* Eruption von Vakzinepusteln, ohne wesentliche Nachschübe
2. *Mundschleimhaut:* große, festhaftende Pustel
3. *Augen:* oft tiefgreifende Hornhautulzera
4. Regionäre Lymphknotenschwellung
5. Allgemeinbefinden erheblich beeinträchtigt
6. Hohes Fieber, nach 7 bis 12 Tagen lytisch abfallend

Differentialdiagnose

1. *Ekzema herpeticatum* → **77**.
2. *Vaccina generalisata* entsteht durch hämatogene Streuung des Variolavakzine-Virus bei *Abwehrminderung* und tritt etwa am 10. Tag nach der Impfung (seltener auch nach Wiederimpfung) in Erscheinung. Keine ekzematöse Vorerkrankung erforderlich.
3. Die *Variola vera* → **199** (Pocken), mit welcher das Ekzema vaccinatum große klinische Ähnlichkeit aufweisen kann, wird bereits durch die andersartige Impfanamnese und durch die unterschiedliche Infektionsquelle erkannt:

Krankheit	Impfanamnese	Infektionsquelle
Ekzema vaccinatum	nach der Erstimpfung	Impfpustel
Variola vera	bei fehlendem oder unzureichendem Impfschutz	Pockenkranke, meist aus endemischen Gebieten

Soforttherapie Wie bei Ekzema herpeticatum → **77**.

> Sofortige stationäre Einweisung. Dort Isolierungsgebot.

Komplikationen und Gefahren

1. Hohe Letalität (bis zu 30 %), bes. bei Kindern.
2. Ansteckungsgefahr durch Schmierinfektion, besonders bei ungeimpften Ekzematikern.

Marghescu

79 Elektrolytstörungen

a) Hypokaliämie

Definition Kaliumgehalt im Blutserum *unter* 3,5 mval/l.

Ätiopathogenese

1. *Verluste duch die Niere:* Chronische Nephritis oder Pyelonephritis mit Polyurie, tubuläre Nierenschädigung, schwere Leberparenchym-Schäden, länger dauernde Verabreichung von Cortison und Cortison-Derivaten, Conn-Syndrom, Gabe

von Saluretika mit gesteigerter Natriurese und vermehrter Kalium-Ausscheidung. Postoperativ nach großchirurgischen Eingriffen.
2. *Extrarenale Verluste:* Häufiges Erbrechen, Durchfälle bei Kolitis. Sprue, Ileus, sezernierende Fisteln des Magen-Darm-Traktes, schwere Verbrennungen, Laxantien-Abusus.
3. *Verminderte Kalium-Zufuhr:* Unterernähurng.

Symptomatik Muskelschwäche, meist in den unteren Extremitäten beginnend. Meteorismus, selbst paralytischer Ileus. Nervöse Symptome wie Apathie, Unruhe, Erregbarkeit, Verwirrtheit. Delirium und Atemstörungen („Fischmaulatmung“) werden erst bei extrem niedrigem Serumkaliumwert beobachtet.

Differentialdiagnose Hypokaliämische Zustände werden in der Praxis im Gefolge langdauernder Krankheitszustände (s. oben) sowie von Medikamenten beobachtet.
Nachweis durch Ekg: In der Herzstromkurve findet sich eine Verlängerung des QT-Abschnittes, eine Abflachung der T-Welle, U-Welle. Gelegentlich werden Rhythmusstörungen beobachtet (Überleitungsstörungen, AV-Block).
Laborbefunde: Seumkaliumspiegel unter 3,5 mval/l, normal 4-5 mval/l, im Harn selten geringe Eiweißausscheidung.
Isosthenurie ohne Rest-N-Steigerung ist auf Kaliummangel verdächtig.

Soforttherapie Kalium oral in Form von kaliumreichen Nahrungsmitteln (getrocknete Aprikosen, Fruchtsäfte), oder als Kaliumsalze oral, z. B. 3-4 g Kaliumchlorid als Rekawan 1 Tablette bzw. 1 Briefchen enthält 1 g Kaliumchlorid. Kalinor Brausetablette 1 Tablette = 40 mg Kalium. i. v. nur bei bedrohlicher Hypokaliämie: Kaliumchlorid (7,45 %) nur verdünnt in 500 ml 5 %iger Glucoselösung. Nicht mehr als 20 mval pro Stunde verabreichen. 30 ml Kaliumchlorid entsprechen 30 mval K + und 30 mval Cl –.
Ohne ausreichenden Harnfluß keine i. v. Zufuhr. Beim Erwachsenen nicht über 100 mval/l 24 Stunden verabreichen.

Weitere Maßnahmen

Stärkere Hypokaliämie (von einem Serumkaliumspiegel unter 2,5 mval/l ab) erfordert häufig auch wegen der ursprünglichen Erkrankungen Krankenhauseinweisung.

Schäfer

b) Hyperkaliämie

Definition

Serumkaliumspiegel über 6 mval/l.

Ätiopathogenese

1. Ungenügende Kaliumausscheidung über die Niere bei Niereninsuffizienz, chronischer Glomerulonephritis und Pyelonephritis, bei der Crush-Niere nach schweren Weichteilzertrümmerungen.
2. Mangel an Nebennierenrinden-Hormon (Morbus Addison).
3. Plötzliche Kalium-Verschiebung aus dem intra- in den extrazellulären Raum (Hämolyse, Nekrosen, Transfusionszwischenfälle, unbehandeltes diabetisches Koma → **67**).

Symptomatik

Allgemeines Schwächegefühl, Schwere der Gliedmaßen, Parästhesien, besonders im Mundbereich, Muskelfibrillieren, gelegentlich aufsteigende schlaffe Lähmung, selbst mit Befall der Atemmuskulatur, blasse, fahle Gesichtsfarbe, oft Oligurie, Herzrhythmusstörungen.

Differentialdiagnose

Die Hyperkaliämie verlangt Sofortmaßnahmen in der Praxis, wenn sie zusätzlich zu den oben genannten ursächlichen Krankheitszuständen auftritt. Die klinischen Zeichen ähneln der Hypokaliämie.
Klärung durch das Ekg und den Serumkaliumspiegel.
Elektrokardiogramm: Die Herzstromkurve zeigt mit Zunahme der Kaliumkonzentration ein hohes spitzes T, verlängertes P-R, verbreitertes QRS, gesenktes S-T, Kammertachykardie, Kammerflimmern.
Laborbefunde: Serumkaliumwert über 6 mval/l. Das Serum sollte spätestens 2 Stunden nach der Blutentnahme abgetrennt sein.

Soforttherapie Im allgemeinen erzwingt eine plötzlich auftretende Hyperkaliämie, im Zusammenhang mit der vorausgehenden Erkrankung, eine Krankenhauseinweisung.
Im übrigen kommen diätetische Maßnahmen in Betracht: Einschränkung der Kaliumzufuhr durch kohlehydrat- und fettreiche Kost unter Ausschluß von Eiweiß.
Bei akuter Lebensgefahr: 20-30 ml einer 5 %igen NaCl-Lösung i. v., oder Calciumchlorid oder Calciumglukonat 10 % i. v. (20-100 ml). Vorsicht bei digitalisierten Patienten!
Als intravenösc Tropfinfusion: 10 ml 10 %iges Calciumchlorid, 100 ml Dextrose 50 %ig, und 25 Einheiten Alt-Insulin (1 E Altinsulin auf 2 g Glucose). Tropfgeschwindigkeit 60 Tropfen/Min. Wirkungsdauer: 4-6 Stunden.
Umgehende Einweisung in die Klinik, u. U. bei liegender Infusion.

Schäfer

E

80 Embolie, periphere arterielle → 72

81 Embolie, Lunge → 165

82 Enteritis acuta

Synonym Diarrhoe.

Ätiopathogenese Nahrungsmittelvergiftung (Bakterien, Viren, Botulismus, Trichine, Pilze), allergisch (durch bestimmte Nahrungsmittel), Parasiten, chemisch-toxisch (Gifte [As, Hg, P, Cu u. a.], Arzneimittel), endogen-toxisch (bei parenteralen Infektionen, wie z. B. bei Grippe, Scharlach → **206**, Masern, Malaria, Sepsis → **219**, Peritonitis, Urämie → **63** u. a., im Prodromalstadium von Hepatitis, Weilscher Krankheit u. a.), thermisch (kalte Getränke), andere Krankheiten (z. B. Colitis ulcerosa, Dyspepsien u. a.), reflektorisch (z. B. Herzinfarkt → **128**, Appendizitis → **27**, Gallen- → **108** und Nierensteinkolik → **185**, Extrauteringravidität → **100** u. a.), psychogen (Schreck, Angst, Freude).

Symptomatik *Krankheitsbild der infektiösen Enteritis:* Stets akuter Beginn mit Leibschmerzen und starken Durchfällen (anfangs stark fäkulent, später wäßrig-schleimig), oft auch Erbrechen und Fieber, Appetitlosigkeit, Übelkeit, starker Foetor ex ore. Meteorismus, plätschernde Darmgeräusche. Je nach Wasserverlust mehr oder weniger starke Exsikkose (trockene Haut und evtl. Wadenkrämpfe), Kreislaufkollaps. Oft zusätzliche Symptome, die auf eine bestimmte Grundkrankheit hinweisen (z. B. Augensymptome bei Botulismus, Blut im Stuhl bei Ruhr, erbsensuppenartige Stühle bei Typhus, Gärungs- oder Fäulnisstühle bei Dyspepsien usw.). Oft aber auch nur Durchfall ohne wesentliche Begleitsymptome.

Diagnose: Klinisch (Anamnese!), Klärung der Grundkrankheit, Stuhluntersuchung auf Keime, Parasiten, Gifte u. a.

Differentialdiagnose (s. Tabellen 1 und 2).

Tabelle 1. Differentialdiagnose infektiöser Darmerkrankungen mit Durchfällen.

Krankheit	Leitsymptome	Diagnose (Anamnese!)
Gastroenteritis acuta paratyphosa	Hohes Fieber, Erbrechen, profuse Durchfälle Tenesmen	Klinisch, bakteriologisch (Erreger aus Blut, Erbrochenem, Eiter, Stuhl, Nahrungsresten)
Paratyphus abdominalis	Hohes Fieber, Erbrechen, Durchfall, Roseolen, große Milz	
Bakterienruhr	Akut fieberhaft, wäßrig-blutig-schleimige Durchfälle, Koliken, Tenesmen	Klinisch (epidemiologisch), bakteriologisch (Erreger aus frischem Stuhl)
Virusenteritis	Akuter Brechdurchfall, grippeartig	

Tabelle 1. Fortsetzung

Krankheit	Leitsymptome	Diagnose (Anamnese!)
Cholera asiatica	Brechdurchfall (Reiswasserstühle), Untertemperaturen, Exsikkose, Kollaps	Klinisch (epidemiologisch), bakteriologisch
Botulismus → **52** (Intoxikation)	Akuter Beginn, Erbrechen, Leibschmerzen, zuweilen anfangs Durchfall, fieber- und schmerzfrei, Augensymptome	Klinisch (Gruppenerkrankung?), Toxinnachweis in Mageninhalt, Erbrochenem, Stuhl, Blut, Nahrungsresten

Tabelle 2. Diagnose von Colitis ulcerosa und Dyspepsien.

Krankheit	Leitsymptome	Diagnose (Anamnese!)
Colitis ulcerosa	Akut-fieberhafte Schübe, schleimig-blutig-eitrige Durchfälle, Tenesmen, druckschmerzhaftes Kolon, Exsikkose, Anämie	Klinisch, rektale Untersuchung (Rektoskopie)
Gärungsdyspepsie	Stühle hell, schaumig, sauer, stechender Geruch, Meteorismus, Flatulenz	Klinisch, im Stuhl Stärke-Nachweis
Fäulnisdyspepsie	Stühle dunkelbraun, stinkend, alkalisch, Aufstoßen nach faulen Eiern, Anämie	Klinisch, im Stuhl Nachweis v. Eiweiß und quergestreiften Muskelfasern
Seifendyspepsie	Stühle breiig, fettig glänzend	Klinisch, im Stuhl Nachweis von Fett

Soforttherapie (Meldepflicht hängt von der Verdachtsdiagnose ab; bei den infektiösen Erkrankungen Meldepflicht von Verdacht, Erkrankung und Tod).

Die Soforttherapie richtet sich nach der klinischen Diagnose bzw. Verdachtsdiagnose:

1. Bettruhe, feucht-warme Leibumschläge.
2. Magenspülung nur bei Verdacht auf Vergiftung.
3. Abführmittel nur sinnvoll zu Beginn der Durchfälle (1-2 Eßlöffel Ol. Ricini oder 15-20 g Karlsbader Salz bzw. Magnesiumsulfat).
4. Adsorbentien (1-2 Eßlöffel Tierkohle oder 1-2 Meßlöffel Adsorgan®).
5. Gegen schmerzhafte Darmspasmen 0,04 g Papaverin i. m. oder 0,5 mg Atropin. sulfur. s. c. oder 1 Amp. Baralgin® langsam i. v. oder 1 Amp. Buscopan® s. c. (i. m. oder i. v.).
6. Völlige Nahrungskarenz, lediglich reichlich Flüssigkeit (schwarzer Tee mit etwas Salz), evtl. auch intravenöse Infusionen (1 l 0,9 %ige NaCl-Lösung, 40-60 mVal Kalium als KCl).
7. Bei gleichzeitig starkem Erbrechen 30-50 ml 10-20 %ige NaCl-Lösung langsam i. v.
8. Bei unspezifischer akuter Diarrhoe, Sommerdiarrhoe, akuter Gastroenteritis, akuter Enterokolitis, Kolitis, Gärungs- und Fäulnisdyspepsie 2-3 Kapseln Intestopan® oder 3mal 1 Dragee Mexaform® S.
9. Kreislaufbehandlung (Beine hochlagern, Plasmaexpander infundieren [200-500 ml Rheomacrodex®], jedoch keine peripheren Kreislaufmittel).

Klinikeinweisung (evtl. auch zur Klärung der Diagnose und speziellen Weiterbehandlung) mit kurzem Befund und Therapiebericht.

Koeppe

83 Enteritis acuta im Kindesalter

Synonyma Gastroenteritis, Enterokolitis.

Bei Säuglingen: Akuter leichter und schwerer Brechdurchfall. Dyspepsie und Toxikose. Leichte und schwere Ernährungsstörung bei Säuglingen.

Definition

Entzündung im Magen-Darmtrakt, in der Regel durch Krankheitserreger (verschiedenster Art) ausgelöst.
Gastroenteritis: Vorwiegend Magen und Dünndarm befallen.
Enteritis im engeren Sinn: Vorwiegender Befall des Dünndarms.
Enterokolitis: Vorwiegend Dünndarm und Dickdarm betroffen.
Kolitis: Vorwiegender Dickdarmbefall.

Ätiopathogenese

Krankheitserreger verschiedener Art:
Viren: Meist nicht näher identifizierbar: ECHO-Viren, Adenoviren, RS-Viren.
Bakteriologische Infektionen: Salmonellen (Erreger von Enteritis, Paratyphus und Typhus), Shigellen (verschiedene Erreger der bakteriellen Ruhr),
Staphylokokken: Enteritis unter antibiotischer Behandlung.
Dyspepsie-Coli (E. coli 0111 K58, 055 K59 u. ä.).
Pilze: Enteritis, auch unter antibiotischer Behandlung, z. B. durch Candida albicans oder Hefen.

E

Symptomatik

Klassische Symptome: Erbrechen, Durchfall, Gewichtsverlust und Fieber.
Erbrechen: kann fast unstillbar sein (dann drohen Exsikkose und Alkalose).
Durchfall (Diarrhoe) kann sich zu solchen Graden steigern, daß Exsikkose mit Azidose entsteht → **99**.
Fieber: Die Höhe ist zu beachten. Enzephalotoxikose häufig mit Hyperpyrexie (über 40°), außerdem auf Fieberlauf achten (bei Typhus: Milz, Blutbild).
Allgemeinbefinden durch heftige Symptome oft empfindlich gestört: Bewußtseinstrübung oder Krämpfe (Enzephalotoxikose), Exsikkose → **99**, Azidose.

Differentialdiagnose

Hinweis aus der *Anamnese* (häufig ähnliche Zustände) auf Allergie gegen besondere Nahrungsmittel.
Erbrechen im Vordergrund stehend, spricht mehr für Magenverstimmung.
Dünne Stühle: Enteritis im engeren Sinn.
Schleim- und Blutabsonderung mit dem Stuhl weist eher auf Dickdarmbefall und Ruhr hin.
Hinweise aus dem Alter des Patienten: Bei Enteritis im Säuglingsalter denkt man am ehesten an akute leichte

oder schwere Ernährungsstörungen (bzw. akute Dyspepsie und Toxikose).
Bakteriologische Untersuchungen: zu veranlassen in Mikrobiologischen Instituten (besonders auf Salmonellen, bei Säuglingen auf Dypepsie-Coli achten).
Durchführung: Kultur, Resistenzüberprüfung, Keim-Typisierung.
Ergebnisse sind binnen 2 bis 4 Tagen zu erwarten, bei viraler Ursache nicht so schnell, da zeitraubende Untersuchungen notwendig.
Abgrenzung gegen akute Baucherkrankungen: Steht Erbrechen im Vordergrund, an chirurgisch zu behandelnde Zustände denken: *Ileus* in allen Altersstufen, besonders im Kleinkindesalter, *Appendizitis* bei älteren Kindern. *Durchfälle* schließen einen Ileus oder eine Appendizitis, besonders im Anfangsstadium, *nicht* sicher aus. Abdomenübersicht (Röntgen) im Stehen veranlassen (charakteristische Spiegel!). Auf Abgang von Winden achten! Rektale Untersuchung nicht versäumen.
Vgl. → **14** (Akutes Abdomen bei Kindern).
Botulismus: vgl. → **52**.

Soforttherapie *Bei Durchfällen im Säuglingsalter:* Baldige Zuziehung eines Kinderarztes, bei ernsthaften Symptomen direkte Einweisung in eine Kinderklinik. Eine rasche Verschlimmerung kann innerhalb von Stunden eintreten! In der Zwischenzeit gegebenfalls nach Absetzen der Nahrung Infusion (z. B. Tutofusin NS®).
Bei älteren Kindern: Leichtere Fälle zunächst versuchsweise zu Hause behandeln, besonders wenn Erbrechen nicht im Vordergrund steht. Bei Kleinkindern am ersten Tag ausschließlich *geriebenen Apfel,* nach Schälen und Entfernen des Kerngehäuses auf einer Glasreibe frisch zubereitet. Falls Widerwillen dagegen (bes. bei jüngeren Kindern), ausschließlich Tee: Fenchel- oder Kamillentee, auch dünnen Schwarzen Tee, evtl. Reisschleim und Heilnahrung.
Bei älteren Kindern mit stärker beeinträchtigtem Allgemeinzustand: Einweisung in eine Kinderklinik. Sofortige Bekämpfung einer Exsikkose, bei fehlendem Er-

brechen zunächst durch Tee (vgl. → **99**) sonst, falls möglich, durch Infusion.
Bei stärkerer Beeinträchtigung des Kreislaufs: intramuskulär 0,3 bis 0,6 ml Effortil; nur wenn kein Erbrechen, oral.
Fieberzäpfchen (bspw. Ben-u-ron®) sind nur sinnvoll, wenn die Diarrhoe gering ist.

Weitere Maßnahmen Aufbau der Kost über Einstelldiät (Reisschleim, 6 %ig) Arobon® (= Johannisbrotmehl) oder Karottensuppe und Heilnahrungen oder Eledon®-Nestlé (= Buttermilchpulver, 10 %ig) zur Dauerkost.
Falls die veranlaßte bakteriologische Untersuchung pathogene E. coli oder Salmonellen ergeben hat, werden (u. U. bereits vor Eintreffen der Befunde bei begründetem Verdacht) Colistin® bzw. Polymycin B® oral gegeben (10 mg/kg) oder Ampicillinpräparate (100 mg/kg/Tag).
Meldepflichtig sind: Infektionen mit Salmonellen und Shigellen.

Erdmann

E

84 Enzephalitis

Synonyma Gehirnentzündung; bei Abszedierung: Gehirnabszess.
Polio-Enzephalitis, wenn vorwiegend die graue, oder Leuko-Enzephalitis, wenn vorwiegend die weiße Substanz betroffen ist.
Enzephalitis lethargica: Kopfgrippe

Definition Bedrohliches Krankheitsbild durch entzündliche Veränderungen des Hirngewebes insgesamt oder in umschriebenem Bereich.

Ätiopathogenese Überwiegend Viren (vor allem im Verlauf von Masern, Mumps, Röteln, Pocken und Pockenschutzimpfung → **147**, Windpocken, Influenza, Zytomegalie und Enteroviren-Infektionen), in den Tropen hauptsächlich durch Arthropoden als ARBO-Viren, d. h. „*ar*thropod *bo*rne“ durch Stechmücken und Zecken übertragen.

Symptomatik 1. Hohes Fieber, oft über 41° C.
2. Benommenheit bis Bewußtlosigkeit, Krämpfe, zentralnervöse Lähmung, Augenmuskel-Lähmungen, Sprachstörungen, evtl. Halluzinationen und Persönlichkeitsveränderungen. Ataxie und Tremor, vorwiegend bei Zerebellitis durch Varizellen.
3. Primär schleichender Verlauf bei subakuter nekrotisierender Panenzephalits oder Leuko-Enzephalitis (von Bogaert), als Spätform nach Masern, dabei zunehmende Demenz und Persönlichkeitsveränderungen, auch myoklonische Zuckungen und spastische Lähmungen.

Differentialdiagnose Fließende Übergänge bestehen zwischen Enzephalitis und Meningoenzephalitis. Oft fällt Abgrenzung gegen seröse Meningitis → **173** schwer. Meningitis tuberculosa gehört zu den postprimären Tuberkuloseformen im Rahmen der Miliartuberkulose (heute selten geworden).
Bei Enzephalotoxikose (Säuglinge bevorzugt) stehen heftige Enteritis → **83** und Exsikkose → **99** im Vordergrund.

Laborwerte Im allgemeinen der Klinik vorbehalten.
1. Liquor (Druck bei der Lumbalpunktion erhöht): Oft nur geringfügige Eiweißerhöhung. Leichte Pleozytose. Charakteristische Zuckererhöhung im Liquor im Vergleich zum Blutzucker.
2. Endgültige Einordnung und Klärung der Ätiologie durch Komplementbindungsreaktion, Neutralisations- und Hämagglutinationstest, auch durch speziellen Virusnachweis (benötigt gewisse Zeit). Bei Toxoplamose zusätzlich durch Sabin-Feldman-Test, evtl. Intrakutantestung.

Soforttherapie Im allgemeinen sofortige Klinikeinweisung.
Senken des oft hohen Fiebers (Ben-u-ron).
Gegen Krämpfe Valium i. v. (2-5-10 mg) oder Luminal i. m. (0,1-0,2), ferner Chloralhydrat als Rektiole, auch für den Transport.

Weitere Maßnahmen Krankentransport mit Begleitperson (Bewußtseinsstörung, Gefahr von Krämpfen).
Meldepflicht besteht bei übertragbarer Gehirnentzündung.

Erdmann

85 Epileptische Krämpfe, zerebrale Krampfanfälle

Ätiopathogenese und Formen

Okkasionskrämpfe (transitorische oder symptomatische Krämpfe)

1. Neugeborenenkrämpfe (bei etwa 1 % aller Neugeborenen)
2. Fieberkrämpfe (2 bis 4 % aller Kinder)
3. Rachitogene Tetanie → **227**
4. Respiratorische Affektkrämpfe

1-4 = vorwiegend altersgebunden!

5. Krämpfe bei akuten Erkrankungen des Zentralnervensystem (s. u. a. Enzephalitis → **84**)
6. Krämpfe bei Intoxikationen → **245** (Vergiftungen)
7. Krämpfe bei Elektrolyt- → **79** und Stoffwechselstörungen, akute Störungen des Mineralhaushaltes,
Hypoglykämie → **141**
Toxikosen
Urämie → **63** (Coma uraemicum)
8. Krämpfe bei Traumen, Tumoren, Blutungen oder Entzündungen des Zentralnervensystems

5-8 = nicht altersgebunden.
(Krampfanfälle bei Kindern → **159**)

Chronische (wiederholte) Krämpfe (auch Krampfleiden)

1. Genuine Epilepsie mit familiärer Belastung
2. Genuine Epilepsie ohne familiäre Belastung
3. Symptomatische Epilepsien:
a) Restzustände nach akuten Erkrankungen des Zentralnervensystems
b) bei angeborenen ZNS-Mißbildungen
c) bei chronisch fortschreitenden Erkrankungen des Zentralnervensystems
d) bei Traumen und Operationen des Zentralnervensystems

Einteilung nach Zeitpunkt des Auftretens: Schlafepilepsie und Aufwachepilepsie.
Anfallsauslösung: Schlafentzug, Alkohol, optische Reize (Fernsehen!) fördern die Manifestation des Anfalls.

Symptomatik

Vor dem Anfall (prämonitorisch)

„*Aura*“ mit abnormen Wahrnehmungen (gewöhnlich von kurzer Dauer):

Vegetative Aura mit vagen Mißempfindungen (im Bauchraum, im Epigastrium, im Kopf mit Schwindelgefühl, Druckgefühl)
Sensorische Aura
optische A., akustische A., vestibuläre A., „Geruchs-Aura“ „Geschmacks-Aura“

Psychische Aura

Voll entwickelter epileptischer Anfall
Generalisierter tonischer Krampf mit Atemstillstand. Bewußtlosigkeit, dann generalisierte klonische Zukkungen. Schaum vor dem Mund. Zungenbiß. Urin- und Stuhlabgang.

Unvollständiger Anfall

Petit-mal-Formen
mit leichteren motorischen Abläufen,
nur mit Bewußtseinstrübung (Absence).
Bei Petit-mal-Formen fehlt eine Aura.

Postiktale Phase:

Verwirrtheit, Amnesie.

Soforttherapie Gewöhnlich kommt Arzt bei dem echten epileptischen Anfall zu spät, da er spontan zum Stillstand gekommen ist. Oft noch ausklingende Zuckungen.
Krampft der Patient noch:
1. Herstellung von Ruhe, Entfernung unnötiger Angehöriger! Lagerung, um Verletzungen zu vermeiden.
2. Mittel der Wahl: *Valium* langsam intravenös 10-20 mg.
Bei Säuglingen und Kleinkindern: bis zum Sistieren der Krämpfe: 2-5-10 mg. langsam intravenös. Die Wirkung des Valium ist sehr kurz. Daher eventuell nach 30 Min. in gleicher Dosis Wiederholung der i. v. Injektion.
3. *Nach grand-mal-Anfällen:* Hydantoin i. v.
Präparat: Phenhydan Amp. zu 5 ml mit 271,8 mg Diphenylhydantoin-Natrium = 250 mg Diphenylhydantoin.

Dosierung: 1 Ampulle in 5-10 Min (= 25 bis 50 mg/min).
Phenhydan setzt mit der Wirkung langsam ein, hält jedoch länger an.
4. Keine Maßnahmen gegen *Tachykardien!* Diese verschwinden ohne besondere Maßnahmen. Warnung vor Analeptika vom Typ Cardiazol und Coramin; die Präparate wirken krampfauslösend!
Verabreichung von Sauerstoff kann ebenfalls zu erneuten Anfällen führen (Hyperventilationseffekt!).

Weitere Maßnahmen

Soweit es sich um einen ersten Anfall handelt: Baldige klinische und fachärztliche Kontrolle zur genauen Differentialdiagnose (traumatische Epilepsie usw.).

Komplikationen und Gefahren

Bei längerem Fortbestehen des Anfalls droht Übergang in den „Status epilepticus"! Medikamentöses Eingreifen deshalb notwendig bis zum Sistieren der Anfälle. Dann Klinikeinweisung.
Krampfanfälle im Kindesalter: → **159**.

Pickert

E

86 Epistaxis → 172

87 Erbrechen

> Viele Erkrankungen beginnen mit Erbrechen, so ein großer Teil der Infektionskrankheiten und fast alle Erkrankungen des Gastrointestinaltrakts und seiner Anhangsgebilde. Zu Erbrechen kann es aber auch bei Erkrankungen anderer Organe und bei funktionellen Störungen kommen.

Ätiopathogenese

Das in der Medulla oblongata (sensibler Vaguskern) lokalisierte Brechzentrum kann gereizt werden:
1. direkt durch Hirndruck, Toxine u. a.
2. indirekt vom Großhirn, z. B. psychogen

3. indirekt von der Peripherie über zentripetale vegetative Reflexbahnen, z. B. vom Gastrointestinaltrakt und anderen Organen
4. durch mehrere Reize gleichzeitig

Symptomatik

1. Brechreiz (häufig nur Aufstoßen, Sodbrennen)
2. Erbrechen von Speiseresten, Magensaft, Gallenflüssigkeit
3. Erbrechen von Blut (Hämatemesis) → **168**
4. Erbrechen von Kot (Miserere)

Begleitsymptome: Blässe, Übelkeit, Speichelfluß, oft Schweißausbrüche, Tachykardie, gelegentlich Benommenheit.

Differentialdiagnose nach Ursachen

1. *Starke Schmerzen:* Migräne → **158**, Koliken: Galle → **108**, Ureter → **185** (Nierenstein)
2. *Infektiös-toxisch* (meist mit Fieber): Infektionskrankheiten, akute Gastroenteritis (Nahrungsmittelvergiftung), Hepatitis, Cholezystitis → **55**, Pankreatitis → **55**, Peritonitis → **13** (Akutes Abdomen), Vergiftungen → **245** (Alkohol, Nikotin, Schwermetalle, Alkaloide, Digitalis u. a.).
3. *Gastroenteral:* Akute Gastritis, Ulcus ventriculi et/aut duodeni.
4. *Magen-Darm-Passagehindernis:* Ösophagus (Ösophagismus, Divertikel, Karzinom, Narbenstriktur), Magen (Kardiospasmus, Karzinom), Darm (Invagination, Volvulus, Tumor → **13** (Akutes Abdomen).
5. *Otogen:* Morbus Menière → **217**, Kinetose, Labyrinthitis.
6. *Optigen:* Akuter Glaukomanfall → **116**.
7. *Neurogen:* Hirntumor, tabische Krisen.
8. *Zerebral:* Ohnmacht → **7** (Schock), Migräne → **158** (Kopfschmerz), Sonnenstich → **133** (Hitzeschäden), Commotio und Contusio cerebri, Apoplexie → **26**, Hirndrucksteigerung, Hirntumor, Meningitis, Enzephalitis.
9. *Psychogen:* Große Erregung, Ekel u. a.
10. *Endokrin:* Hyperthyreose → **38**, Hyper- → **194** oder Hypoparathyreoidismus, Hypoglykämie → **141**, Morbus Addison → **10**, Menstruation, Gravidität.

11. *Stoffwechselstörung:* Diabetische Azidose, Urämie → **63**.
12. *Reflektorisch:* Bei Ohnmacht → **7**, Schock → **7**, Herzinfarkt → **128**, akuter kardialer Dekompensation → **129** (Herzinsuffizienz) nach Röntgenbestrahlungen.
13. *Schwangerschaft.*

Definition nach Art des Erbrechens

1. *Akut ohne Nausea:* zerebral (Meningitis → **173**, Enzephalitis → **84**, Hirndrucksteigerung, Hirntumor), ösophageal (z. B. Divertikel), gastrogen (Ulcus ventriculi et duodeni).
2. *Akut mit Nausea:* akute Gastritis, Intoxikationen → **245** (Vergiftungen), Infektionskrankheiten u. a.
3. *Nach Nahrungsaufnahme:* akute Gastroenteritis → **82** (Enteritis) Nahrungsmittelvergiftung, nach Alkoholgenuß → **15**, Ösophagus-Hindernis (Divertikel, Tumor), Kardiospasmus, Ulcus ventriculi et duodeni.
4. *Große Mengen:* Pylorusstenose.
5. *Morgens nüchtern:* Schwangerschaft, Stoffwechselstörung.

E

Differentialdiagnose nach Art des Erbrochenen

1. *Unverdaute Nahrung* (ohne HCl): ösophageal, Ösophagismus, Divertikel, Dilatation, Tumor, Hiatushernie, Kardiospasmus.
2. *Stark sauer:* Rein funktionell, akute Gastritis, Hyperazidität, Pylorusstenose.
3. *Geruchlos:* Ösophagusdivertikel, Anazidität, Kardiospasmus.
4. *Große Mengen:* Pylorusstenose.
5. *Nahrung vom Vortag:* Ösophagusdivertikel, Pylorospasmus.
6. Sanguinolent (vgl. → **168**)*:* Ösophagusvarizen oder -tumor, Stauungsgastritis, Magenvarizen oder -polyposis bzw. -tumor, Ulcus ventriculi et/aut duodeni, hämorrhagische Diathese → **123** oder toxische Kapillarschädigung bei akuter Infektionskrankheit, Gefäßerkrankungen, Vergiftung (Hg), Medikamente (Antikoagulantien → **23**, Salizylate, Nebennierenrindenhormonpräparate).
7. *Kaffeesatz:* Magenkarzinom.
8. *Fäkulent:* Ileus → **13**, gastro-jejuno-kolische Fistel.

Differentialdiagnose nach Dauer des Erbrechens

1. *Akut, kurz:* ösophageal (Divertikel, Tumor u. a.), akute Gastritis oder Gastroduodenitis (Fieber!), Ulcus ventriculi et/aut duodeni, Kardiospasmus, Schmerzanfälle (Glaukom **116**, Koliken u. a.), hochfieberhafte Infektionskrankheiten, zerebral (Sonnenstich → **133**, Ohnmacht → **7**, Migräne → **158**, Morbus Menière → **217**, Hirndrucksteigerung, Tumor, Commotio, Contusio), Kinetose, Myokardinfarkt → **128**, kardiale Dekompensation **129**, psychogen.
2. *Rezidivierend:* Chronische Erkrankung des Magens (Gastritis, Ulkus, Karzinom, Pylorusstenose), akutes Abdomen (Appendizitis, Ileus, Peritonitis, Tubarruptur, geplatzte Ovarialzyste → **13**), Cholezystitis → **55**, akute Pankreatitis → **55**, kardiale Dekompensation → **129**, Niereninsuffizienz, Urämie → **63**, Vergiftungen, (Alkohol → **15**, Nahrungsmittel, Schwermetalle, Alkaloide, Digitalisüberdosierung u. a.), endokrine Erkrankung (Hyperthyreose → **38**, Hyperparathyreoidismus → **194**, Morbus Addison → **10**), psychogenes habituelles Erbrechen, Gravidität.
Da Erbrechen nur ein Symptom ist, muß die Grundkrankheit behandelt werden!

Bei rezidivierenden Erbrechen

1. Nahrungskarenz, schwarzer Tee (evtl. mit Salz).
2. Spasmolytikum: z. B. 1-3 Supp. Spasmo-Cibalgin® pro die – und/oder
3. Antiemetikum: 1 Supp. Peremesin® oder 1-2 Supp. Rodavan® oder 1-2 Supp. Torecan® (bzw. 1 Amp. s. c., i. m. oder i. v.) oder 1 Supp. Bonamine® oder 1 Supp. Papaverin oder 1 Supp. Vomex A® (bzw. 1 Amp. i. v.) oder 1 Amp. Psyquil® (zu 1 ml/20 mg) i. m. bzw. 5-10 mg i. v. (50 mg in 500 ml physiologischer NaCl-Lösung langsam i. v.).
4. Sedativum: 0,2 Luminal® i. m.
5. Evtl. 500 ml physiologische NaCl-Lösung unter Zusatz von 20-40 mÄq. K^+; in schweren Fällen 50-100 mÄq. NH_4Cl in 5 %iger Glucoselösung.
6. Evtl. stationäre Einweisung (wegen Gefahr einer hypochlorämischen metabolischen Alkose und Nierenversagens) mit kurzem Bericht über Befund und bisherige Behandlung.

Bei Bluterbrechen

1. Strenge Bettruhe (evtl. Bauchlage), Nahrungskarenz.

2. Sedativum: 0,2 Luminal® i. m. oder 1 Amp. Atosil® (zu 2 ml/50 mg) intraglutäal.

3. Hämostyptikum: 1-2 Amp. Tachostyptan® i. v. (evtl. nach 3 Std. wiederholen) oder 2 Amp. Epsilon-Tachostyptan® langsam i. v. in 1-2 stdl. Abständen (auch als Infusion verdünnt mit physiologischer NaCl-Lösung) oder 2 Beutel Topostasin® oral (bis zu 3 mal tgl.).

4. Bei Kreislaufversagen durch Volumenmangel 500-1000 ml Haemaccel® i. v.

5. Bei Herzinsuffizienz $^1/_8$-$^1/_4$ mg Strophanthin i. v.

6. Sofortige Klinikeinweisung mit Befund- und Therapiebericht.

Bei Koterbrechen

1. 150-200 ml 1-2 %ige NaCl-Lösung rektal.

2. Herz-Kreislaufbehandlung.

3. Sofortige Klinikeinweisung mit Befund- und Therapiebericht.

Koeppe

88 Erbrechen, azetonämisches

(s. auch: Exsikkose bei Kindern → **99**, Ileus im Kindesalter → **146**, Erbrechen → **87**).

Synonyma Sekundär azetonämische Reaktion, Ketonämische Krisen, Ketoazidose.

Definition Oft rezidivierendes (zyklisches), vor allem aber bei Kleinkindern im Rahmen fieberhafter Infekte auftretendes, kaum stillbares Erbrechen mit ausgesprochener Neigung zur Ketose, vielfach auf der Basis einer vegetativen Labilität bei „verwöhnten“ Einzelkindern

Ätiopathogenese Kombinierte Störung des Kohlehydrat- und Fettstoffwechsels mit metabolischer Azidose durch Anhäufung von Azetonkörpern im Blut (Azetonämie). Im Vordergrund steht stoffwechselmäßig Überangebot von Acetyl-Coenzym A bei gesteigerter Lipolyse in Verbindung mit funktioneller Störung des Zitronensäure-Zyklus. Veranlassung hierzu geben oft fieberhafte Virusinfekte des Respirationstraktes. Sekundär kommt es zu einem Glucosemangel, besonders aber zu der starken Exsikkose → **99**.

Symptomatik

Meist bei fieberhaften Infekten der oberen Luftwege entstehen zunächst Appetitlosigkeit, Übelkeit und Kopfschmerzen. Charakteristisch ist sodann das kaum stillbare *Erbrechen* (von Getränken und Speisen) unter Herauswürgen von Schleim und Magensaft, auch gelegentlich Galle oder bräunlichem Hämatin: Zunehmende Exsikkose. Die Kinder werden völlig apathisch. Obstartiger *Azetongeruch* der Atemluft fällt schließlich auf.

Druckschmerz im Oberbauch läßt auch an akutes Abdomen → **14** oder an Diabetes mellitus denken. Leib ist eingesunken.

Puls: Frequent, schlecht tastbar.

Laborbefund: Im Harn ist die Probe mit Acetest Ames deutlich positiv, während Glucose in der Regel nicht nachweisbar ist. (Bei der bestehenden Exsikkose wird nur wenig Urin abgesondert!).

Im *Blut:* Normale Blutglucose, Ketonkörper hochgradig vermehrt; daneben kann Hypokaliämie bestehen.

Differentialdiagnose

Erstmanifestation eines kindlichen *Diabetes mellitus* verläuft unter täuschend ähnlichen Symptomen; allerdings lassen sich rasch durch Teststäbchen Glukosurie und Hyperglykämie ausschliessen, bei komatösen Zuständen auch das diabetische hyperglykämische Koma. Die Familienanamnese hinsichtlich Zuckerkrankheit ist leer, dagegen aufschlußreich bei vorhergegangenen ähnlichen Brechattacken (Rezidivneigung der Krankheit).

Gegenüber einem *akutem Abdomen* → **14** ist, wenn der Acetest auf Azeton positiv verläuft, der Lokalbefund entscheidend.

Pylorospasmus → **201**

Soforttherapie Der in der Behandlung von Kindern weniger Erfahrene wird das Kind am besten zu einem Kinderarzt, im allgemeinen wohl in eine Kinderklinik einweisen.
Sofern technisch durchführbar, intravenöse Injektion von Fruktose-Lösung, evtl. Anlegen einer Dauertropfinfusion; Luminalnatrium (0,05 bis 0,1 g intramuskulär injiziert) erzielt zentralnervöse Sedierung. Anfangs weder Nahrung noch Flüssigkeit oral anbieten! Nach Intervall von einigen Stunden kann teelöffelweise (1 Teelöffel alle 5 Minuten) vorsichtig Flüssigkeit verabreicht werden, entweder physiologische Kochsalzlösung mit Orangensaft und Tee unter Zusatz von 10 % Traubenzucker oder Coca-Cola.

E

Weitere Maßnahmen Sistiert das Erbrechen nicht, so ist Klinikeinweisung zur konsequenten Infusionstherapie und zur weiteren Diagnostik dringend geboten.

Komplikationen und Gefahren Bei Verkennung der Situation droht ketonämisches Koma mit bedrohlichen Erscheinungen (völlige Kraftlosigkeit, paralytischer Ileus, gelegentlich sogar Krämpfe). Die Störung neigt ausgesprochen zu Rezidiven.

Erdmann

89 Erbrechen bei Kindern → 88, → 201

90 Erdrosseln (Drosseln)

Definition Unter Drosseln versteht man eine Gewalteinwirkung gegen den Hals mit Hilfe eines Strangwerkzeuges (z. B. Strick, Riemen, Strumpf o. ä.).
Im Gegensatz zum Erhängen verläuft die Drosselmarke am Hals in der Regel annähernd horizontal und vollständig um den Hals.

Ätiopathogenese Durch Zuziehung des Drosselwerkzeugs kommt es zu Kompression der Halsorgane und Gefäße. Kompression zunächst der oberflächlich liegenden Venen und später auch der tiefer liegenden Arterien. Durch diesen Mechanismus Stauung im Schädelbereich mit Auftreten von Staungsblutungen (s. auch Erwürgen → **95**, und Erhängen → **92**).

An autoerotischen Unfall denken!

Symptomatik s. Erhängen → **92**
s. Erwürgen → **95**

Soforttherapie s. Atemstillstand → **3b** (Reanimation)
s. Herzstillstand → **130**
s. Erwürgen → **95**

Rechtsmedizinische Aspekte Wie bei Erwürgen → **95**

Spann/Liebhardt

91 Erfrierungen

Synonyma Congelatio, Kälteschäden.

Definition Kälteeinwirkungen führen je nach Dauer, Intensität und Durchblutung der kälteexponierten Körperoberfläche entweder zu *lokalen Kälteschäden* (Erfrierung), bei der die Körpertemperatur konstant bleibt, oder zur *allgemeinen Unterkühlung* (Hypothermie unter 35° C Kerntemperatur rektal gemessen), wenn der Wärmeverlust in der Zeiteinheit die Wärmeproduktion übersteigt.

Symptomatik Durch Kälteeinflüsse hervorgerufene lokale Schädigungen sind hitzebedingten nicht unähnlich und werden ebenfalls in *drei Schweregrade* eingeteilt, die oft fließend ineinander übergehen. Da Erfrierungen über Blutgefäße angreifen, kann Ausdehnung und Tiefe oft erst nach einer Latenzzeit (um den 4.-6. Tag) zuverlässig abgeschätzt werden. Die Grade zeigen folgende Charakteristika:

Grad	*Aspekt*	*Besonderheit*	*Heilung*
1.	Je nach Dauer der Kälteeinwirkung wechselt die Hautfarbe von blaß (Vasokonstriktion) zu bläulich-roter, fleckiger Verfärbung; keine oder geringe ödematöse Schwellung. Nach Wiedererwärmung starke reaktive Hyperämie (Erythema congelationis) mit Plamaaustritt	Während bei Verbrennungen das reine Schmerzgefühl überwiegt, stehen bei Erfrierungen Parästhesien im Vordergrund	Langsam innerhalb 1-2 Wochen; nicht selten Pigmentierung, Störungen des Nagelwachstums und Frostbeulen (Perniones) mit Hautjucken bei plötzlicher Erwärmung
2.	Blasenbildung mit Spontanperforation und Kälteödem (Dermatitis congelationis)	Blaseninhalt hämorrhagisch tingiert	Verzögerung durch Blasenbildung, Sklerodermien, chronische Ödeme und torpide Kältegeschwüre
3.	Starke Blaufärbung, später scharf demarkierte Nekrosen mit Übergang in Mumifikation oder – bei putrider Infektion – in Gangrän (Dermatitis congelationis gangraenosa)	Spätschaden (nach Monaten bis Jahren) sind Hypozirkulation am Ort der Erfrierung mit Zeichen arterieller Minderdurchblutung und Empfindungsstörungen	Starke Narbenbildung oder Verstümmelung. Gefahr der Phlegmone und Allgemeininfektion sowie von Tetanus

E

Allgemeine Unterkühlung

Grad der Unterkühlung (Kerntemperatur) bestimmt das klinische Bild, wobei es im Hinblick auf die Hirnfunktion – als wichtigstes Kriterium – zweckmäßig ist, die akute Unterkühlung vom langsam entstehenden Kälteschaden abzutrennen. Denn die Überlebenszeit des Gehirns nimmt mit sinkender Kerntemperatur zu, weshalb der akut unterkühlte Scheintote, im Gegensatz zur langdauernden Unterkühlung, innerhalb dieser Zeit noch erfolgreich reanimiert werden kann. Die kritische Zeitspanne, bis irreversible Veränderungen am Gehirn auftreten, beträgt bei Sistieren der Hirndurchblutung 8-10 Minuten bei 28° C, 12-15 Minuten bei 25° C und 40 Minuten bei 10° C. Auswirkungen der Hypoxie auf das Gehirn und zunehmende Azidose sind als Ausdruck einer beginnenden Irreversibilität zu werten.

Kerntemperatur 37,5-34° C (Phase höchster Abwehrbereitschaft)

– *Akute Unterkühlung:* Bewußtsein klar, „Muskelzittern“. Schmerzempfindung, Herz- und Atemfrequenz gesteigert, Hautfarbe weiß.

– *Chronische Unterkühlung:* Stumpfheit, verwaschene Sprache, Spontanabgang von Stuhl und Urin.

Kerntemperatur 34-27° C (Phase der Abwehrerlahmung)

– *Akute Unterkühlung:* Apathie, Desorientiertheit für Person, Ort und Zeit, Muskelstarre, Herz- und Atemfrequenz gesenkt, Erregungsbildung und Reizleistung gestört, Hautfarbe blaß-zyanotisch.

– *Chronische Unterkühlung:* Allgemeiner körperlicher Zusammenbruch, Bradykardie, Arrhythmie, Abflachung der Atmung.

Kerntemperatur 27-22° C (Phase der Lähmung)

– Akute Unterkühlung: Koma, Muskelrigidität gelöst, Haut wächsernblaß.

Soforttherapie
Akute lokale Kälteschäden

– Eindämmen der „Wiedererwärmungsschäden“ durch langsames „Auftauen“, bis sich die Arterienspasmen – kenntlich an Haufarbe und -temperatur – gelöst haben und das für den Stoffwechsel benötigte Sauerstoffangebot wieder vorliegt.

– Betroffene Körperpartien weiterhin kühl in einem Milieu von +5 bis +10° C (Eiswasserbad; cave Druck wegen hoher Nekrosegefahr) halten.
– Ist unverzügliche Krankenhauseinweisung nicht möglich, zentrale „Aufheizung“ durch Teilbäder, *Heizkasten*, gegebenenfalls Fiebertherapie oder warme Infusionen, da steigende Kerntemperatur arterielle Spasmen löst.
– Forcieren der Spasmolyse durch gefäßerweiternde Mittel (Eupaverin, Complamin usw.).

Allgemeine Unterkühlung Rasches Handeln (Entfernen nasser Kleidung, Einwickeln in angewärmte Decken, Freimachen der Luftwege mit/ohne Atemspende, Unterbringung in überheizten Räumen). Einlegen eines Venenkatheters oder Punktion der Vena jugularis superficialis bzw. Vena anonyma und Volumensubstitution mit niedermolekularen Dextranen ist vielfach entscheidend.
Wenn es die Umstände zulassen, warmes Vollbad, dessen Wassertemperatur innerhalb 10 Minuten von 34 auf 40-42° C ansteigend erwärmt wird, um die Kerntemperatur rasch zu heben (cave: Wiedererwärmungskrise).

Dietrich

E

92 Erhängen

Definition Strangulation des Halses durch ein Strangwerkzeug, wobei die auf den Hals wirkende Kraft durch das Körpergewicht zustande kommt. Ein geringer Teil des Körpergewichtes reicht zu tödlicher Wirkung aus.

Ätiopathogenese Bei Gewalteinwirkung gegen den Hals durch ein Strangwerkzeug kommen theoretisch drei Möglichkeiten des Todesgeschehens in Betracht:
a) Verschluß der Karotiden und Unterbrechung der Blutzufuhr zum Gehirn.
b) Verschluß der Atemwege durch Hochdrängen der Zunge.
c) Reflektorischer Herzstillstand.
Genickbruch nur in sehr seltenen Fällen bei tiefem Sturz in die Schlinge.
Todesursache bei Erhängen in der Regel zentrale Lähmung

infolge Anoxie des Gehirns. Bei Erhängen mit totaler Anoxie nach 3 Minuten irreversible Schädigung des Zentralnervensystems.

Symptomatik

Das Strangwerkzeug führt zu einer mehr oder weniger deutlich ausgeprägten Veränderung an der Haut im Bereich der Einwirkung, als strangfurche oder Strangmarke bezeichnet. Je schmaler das Werkzeug, um so deutlicher, je breiter, um so weniger deutlich, im Extremfall kaum sichtbar. Strangfurche sagt nichts über die Entstehung zu Lebzeiten aus.

Wichtige Unterscheidung zwischen typischem und atypischem Erhängen:
a) *Typisches Erhängen:* Strangwerkzeug beiderseits des Halses symmetrisch ansteigend mit höchstem Punkt über der Mittellinie an der Rückseite des Halses (Gegend der Hinterhauptschuppe) und freies Hängen. Bei diesem Mechanismus gleichzeitig Verschluß von Arterien und Venen mit schlagartiger Unterbrechung der Zu- und Abfuhr des Blutes zum Gehirn. Folge: blasse Gesichtsfarbe, keine Stauungszeichen im Gesicht, später Totenflecke, auch oberhalb des Strangwerkzeuges.
b) *Atypisches Erhängen:* Jeder andere Verlauf des Strangwerkzeuges als beim typischen Erhängen mit höchstem Punkt außerhalb der Mittellinie der Rückseite des Halses. Bei diesem Mechanismus unter Umständen nur teilweise Verschluß der zuführenden Arterien, bei vollständigem Verschluß der abführenden Venen. Folge: Stauung im Bereich des Schädels mit Hyperämie und anderen Stauungszeichen (Blutaustritte in den Bindehäuten der Augenlider, in der Haut des Gesichtes, in der Schleimhaut der Lippen, am Zungengrund, am Rachenring, an der Innenseite der Kopfschwarte und unter der Faszie des Schläfenmuskels).
Stillstand von Herz und Atmung
Bei Erhängen und Erdrosseln ist auch an einen Unfall, z. B. im Zuge autoerotischer Handlungen, zu denken. Meist läßt die Gesamtsituation am Tatort Rückschlüsse zu.

Soforttherapie

s. Atemstillstand → **3b** (Reanimation) und Herzstillstand → **130**

Weitere Maßnahmen

Wie immer, haben therapeutische Überlegungen Vorrang vor kriminalistischen. Ist es offensichtlich, daß der

Tod eingetreten ist, so ist darauf zu achten, daß keine Spuren, die zur Aufklärung des Geschehnisablaufes dienen können, beeinträchtigt oder vernichtet werden. Kommt der Arzt zur Hilfeleistung an den Ort des Geschehens, so besteht für ihn keine Verpflichtung zur Meldung an die Behörde (selbst dann nicht, wenn er ein Verbrechen vermutet). Anders, wenn der Arzt zur Leichenschau gerufen oder nach seinem Eintreffen am Ort um die Leichenschau gebeten wird. Als Leichenschauer ist der Arzt verpflichtet, auch bei Verdacht auf einen unnatürlichen Tod oder einen Zusammenhang des Todes mit einem unnatürlichen Ereignis, die Behörde zu verständigen. Anders bei Kenntniserlangung von *geplantem* Verbrechen. Hier hat auch der Arzt, allerdings mit gewissen Einschränkungen, wie jeder andere Staatsbürger bei Mord und Totschlag sowie anderen im Gesetz festgelegten schweren Verbrechen eine Verpflichtung zur Anzeige.

Spann/Liebhardt

93 Erstickung, gewaltsame

Definition Tod durch Sauerstoffmangel.

Ätiopathogenese Erstickung kann betreffen: Einzelzelle, Zellverbände, Organe, Organsysteme, Körperteile, Gesamtindividuum. Nach dieser weitgespannten Definition ist jeder Tod eines menschlichen oder tierischen Teil- oder Gesamtorganismus letzten Endes ein Erstickungstod.

Bei Sauerstoffmangel in der Zelle zunächst für sehr kurze Zeit erhaltene Funktion, dann gestörte Funktion bis zur Lähmung, bei Überschreiten der Wiederbelebungszeit Tod der Zelle. Bei rechtzeitiger Wiederversorgung der Zelle mit Sauerstoff nach Erholungszeit und gestörter Funktion wieder normale Funktion, ohne Schädigung.

Die Wiederbelebungszeit ist für verschiedene Gewebsarten unterschiedlich. Am empfindlichsten gegenüber Sauerstoffmangel ist, jedenfalls vom praktischen Ergebnis her, die Nervenzelle. Die bisher für die Nervenzelle in Anspruch genommene kurze Wiederbelebungszeit von 3 Minuten scheint nach neueren Untersuchungen im Einzelfall, z. B. bei rascher tiefer Abkühlung, nicht unbedingt gültig zu sein.

a) Entzug des Sauerstoffs durch Aufenthalt in sauerstofffreier oder sauerstoffarmer Atmosphäre.
b) Behinderung der Atmungsexkursion des Brustkorbs (z. B. Einklemmen).
c) Verschlucken von Gegenständen mit Verschluß der Atemwege (Aspiration → **32**; reflektorisch: Bolustod).
d) Gewalteinwirkung gegen den Hals (s. Erhängen → **92**, Würgen → **95**, Drosseln → **90**).
e) Verschluß der Atemöffnungen (z. B. Plastikbeutel über den Kopf).

Symptomatik s. Aspiration → **32**.

Soforttherapie s. Aspiration → **32**.

Rechtsmedizinische Aspekte Unnatürlicher Tod – Unfall oder Tötung durch dritte Hand – Abgrenzung häufig sehr schwierig, oft am Tatort nicht möglich. Ärztliche Aufgabe am Tatort: Beratung der Ermittlungsbehörde (nicht Führung der Ermittlung). Zur Beratung besteht in der Regel keine Verpflichtung. Es empfiehlt sich jedoch, den Ermittlungsbehörden mit Rat zur Seite zu stehen; (s. auch → **92**).

Spann/Liebhardt

94 Ertrinken

Definition Tod durch Sauerstoffmangel und Elektrolytverschiebung infolge Füllung der Lungenalveolen mit Flüssigkeit.

Ätiopathogenese Häufig ist das Ertrinken die Folge einer anderen Störung (Herzversagen), Suicid oder Verbrechen (rechtsmedizinische Aspekte, Protokoll, Zeugen, Autopsie).

Ertrinken in Süßwasser Es erfolgt ein Elektrolytaustausch zwischen dem hypoosmotischen Süßwasser und der extrazellulären und intrazellulären Flüssigkeit.
Folge: Hypervolämie, Hyponatriämie, Hypokaliämie, Kammerflimmern, Hämodilution, Lungenödem.

Meerwasser Infolge des hyperosmotischen Meerwassers erfolgt ein Austausch – Flüssigkeit vom Intrazellulärraum zum Extrazellulärraum, zu den Lungenalveolen.

Elektrolyte, Natrium, Chlor, Calcium, Kalium des Meerwassers gehen in die Lungenalveolen und von hier in den extrazellulären Raum.
Folge: Hypovolämie, Hämatokrit erhöht, Serum, Natrium, Chlor, Calcium, Kalium erhöht; Hämokonzentration, Lungenödem.
Der gleiche Elektolyt-Flüssigkeitsaustausch bahnt sich schon vor der eigentlichen Ertrinkungsphase (z. B. durch Inhalation der Tröpfchendispersion des durch Sturm aufgepeitschten Meerwassers) an. Der Elektrolytaustausch wird beschleunigt und verstärkt durch Verschlucken von Salzwassser.

Symptomatik

s. Herz-Kreislaufstillstand → **130**, Atemstillstand → **3b**.

E

Soforttherapie

a) Atemwege grob freimachen, dabei keine Zeit verlieren. Bei Ausschütteln und Ausklopfen Gefahr der Magenentleerung mit Aspiration. Intubation.
b) Kardiopulmonale Wiederbelebung (vgl. → **3b**).
c) Bei Lungenödem Lasix = 20-40 mg i. v.
d) Bei Unterkühlung: Rasches *Aufwärmen* in heißem Bad unter Einschluß der Nackenregion, beginnend mit 37° steigern auf 40°, wieder reduzieren auf 37°. Bei zu langsamer Aufwärmung sinkt die Kerntemperatur zunächst weiter ab, Gefahr des Kammerflimmerns.
Flüssigkeitszufuhr, heißer Tee, angewärmte i. v. Infusion, Sterofundin G.
Cortison 50 mg i. v.

Weitere Maßnahmen

Krankenhauseinweisung in jedem Fall, auch nach zunächst erfolgreicher Reanimation.

Transport im Rettungswagen mit Begleitperson. Sauerstoffgaben während des Transportes.

In der Klinik Ausgleich des Säure-Basenhaushaltes nach Blutgasanalyse.

Bei unklarem Hergang muß auch an fremde Einwirkung gedacht werden.

Komplikationen und Gefahren

Todesursachen

Trockenes Ertrinken (bei verschiedenen Flüssigkeiten; Atemwege frei von Flüssigkeit): Laryngospasmus, Hypoxämie, Herzstillstand.

Süßwasser:
a) Beim Sekundenherztod nach Sprung ins kalte Wasser Asystolie über Kälterezeptoren,
b) eigentlicher Ertrinkungsvorgang in Süßwasser – Kammerflimmern durch Elektrolytkrise – dekompensierte respiratorische Globalinsuffizienz – Azidose – Lungenödem, (feuchtes Ertrinken)
c) im klinischen Verlauf nach erfolgreicher Wiederbelebung: Nach Stunden doppelseitige Pneumonie. Später Lungenödem (sekundäres Ertrinken).

Meerwasser:
a) Dekompensierte respiratorische Anoxie – Azidose – Herzstillstand,
b) beim Schiffbrüchigen mit langer Überlebenszeit im Wasser Unterkühlung,
bis 32° ansprechbar, Muskelzittern, Puls beschleunigt, Atmung beschleunigt,
unter 32° bewußtlos, Zyanose, Arrhythmie, Muskelstarre, Hirnödem,
Erschöpfung in der Urämie und Hypovolämie.

Gögler

95 Erwürgen (Würgen)

Definition

Unter Würgen versteht man eine Gewalteinwirkung gegen den Hals, mit einer Hand oder beiden Händen ausgeführt.

Ätiopathogenese

Der Würgegriff führt zur Beeinträchtigung oder Unterbrechung der Blutzufuhr und Blutabfuhr zum Gehirn, möglicherweise zur Einengung oder Verschluß der Luftwege, möglicherweise in sehr seltenen Fällen zu einem reflektorischen Herzstillstand.
Bei weitgehender Kompression der Venen und noch teilweise offenen Arterien kommt es zu massiver Stauung im Schädelbereich mit Stauungszeichen (s. Erhängen). Der Tod tritt ein infolge Sauerstoffmangel des Gehirns, unter Umständen auch an mechanischem Verschluß der Atemwege oder reflektorisch.

Während das Erhängen in der Regel zum Tode führt, werden zahlreiche Fälle von Würgen überlebt und kommen so in das Gesichtsfeld des Arztes.

Spann/Liebhardt

Symptomatik Würgemale, Hypoxie, evtl. Kehlkopfverletzung mit inspiratorischem Stridor. – Zyanose, Bewußtlosigkeit, Herz-Kreislaufstillstand, Atemstillstand. – Evtl. Karotisstenose durch Intimaläsion und -Einrollung, führt zu zerebraler Mangeldurchblutung (Karotispulse prüfen!).

Soforttherapie s. Atemstillstand → **3b** (Reanimation)
s. Herzstillstand → **130**

Weitere Maßnahmen Bei Überleben sofortige Krankenhauseinweisung als Notfall.
Bei Stridor und Verdacht auf Kehlkopfverletzung (und bei Bewußtlosigkeit) höchstens schonender Versuch der Intubation. Baldmögliche Zuziehung des HNO-Arztes (Krankenhaus telefonisch benachrichtigen).

Gögler

Rechtsmedizinische Aspekte Erfahrungsgemäß kommen die Patienten nach Würgeakten deshalb zum Arzt, weil sie die durch die Würgegriffe hervorgerufenen Veränderungen zum Zweck der Beweismittelsicherung festgehalten haben wollen. Da die zu erhebenden Befunde meist schon nach wenigen Tagen voll abgeklungen sind und der Befund später von sehr wesentlicher Bedeutung sein kann, ist bei der Befunderhebung und Festhaltung (schriftlich, evtl. ergänzt durch Photographie) besonders sorgfältig vorzugehen, insbesondere auf Stauungszeichen im Gesicht zu achten (punkförmige Blutaustritte in den Bindehäuten, in der Haut des Gesichtes, vorwiegend in den Augenlidern und über der Stirn sowie in der Schleimhaut der Lippen). Auch sehr spärliche, oft kaum sichtbare Hautveränderungen am Ort der Gewalteinwirkung, am Hals, schließen erhebliche Würgeakte nicht aus.
Meldepflicht des Arztes: → **92** (Erhängen)

Spann/Liebhardt

96 Erysipel

Synonyma Wundrose, Rose; auch: Streptodermia cutanea lymphatica.

Definition Infektiöse Erkrankung der Haut, meist umschrieben im Bereich von Nase, Lippen, Augenlid und Wangen. Bei Neugeborenen überwiegend in der Nabelgegend oder am Genitale. Früher häufig, heute seltener vorkommend.

Ätiopathogenese Erreger: In der Regel β-hämolysierende Streptokokken der Gruppe A, ausnahmsweise auch Staphylokokken oder Pneumokokken.
Eintrittspforten: Oberflächliche geringfügige Verletzungen der Haut. Gelegentlich Ulcus cruris, Rhagaden, auch Varizelleneffloreszenzen, Vakzine-Reaktion oder zerkratzte Ekzemstellen. Ausbreitung örtlich lymphogen, aber auch hämatogen.
Resistenzschwäche und mangelhafte Hautpflege wirken mit, z. B. auch unsachgemäße Versorgung des Nabelschnurrestes bei Neugeborenen.

Symptomatik

1. Recht kurze Inkubationszeit: Wenige Stunden bis 2-4 Tage.
2. Steiler Fieberanstieg, Schüttelfrost.
3. Scharf begrenztes Erythem mit schmerzhafter Rötung und Schwellung der Haut, sich rasch ausbreitend und von der gesunden Haut oft zackig absetzend. Gelegentlich Ausdehnung auf benachbarte Schleimhautgebiete. Auffällige Ausbreitungstendenz zeigt das *Wandererysipel* (Erysipelas migrans).
4. Oft starke Beeinträchtigung des Allgemeinzustandes, Bewußtseinstrübung.
5. Bei besonderer Virulenz der Keime oder Immunschwäche des Patienten *zentrale Blasenbildung* innerhalb des Erythems mit serösem oder hämorrhagischem Inhalt. Sogar zentrale Nekrose möglich.
6. Regionale Lymphangitis und Lymphadenitis.

Laborwerte: Blutkörperchensenkung stark beschleunigt, Blutleukozytose mit Linksverschiebung.

Differentialdiagnose Gegen akute Kontaktdermatitis und Phlegmone:

Krankheit Symptome	Erysipel	Phlegmone	Kontaktdermatitis
subjektiv	Brennen, Spannungsgefühl, Berührungsschmerz	klopfende, starke Spontanschmerzen	Juckreiz
Körpertemperatur	stark erhöht	stark erhöht	normal
Schüttelfrost	zu Beginn	im Verlauf	kein
BKS	stark beschleunigt	stark beschleunigt	normal

Bei mildem Verlauf: Verdacht auf *Erysipeloid,* den durch Erysipelothrix rhusiopathiae hervorgerufenen *Schweinerotlauf* des Menschen. s. auch → **101** (Extremitätenschmerz).

Soforttherapie 1. Bettruhe.
2. Antibiotika in hohen Dosen (bevorzugt Penicillin, tgl. mindestens 1 Mio. I. E., aber auch Tetrazykline, Erythromycin usw. Zusätzlich Gamma-Globulin zur Erhöhung der Abwehrleistung des Organismus).
3. Bei älteren Patienten Herz- und Kreislaufmittel.
4. Örtlich: feuchte kühle Umschläge mit antiseptischen Lösungen, z. B. Chinosol® 1 : 1000 mit Wasser verdünnt. Exakte Pflege (Ansteckungsgefahr!).

Weitere Maßnahmen Bei stärker beeinträchtigtem Allgemeinbefinden besser Klinikeinweisung, ebenso bei gangränösem Erysipel und bei Neugeborenen (Sepsisgefahr!).

Erdmann/Marghescu

E

97 Erythrodermie

Definition

Universelle Rötung der Haut.

Ätiopathogenese

1. Durch Generalisierung zunächst lokalisierter Dermatosen, häufig als Folge unzweckmäßiger Behandlung (Psoriasis, Ekzem u. a.).
2. Als spezifische oder unspezifische Hautmanifestation maligner Systemerkrankungen (Leukämie, Lymphogranulomatose, Retikulose, Mykosis fungoides).
3. Als Folge eines primär oder sekundär generalisierten Arzneimittelexanthems.

Symptomatik

Leitsymptom: Entzündliche Rötung der gesamten Haut.

Weitere Symptome:
1. Gelegentlich können kleinere, umschriebene Hautbezirke ausgespart bleiben.
2. Die Rötung ist häufig mit anderen Hautmorphen assoziiert:
– Rötung und *Schuppung:* psoriatische, prämykotische Erythrodermie
– Rötung und *Infiltrat:* ekzematöse, leukämische, retikulomatöse, granulomatöse Erythrodermie
– Rötung und *Blasenbildung:* medikamentöse Erythrodermie
3. Fast immer besteht Juckreiz.
4. Frösteln durch massiven Wärmeverlust.

Soforttherapie

1. *Krankenhauseinweisung* (zur Ursachenforschung).
2. Patienten für den Transport warm einpacken.
3. Bei gesicherter arzneimittelbedingter Erythrodermie Notbehandlung wie bei Arzneimittelexanthem → **29**.

Marghescu

98 Exantheme

(Übersicht)

Krankheit	Leitsymptome	Exanthem	Besonderheiten
Scharlach → **206**	Fieber, Angina, Exanthem, Himbeerzunge, periorale Blässe	ab 1.-2. Krankheitstag: kleinfleckig, oft juckend (Scharlachmantel), zuerst an Oberschenkelinnenseiten → Rumpf → Kopf → Extremitäten	pos. Rumpel-Leede
Masern	Zweiphasischer Krankheitsverlauf: 1. Katarrhal. Prodromalstadium 2. Exanthemstadium	ab 3.-4. Krankheitstag: klein- bis großfleckig, unregelmäßig konfluierend, sternförmig, zackig. Makulopapulöse hellrote Flecken. Beginn hinter Ohren → Kopf → Hals → Brust → Extremitäten	Enanthem, Koplikische Flecken, Rhinitis, Konjunktivitis (Lichtscheu), Lymphknoten- und Milzschwellung
Röteln	Leichtes Fieber, Lymphknotenschwellungen an Hals und Nacken	ab 1. Krankheitstag blaßrote, nicht konfluierende, masernähnliche, kleine runde rosa Flecken (oft juckend) im Gesicht und am Nacken → Rumpf → Extremitäten	Kein Katarrh

E

Übersicht (Fortsetzung).

Krankheit	Leitsymptome	Exanthem	Besonderheiten
Ringelröteln (Erythema infectiosum)	Kein Fieber, Schnupfen	Schmetterlingsförmige, leicht urtikarielle Rötung im Gesicht (Gesicht gedunsen), erysipelartig. Große bläulichrote, kreis- u. girlandenförmige, vielgestaltige, leicht erhabene, schubweise auftretende, konfluierende Flecken, auch auf Streckseiten, Schulter u. Glutäalgegend. Zentrum der roten Flecken blaßt ab, Ränder bleiben (daher girlandenförmig)	Stirn, Nase u. Mundpartie frei von Exanthem
Windpocken	Fieber, Enanthem	ab 1. Krankheitstag makulopapulöse, oft juckende, linsengroße Effloreszenzen mit Übergang in Bläschen und Pusteln an Kopf, Stamm, Extremitäten und Schleimhäuten	Exanthem tritt in Schüben auf!
Generalisierte Vakzine → **78**	Fieber, schweres Krankheitsbild	Konfluierende Impfpusteln am ganzen Körper	Vorausgehende Pockenschutzimpfung, aufgekratzte Impfpocken beim Impfling (oder Übertragung von anderen Geimpften)

Übersicht (Fortsetzung).

Krankheit	Leitsymptome	Exanthem	Besonderheiten
Pocken → **197**	Zweiphasischer Krankheitsverlauf: 1. hochfieberhaftes Initialstadium 2. Exanthemstadium	Am 4. Krankheitstag leicht juckende, dichtstehende, blaßrote, leicht erhabene Papeln → Knötchen → Bläschen → Blasen (Pockennabel) → Eintrocknung → Narbe (Kopf, Rumpf, Extremitäten, Schleimhäute)	Exanthem zeigt überall dieselbe Entwicklungsstufe (keine Schübe!), starke Rückenschmerzen!
Herpes zoster (Gürtelrose)	Neuralgische Schmerzen, lokale Sensibilitätsstörungen, kein Fieber, regionale Lymphknotenschwellungen	Im Bereich eines Dermatoms lokalisiert, stecknadelkopfgroße, von einem roten Hof umgebene Bläschen	Zoster ophthalmicus, oticus, gangraenosus, generalisatus
Fleckfieber	Fieber (Kontinua), enzephalitische Erscheinungen	Ab 4.-6. Krankheitstag stecknadelkopf- bis linsengroße, anfangs hell- bis dunkelrote, später schmutzigbraune Roseolen mit kleinen flohstichartigen zentralen Blutungen am Bauch → Hals → Armen → Beinen.	Exanthem auch an Handtellern und Fußsohlen, Gesicht aber frei. Keine Roseolen-Nachschübe

E

Übersicht (Fortsetzung).

Krankheit	Leitsymptome	Exanthem	Besonderheiten
Typhus abdominalis	Fieber (Kontinua), Bradykardie, Benommenheit, Milzvergrößerung	Am 9. Krankheitstag am Bauch schubweise auftretende, stecknadelkopf- bis linsengroße papulöse, rosarote Effloreszenzen (Roseolen)	An Handtellern und Fußsohlen keine Roseolen
Erysipel (Wundrose) → **96**	Fieber, scharf begrenzte Entzündung der Haut	Rasch sich flächenhaft ausbreitendes, schmerzhaftes, erhabenes, hochrotes Exanthem mit Schwellung der Haut (gespannt, heiß, druckschmerzhaft)	Regionale Lymphknotenschwellungen, Exanthem auch an Schleimhäuten, häufig Rezidive
Erysipeloid (Schweinerotlauf) (s. auch → **96**)	Erysipelartige Hautentzündung	Bläulich-rote, stark juckende, scharf begrenzte, schmerzhafte Hautentzündung	Ohne Fieber und Lymphknotenschwellungen, benachbarte Gelenke schmerzhaft
Hautmilzbrand	Fieber, schweres Krankheitsbild	Rote Papel mit schwarzem, hartem Zentrum, dann blutigseröses Bläschen (Austrocknung mit schwarzem Schorf) mit Milzbrandkarbunkel	Milzbrandödem, Milzvergrößerung (evtl. Blutstühle)

Koeppe

99 Exsikkose (bei Kindern)

Synonyma Austrocknung, Wassermangel, hyperosmolares Syndrom, Hypersalämie. Wassermangelexsikkose oder Salzmangelexsikkose.

Definition Deutliches Flüssigkeitsdefizit des Körpers. Leichte bis mittelschwere Exsikkose: Gewichtsverlust etwa 5-10 % (750-1500 ml/m² Körperoberfläche). Schwere Exsikkose: 15 % und mehr (2000 ml/m² und darüber hinaus).

Ätiopathogenese Der Anteil des Wassers am Körpergewicht ist bei Neugeborenen und Säuglingen sehr hoch: 80 %. Bei Erwachsenen beträgt er etwa 60 %. Wesentlich ist ferner der *Wasserumsatz:* Der Erwachsene tauscht täglich rund 1/35, der junge Säugling 1/6 seines Körpergewichtes an Wasser aus. Deshalb neigt der Säugling bevorzugt zu Exsikkose verschiedenen Grades und ist von einem ausreichenden Flüssigkeitsangebot besonders abhängig, nicht zuletzt wegen seiner wachstumsbedingten Stoffwechselintensität.

Ursachen: Vor allem *ungenügende Flüssigkeitszufuhr* ebenso wie Erbrechen (Ileus → **146** und andere akute Baucherkrankungen → **14**, Pylorusstenose → **201**) und Durchfälle (Enteritis → **83**), ferner z. B. Verbrennungen.

Da Wasser als Lösungs- und Transportmittel Voraussetzung für alle Stoffwechselprozesse und damit ein Hauptbestandteil des Körpers ist, spielt es für die Erhaltung des Lebens eine zentrale Rolle. Exsikkose bedeutet deshalb nicht nur eine tiefgreifenden Störung des Wasserhaushaltes selbst, sondern auch eine Störung im Elektolyt- und Säurebasenhaushalt.

In der Regel betrifft die Exsikkose anfangs zunächst den Extrazellulärraum, bestehend aus Plasma des Blutes und interstitieller Flüssigkeit. Erst bei zunehmender Exsikkose wird auch der Intrazellulärraum in Mitleidenschaft gezogen.

Symptomatik *Haut:* Turgor herabgesetzt: Abgehobene Hautfalten verstreichen entweder verzögert (mäßige Exsikkose) oder bleiben für einige Zeit über dem Hautniveau stehen: Hochgradige Exsikkose.

Augen: Tief in der Orbita liegend, „haloniert“.

Schweißabsonderung: fehlt.

Zunge: trocken.

Körpergewicht: nimmt mehr oder weniger plötzlich ab.

Fontanelle (beim Säugling): eingefallen.
Harnabsonderung: stark herabgesetzt. Oligurie oder fast völlig aufgehoben (Anurie).
Kreislauf: Oft beeinträchtigt, wenig gefüllter Puls, Tachykardie.
Gelegentlich Bewußtseinstrübung.

Laborwerte: Hämatokrit relativ hoch
pH: meist um 7,35
BE: meist negativ (also: Basendefizit!)
pCO_2 beachten.
pO_2 art. notfalls kontrollieren
Elektrolyte im Serum bestimmen

Soforttherapie

Bei *fehlendem Erbrechen:* Zunächst orale Flüssigkeitszufuhr in kleinen Schlucken, eventuell mittels Sondierung. Heute wird Einführung einer Sonde durch die Nase bevorzugt. Bei unbekannter Elektrolytsituation und unklarer Ätiopathogenese dient zum Flüssigkeitsersatz am besten anfangs Tee, eventuell mit 5 % Glucose.

Bei stärkerer Exsikkose und wenn eine Klinikaufnahme nicht sofort durchführbar ist, kommt eine intravenöse Infusion → **3a** in Betracht: Tutofusin® B als Basislösung, bei fehlender Urinabsonderung statt dessen Tutofusin® NS.

Flüssigkeitsbedarf: Aus dem Grad der Exsikkose abschätzbar. Im Notfall sollten sowohl oral wie parenteral

10 bis 20 ml/kg Körpergewicht

nicht überschritten werden.

Bei stärkerer und unklarer Exsikkose *Klinikeinweisung,* besonders bei Säuglingen.

Weitere Maßnahmen

Krankenhaustransport mit Begleitperson. Schriftliche Angaben über durchgeführte Flüssigkeitszufuhr und Art etwa gegebener Kreislaufmittel oder Sedativa. Sorgsame Kontrolle einer etwa vor dem Transport angelegten Dauertropfinfusion durch Arzt oder erfahrene Begleitperson.

Erdmann

100 Extrauteringravidität

Synonyma Eileiterschwangerschaft, Bauchhöhlenschwangerschaft je nach Sitz.

Definition Schwangerschaft außerhalb des Uterus, meist in der Tube, selten im Ovar (Eifollikel) oder in der freien Bauchhöhle.

Symptomatik Charakteristischer Telefonanruf: „Bei meiner Frau ist die Regel zu spät gekommen, es tut ihr sehr weh, schlecht ist es ihr auch geworden, und sie ist umgefallen".

Uterusblutung nach einer Amenorrhoe von meist 5 bis 7 Wochen → **214** (Schwangerschaft, Störungen).
Bisweilen plötzlich auftretende heftige *Unterbauchschmerzen* oder/und schwerer Schock → **7**. Vorausgehend manchmal geringe Schmerzen im Unterbauch von wenigen Tagen Dauer.
Positiver *Schwangerschaftstest* (Schnelltest).

Differentialdiagnose *Tubarabort* (es blutet in die Tube): Bei der gynäkologischen Untersuchung findet man einen schmerzhaften kleineren oder größeren Adnextumor. Gegen Verwechslung mit Adnexitis oder Appendizitis schützt die Anamnese (Blutung nach Amenorrhoe) und der Schwangerschaftsbefund bzw. der Schwangerschaftstest. Die Bauchschmerzen sind lokalisiert und erträglich. Es handelt sich meist um ein subakutes Unterbauchschmerz-Syndrom.
Tubarruptur (es blutet in die freie Bauchöhle): Man findet diffusen Peritonismus, vor allem Druckschmerzhaftigkeit, mehr oder weniger ausgeprägte Bauchdeckenspannung, mehr im Unterbauch als im Oberbauch, mehr auf der rupturierten Seite als gegenüber. Verfallenes Aussehen. Frequenter Puls. Sinkender Blutdruck als Zeichen einer massiven Blutung in die Bauchhöhle. Die Bauchschmerzen sind diffus und sehr stark. Es handelt sich um das Bild eines schweren „Akuten Abdomens" → **13**.
Mischformen: Häufig. Oft geht ein Tubarabort in eine Tubarruptur über.
Abzugrenzen sind: Appendicitis perforata, andere in-

traperitoneale Blutungen, stielgedrehte Abdominaltumoren (s. „Akutes Abdomen“ → **13**) oder Magen-Darmperforationen.

Soforttherapie Jeder Verdacht auf Extrauteringravidität bedeutet sofortige Einweisung ins Krankenhaus zur Operation. Wenn möglich, telefonische Vorankündigung. Schockbekämpfung durch Expander-Lösungen. Keine Kreislaufmittel, da nutzlos. Schmerzstillende Mittel für den Transport großzügig geben.

Stamm

101 Extremitätenschmerz

Ätiopathogenese Schmerzzustände der Extremitäten werden ausgelöst durch Erkrankungen

1. der Gelenke
2. der Knochen
3. der Weichteile
4. des Gefäßsystems
5. der peripheren Nerven

Der fortgeleitete Schmerz, der nur subjektiv in die Extremitäten lokalisiert wird, dessen Ursachen aber meist in Erkrankungen des Wirbelsäulenbereichs oder der inneren Organe (Herz → **21**, Niere → **185**, Gallenblase → **55**, **108**) liegen, ist bei den entsprechenden Krankheitsbildern aufgeführt.
Adäquate Reize für die Schmerzempfindung sind:
Entzündung, Ischämie, Spasmen, Toxinwirkung, Hitze, extreme Kälte und Degeneration.
Die Schmerzimpulse selbst werden von den Schmerzrezeptoren in der Haut, der Subkutis, den Sehnen, im Periost oder in den Gefäßen aufgenommen und dann, teils über vegetative Fasern, teils über periphere Nerven, zu den Nervenplexus, Hinterwurzeln, schließlich über Hinter- und Seitenhörner des Rückenmarks zum Thalamus weitergeleitet und von dort zu den Projektionssystemen der Hirnrinde vermittelt. Die Empfindung „Extremitätenschmerz“ kann von jeder Stelle des geschilderten Schmerzempfindungs- und Leitungssystems seinen Ausgang nehmen.

Gelenkschmerz, akuter → **114**

Knochenerkrankungen, akut schmerzende → **155**

Schmerzhafte Erkrankungen der Weichteile

Ätiopathogenese Akute Erscheinungen vor allem durch entzündliche Prozesse, außerdem durch Verletzungsfolgen (Anamnese!) ausgelöst. Als *Ursachen* kommen in Betracht
1. Erysipel
2. Erysipeloid
3. Phlegmone
4. Akutes Kontakt-Ekzem
5. Panaritium und Paronychie
6. Akute Bursitis

E

Symptomatik 1. *Erysipel* (Wundrose) → **96**
a) *Lokalbefund:* Scharf begrenzte, heiße, flammend rote, ödematöse, sehr schmerzhafte Hautbezirke, mit oder ohne Blasen. Bullöse und gangränös-nektrotisierende Formen sind besonders gefährlich.
b) *Allgemeinsymptome:* Fieber bis 40°. Schüttelfrost. Schweres Krankheitsgefühl. Kopfschmerzen.
c) *Laborwerte:* Leukozytose. Erhöhte BKS.
2. *Erysipeloid* (Schweinerotlauf). Das Krankheitsbild ähnelt dem Erysipel, ist aber deutlich milder. Statt Schmerz ist oft eher Juckreiz vorhanden. Allgemeinreaktionen fehlen stets. Befällt nur Finger und Handrükken, Folge einer Knochen- oder Fischgrätendurchspießung. Betroffen sind Metzger oder Fischer.
3. *Phlegmone.* Befällt tiefere Gewebsschichten und kann bis in das subfasziale Gewebe eindringen. Schmerzhaftigkeit mit Schwellung, Rötung und Allgemeinerscheinungen ähneln dem Erysipel, doch ist die Begrenzung des befallenen Gebiets unscharf. Starke Druckschmerzhaftigkeit. Manchmal Fluktuation tastbar.
4. *Akutes Kontaktekzem.* Ähnliche lokale Reaktionen wie bei den drei oben genannten Erkrankungen (1-3). Anamnese! Fieber fehlt.
Differentialdiagnose → **76** (Ekzem).
5. *Panaritium* (Umlauf) und *Paronychie* (Nagelbettentzündung). Klopfende, reißende Schmerzen im Bereich eines Fingers, häufig des Endgliedes, seltener der Zehe. Die Diagnose an sich wird fast immer richtig ge-

stellt. Jedoch wird häufig ein Befall tieferer Strukturen (Sehnen, Gelenke, Knochen) übersehen.
Für eine Ausbreitung der Infektionen sprechen folgende Symptome:
Fieber, Leukozytose, Handrückenödem, Auftreibung, Rötung und Schmerzen eines Gelenkes, Ausstrahlung der Schmerzen in den Unterarm.

Zur Aufdeckung eines Knochenbefalls sollte immer eine Röntgenaufnahme des betreffenden Extremitätenabschnittes gemacht werden.

6. *Akute Bursitis.* Bei klassischen Entzündungszeichen (Schwellung, Rötung, Hautwärme, Schmerz) in typischer Lokalisation (Bursa olecrani, Bursa praepatellaris, Bursa achillea) geht man in der Diagnose nicht fehl. Zusätzliche Hinweise gibt die Art der Beschäftigung: z. B. Scheuerfrauen, Fliesenleger.

7. *Sudeck-Syndrom.* Im Anschuluß an ein Trauma auftretende dystrophische Reaktion aller an einem Extremitätenabschnitt beteiligten Gewebe.
Akutes Stadium (Rötung, Schwellung der Haut, Schmerzen und Muskelatrophie) läßt manchmal an eine Arthritis oder eine Phlegmone denken. Abgrenzung durch Anamnese und Röntgenbild.

Soforttherapie

1. Bei *Erysipel* Penicillin i. v. 2 x 10 Mill. E, Bettruhe, feuchte Verbände (vgl. auch → **96**). Ansteckungsgefahr! Stationäre Einweisung.
2. *Erysipeloid:* Behandlung nicht vordringlich.
3. *Phlegmone:* Ruhigstellung, Überweisung zum Facharzt oder in chirurgische Klinik.
4. *Akutes Kontaktekzem:* Überweisung zum Hautarzt.
5. *Panaritium:* Bei Panaritium subepidermoidale, Panaritium cutaneum, Panaritium subcutaneum des Fingerendgliedes, wenn nach Ausbildung und Ausrüstung des Arztes möglich, sofortige Inzision in Leitungsanästhesie (Oberst). Bei Lokalisation am Mittel- und Grundglied Operation in Plexus- oder Brachialisanästhesie oder Allgemeinnarkose mit Gegeninzision und Ausräumen von Eiter und Nekrosen in Blutleere unter Sicht der Sehnenscheide. Gefäß-Nervenstrang nicht verletzen! Nicht zuwarten, bis „der Abszeß reift"! Klinikeinweisung!

Bei Panaritium tendinosum, articulare und ossale: Ruhigstellung und sofortige Klinikeinweisung.
6. *Akute Bursitis:* Ruhigstellung mit Schiene, Alkoholumschläge. Bei eitriger Einschmelzung: Überweisung zum Fachchirurgen.

7. *Sudeck-Syndrom:* Im akuten entzündlichen Stadium: Ruhigstellung, kalte Umschläge, Antiphlogistika (z. B. Tanderil), Sedativa (z. B. Valium). Baldige Überweisung zum Fachchirurgen oder Fachorthopäden bzw. bei Lokalisation an der unteren Extremität ins Krankenhaus.

Schmerzhafte Gefäßerkrankungen

Arterielle Durchblutungsstörungen → **72**
Thrombose → **230**
Varizen → **242**

Extremitätenschmerz durch Erkrankungen der peripheren Nerven und durch segmentale Leitung

Schmerzhafte Erkrankungen der peripheren Nerven

Ätiopathogenese

1. *Kompression* eines peripheren Nerven z. B. durch Lymphome, primäre Tumoren, Metastasen, Narbenstränge, auch durch chirurgische Ligaturen u. a. (Beispiel: Karpaltunnelsyndrom).
2. *Intoxikationen:* z. B.: alkoholische Polyneuritis, Bleineuritis.

Symptomatik

Ausbreitung von Schmerzen, Parästhesien, sensiblen, motorischen und Reflexausfällen im Ausbreitungsgebiet eines oder mehrerer peripherer Nerven.

Soforttherapie

Zur Schmerzbekämpfung Baralgin 5 ml i. v. oder Thalamonal 2–3 ml i. v. (Amp. je 2 ml je 0,15 mg). Fachärztlich (neurologische) Klärung am nächsten Werktag.

Schmerzzustände von segmentalem Typ

Schmerzen, deren Ursachen in einem Rückenmarksegment oder in einer Hinterwurzel liegen, zeigen eine segmentale Ausbreitung.

Differentialdiagnose Lumbago → **184**, Ischialgie → **152**, Bandscheibenvorfall, Nucleus pulposus-Hernie,
Wirbelkörperluxation, Subluxation,
Schleudertrauma HWS,
Degenerative Wirbelerkrankungen,
Entzündliche Wirbelerkrankungen (Osteomyelitis, Tb),
Tumoren der Wirbelsäule (Myelom, Ca-Metastasen),
Bauchaortenaneurysma,
Entzündliche Erkrankungen des Rückenmarks und seiner Hüllen,
Raumverdrängende Prozesse des Rückenmarkskanals,
Systemerkrankungen des Rückenmarks: Tabes dorsalis, (tabische Krisen), Syringomyelie, amyotrophische Lateralsklerose (bes. Parästhesien),
Funikuläre Myelose (Vitamin B 12-Mangel u. a.
s. Lumbago → **164** und Ischias, akute → **152**.

Gögler/Schaffert

102 Fehlgeburt → 215

103 Fieber, akutes

	Temperaturwerte	Bezeichnung
unter	36,0 Grad	Untertemperatur
	37,1-38,0 Grad	subfebrile Temperaturen
	38,0-39,0 Grad	mäßiges Fieber
ab	39,0 Grad	hohes Fieber
über	41,5 Grad	hyperpyretische Temperatur

Ätiopathogenese Im wesentlichen physikalische (Störung der Wärmeabgabe; s. *Hitzeschäden* → **133**, ferner *chemische Faktoren.* Bei *Infektionskrankheiten* → **148** produzieren Mikroorganismen, etwa der Coli-Aerogenes-Gruppe, Pyrogene, wirken aber auch durch Gewebszerfallsprodukte.
Gewebszerfallsprodukte allein, ohne Bakterien, wirken z. B. nach Schlaganfällen oder Herzinfarkten temperatursteigernd.
Chemische Stoffe (chemisches Fieber, z. B. „Zinkfieber“) wirken über das Wärmezentrum (z. B. i. v. Injektion von Kochsalz) oder über den gesteigerten Stoffwechsel (Schilddrüsenhormone und Dinitrophenol). Durch gesteigerten

Stoffwechsel entstehen auch hohe Temperaturen bei Schüttelfrost und bei starken Muskelkrämpfen.
Direkte Reizung des Temperaturzentrums führt manchmal bei Hirngeschwülsten, Verletzungen des Mittelhirns, nach Schädeloperation, bei intrazerebraler Drucksteigerung u. a. zu zentraler Fieberentstehung.

Symptomatik
Formen

a) *Das kontinuierliche Kurvenbild (Kontinua).* Morgen- und Abendtemperaturen zeigen nur geringen Unterschied, etwa um 1 Grad.
Vorkommen: Pneumokokkenpneumonie → **197** (Pneumonie), Typhus, Grippe, Paratyphus und Fleckfieber auf der Höhe der Krankheit, akute Miliartuberkulose (selten), Tularämie (selten), Erysipel → **96**.
b) *Remittierender Temperaturverlauf.* Hoher Unterschied zwischen Morgen- und Abendtemperatur, bis zu 2 Grad. Morgentemperatur erreicht den afebrilen Bereich nicht.
Vorkommen: z. B. Cholangitis, Sepsis → **218**, Bronchopneumonie, Virus- und Pseudoerkrankungen, bestimmte Stadien der Tuberkulose, Eiterungen, Polyarthritis rheumatica → **144** (Gelenkschmerz, akuter).
c) *Intermittierender Kurvenverlauf.* Noch höhere Unterschiede zwischen den Morgen- und Abendtemperaturen. Morgentemperatur unter 37,0 Grad.
Vorkommen: z. B. Sepsis, Pyelitis, Pleuritis verschiedener Ätiologie, paranephritischer Abszeß.
d) *Remittierend-intermittierende Kurve (Temperaturschübe wechselnd mit remittierendem oder mehr intermittierenden Charakter).*
Vorkommen: z. B. Cholangitis, Sepsis → **218**, Leberabszeß, subphrenischer Abszeß, Lymphosarkom, Leberkarzinom, Lebermetastasen, Magenkarzinom, Bronchialkarzinom mit sekundärer Pneumonie, zerfallendes Karzinom, Endokarditis.
e) *Unregelmäßiger, wellenförmiger Fiebertypus*
(Febris undulans).
Vorkommen: z. B. Lymphogranulomatose (Pel-Ebstein-Typ), Morbus Bang, Febris recurrens.
f) *Regelmäßige, periodische Temperatursteigerung*
Vorkommen: z. B. Malaria tertinana, Malaria quartana, Malaria tropica, 5-Tage-Fieber, Febris recurrens, bei Lymphogranulomatose, bei Lyphosarkomatose, bei Morbus Felty.
g) *Periodisch auftretende Temperaturen mit unregelmäßigem Intervall*
Vorkommen: z. B. zu entzündlichen Rezidiven neigende Er-

F

krankungen, Bronchiektasen, Cholezystiden → **55**, Prostataerkrankungen.
h) *Subfebrile Temperaturen*
Vorkommen: z. B. bei beginnender Lungentuberkulose, Endokarditis, Thyreotoxikose → **38** (Basedow-Koma), Fokaltoxikose, rheumatisches Fieber → **114** (Gelenkschmerz, akuter), bei Eisenmangel, bei vegetativen Dysregulationen, vor Menstruationsblutungen, gefälschte Temperaturen!
i) *Diphasischer Temperaturverlauf*
Vorkommen: z. B. Poliomyelitis, Schweinehüterkrankheit.
j) *Uncharakteristischer Temperaturverlauf*
Vorkommen: z. B. nach direkter Reizung des Temperaturzentrums (Hirn- und meningeale Blutungen), bei Blutkrankheiten (myeloische Leukämie, hämolytische Krisen, pernizöse Anämie, Resorptionsfieber bei Thrombozytopenie), „Drug-Fever" (Arzneiexantheme → **29**), Herzerkrankungen, Lues III, Ulcus ventriculi, Darmblutungen → **46**, fieberhafte Bronchitis, Zystitis, innersekretorische Erkrankungen (Schilddrüsenüberfunktion → **38** (Badesow-Koma), Addison-Krise → **10**, Stoffwechselerkrankungen (Gichtanfall → **114**, Gelenkschmerz, akuter), vegetative Temperaturanstiege.

Differentialdiagnose

Richtige Messung der Körpertemperatur!
Am besten rektal 3-5 Minuten!

Soforttherapie

Je nach Krankheitsbild:
sofortige Krankenhauseinweisung!

Für den Transport: Wolldecken. Warme Getränke, können bei erhaltenem Bewußtsein subjektiv helfen. Valium Roche 5®, 1 Tabl. 2 mg oder 1/2 Ampulle Valium Roche® intramuskulär.
Merke: Wadenwickel sind bei Schüttelfrost absolut ungeeignet.

Bei ungeklärter Fieberursache:

Klärung selten in der Notfallsituation möglich, sondern fast immer der klinischen Differentialdiagnose und den Labormethoden überlassen.
Schüttelfrost → **213**.

Hirsch/Stamm

104 Fieber bei Kindern

Synonyma Hyperpyrexie, Hyperthermie.

Ätiopathogenese Infektionskrankheiten und Infekte der oberen und tieferen Luftwege (häufigste Ursache).
Überhitzung (kann auftreten bei hoher Außentemperatur und unzweckmäßiger Bekleidung, dann Wärmestauung).
Exsikkose: sogenanntes „Durstfieber" bei Neugeborenen in den ersten Lebenstagen mangels genügender Flüssigkeitszufuhr (vgl. → **99**, Exsikkose).

Symptomatik Beachte: *normale ausgetragene Neugeborene sind isotherm.* Schwankungen der Körpertemperatur nur um Zehntelgrade. *Frühgeborene* sind poikilotherm: wechselwarm je nach Umgebungstemperatur.
Bei raschem Fieberanstieg reagiert das Kind leicht mit Fieberkrämpfen → **159** (Krampfanfälle)

Differentialdiagnose Feststellung der Ursache des Fiebers. Soweit möglich. Meist Rhinopharyngitis oder Bronchitis.

Soforttherapie *Hohes Fieber* (über 40° C) alarmiert. Temperaturen über 41° C *(Hyperpyrexie)* können bedrohlich sein: Beeinträchtigung des Kreislaufs, Fieberkrämpfe. Hierbei sind Säuglinge am meisten gefährdet.
Bei Temperaturen über 40 Grad schon telefonisch Empfehlung, ein Fieberzäpfchen (s. unten; falls im Haushalt vorhanden) zu verabfolgen.
Bei Hyperpyrexie unumgänglich: Baldiger Hausbesuch oder Krankenhauseinweisung.

Sonstige Maßnahmen

Je nach sonstigen Krankheitserscheinungen, soweit möglich.
Flüssigkeitsbedarf: Im Fieber gesteigert. Ist das Kind bei Bewußtsein, reichlich trinken lassen! Hochgradige Exsikkose macht intravenöse Flüssigkeitszufuhr notwendig, eventuell auch bei Bewußtseinstrübung und vor Transport in ein Krankenhaus (vgl. → **5**).
Fieberzäpfchen (bei Säuglingen und Kleinkindern): Vor

dem 4. Lebensmonat kein Phenacetin (Gefahr der Methämoglobinbildung).
Empfehlenswert Ben-u-ron-Suppositorien: Für Säuglinge Zäpfchen mit 125 mg, für Kleinkinder mit 250 mg und für Schulkinder mit 500 mg. Diese Zäpfchen enthalten lediglich Paracetamol, sind also frei von Phenacetin. Sie sind anzuwenden, wenn die rektal gemessene Temperatur 38,5° überschreitet, auch mehrfach, u. U. kombiniert mit hydrotherapeutischen Maßnahmen (s. unten).
Auch *Novalgin®*-Tropfen (10-20 mg je kg Körpergewicht täglich bis zu 3 mal in Abständen), auch in Form von Sirup, besonders bei Brechreiz und Erbrechen als *Suppositorien für Kinder.* Erfahrungsgemäß findet aber der im Bereitschaftsdienst gerufene Arzt vielfach in der Hausapotheke andere „Fieberzäpfchen" vor, auf die die Angehörigen vielleicht eingeschworen sind. Gegeben werden können Cibalen®-, Dolviran®-, Lonarid®-, Treupel®-Suppositorien.

Hydrotherapeutische Maßnahmen

a) *Wadenwickel:* In handwarmem Wasser getränkte weiche Tücher. Darübergezogen wollene Socken oder Strümpfe, um Verdunstung des Wassers zu ermöglichen. Wadenwickel 3 x im Abstand von 20 Minuten wechseln.
b) *Abkühlungsbad:* Beginn mit einer Wassertemperatur, die 1° C unter der gegenwärtigen Körpertemperatur liegt. Zugabe von kaltem Wasser bis herab bis zu einer (*sorgsam* kontrollierten) Endtemperatur von 30° C nach 10 Minuten.
c) *Schwitzpackungen:* Nur für ältere Kinder (ab 6 Jahren). Einschlagen in ein mit warmem Wasser getränktes Leinentuch. Umhüllen mit Wolldecken. Abdecken mit Federbett. Gleichzeitige Zufuhr von möglichst heißem Flieder- oder Lindenblütentee, gegebenenfalls Aspirin®-Zusatz (1 Tabl.) unter Kreislaufüberwachung. Nachfolgendes Abwaschen mit lauwarmem Wasser. Fortwährendes Entfernen des Schweißes von der Stirn mit trockenem Taschentuch.

Keine Kaltwasseranwendung!

Weitere Maßnahmen

Bei nicht zu klärender Fieberursache weitere ärztliche Überwachung oder, bei schwerem Krankheitszustand, Einweisung in Krankenhausbehandlung unumgänglich. Kreislaufüberwachung notwendig, um notfalls Kreislaufmittel einzusetzen, auch vor dem Transport schwerkranker Kinder:
Eventuell Effortil®-Depot, i. m. oder s. c. (nicht dagegen i. v.), oder Novadral® (i. m., s. c.) meist als Tropfen. Orale Verabreichung von Effortil®-Depot-Dragees (zu 25 mg) ist bei älteren Kindern möglich.

Komplikationen und Gefahren

Beeinträchtigung des Kreislaufs

Gefahr von Fieberkrämpfen, auch bei erneutem raschen Fieberanstieg nach vorangehender medikamentenbedingter Fiebersenkung. Gegen Fieberkrämpfe: Choralhydrat-Rectiole (pro infantibus), 0,6 g in 3 ml in einer leicht anwendbaren Rektal-Plastikphiole. Kleinkinder können zwei solcher Rectiolen verabreicht bekommen.

Erdmann

F

105 Frühgeborenes

Synonyma

Frühgeborenes Kind, Mangelgeburt (fließende Übergänge zu ausgetragenem Neugeborenen); unreifes Kind (früher: Debilitas vitae). Im englischen Sprachgebrauch: „premature" bzw. „immature infant", neuerdings „low weight small for date baby".
Vgl. Neugeborenes → **184**.

Definition

Ein Frühgeborenes (bei Mehrlingsschwangerschaften zwei oder mehr) ist das Ergebnis der *Frühgeburt* (geburtshilfliche Tatsache) → **111**. Bei vorzeitiger Beendigung einer Schwangerschaft (wegen der verkürzten Schwangerschaftsdauer von weniger als 37 Wochen, gerechnet vom 1. Tag der letzten Menstruation) kommt die Entbindung in der Regel *überraschend.* Das mehr oder weniger unreife Neugeborene (s. auch unter Stichwort → **184**) bedeutet für das Kind einen echten *Notfall* (in Europa bei 5 bis 10 % aller Neugeborenen!). Frühgeborene haben um so bessere Aussicht zu überleben, je näher zum errechneten Geburtstermin sie zur Welt kommen und je höher ihr Geburtsgewicht ist. Von den Untergewichtigen sind rund 30 % nicht zu früh geboren (besser: Mangelgeburten), auch über 2500 g schwere Neugeborene können andererseits vor dem errechneten Termin geboren werden. Grenze der Lebensfähigkeit: etwa 600 Gramm. Bei solchen und kleineren Früchten spricht man von Fehlgeburt oder *Abortus* (Länge und Gewicht genau registrieren!).

Ätiopathogenese Beendigung der Schwangerschaft deutlich vor errechnetem Termin geschieht bei *unverheirateten* Müttern doppelt so oft wie bei verheirateten. Zu Frühgeburt führen Anomalien der Gebärorgane, akute und chronische Krankheiten der Mütter (Infektionen, Gestose, Anämie), körperliche und seelische Traumen, sogar hoher Zigarettenkonsum. Mehrlinge sind oft deutlich untergewichtig (nicht selten dabei ausgetragen). Bei Frühgeborenen sind ferner überzufällig häufig Mißbildungen vorhanden (Ösophagusatresie → **190**, Herzfehler bspw.). Nicht selten ist die mangelhafte Entwicklung des Kindes auf plazentare Dysfunktion zurückzuführen (gelegentlich sogar, zeitlich gesehen, *Übertragung* des Kindes!).

Symptomatik Charakteristisch für Frühgeborene ist *das beträchtlich niedrigere Geburtsgewicht* mit der *geringeren Körperlänge* (meistens kürzer als 48 cm), besonders beim Vergleich mit ausgetragenen Neugeborenen → **184**.

Typische Zeichen der Unreife
Rötliche Haut (zu wenig Unterhautfett)
Lanugobehaarung
Fingernägel, kaum die Kuppen erreichend
Ohrmuschel sehr weich
Muskulatur dürftig
Genitale: Mangelhafter (bzw. fehlender) Vulvaschluß oder Deszensus

Ausgesprochene *Gefährdung* der Frühgeborenen durch
Atemstörungen (Gefahr der Apnoe); vgl. Asphyxie → **31**
Mangelhafte Temperaturregulierung (Untertemperaturen!)
Trinkschwäche, Blutungsneigung
Neigung zu Ernährungsstörungen
Hyperbilirubinämie (Icterus prolongatus!)

Spätere Gefährdung der Frühgeborenen durch
Frühgeborenenanämie, Zerebralparese
Rachitis und Tetanie → **227**, Zerebralparese
Fibroplasie, retrolentale (bei Sauerstoff-Überangebot)
Ausgesprochene Infektanfälligkeit
Komplikationen seitens der Atemorgane (Pneumoniegefahr)

Differentialdiagnose

Im Vergleich zu ausgetragenen Neugeborenen *fehlen die Reifezeichen.* „Mangelgeburt" kann teilweise allgemein als Begriff verwendet werden, aber auch bei Übertragung oder mäßigem Defizit des Geburtsgewichtes einen Sonderbegriff darstellen. Wichtig ist die gleichzeitige *Registrierung der Tragzeit* (Anamnese!) und des tatsächlichen Körpergewichtes bei Geburt; denn davon hängt vor allem die Überlebensrate Frühgeborener ab. Wichtig sind außerdem Infektionen der Mütter (Lues, Listeriose, Toxoplasmose) während der Schwangerschaft, da sie der Frühgeburt ebenfalls Vorschub leisten und für das zarte Kind erhöhte Gefährdung mit sich bringen (entsprechende antiinfektiöse Therapie).

Soforttherapie

Da im Gegensatz zu termingerechter Entbindung die Frühgeburt häufig *überraschend* eintritt, wäre bei Einsetzen der Wehen deutlich vor Termin *Klinikeinweisung* der Kreißenden *vordringlich* (vgl. Frühgeburt), denn sonst kommt das Frühgeborene (überzufällig häufig) zu Hause zur Welt, ohne daß entsprechende Vorkehrungen getroffen sind. Grundsätzlich sollten alle Frühgeborenen, speziell *bei Geburtsgewicht unter 2000 g,* zweckmäßigerweise *sofort in ein Frühgeborenenzentrum* eingewiesen werden. Von dort kann vorgeheizter *Transport-Inkubator* angefordert werden, der dann im Notfallswagen unter Anwesenheit einer erfahrenen Kinderkrankenschwester die Erstversorgung gewährleistet (Vermeidung von Unterkühlung und Überhitzung bei ausreichender Sauerstoffzufuhr und Isolierung des Frühgeborenen von der Umgebung zwecks Infektionsprophylaxe). Die Plexiglashaube ermöglicht überdies genaue Kontrolle des Kindes.
Wichtig ist die *Registrierung der APGAR-Zahl* 1 Min. und 5 Min. nach der Geburt. S. APGAR-Schema → **31** (Asphyxie des Neugeborenen).

Weitere Maßnahmen

Hinweise zur Versorgung bei fehlendem Inkubator
Unter Vermeidung von Baden oder vorheriger Hautreinigung Verpackung des Frühgeborenen in vorgewärmten Korb, Umhüllung mit einer dünnen *Watteschicht* zur Vermeidung der gefährlichen Unterkühlung. Notfalls *Einbetten in ein einge-*

stülptes Kopfkissen und *rascher Transport* in die Frühgeborenen-Abteilung einer Kinderklinik bei Hausentbindungen. Beifügung kurzer präziser Angaben über Geburtszeit und Gesamtsituation (Zustand der Wöchnerin).
Achtung bei medikamentöser Therapie: *Überdosis (häufiger Fehler!)* von Medikament *vermeiden,* vielmehr gewichtsbezogene Dosis errechnen und verabreichen (nur die Hälfte oder ein Drittel der Dosis für ausgetragene Neugeborene, beispielsweise bei Micoren® 0,1 oder 0,2 ml aus der Ampulle subkutan, andernfalls außerordentliche Erregungszustände zu erwarten!).
Das gleiche gilt für Alupent®-Injektionen.
Ernährung (etwa bei Verbleiben der Kinder im Haushalt) auch besonders *vorsichtig,* prinzipiell *nur nach vorheriger Sondierung* (Ösophagusatresie!). Nahrungskarenz von 6 bis 12 Stunden empfehlenswert, dann Beginn mit 5 %iger Glucoselösung. In der Klinik unter Umständen „Dusche" in die Vene (Vorsicht bei Nabelvene!)) zwecks Behebung der Azidose. Einführen der *Sonde durch ein Nasenloch,* altersbezogene *sehr kleine,* allmählich zu steigernde *Nahrungsmenge,* tunlichst alle 3 Stunden. *Aspirationsgefahr* ist hochgradig. Niedrige Außentemperatur wäre für Frühgeborene deletär.
Die Prognose richtet sich speziell nach dem Geburtsgewicht (höchste Verlustquote bei Kindern unter 1000 g). Bei Geburtsgewicht zwischen 1000 und 1500 g stirbt etwa die Hälfte, zwischen 1500 und 2000 g jedes 4. bis 5. Kind trotz aller intensiven Bemühungen. Zusätzliche Störungen (Asphyxie → **31**, Anfälle von Apnoe, Mißbildungen, die unter Umständen dringend operiert werden müssen) beeinträchtigen die Prognose wesentlich. *Frühgeborenen-Aufzucht zu Hause* erfordert wegen der hochgradigen Lebensgefahr *verantwortungsbewußte Indikationsstellung.*

Erdmann

106 Frühgeburt → 111

107 Gallenblasenentzündung → 55

108 Gallenkolik

Definition Heftiger Schmerzzustand, hervorgerufen durch Krampfzustände im Bereich der Gallengänge oder Überdehnung der Gallenblase.

Ätiopathogenese Meist durch Gallensteine ausgelöste akute Abflußbehinderung aus der Gallenblase oder in den Gallengängen. Seltener Koliken auf rein „spastischer Grundlage“, auch nach Cholezystektomie („Post-Cholezystektomie-Syndrom“).

Symptomatik Gelegentlich durch Diätfehler (fettreiche Kost), starke Anstrengung oder psychische Faktoren ausgelöster, plötzlich einsetzender heftiger Schmerzzustand im rechten Oberbauch, in Rücken und rechtes Schulterblatt ausstrahlend.

Abdomineller Befund: Mäßige Druckschmerzhaftigkeit im Gallenblasengebiet, manchmal tastbare druckempfindliche, birnenförmige Gallenblase.

Differentialdiagnose *Nierensteinkolik:* Schmerzen mehr in der Lendengegen, häufig nach unten ausstrahlend. Meist Hämaturie (Streifentest, Sediment!) → **185**.

Abgrenzung gegen andere akute Baucherkrankungen → **13** (Akutes Abdomen): Ulkusperforation → **195** (Perforiertes Ulkus), Ulkuspenetration, auch Ileus → **13**.

Bei entzündlichen Erscheinungen und Dauer über 2 Stunden: Akute Cholezystitis, die durch eine Gallensteinkolik eingeleitet sein kann → **55** (Cholezystitis).

Gelegentlich hilft die Anamnese: „Frühere Gallenkoliken“, diagnostische Klärung bereits erfolgt.

Soforttherapie Dolantin® (Hoechst) 1 Amp. 2 ml i. m. oder i. v., Dolo-Buscopan® (Boehringer Ingelh.) 1 Supp., Fortral® (Winthrop) 1 Amp. 30 mg i. v., gegebenenfalls andere Opiate nach Erfahrungen des Arztes.

Feuchtwarme Kompressen

Nahrungsentzug.

Weitere Maßnahmen Klingen die Schmerzen in 2-3 Stunden trotz Opiaten in ausreichender Dosierung nicht ab, ist an eine akute Cholezystitis → **55** oder eine andere abdominelle Erkrankung → **13** (akutes Abdomen) zu denken. Krankenhauseinweisung unter genauer Angabe aller verordneten Mittel, besonders Analgetika.

Nach Besserung binnen einiger Stunden: Genaue, auch röntgenologische Klärung in den nächsten Tagen. Vgl. → **55** (Cholezystitis).

Dietrich/Hirsch

G

109 Gangrän → 72

110 Gangstörungen

Die Gangstörung hat in der Notfallsituation überwiegend differentialdiagnostische Bedeutung. Die erste Überlegung hat dabei der Frage zu gelten, ob die Gangstörung anatomischer, funktioneller oder neurogener Herkunft ist. So werden sich Verletzungen mit Narbenkontraktur und Knochendeformierungen unschwer erkennen lassen. Die Differenzierung der neurologischen Befunde ist schwieriger und erfordert Erfahrung.

Übersicht der verschiedenen Gangstörungen

1. ataktisch
a) *spinal*
Toxoplasmose
Meningitisformen → **173**
deformierende Wirbelsäulenerkrankung
Rückenmarkstumoren
Friedreichsche Ataxie
Tabes dorsalis
funikuläre Myelose
multiple Sklerose – Polysklerose

b) *zerebellar*
Menière-Syndrom → **217**
Apoplexie → **26**
Vestibularisschäden
Commotio u. Traumen
Kleinhirnblutung
Kleinhirnabszeß
Kleinhirntumor

c) *zerebral*
Vergiftungen → **15**, **244**
(Alkohol u. a.)
Hirntrauma
Hirntumor

Hirnentzündung
Enzephalomalazie
Apoplexie → **26**
und andere Ursachen

2. watschelnd
Hüftgelenksleiden
(Luxation, Arthrosis, Coxitis, Schenkelhalsfraktur)
Osteomalazie, Osteoporose
Glutäuslähmung
Platt- und Senkfuß
Morbus Little

3. Steppergang
Peronäuslähmung

4. spastisch
multiple Sklerose
amyotrophische Lateralsklerose spastische Spinalparalyse
Morbus Little
Morbus Parkinson
Hemiplegie → **163**

5. schleppend
traumatisch
Arthrosis, Arthritis
Osteomyelitis, Periostitis → **155**
Tumor (Sarkom, Myelom)

6. adynamisch
allgem. Schwäche
(Rekonvaleszenz)
Morbus Addison → **10**
Myasthenie → **163**

7. hinkend
echte und scheinbare Verkürzung eines Beines, z. B. durch Psoaskontraktur bei Senkungsabszeß,
Appendizitis → **13** → **27**
Ureterstein → **185**
Koxitis, Morbus Perthes
Glutäusschwäche
Ischias → **152**
Claudicatio intermittens → **72**
Thrombose, → **230**
Meniskusverletzung → **174**

Hirsch

111 Geburt, plötzliche

Erfahrungsgemäß kommt es auch heute noch vor, daß ein Arzt wegen Bauchschmerzen zu einer ledigen Frau gerufen wird, die nicht wußte, daß sie schwanger war, oder nicht weiß, daß sie kurz vor der Geburt steht.
Bei zufällig entdeckten Abdominaltumoren ist immer nach letzter Menstruation zu fragen, und es sind Kindesbewegungen und kindliche Herztöne zu suchen. Es kommt nicht selten vor, daß sich erst im Krankenhaus „Abdominaltumoren" als Schwangerschaften herausstellen.
Gelegentlich geschieht es auch, daß der Arzt bei Sturzgeburten eben noch zur Leitung der Austreibungsperiode oder zum Abnabeln und Betreuen des Kindes eintrifft.
Sturzgeburten bieten in der Regel keine geburtshilflichen Schwierigkeiten, weil sie rasch und damit spontan verlaufen.

Soforttherapie vor der Geburt

Wenn bei der rektalen Untersuchung der *Muttermund noch tastbar* (nicht vollständig eröffnet) ist: mit tiefer oder hechelnder Atmung die Wehen überatmen. Gegen die Schmerzen ist 1 Ampulle Dolantin spezial (= 100 mg Pethidinum und 1,25 mg Lofan) erlaubt.
Wenn der *Muttermund nicht mehr tastbar* (d. h. vollständig eröffnet) ist: bei Pressdrang während der Wehen ruhig pressen (Lage s. Abb. 1). Jetzt ist möglichst eine ausgedehnte Infiltrationsanästhesie des Dammes angezeigt.

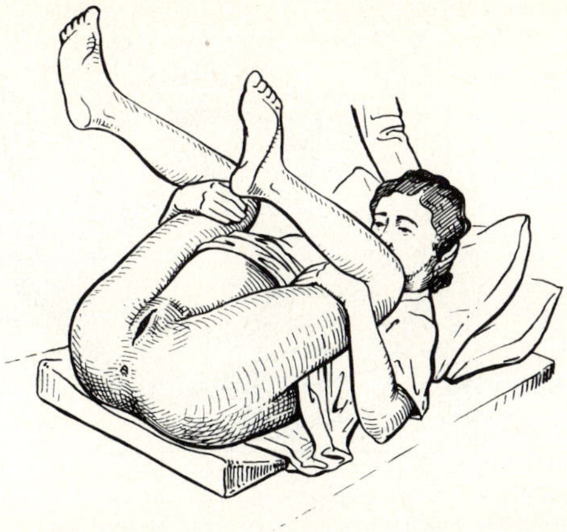

Abb. 1. Lagerung einer Kreißenden. (Nach Cretius in „Klinik der Frauenheilkunde und Geburtshilfe", Band II).

G

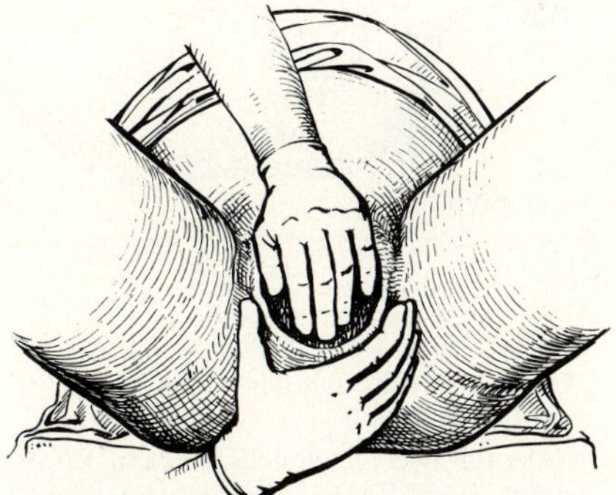

Abb. 2. Dammschutz. Ein steriles Tuch, das möglichst den After abdecken sollte, ist nicht mitgezeichnet. Die rechte Hand stützt den Damm, die linke bremst das Durchtreten des Köpfchens. (Nach Cretius in „Klinik der Frauenheilkunde und Geburtshilfe", Band II).

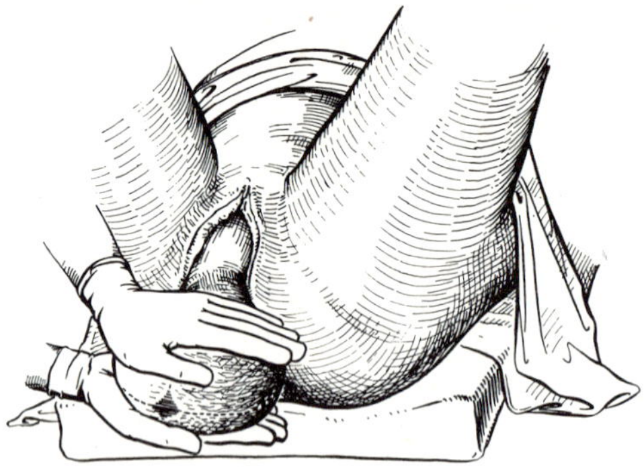

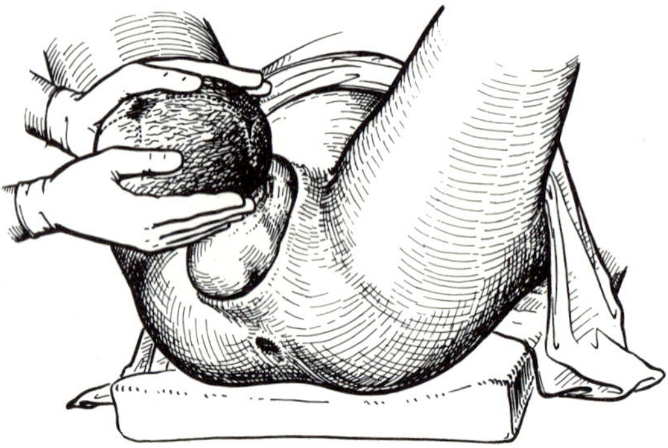

Abb. 3. Entwicklung der Schultern nach Geburt des Köpfchens.
a) Das mit zwei Händen flach gefaßte Köpfchen wird gesenkt, so daß die vordere Schulter zuerst unter der Schoßfuge zutage tritt. (Nach Cretius, Die Geburt, in „Klinik der Frauenheilkunde und Geburtshilfe").
b) Nach Heraustreten der vorderen Schulter wird das Köpfchen angehoben und dadurch die hintere Schulter langsam über den Damm entwickelt. (Nach Cretius, Die Geburt, in „Klinik der Frauenheilkunde und Geburtshilfe", Band II).

Beim *Durchschneiden des Köpfchens:* Dammschutz machen (s. Abb. 2). Eventuell ist eine Episiotomie nötig. Entwicklung des Köpfchens und der vorderen Schulter, dann der hinteren Schulter und des Körpers gemäß Abb. 3.
Beckenlage s. S. 256.

a) Neugeborenes

– Reinigen von Augen und Mund des Kindes mit sauberem Tuch.
– Absaugen der oberen Luftwege (Nase, Pharynx und Larynx) mit Trachealkatheter in Kopftieflagerung. Mehrmals Absaugen! (s. Abb. 4).
– Provokation von Husten und Schreien durch Reizung der Nasenschleimhaut mit dem Trachealkatheter oder der Gesäßhaut durch Reiben.
– Abbinden und Durchschneiden der Nabelschnur. Einbinden des Nabels mit antiseptischer Gaze (Abb. 5).
– Achtung vor Unterkühlung des Neugeborenen (Strahler, Wickeln, Bettflaschen).

G

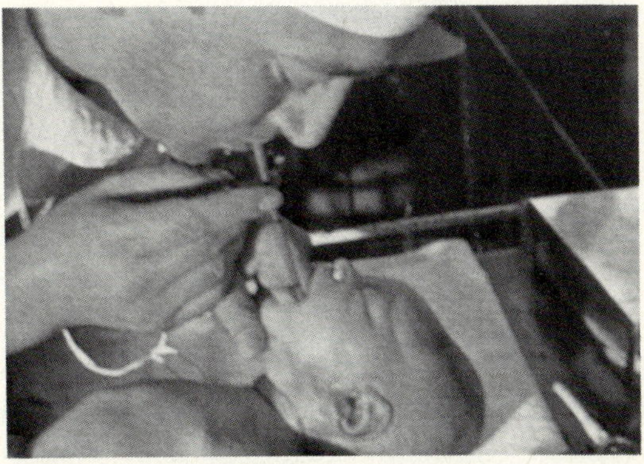

Abb. 4. Absaugen der oberen Luftwege durch einen Trachealkatheter. Hierzu kann notfalls ein Nelaton-Katheter verwendet werden. (Nach Wendel/Dietel in „Klinik der Frauenheilkunde und Geburtshilfe“, Band IV).

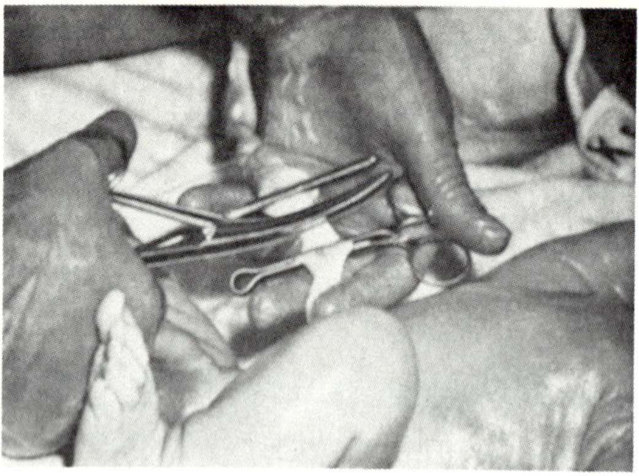

Abb. 5. Die Nabelschnur wird zwischen zwei stumpfen Klemmen durchschnitten, wobei die linke Hand das Neugeborene vor Verletzungen durch Bewegungen schützt. (Aus Cretius, „Klinik der Frauenheilkunde und Geburtshilfe", Band II).

b) Mutter

– Nach Geburt des Kindes alle 30 Minuten 1 Ampulle Syntocinon Sandoz intramuskulär bis zur Geburt der Plazenta.
– Nach Geburt der Plazenta alle 30 Minuten 1 Ampulle Methergin Sandoz intramuskulär bis zum Stehen der Blutung.
Wenn die Plazenta nach 2 Stunden nicht geboren ist, Krankenhauseinweisung zur manuellen Plazentalösung. Weiterhin alle 15 bis 30 Minuten 1/2 Ampulle Syntocinon Sandoz intravenös.
Wenn die postpartale Blutung 300 ml übersteigt (= 1 Bierglas): Krankenhauseinweisung zur manuellen Austastung des Uterus. Weiterhin alle 15 bis 30 Minuten 1/2 Ampulle Syntocinon Sandoz intravenös.

Komplikationen 1. *Beckenendlagengeburt.* Bei Beckenendlage ist eine Spontangeburt nicht möglich, weil Arme und Köpfchen am Beckenboden hängen bleiben und das Kind erstickt. Der Arzt muß daher mit seinen Händen helfen (Manualhilfe). Man hält das Kind zur Geburt der Schultern an den Beinen und löst die Arme (s. Abb. 6).

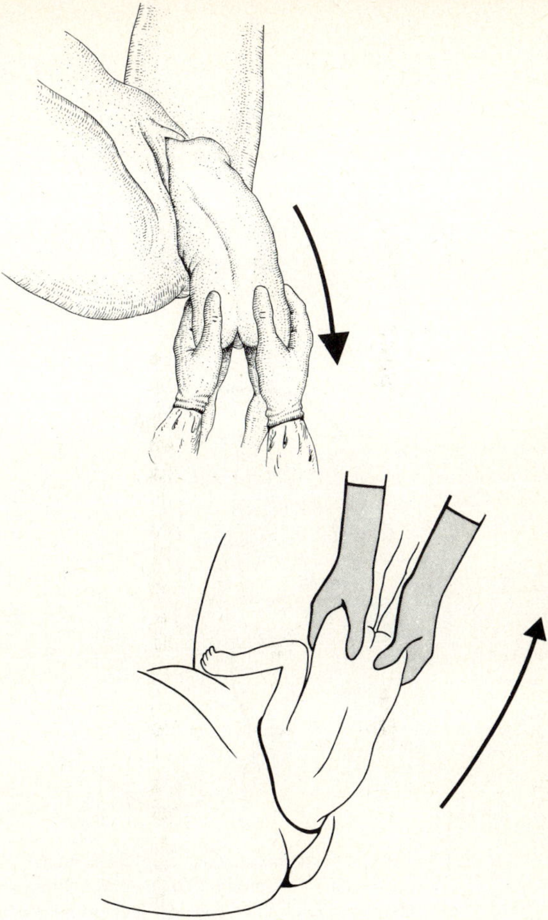

Abb. 6. Manualhilfe bei Beckenendlage.
a) Zunächst wird an den Beinen nach unten und außen gezogen, bis die vordere Schulter und damit auch meist der vordere Arm vorausfallen. Ggf. muß der vordere Arm herausgewischt werden.
b) Nach Entwicklung des vorderen Armes wird am Steiß des Kindchens kräftig nach oben und außen gezogen, wobei die hintere Schulter und meist auch der hintere Arm herausfällt. Ggf. muß der hintere Arm heruntergewischt werden. (Aus Bsteh: Fibel der praktischen Geburtshilfe, 2. Auflage).

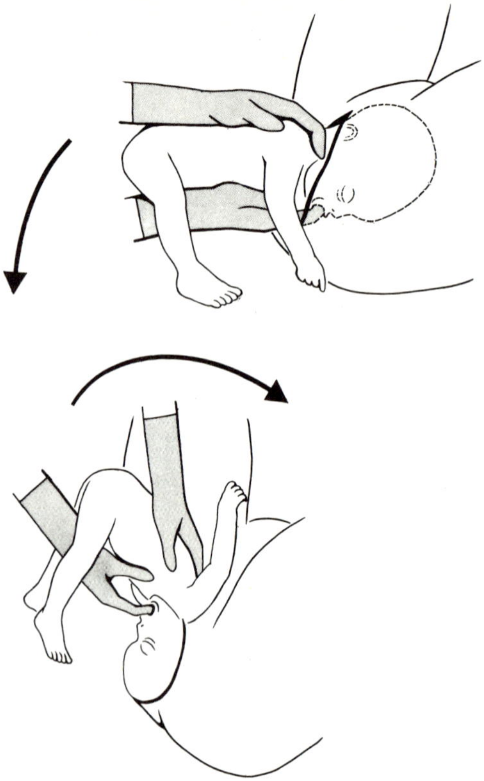

Abb. 7a) Entwicklung des Köpfchens nach Geburt der Schultern nach Veit/Smellie: Zeige- und Mittelfinger der rechten Hand werden beiderseits des Nackens angelegt, der Zeigefinger der linken Hand in den Mund des Kindes eingeführt und durch Herunterziehen des Unterkiefers eine möglichst starke Beugung bewirkt. Dann wird mit der den Nacken des Kindes umgreifenden Hand nach abwärts gezogen.

b) Ist unter Zug am Nacken die Haut-Haargrenze sichtbar geworden, wird der kindliche Rumpf unter weiterem vorsichtigem Zug zur Schoßfuge hin gehoben und das Kind „auf den Bauch der Mutter" gelegt. Wichtig ist, daß auch hierbei, durch Zug am Unterkiefer mit dem linken Zeigefinger, der Kopf gebeugt bleibt. (Aus Bsteh: Fibel der praktischen Geburtshilfe, 2. Auflage).

Das Köpfchen entwickelt man durch Zug am Nacken, vorerst schräg nach unten, dann nach oben um die Symphyse herum (s. Abb. 7)

2. *Plazentarretention oder plazentare Blutung.* Wenn trotz 1/4stündlicher Verabreichung von 1/2 Amp. zu 5 I. E. Synthocinon® Sandoz i. v. die Plazenta innerhalb von 1-2 Stunden nicht gelöst ist, oder wenn die Blutung 400-500 ml übersteigt, ist zunächst der Versuch, die Plazenta mittels des Credé-Handgriffs auszudrücken, erlaubt. Gelingt dieser nicht, dann bleibt nichts anderes übrig, als die Plazenta manuell in Narkose zu lösen. Nicht-Erfahrenen ist zur Krankenhauseinweisung zu raten.

3. *Erfahrungsgemäß wird die Spitaleinweisung nötig,* wenn zu Hause nichts für die Geburt vorbereitet ist. Gelegentlich muß befürchtet werden, daß die Geburt im Auto erfolgt. Für diesen Fall sind 2 Klemmen und 1 Schere zum Abnabeln, viele Windeln zum Einpacken des Kindes und für die Mutter sowie die käuflichen Absaugschläuchlein zur Befreiung der kindlichen Luftwege mitzunehmen.

Risikogeburten, auch Beckenendlagen, sind heutzutage zeitig zu hospitalisieren. Wenn bei einer Hausgeburt Komplikationen auftreten (z. B. Hängenbleiben des Kopfes), dann rufe man sofort die nächste Frauenklinik an. Dort weiß der Arzt, was geschlagen hat. Er wird so schnell wie möglich kommen. Man scheue sich übrigens nicht, bei einer Hausgeburt, derer man nicht sicher ist, von vornherein einen Arzt aus einem Krankenhaus kommen zu lassen. Die Spitalärzte stellen sich in solchen Fällen immer gerne und kostenlos zur Verfügung. Manchmal ist eine Narkose im Privathaus eine nicht ganz einfache Sache. Plazentarretention oder Plazentarblutung sind dann zur Plazentarlösung in Narkose besser zu hospitalisieren. Abgesehen von ausreichenden Vorlagen und Tüchern zum Auffangen des Blutes ist nichts besonderes vorzukehren. Ist Blutersatz nötig, dann nützen nur hochmolekulare Lösungen (Dextran, nicht NaCl). Antibiotika sind erst im Spital nötig!

Stamm

G

112 Gefäßverschluß, arterieller → 72

113 Gelbsucht → 144

114 Gelenkschmerz, akuter

Synonym Arthralgie.

Formen Gelenkschmerzen können infektiös, degenerativ, rheumatisch-allergisch, metabolisch oder posttraumatisch bedingt sein.

Ätiopathogenese Entstehung durch penetrierende Verletzung, durch nicht streng aseptische Gelenkpunktion oder hämatogen-metastatisch.

Symptomatik Betroffen sind meist die *großen Gelenke* (Hüftgelenk, Kniegelenk, Schultergelenk,), meist nur *ein* Gelenk.
Leitsymptome: Akuter Beginn mit Fieber und Schüttelfrost.
Das Gelenk schwillt stark an, wird heiß und sehr schmerzhaft.
Die entscheidende diagnostische Maßnahme ist die Gelenkpunktion. Sie ergibt im gewonnenen Erguß eine Leukozytose bis zu 100000/mm³.
Die *Erreger* (Gonokokken, Meningokokken, Pneumokokken, Staphylokokken, Streptokokken) lassen sich aus dem Gelenkpunktat, im Ausstrich oder in der Bakterienkultur, nachweisen. Ausnahme: Bei Gonokokken-Infektion nur bei 50 %.

Differentialdiagnose Für die Gicht und das rheumatische Fieber sind gleichfalls akute Schmerzattacken mit Fieberanstieg, jedoch keine Schüttelfröste, typisch. Harnsäurebestimmung.
Die *akute Osteomyelitis* → **155** (Knochenerkrankungen) kann ein ähnliches Krankheitsbild auslösen.

Soforttherapie 1. Ruhigstellung des Gelenkes mit Schiene.
2. Hochdosierte, möglichst parenterale Gabe eines Breitband-Antibiotikums (z. B. 4 x 2 g Ampicillin täglich).

3. Je nach Ausrüstung und Ausbildung des Arztes: *Punktion* des Gelenkes
a) zur Entlastung,
b) zur Erstellung eines *Antibiogramms* zur gezielten Infektionsbekämpfung.

Weitere Maßnahmen Überweisung zur stationären Aufnahme in eine chirurgische Klinik. Angabe der bisher durchgeführten Maßnahmen.

Akuter Gichtanfall

Synonym Arthritis urica.

Symptomatik An Gicht erkranken fast nur *übergewichtige Männer.* Bevorzugt ist das 4. bis 6. Lebensjahrzehnt.
Typisch ist ein *monoartikulärer Befall,* meist an einem Metatarsophalangealgelenk einer Großzehe.
Leitsymptome: Plötzlicher Beginn, häufig nachts. Der Schmerz wird mit zunehmender Dauer des Anfalls intensiver. Das betroffene Gelenk ist geschwollen und äußerst druckempfindlich. Die Haut im Gelenkbereich ist gespannt, warm und dunkelrot.
Allgemeinreaktionen: Fieber, Übelkeit, Tachykardie.

Für die endgültige Diagnose spricht eine *Hyperurikämie* in hohem Grad. *Beweisend* sind:
Sofortiges Ansprechen auf Colchizin-Gaben.
Nachweis von Uratkristallen in den Gichttophi oder in der Gelenkflüssigkeit.
Hautjucken und Schuppung nach dem Anfall.

Differentialdiagnose *Akute Chondrokalzinose* (Pseudogicht):
Normale Harnsäurewerte im Blut.
Calciumpyrophosphat-Kristalle in der Gelenkflüssigkeit.
Colchizin spricht nicht an.

Rheumatoide Arthritis (PCP): Ähnlichkeit mit der Gicht wegen der Rheumaknötchen. (Im Zweifelsfall unterscheidet der histologische Befund.)

Soforttherapie 1. Colchizin bei begründetem Verdacht: 0,5 mg stündlich, bis der Schmerz nachläßt.
Nebenwirkungen: Durchfälle, Übelkeit.
oder: Zyloric 300 mg (= 1 Tabl.)
2. Butazolidin bei klarer Diagnose: zunächst 400 mg, danach 200 mg alle 6 Stunden, bis zum Nachlassen des Anfalls (max. 3 Tage lang). Blutbildkontrollen!
3. Bettruhe bis 24 Stunden nach dem Anfall.

Weitere Maßnahmen Bei Oligurie → **24** (Anurie) Einweisung in eine innere Klinik mit Angabe der bisherigen Maßnahmen und der schon bekannten Laborwerte.

Rheumatisches Fieber

Synonyma Akute Polyarthritis, akuter Gelenkrheumatismus.

Symptomatik Befällt vorwiegend jüngere Personen und tritt meist 1-4 Wochen nach einem akuten Streptokokken-Infekt auf (Tonsillitis → **20** (Angina), Otitis, Naso-Pharyngitis).

Leitsymptome
1. Befall mehrerer, bevorzugt großer Gelenke, wobei in der Regel mehrere Gelenke in kurzen Zeitintervallen hintereinander erkranken.
Starke Anschwellung und Ergußbildung der Gelenke.
2. Das *Fieber* korreliert in seiner Höhe mit den Gelenkbeschwerden.
3. Eine begleitende *Karditis* kann folgende Symptome machen: Tachykardie, Galopprhythmus, perikarditische Reibegeräusche, im EKG eine P/R-Verlängerung, röntgenologisch Herzerweiterung.

4. Begleitende *Chorea minor Sydenham* bei Kleinkindern: unkontrollierte Bewegungen, Grimassieren.
5. Ein Erythema marginatum ist zwar selten, dann aber für das rheumatische Fieber pathognomonisch.
6. Laborbefunde: Hohe BKS, C-reaktives Protein ist positiv. Ansteigender Antistreptolysin-Titer. Negativer Rheumafaktor.

Differentialdiagnose

Rheumatoide („rheumaähnliche" Erkrankungen) bei fieberhaften Infektionskrankheiten wie Scharlach, Grippe, Typhus, Paratyphus.

Rheumatoide Arthritis: Die *juvenile rheumatoide Arthritis* mit einem negativen Rheumafaktor und mit einem akuten Verlauf (Still-Faktor) kann von einer akuten Polyarthritis schwer zu unterscheiden sein. Betroffen sind hier häufig die Intervertebralgelenke der Halswirbelsäule. Antistreptolysin-Titer steigt nicht an. Andere Formen der rheumatoiden Arthritis verlaufen schleichend.

Soforttherapie

Überweisung in eine internistische Krankenhausabteilung oder, bei günstigen äußeren Voraussetzungen, häusliche Behandlung:

1. Strenge Bettruhe bis zur Normalisierung von Temperatur und BKS.
2. Acetylsalicylsäure: 6-12 g bei Erwachsenen täglich in 3–6 Einzeldosen. Bei Kindern 25 mg/kg Körpergewicht in Einzeldosen von 4 mg/kg/Kg.
3. Bei Herzbeteiligung und fehlender Kontraindikation Prednisolon 10-30 mg täglich unter Antibiotika-Schutz. Evtl. Digitalisierung.
4. Penicillin D, 2 ME/täglich, nur bei sicherer Diagnose.

Weitere Maßnahmen

Rezidivprophylaxe mit 1-2 ME Benzathin-Penicillin (z. B. Tardocillin) in dreiwöchigen Abständen. Bei bekanntem Streuherd Sanierung.

Rheumatoide Arthritis

Synonyma

Primär-chronische Polyarthritis, PCP, chronisch-progrediente Polyarthritis.

Ätiopathogenese

Immunkrankheit.

Symptomatik

Befällt Frauen dreimal häufiger als Männer. Der Krankheitsgipfel liegt zwischen dem 30. und 50. Lebensjahr. Meist sind die kleinen Gelenke der Hände und Füße betroffen.

Leitsymptome: Beginn schleichend. Morgensteifigkeit. Allgemeine Abgeschlagenheit, Schweißneigung. Akuter Verlauf im Kindesalter möglich (Still-Krankheit).

Differentialdiagnose

Arthrosis deformans: Keine entzündlichen Reaktionen, keine beschleunigte BKS und kein positives CRP (C-reaktives Protein).
Röntgenologisch typische osteophytäre Randwulstbildung. Bei rheumatoider Arthritis Zeichen der Knochenzerstörung mit Entkalkung.

Soforttherapie

Die rheumatoide Arthritis kann besonders im Kindesalter akut, sogar mit Schüttelfrösten ablaufen.

Der bakteriologische Erregernachweis in der Gelenkflüssigkeit ist in derartigen Fällen die einzige Unterscheidungsmöglichkeit.

Bei akut auftretenden heftigen Schmerzen:
1. Bettruhe.
2. Schmerzbekämpfung: z. B. Dolantin Spezial 1–2 ml (50–100 mg) Thalamonal, Baralgin
3. Indometacin (Ammuno) oder Phenylbutazon (Butazolidin u. a.) Blutbildkontrollen!

Weitere Maßnahmen

Langfristige Kombination medikamentöser, physikalischer und orthopädischer Maßnahmen.

Arthrosis deformans

Symptomatik

Von den oben genannten Krankheiten leicht abgrenzbar, wenn man berücksichtigt, daß es sich um keine entzündliche, sondern um eine degenerative Erkrankung handelt. Kein akuter Verlauf. Keine Morgensteifigkeit. Kein Fieber, keine BKS-Beschleunigung und kein positives CRP (C-reaktives Protein).

Differentialdiagnose

> Eine bereits bekannte Arthrosis deformans sollte den Blick nicht für eine andere Krankheit, z. B. Knochenmetastasen oder Plasmozytom, verschleiern.

Soforttherapie Keine.

Seltene akute Gelenkerkrankungen

Gelegentlich begegnen wir unter dem Bild des „akuten Gelenkschmerzes" folgenden Erkrankungen:
Arthritis bei Psoriasis
Arthritis bei Morbus Boeck (Sarkoidose)
Kollagenkrankheiten: Erythematodes visceralis (Syn.: Lupus erythematodes)
Polyarthritis nodosa
Progressive Sklerodermie
Dermatomyositis (Polymyositis)
Hämarthros bei Hämophilie → **123** (Hämorrhagische Diathesen).

Gögler/Schaffert

115 Gestose → 75

116 Glaukomanfall

G

Synonyma Glaucoma (congestivum) acutum. Akutes (Winkelblock-) Glaukom. Glaucoma inflammatorium. Anfallsglaukom.

Definition Plötzlicher akuter intraokularer Druckanstieg bei Verschluß eines dazu disponierenden, zuvor schon engen Kammerwinkels.

Ätiopathogenese *Auslösende Faktoren:* Alle pupillenerweiternden Faktoren, wie psychische Erregung, mydriatisierende Medikamente, sowie starke Flüssigkeitsaufnahme, Genuß von Kaffee, Tee und anderen coffeinhaltigen Nahrungs- und Genußmitteln, Dunkelaufenthalt (z. B. Kino, Röntgenräume), Wetterveränderungen u. a.

Symptomatik a) *Subjektive Symptome:* Akute Sehverschlechterung innerhalb von Stunden, Nebelsehen und regenbogenfarbige (Newtonsche) Ringe um Lichtquellen als Folge eines Hornhautepithelödems; starke Augenschmerzen bzw. halbseitiger Kopfschmerz, möglicherweise ausstrahlend in Stirn, Schläfe, Oberkiefer, oft Übelkeit oder Erbrechen, reduziertes Allgemeinbefinden, gastrointestinale Beschwerden. Die unerträglichen

Schmerzen und die „aus heiterem Himmel" auftretende einseitige, hochgradige Sehverschlechterung lassen den Patienten zumeist sehr rasch einen Arzt aufsuchen.

b) *Objektive Symptome:* Starke Rötung der Augen infolge Stauungshyperämie, vermehrtes Tränen, Lichtscheu und evtl. Lidkrampf als Folge des Hornhautödems; Hornhautoberfläche matt, Sensibilität herabgesetzt. Soweit vordere Augenkammer durch getrübte Hornhaut hindurch beurteilbar, zeigt sie sich abgeflacht, die Irisstrukturen können infolge des durch Eiweißtranssudation mehr oder weniger getrübten Kammerwassers leicht verwaschen erscheinen, jedoch wesentlich geringer als bei der akuten Iritis (s. u.). Die Pupille ist weit, starr und häufig entrundet.

Das *Sehvermögen* ist hochgradig herabgesetzt (auf Fingerzählen in geringer Entfernung), erklärlich durch die Medientrübung und durch eine durch den hohen intraokularen Druck bedingte akute Durchblutungsstörung des Sehnervs.

> Der *Druck im Augeninneren* ist maximal erhöht. Durch Palpieren des Bulbus mit den beiden Zeigefingerkuppen beurteilbar (steinharter Bulbus – Vergleich mit gesundem Auge).

Eine Beurteilung des *Augenhintergrundes* ist meist wegen der Medientrübung nicht möglich; charakteristischerweise kann Pulsation der Arteria centralis retinae zu beobachten sein; Papillenexkavation ist nur bei vorausgegangenem chronisch kongestivem Glaukom anzutreffen.

Differentialdiagnose

Akute Iritis vgl. auch → **37** (Augenschmerzen). Neben gemeinsamen Symptomen unterscheidet diese sich vom akuten Glaukom wie folgt: Hornhautoberfläche klar, Sensibilität intakt, stärkere Trübung des Kammerwassers (evtl. Descemet-Präzipitate). Vordere Augenkammer normal tief oder vertieft. Ausgeprägtere Verwaschenheit des Stromas und Hyperämie der Iris. Pupille eng, Augeninnendruck normal oder er-

niedrigt (evtl. auch erhöht: Sekundäre Drucksteigerung). Reduzierung des Sehvermögens und Schmerzen weniger ausgeprägt.
Wegen der starken Beeinträchtigung des Allgemeinbefindens und zahlreicher Allgemeinsymptome wird der akute Glaukomanfall häufig fehlinterpretiert: Trigeminusneuralgie → **237**, Migräne, Zahnschmerzen, Hirntumor, Magen-Darmerkrankungen (Appendizitis → **27**, Gallenkolik → **108** u. a.).

Soforttherapie Bis zur Behandlungsübernahme durch den Augenarzt Einträufeln von Pilocarpin (handelsübliche Pilocarpinpräparate) in Abständen von 10 Minuten (zunächst einige Male 0,5 %, später 1 %); Diamox (2 Tabletten à 250 mg oder 1 Ampulle intravenös à 500 mg); zur Sedierung zentraldämpfende Pharmaka wie Cocktail lytique (Megaphen 50 mg, Pacatal 50 mg, Dolantin Spezial 100 mg) oder auch die Einzelbestandteile für sich (Achtung: Megaphen bewirkt Schläfrigkeit) sowie ähnlich wirkende Stoffe; Morphium hydrochloricum (0,01 bis 0,02 g i. m.) führt außerdem zu verstärkter Miosis.

G

Weitere Maßnahmen Sofortige Überweisung zu Augenarzt oder an Fachklinik, da sich dort nach erfolgter medikamentöser Drucksenkung in jedem Fall eine Operation anzuschließen hat. Keine Verzögerung bei der Einlieferung, Begleitperson notwendig, kurzer Vermerk über bereits gegebene Medikamente.

Komplikationen und Gefahren Bei Nichterkennen des Anfalls, bei Verschleppung oder bei nicht ausreichender Therapie Endausgang in irreversible Sehnervenschädigung (Erblindung).

Prognose: Bei frühzeitiger Erkennung, sofortiger medikamentöser Drucksenkung und anschließender Operation gut (über einem Glaukomanfall soll die Sonne nicht untergehen).

Merté/Heilmann

117 Glottis-Ödem → 16

118 Gonorrhoe, akute, des Mannes[1])

Synonyma Blenorrhoe, Tripper.

Definition Akute bakterielle eitrige Entzündung der Urethralschleimhaut.

Ätiopathogenese *Erreger:* Neisseria gonorrhoeae:
- Diplokokken in Vierer-Gruppen („Semmelform")
- gramnegativ
- typischerweise intrazellulär (intraleukozytär)

Inkubationszeit: Stunden bis 6 Tage (im Mittel 2-3 Tage).
Inkubationsweg: Geschlechtsverkehr mit an Gonorrhoe erkranktem Partner.

Symptomatik *Leitsymptom:* Eitriger Ausfluß aus der Harnröhre (dick, rahmig, gelb).
Weitere Symptome:
1. Heftige Schmerzen beim Urinieren.
2. Schmerzhafte Erektionen.
3. Oft sekundäre Balanitis, evtl. entzündliche Phimose.

Diagnose 1. *Anamnese:* Geschlechtsverkehr während der möglichen Inkubationszeit (auch Analverkehr!)
2. *Klinischer Befund:*
3. Mikroskopischer Nachweis der Gonokokken im Ausstrichpräparat.

Differentialdiagnose Unspezifische Urethritiden durch verschiedene Keime und durch Trichomonaden verursachen im allgemeinen nur einen geringen, meist glasig-schaumigen Ausfluß ohne wesentliche subjektive Beschwerden.

---

[1]) Eine *akute Gonorrhoe der Frau* verläuft, von einem vieldeutigen Ausfluß abgesehen, meist beschwerdefrei und ist aus diesem Grund für die Notfallpraxis ohne wesentliche Bedeutung. Selten akute Peritonitis. Vgl. → **13** (Akutes Abdomen).

Soforttherapie 1. Einzeitbehandlung *mit Penicillin:* 1. Amp. Megacillin® forte i.m. Dazu gleichzeitig 2 Tabl. Benemid® à 500 mg per os, um einen hohen Penicillinspiegel länger aufrechtzuerhalten.
2. *Bei bekannter Penicillin-Allergie:* 1 Amp. Stanilo® 2,0 (Spectinomycin) i.m.
Besonders zu beachten:
1. Die akute Gonorrhoe des Mannes ist als Notfall zu betrachten, da ein sofortiger Behandlungsbeginn zahlreiche mögliche Komplikationen verhütet.
2. Auch die Notfallbehandlung sollte nach Möglichkeit in den Praxisräumen stattfinden, da vor der Behandlung die klinische Verdachtsdiagnose durch mikroskopischen Nachweis der Erreger sichergestellt werden muß. In Ausnahmefällen soll wenigstens vor Behandlung für eine spätere mikroskopische Untersuchung ein Urethralabstrich angefertigt und auf Objektträger fixiert werden.
3. Vor der Behandlung und 6 Wochen später unbedingt Luesserologie veranlassen, um Mischinfektionen nicht zu übersehen.
4. Im übrigen die gesetzlichen Vorschriften beachten (Aushändigung eines Merkblattes gegen Quittung, Erfassung und Mitbehandlung der Infektionsquelle, Kontrollen des Behandlungsergebnisses, Meldung der Zahl behandelter Gonorrhoefälle an das Gesundheitsamt).

Marghescu

H

119 Hämatemesis → 168

120 Hämaturie

Synonym Blutharnen.

Definition Blutbeimengung zum Harn.

Ätiopathogenese Die Blutung kann aus Niere, Harnleiter, Harnblase oder Harnröhre stammen.
a) *Niere und Harnleiter:*
Tumor
Tuberkulose

Nephritis, auch Pyelonephritis
Hämorrhagische Diathesen → **123** Thrombopenie, Koagulopathien, Dicumarol-Behandlungen → **23** (Antikoagulantien)
Intoxikationen → **245** (Vergiftungen)
Thromboembolie der Niere
Arteriosklerose
Harnsteine → **185** (Nierensteinkolik)
Hydronephrose, Zystenniere, Niereninfarkt
begleitende („sympathische") Blutungen bei Nebennierentumoren und anderen peri- und pararenalen Prozessen

b) *Harnblase:* Tumoren, Papillome
Zystitis
Ulkus
Blasentuberkulose
Blasensteine
Varizen
Purpura → **123** (hämorrhagische Diathesen)
Prostatatumoren
Bilharzia
Endometriose
zyklische Blutungen bei Menstruation
artifizielle Schädigungen (Fremdkörper, z.B. Haarnadel)

c) *Harnröhre:*
Trauma
Urethritis
Ulkus
Tuberkulose
Striktur
Fremdkörper und Steine
Tumoren und Papillome
Angiom
Varizen

Symptomatik Farbe: Normaler Harn ist durch die Farbstoffe Urogrom, Uroerythrin, Urosein und Urobilin gelb bis goldgelb gefärbt. Ist der Harn rot oder braun, so kann diese Farbe durch Medikamente (Pyramidon, u. a.), durch bestimmte Nahrungsmittel (rote Bete), durch harnsaure Salze und durch Porphyrinurie bewirkt werden.
Bestätigung der Hämaturie durch Streifentest oder mikroskopische Sedimentuntersuchung.

Differentialdiagnose

Erste Hinweise aus der Art der Blutung

Kontinuierliche Blutung: Meist Blutung aus der Niere, besonders bei akuter hämorrhagischer Nephritis.
Initiale oder terminale Hämaturie: Stammt meistens aus Blase oder Harnröhre.
Blutung nach Bewegung: Harnsteine → **185.**
Unregelmäßige schubweise Blutung: Tuberkulose, Tumoren (Hämoglobinurie → **121**).

Erste Hinweise aus Begleitsymptomen:

Schmerzen: Heftige Schmerzen im Nierenbereich oder im Unterbauch: Steinkolik → **185**!
Schmerzen beim Wasserlassen: Zystitis, Urethritis.
Erhöhter Blutdruck: Akute hämorrhagische Glomerulonephritis. Arteriosklerose. Gewisse Nierentumoren.
Ödeme: Akute Nephritis.

Soforttherapie

Jede Hämaturie ist ein ernst zu nehmendes Symptom und bedarf einer baldigen exakten Klärung.

Weitere Maßnahmen

Bei starken Schmerzen und vermuteter Steinkolik: Dolantin® 1 Amp., intramuskulär oder intravenös.

Bei sonst gutem Befinden: Vorstellung beim Facharzt für Urologie am nächsten Werktag.
Bei beeinträchtigtem Allgemeinzustand und starker Blutung: Dringliche Überweisung in ein Krankenhaus, eventuell nach Schmerzbekämpfung.

Hirsch

121 Hämoglobinurie

Definition

Auftreten von Blutfarbstoff außerhalb von Erythrozyten im Harn.

Ätiopathogenese

Intravasale Hämolyse mit Hämoglobinämie. Übersteigt der Hämoglobingehalt im Blut die Nierenschwelle (100 mg %), wird Hämoglobin mit dem Urin ausgeschieden.

Wichtige Ursachen:
Ikterus haemolyticus (Neugeborene) → **144**
„alte" Lues
Malaria (Schwarzwasserfieber)
Typhus
Streptokokkensepsis → **219** (Sepsis)
Bluttransfusionsschaden
Vergiftung mit Blutgiften, wie z.B. Karbolsäure, Anilinabkömmlinge, Pilzen, Arsenwasserstoffen, Kalium-chloricum
Kälte → **91** (Erfrierungen)
Selten bei Nieren-Tumoren (z. B. Graviz)

Symptomatik Harn blutig rot bis dunkel, dabei aber klar bzw. durchsichtig.

Differentialdiagnose Vor allem gegenüber einer Hämaturie → **120:** Sedimentiert behält die Harnflüssigkeit eine rote Farbe.
Im Sediment keine Erythrozyten.
Streifentest: Weitere Abgrenzungen gegen Harnverfärbungen durch pflanzliche Arzneidrogen.
Wichtig ist die differentialdiagnostische Abgrenzung gegenüber der paroxysmalen, nächtlichen Hämoglobinurie.

Soforttherapie Krankenhauseinweisung zur diagnostischen Klärung.

Weitere Maßnahmen Erythrozyten-Transfusionen bei Absinken des Hb unter 7 g%, bei krisenhafter Hämolyse: Infusion von Plasmaexpandern (z. B. Macrodex 6%), eine spezielle Therapie ist bisher nicht bekannt, die Wirkung von Cumarin-Präparaten → **23** (Antikoagulantien), Androgenen und anderen ist umstritten.

Hirsch

122 Hämoptoe → 45

123 Hämorrhagische Diathesen

Definition Gestörte Gefäßabdichtung mit Neigung zu Blutungen.

Ätiopathogenese

Die Gefäßabdichtung wird gewährleistet durch
a) Strukturen im Gefäßendothel
b) intakte Thrombozytenfunktion
c) normale Blutgerinnung, d.h. durch die plasmatischen Gerinnungsfaktoren I-XIII
Entsprechend werden die hämorrhagischen Diathesen eingeteilt in
a) vasogene Blutungen (Angiopathien)
b) thrombyzytogene Blutungen (Thrombopathien, Thrombopenien)
c) koagulogene Blutungen (Koagulopathien)

Symptomatik

Eigenartigerweise sind die Symptome je nach dem Ausfall eines bestimmten Teils des kapillären Abdichtungssystems charakteristisch.
a) *Vasopathien* äußern sich als Purpura der Haut und der Schleimhäute.
Beispiele: Anaphylaktoide Purpura Schönlein-Henoch (s. Vasculitis allergica → **243**).
Allergisch toxische Medikamentenpurpura, → **29** (Arzneimittelexanthem)
Toxische Purpura bei Sepsis und Infektionskrankheiten, degenerative Purpura im Senium und bei Vitaminmangel, Purpura bei kongenitalen Teleangiektasien.
b) *Thrombopenien und Thrombozytopathien* treten meist als dichtgelagerte Petechien der Haut, bisweilen auch des Gehirns in Erscheinung. Auch hier stehen allergische → **16**, immunologische, toxische und hereditäre Formen zur Diskussion. Ferner muß man an maligne Blut- und Knochenmarkserkrankungen oder an Nebenwirkungen zytostatischer Behandlungen denken.
c) *Koagulopathien.* Plasmatische Gerinnungsstörungen treten nicht als kleine, punktförmige oder flächige Spontanblutaustritte, sondern als traumatisch ausgelöste große Hämatome oder unstillbare Hämorrhagien in Erscheinung.
Antikoagulationsblutungen, vorzugsweise in Form von subkutanen Hämatomen oder Hämaturien.
Afibrinogenanämien als Metrorrhagien oder Wundblutungen (Gerinnungsfaktor I)

Blutungen bei defizitären Gerinnungsfaktoren des in der Leber gebildeten Prothrombinkomplexes werden als Subkutanhämatome, als Darmblutungen oder als Wundblutungen registriert (Gerinnungsfaktoren II, VI, X).
Hämophilien A und B bluten meist in die traumatischen Belastungen besonders ausgesetzten großen Gelenke (Faktoren VIII und IX).

> Traumatische Blutungen können bei solchen Diathesen lebensgefährlich werden.

Soforttherapie a) *Vasopathien.* Meist keine Notfälle, Behandlung des Grundleidens. Ausnahme: Vasculitis allergica → **243** und allergische thrombopenische Purpura → **16** (Allergische Reaktionen).
b) *Thrombopenien und Thrombopathien* führen seltenerweise zu Hause im Spätwochenbett zu starken Blutungen. Bluttransfusionen sind immer angezeigt. Spitaleinweisung zur Abklärung und Therapie meist nicht zu umgehen.
c) *Koagulopathien.* Antikoagulatienblutung (vgl. → **23**): Sofortige Verabreichung des Antidots, bei Heparin- oder Heparinoid-Therapie 1 Amp. Protaminsulfat i.v. oder i.m., bei Kumarin- oder Indandion-Therapie 5-10 mg Vitamin K_1 per os → **23** (Antikoagulantientherapie).
Blutungen infolge Faktorenmangels oder unbekannter Genese: Bluttransfusionen sind die Therapie der Wahl. Steht die Blutung nicht, dann muß hospitalisiert werden.

Weitere Maßnahmen *Lokale Tamponaden* mit steriler Gaze sind gelegentlich lebensrettend. Man kann die Gaze mit schwach konzentrierter Thrombinlösung, z.B. Topostasin-Roche, tränken (cave Thrombinresorption und Afibrinogenämie).
Hämostyptika wirken bei Notfallblutungen ungenügend. Ihre Verordnung ist zwecklos.
Blutransfusionen oder Infusionen von Plasma-Expander-Lösungen sind bei starker Blutung und Kreislauf-

kollaps immer angezeigt. Infusion von Elektrolytlösungen füllt den Kreislauf nicht auf und nützt daher weniger.
Krankenhauseinweisung meistens notwendig, bei stärkerer Blutung vordringlich.
Im Krankenhaus differentialdiagnostische Aufschlüsselung sowie Transfusion möglichst frischen Konservenblutes.

Antikoagulantien sind kontraindiziert → **23**

Stamm/Marghescu

124 Hämorrhoiden

Definition und Ätiopathogenese

Drosselung des Rückflusses aus den submukösen Analgefäßen durch einen hyperfunktionellen inneren Sphinkter und intraabdominale Druckerhöhung führen zur allmählichen Erweiterung des Plexus venosus rectalis submucosus. Diese erweiterten dünnwandigen Venen sind Kapazitätsgefäße und werden als *innere Hämorrhoiden* bezeichnet. Gegen die Vorstellung, daß hier keine Venektasien, sondern ein „arteriovenöses Schwellkörpersystem" vorliegt, sprechen die leichte digitale Entleerung im Liegen und der kollabierte submuköse Venenplexus bei Beckenhochlagerung.

H

Symptomatik und Differentialdiagnose

Blutung: Während oder unmittelbar nach der Defäkation, meist hellrot (da Gewebsstoffwechsel und O_2-Defizit entfällt) ohne zu schmerzen, selten massiv. Gehört zum ersten Stadium und ist nur bei der Proktoskopie (Anoskopie) zu erkennen. Vgl. → **46** (Blutung aus dem Anus).
Prolaps: Im Sekundärstadium nur während der Defäkation, im Tertiärstadium anhaltend, wobei oft eine Mischung von Protrusion der Analschleimhaut und Hämorrhoidalknoten sowie leichte Stuhlinkontinenz vorliegt.
Schleimige Sekretion und Pruritus: Vor allem bei prolabierenden Hämorrhoidalknoten.
Schmerz: Ein hyperfunktioneller innerer Sphinkter kann bei prolabierten Hämorrhoidalknoten eine Stau-

ung begünstigen, die ihrerseits in eine Thrombose übergeht (thrombosierte Hämorrhoidalknoten). Plötzlicher Beginn spricht jedoch auch für ein perianales Hämatom (Spontanthrombose und äußere Hämorrhoiden genannt), das bei Inspektion der Analöffnung leicht zu erkennen ist. Klagt ein Patient über Schmerzen, die mit der Defäkation einsetzen, sich bis zu Unerträglichkeit steigern und anfänglich mit Abgang einiger Blutstropfen verbunden waren, liegt eine Analfissur vor, die häufig von „Schildwachen-Hämorrhoidalknoten" verdeckt ist.

Soforttherapie Durch Bäder sowie kortikosteroidhaltige Suppositorien und Salben können Hämorrhoidalbeschwerden vorübergehend gemildert werden.

Weitere Maßnahmen Blutende innere Hämorrhoiden (Primär- bis Beginn Sekundärstadium ohne Prolaps) sind nur im Proktoskop (Anoskop) zu erkennen und werden durch submuköse Injektion von niedrig- oder hochprozentigen Sklerosierungsflüssigkeiten behandelt; bei 95% treten nach der ersten Injektion keine Blutungen mehr auf. Prolabierende Hämorrhoidalknoten (Sekundär- und Tertiärstadium) erfordern bei gehäuft entzündlichen Schüben operative Maßnahmen (Dreizipfelmethode von Milligan und Morgan); thrombosierte Knoten als Notfalloperation abtragen.

Dietrich

125 Harnverhaltung, komplette → 24

126 Hernieneinklemmung → 13

127 Herzblock → 204

128 Herzinfarkt

Synonym Myokardinfarkt.

Definition Mangelnde oder fehlende arterielle Versorgung eines mehr oder weniger großen Abschnittes des Herzmuskels mit nachfolgender Nekrose.

Ätiopathogenese Stenosierende Koronarsklerose, am häufigsten; Verschlüsse der Koronararterien durch Thromben, selten durch Embolien, Koronaritis (Jugendliche), traumatische Einwirkungen.

Symptomatik 1. Typischerweise *länger dauernder Angina-pectoris-Anfall* (→ **21**). Hierbei Vernichtungsgefühl und Todesangst, motorische Unruhe mit Schweißausbruch und Erbrechen, Dyspnoe. Das Beschwerdebild kann aber sehr bunt und unterschiedlich monosymptomatisch sein.

2. *EKG-Veränderungen.* Breite, plumpe Q-Zacken (außer bei nicht transmuralen Infarkten), ST-Hebungen und negatives T in den Ableitungen über dem infarziertem Bereich. Als flüchtiger Anfangsbefund auch hoch positive T-Wellen (sogenanntes Erstickungs-T). Die EKG-Veränderungen treten nicht immer sofort, sondern zuweilen erst nach Stunden oder Tagen, wenn die typischen Enzymreaktionen im Blut schon länger positiv waren, auf.

3. *Typische Enzymreaktionen*

4. *Häufige Frühkomplikationen*

a) *Herzrhythmusstörungen.* (40 bis 50% der akuten Todesfälle nach Herzinfarkt sind auf Kammerflimmern oder Kammerstillstand zurückzuführen) → **204** (Rhythmusstörungen).

Als Vorläufer des Sekundenherztodes gelten besonders salvenartige Extrasystolen, Extrasystolen mit verschiedenem Reizursprung und solche, bei denen die R-Zacke sehr nahe der vorhergehenden T-Welle aufsitzt.

b) *Schocksymptome.* Blutdruckabfall, kleine Blutdruckamplitude, Tachykardie. Fließender Übergang zum Bild des voll entwickelten kardiogenen Schocks:

Systolischer Blutdruck unter 90 mm Hg, Oligurie unter 20 ml/h, naßkalte zyanotische Haut, Unruhe, Verwirrtheit.

c) *Herzinsuffizienz:* Orthopnoe, fein- bis mittelblasige Rasselgeräusche über beiden Lungen, 3. Herzton. → **129** (Herzinsuffizienz).

Differentialdiagnose Abzugrenzen sind vor allem:

1. *Stenokardie*-Anfall *ohne Infarkt* (stabile Angina pec-

H

toris) → **21**. Herzschmerz meist kurz dauernd und weniger stark ausgeprägt. Über 30 Minuten andauernde Herzschmerzen sprechen für einen Myokardinfarkt. Ebenso ist eine erstmals im Leben auftretende Stenokardie infarktverdächtig, besonders, wenn sie länger dauert und auf Nitroglycerin nicht gut anspricht.
2. *Crescendo-Stenokardie* bei *drohendem Infarkt* (instabile Angina pectoris). Häufung und Intensivierung von Herzschmerzen inneralb der letzten Tage und Wochen.
Einweisung wie bei akutem Infarkt → **21** (Angina pectoris).
3. *Lungenembolie* → **165**.
Anamnese: meist vorausgegangene Operation, Entbindung oder Thrombose!
4. *Akute Perikarditis* (z.B. bei Virusinfekt): Fieber tritt gleichzeitig mit dem Schmerzanfall auf!
5. *Spontanpneumothorax:* Auskultationsbefund! → **198**.
6. *Akutes Abdomen* → **13**. Die Abgrenzung zu einem „akuten Abdomen" kann ein EKG mit Brustwandableitungen oft entscheidend unterstützen.

Soforttherapie Möglichst keine intramuskuläre Injektion wegen nachfolgender Antikoagulantientherapie und um die Enzymdiagnostik nicht zu verschleiern. Stabilen Venenzugang schaffen! Analgetika können auch streng subkutan gegeben werden, wenn eine intravenöse Injektion unmöglich ist.
1. *Körperliche und psychische Ruhigstellung*
Lagerung bei Atemnot im Bett in bequemer sitzender Stellung. Bei Hypotonie (RR unter 100 mm Hg systolisch und ohne Zeichen von Lungenstauung) flache Lagerung, Beine hoch.
Verbale Zuwendung sehr wichtig!
Medikamente zur Beruhigung:
Valium 5-10 mg (½-1 Amp.) langsam i. v., Psyquil ½-1 Amp. i. v.
2. *Schmerzbekämpfung* (wegen ihrer großen Bedeutung zur Schockprophylaxe und gegen Rhythmusstörungen werden mehrere Präparate genannt).

Bei geringer Schmerzintensität:
Eucodal, Fortral, Polamidon, Valoron, jeweils ½-1 Amp. langsam i. v. oder streng subkutan.
Bei schweren Schmerzen: Dolantin, Pantopon, Morphinum hydrochloricum ½-1 Amp. streng subkutan oder sehr langsam i. v.
3. *Sauerstoffgabe* (6 l pro Minute!)

Weitere Maßnahmen

Bei Verdacht *sofortige Verlegung* in ärztlicher Begleitung (als Notfall) in eine internistische Krankenhausabteilung.
Für den Transport Lagerung wie im Bett: in bequemer sitzender Stellung, bei Hypotonie flach (s. oben).
Sauerstoffgabe auch während des Transportes.
Begleitzettel mit genauer Angabe der durchgeführten Maßnahmen in keinem Fall vergessen!
Einleitung einer *antikoagulierenden Therapie* mit 1 Amp. Calciparin (streng subkutan) oder Heparin (Liquemin: 15 000 USP-E = 3 ml Liquemin 5 000) E i. v. (vorspritzen, d. h. langsam intravenös vor dem Anhängen der Infusion!).

H

Maßnahmen bei Rhythmus-Störungen (vgl. → **204**)

Bei *Herzunregelmäßigkeit* (Verdacht auf Extrasystolie) Xylocain 5 ml (1 Amp. = 100 mg 2%ig) sehr langsam – innerhalb von 5 Minuten – i. v., nicht bei systolischem Blutdruck unter 80 mm Hg.
Bei Unwirksamkeit Gilurytmal 1 Amp. i. v.
Bei regelmäßiger *Tachykardie* Isoptin 1-2 Amp. sehr langsam – innerhalb von 5 Minuten! i. v.
Bei regelmäßig *Bradykardie* Atropin 1-2 Amp. (0,5-1 mg) i. v. oder streng subkutan.

Maßnahmen bei beginnender Herzinsuffizienz

Mit Bradykardie	⅛ bis ¼ mg Strophantin i. v.	
Mit Tachykardie	0,25 mg Lanicor oder	
	0,2 mg Lanitop oder	i. v.
	0,4 mg Novodigal	

Bei beginnendem Lungenödem zusätzlich ½-1-2 Amp. Lasix, Morphinum hydrochloricum

1 Amp. sehr langsam i. v., Euphyllinum 0,24 1 Amp. i. v. → **166** (Lungenödem)
Bei Lungenödem sind auch orale Nitrokörper z. B. 5-10 mg Isoket angezeigt.

Maßnahmen bei Verdacht auf beginnenden Schock

> *Vorsicht bei folgenden Maßnahmen:*
> 1. Alle Medikamente, die Blutdruck senken und dadurch die Schockneigung erhöhen (z. B. Betarezeptorenblocker, sog. Koronarmittel, Phenothiazin-Präparate) sind in der Prähospitalphase kontraindiziert.
> 2. Kein Heparin bei schwerer Leber- und Nierenschädigung.
> 3. Keine physikalisch-therapeutischen Maßnahmen, wie z. B. Diathermie des Herzbereichs.
> 4. Langsam infundieren bei Schockprophylaxe wegen Lungenödemgefahr.

Ist der Bludruck systolisch unter 110 mg Hg bei Hypertonikern, bzw. unter 100 mm bei Normotonikern gefallen und treten weitere Kollapssyndrome (Schweiß, kühle, zyanotische Extremitäten, Schwäche usw.) auf, so sollte vor und für den Krankenhaustransport möglichst eine langsam tropfende Dauertropfinfusion angelegt werden (z. B. 500 ml Haemaccel, Macrodex 6%). Auch sollten 4-8 Amp. zu 250 mg Solu-Decortin-H oder Urbason (= 1-2 g Korticoid) als einmaliger „Bolus" vorgespritzt werden.
Weiter:
a) Natrium-Bikarbonat 8.4%ig 40-60 ml der Infusion zugeben.
b) Akrinor (½-1 Amp. langsam i. v. vorspritzen, dann 5 Amp. = 10 ml in 500 ml Haemaccel) langsam tropfend unter Blutdruck-Kontrolle.
oder: Effortil 1 Amp. i. m.
oder c) Dopamin 2 Amp. in 500 ml Glucose.
Durch Wickeln der Arme und Beine mit einer elastischen Binde, von der Peripherie zum Körper aufsteigend, kann dem Kollaps (auch während des Krankenhaustransportes) entgegengewirkt werden. Auch ist für

ausreichenden Wärmeschutz mit Decken und Wärmeflasche zu sorgen, aber jede Überhitzung zu vermeiden. Bei Übelkeit Paspertin 1 Amp. i. v. oder Psyquil 1/2–1 Amp. (5–10 mg) i. v.
Krankenhauseinweisung wenn Transport möglich (Intensivstation).

Halhuber

129 Herzinsuffizienz

Definition Das Herz ist nicht imstande, seine Aufgaben zu erfüllen: Das Herminutenvolumen wird kleiner als der Minuten-Volumenbedarf des Organismus.

Ätiopathogenese *Formen,* den beiden Herzhälften entsprechend:
A. Linksdekompensation
B. Rechtsdekompensation
C. Links- *und* Rechtsdekompensation = Globalinsuffizienz

A. *Linksherzinsuffizienz* verursacht durch
1. Herzklappenfehler des linken Herzens: Mitralfehler, Aortenfehler, angeborene Herzfehler.
2. Primäre und sekundäre Hypertonieformen.
3. Koronarsklerotische Kardiopathie.
4. Primäre oder überwiegend linksventrikuläre myokardiale Prozesse, z. B. Myokarditis.
5. Totaler atrioventrikulärer Block oder Rhythmusstörungen → **204** mit hochgradiger Störung der Kammerfunktion.
6. Druck- oder Volumenbelastung der linken Herzkammer bei angeborenen Herzfehlern, z. B. bei Aortenisthymusstenose.

B. *Rechtsinsuffizienz*
1. Pulmonaler Hochdruck bei Lungenembolie → **165**, Asthma → **33** besonders im Status asthmaticus, akutes Cor pulmonale.
2. Pulmonaler Hochdruck bei chronischen, pulmonalen, bronchialen und pleuralen Erkrankungen, sowie bei primären pulmonalen Gefäßprozessen, z.B. beim chronischen Cor pulmonale.
3. Pulmonaler Hochdruck bei Mitralklappenfehlern und als Folge einer Linksinsuffizienz.
4. Pulmonaler Hochdruck bei Druckbelastung der rechten Herzhälfte und/oder Volumenüberlastung des rechten Ventrikels bei kongenitalen Angiokardiopathien, z.B. Pulmonalstenosen.

H

5. Behinderung der Trikuspidalklappenbewegungen infolge Insuffizienz oder Stenose.
6. Selten ist an eine primäre oder überwiegend rechtsventrikuläre myokardiale Myokardiopathie zu denken.

C. Globalinsuffizienz
Fast immer sind beide Herzhälften, aber nicht immer im gleichen Ausmaß, beteiligt.
Eine der zeitigsten obligaten Auswirkungen bei Herzinsuffizienz mit Stauung ist die *abnorme „Wasser-“ und Natrium+-Retention.*
Folge: Vermehrung der Extrazellulärflüssigkeit, dadurch Ödembildung und erhöhte Herzbelastung durch vermehrten venösen Rückstrom. Noch vor massiver Na+-Retention ist bereits die Na+-Ausscheidung nach Belastung mit Salz inadäquat.
Die Herzinsuffizienz kann eine Zeitlang kompensiert werden durch Frequenzsteigerung und stärkere Sauerstoff-Utilisation des Blutes. Der Übergang von der kompensierten zur dekompensierten Herzinsuffizienz vollzieht sich in mehreren Stadien (s. unten: „Leitsymptome der akuten Linksdekompensation“).

Symptomatik Die Manifestation des Herzversagens reicht vom plötzlichen Herztod über schockartige Zustände bis zur chronischen Herzinsuffizienz.

Allgemeine Zeichen der Herzinsuffizienz

a) *Tachykardie:* Mehr als 100 Schläge pro Minute. Es gibt allerdings auch bradykarde Formen der Herzinsuffizienz bei Herzblock.
b) Häufig absolute Arrhythmie. → **204** (Rhythmusstörungen).
Auf eventuellen Schrittmacherträger achten.
c) *Blutdruck* erniedrigt (gegenüber dem Ausgangswert). Bei Hypertonikern kann er deshalb „normal“ erscheinen.

Leitsymptome der akuten Linksdekompensation (in 4 Stufen)

1. Einfache Arbeitsdyspnoe:
Dyspnoe bei einfacher Arbeit wie Bergaufgehen, Treppensteigen usw.
2. Paroxysmale nächtliche Dyspnoe:
Atemnot und Husten als Anfall, oft gleich nach dem Darniederlegen oder morgens zwischen 2 und 4 Uhr. Dauert meist 1/2 Stunde, selten länger.
3. Asthma cardiale-Anfall:
Atemnot schwerster Form mit Ziehen und Schnappatmung. Patient will aus dem Bett zum offenen Fenster, ist stark zyanotisch und aufgeregt.
4. Lungenödem → **166**:
Schwerste Form von Atemnot. Patient ist blaß und oft „unheimlich" ruhig, bietet manchmal *Schocksymptome* (kalter Schweiß, Blässe, fliegender Puls).

Die akute Linksdekompensation entwickelt sich häufig in den genannten 4 Stufen. Sie kann auch ganz plötzlich auftreten, wobei die ersten beiden Stadien gelegentlich übersprungen oder auch übersehen werden können.

Leitsymptome der akuten Rechtsdekompensation:

1. Perakute Leberstauung:
Häufig Schmerzen im rechten Oberbauch. Starke druckschmerzhafte Lebervergrößerung.
2. Weitere Symptome: periphere Ödeme. – Aszites

Chronische Herzdekompensation

Die chronische Herzdekompensation selbst wird kaum zu einer dringenden Inanspruchnahme des Arztes führen. Doch kann ihre Erkennung auch in Kombination mit anderen Erkrankungen von Bedeutung sein.
Fast immer sind beide Herzhälften gleichzeitig erkrankt, wenn sie auch nicht stets in gleichem Ausmaß an der Dekompensation beteiligt sind.

Ihre wesentlichen Symptome sind Veränderungen der Organdurchblutung:
a) *Lunge:* Stauungslunge. Dyspnoe, Rasseln, Zyanose → **255**.
b) *Stauungsleber:* Vergrößerung, Verhärtung (Leberzirrhose), Laborwerte (z.B. Urobilinogen im Harn vermehrt; Streifentest).
c) *Nieren:* Stauungsniere. Oligurie, Albuminurie, Mikrohämaturie.
d) *periphere Gewebe.*

Differentialdiagnose

Für die weitere Aufgliederung kann man modifiziert nach Hegglin unterscheiden:

A. *Stauungsinsuffizienz* mit erniedrigtem Herzminutenvolumen („low output failure"):
1. Chronische Überlastung des Herzmuskels durch *erhöhten Widerstand im großen Kreislauf,* z.B. bei Hypertonie.
2. Chronische Überlastung des Herzmuskels durch *erhöhten Widerstand im kleinen Kreislauf,* unterscheide:
primär bei Pulmonalsklerose (selten) und
sekundär nach Lungenembolien, bei chronischen Lungenerkrankungen, bei Abflußbehinderungen im linken Herzen oder z.B. bei Kyphoskoliose.
3. *Myokardfibrose als Folge von ungenügender Blutzufuhr.*
4. *Myokardfibrose als Folge von Entzündungen* (z.B. rheumatischer Art).
5. *Myokardiopathien* (z.B. endokrin, infiltrativ, nutritiv, neurogen oder durch andere Ursachen bedingt).
Nicht unwesentlich ist bei den nutritiven Myokardiopathien auf die alkoholische Kardiopathie und auf Herzmuskelschädigungen infolge Dysproteinämien hinzuweisen.
6. *Ungenügende Bewegungsfreiheit des Myokards*
a) bedingt durch Perikardveränderungen,
b) bedingt durch wandständige Endokardveränderungen.
7. *Herzklappenfehler.*

B. *Biochemische Herzinsuffizienz* (auch energetisch-dynamische Herzinsuffizienz genannt):
1. *Nutritive Kardiopathie*
achte auf: Elektrolytverschiebungen und Dysproteinämien.
2. Direkte *Myokardstoffwechselstörungen* durch Plasmagifte, z.B. Barbiturate, Anästhetika bedingt oder bei Vorliegen einer Azidose.
3. *Plasmaverlust.*

C. *Herzinsuffizienz mit erhöhtem Herzminutenvolumen* („high output failure").

Soforttherapie 1. Herzentlastung durch Verminderung des zirkulierenden Blutvolumens. Dies kann erreicht werden durch

a) Lagerung, Beine tief, Oberkörper hoch,

b) unblutigen Aderlaß: Anlegen von Blutdruckmanschetten an alle 4 Extremitäten, Aufpumpen auf ca. 500 mm Hg. Alle 10 Minuten im Wechsel eine der 4 Manschetten öffnen.

2. Wenn möglich Sauerstoffapplikation, sonst Frischluft.

3. Bei nicht bereits digitalisierten Patienten Strophanthin® 0,25 mg oder 1 Amp. Novodigal® intravenös. Bei digitalisierten Patienten, wenn eine Überdigitalisierung ausgeschlossen werden kann (Anamnese, Erbrechen, Bradykardie, EKG) kann 1/8 mg Novodigal®, Strophanthin® gegeben werden.

Weitere Maßnahmen Krankenhauseinweisung als Notfall. Sofortiger Transport im Sitzen. Notizen über applizierte Medikamente mitgeben.

Die weitere Behandlung beseht in kochsalzarmer Diät, Digitalisierung, Diuretika, z.B. Lasix®, (Elektrolytkontrolle).

Komplikationen und Gefahren Vor allem drohen Lungenödem → **166**, auch Lungenembolie → **167** und Lungeninfarkt.

Digitalisintoxikation

Meist nach längeren Digitalisgaben auftretend. Nicht immer Folge einer Überdosierung, Digitalisspiegel.

Symptome: Rhythmusstörungen, Bradykardie, aber auch Extrasystolie. Erbrechen, optische Sensationen, psychotische Zustände oder Verwirrtheit.

Diese Symptome können aber auch andere Ursachen haben. Sicherung der Diagnose „Digitalisintoxikation" erst durch EKG möglich.

Soforttherapie: Kalium peroral (Kalinor 2 mal 1 Tablette – in 8 Stunden Abstand). Sofortige Überweisung zum Facharzt oder Krankenhaus zur weiteren differentiagnostischen Klärung.

Hirsch

H

130 Herz-Kreislaufstillstand

Definition

Akutes Sistieren der Förderleistung des Herzens mit dem klinischen Bild des Kreislaufstillstandes bei einem Patienten, dessen Tod zu diesem Zeitpunkt nicht erwartet wurde (nach Safar).

Ätiopathogenese

Da die Pumpfunktion des Herzens plötzlich aussetzt, sinkt das Herzzeitvolumen auf Null. Dies ist möglich durch
1. *Asystolie:* Herzinfarkt → **128**; Adams-Stokes-Anfall in der präautomatischen Phase bei akutem totalem av.-Block; iatrogen durch Antiarrhythmika (Chinidin, Procainamid, Diphenylhydantoin, Beta-Rezeptorenblocker)
2. *Kammerflimmern:* (-flattern): Herzinfarkt; Elektrolytstörungen (Kalium, Calcium); Stromunfälle; iatrogen durch Antiarrhythmika (s.o.)
3. *Hyposystolie:* Herzbeuteltamponade (traumatisch, Herzwandruptur bei Herzinfarkt); Bradykardie unter 20 (-30)/Min. z.B. bei av.-Blockierung.

Die fehlende Durchblutung der lebenswichtigen Zentren in Großhirn und Hirnstamm, die sistierende Atmung und folgliche Hypoxämie führen schließlich zu den typischen Symptomen, insbesondere auch zu der respiratorischen und metabolischen Azidose.

Symptomatik

Pulslosigkeit
fahl-graublaue Hautfarbe
Atemstillstand
Bewußtlosigkeit
weitwerdende Pupillen

Die Pulslosigkeit (Karotis-Puls!) bzw. der Kreislaufstillstand führt nach 6-10 Sekunden zu Bewußtlosigkeit und fahl-graublauer Hautfarbe. Nach 15-30 Sekunden (-2 Minuten bei Kammerflimmern!) kommt es nach einem Zwischenstadium mit ineffektiver Schnappatmung zum totalen Atemstillstand. Nach ca. 45 Sekunden beginnt die Pupillenerweiterung, die nach ca. 90 Sekunden komplett wird.

Manchmal, insbesondere bei Asystolie, und beim Adams-Stokes-Anfall, treten epileptiforme Krampfanfälle auf. Die Wiederbelebungszeit ist die Zeit, in der eine Wiederbelebung ohne irreversiblen Hirnschaden möglich ist. Sie beträgt bei normalen Temperaturen ca. 4 Minuten.

Ist sie überschritten, tritt der irreversible Tod → **4** ein. Ausnahmen sind beim Kammerflimmern und -flattern und insbesondere bei Ertrinkungsunfällen, die meist unterkühlt sind, möglich. Bei letzteren ist die Wiederbelebungszeit oft erheblich verlängert.

Differentialdiagnose

Fulminante Lungen-Hirnembolie → **26** (Apoplexia cerebri)
Fulminante innere Blutung
Primärer Atemstillstand
Anaphylaktischer Schock → **16** (Allergische Reaktionen)
Bewußtlosigkeit anderer Genese → **41** (Bewußtseinsstörungen)
eventuell epileptische Anfälle → **85**

Soforttherapie

1. *Atemwege* frei machen und beatmen (genaue Beschreibung → **3b** (Reanimation).
2. *Äußere Herzmassage*
Harte Unterlage, Beine hochlagern
Übereinandergelegte Handballen (bei Säuglingen nur 2-3 Finger im mittleren Sternumdrittel, bei Kindern 1 Handballen), im unteren Sternumdrittel aufsetzen, mit gestreckten Ellenbogen. Mit einer schnellen Bewegung muß das Sternum 70 bis 90 mal pro Minute ca. 4 cm der Wirbelsäule entgegengedrückt werden (vgl. → **3b**).
Äußere Herzmassage und Beatmung wechseln einander ab im Rhythmus 5:1 (bei 2 Helfern) bzw. 10:2 (bei 1 Helfer).

Beurteilung des Erfolges der Soforttherapie

Besonders gut eignet sich die Pupillengröße. Sie soll sich auf weniger als 5 mm verengen.
Die Hautfarbe muß sich verändern:
bei Kreislaufstillstand fahl-graublau,
bei effektiven Reanimationsmaßnahmen blaß bis rosa.
Palpation des Art. carotis- oder femoralis-Pulses. Falls keine Besserung erreicht werden kann, Technik überprüfen!

3. *Medikamentöse Therapie*
a) Rasches Suchen eines *venösen Zuganges* (eventuell Subklavia-Punktion oder Venae sectio).

b) Durch den Atemstillstand und die Hypoxämie entsteht immer eine schwere Azidose, deren Ausgleich unbedingt erforderlich ist mit
150-250 ml Natriumbicarbonat salvia 8,4%®,danach sind alle 8-10 Minuten in Abhängigkeit vom Erfolg erneut je 50 ml erforderlich.

c) Außerdem besteht fast immer ein Volumenmangel, den man mit einer kolloidalen Lösung bekämpfen sollte; z.B. Macrodex 6%, Haemaccel.

Auch diese medikamentöse Therapie sollte bereits während des vorklinischen Zeitraums begonnen werden.

Weitere Maßnahmen

Jede *weitere Therapie* erfordert die *EKG-Diagnostik* zur Differenzierung von Asystolie (Hyposystolie) und Kammerflimmern oder -flattern!

a) *Asystolie (Hyposystolie)*
Alupent® 1-2 ml intravenös oder intrakardial (mit langer Nadel im 4./5. ICR 2 cm links vom Sternum unter ständiger Aspiration einstechen).
Intravenöse Infusion: 10 ml Alupent in 500 ml Laevulose ca. 10-20 Tropfen/Minute je nach Erfolg. Falls erfolglos i.c. oder
Suprarenin® 1 ml intrakardial. Kammerflimmergefahr jedoch größer als beim Alupent.
Falls diese Maßnahmen ohne Erfolg, wird die *elektrische Stimulation* erforderlich. Es stehen für die elektrische Reizung des Myokards 3 verschiedene Arten zur Verfügung: Intensivstation, Klinik.
Art 1. Externe Reizung mit Anlegen von 2 plattenförmigen Elektroden über V_2 bzw. V_6. Wegen relativ hoher nötiger Spannung verursacht dies starke Schmerzen und ist außerdem nicht so wirksam wie Art 2 und 3.
Art 2. Transthorakale Stichelektroden zur peri-, myo-

und endokardialen Reizung. Hierzu werden verschiedene Notfallbestecke angeboten. Die Gefahren dieser Methoden bestehen in der möglichen Verletzung von Koronararterien.

Art 3. Transvenöse endokardiale Reizung über Elektrodenkatheter blind oder mit Röntgenkontrolle. Dies ist sicher die schonenste und wirksamste Stimulationsart. Ihr Nachteil ist jedoch der höhere technische und zeitliche Aufwand.

Für welche der 3 verschiedenen Methoden man sich entscheidet, wird man von Fall zu Fall entscheiden müssen.

b) *Kammerflimmern bzw. -flattern*

Direkte elektrische Defibrillation ist die Therapie der Wahl. Man benötigt meist zwischen 200-400 Ws. Da keine R-Zacke sichtbar, entfällt auch die Synchronisation, d.h. am Gerät wird die Taste – direkt – gedrückt. Falls kein elektrischer Defibrillator zur Verfügung steht, kann versucht werden, durch 5 ml Xylocain 5 %® intravenös (Injektionsdauer 2 Minuten!) eine Rhythmisierung zu erreichen.

H

Zur Erhaltung des Erfolges der elektrischen Defibrillation ist die Gabe einer

Xylocain® – Infusion: 5 ml Xylocain® 10% in 500 ml Laevulose 5 mit 20-80 Tropfen/Min. je nach Erfolg nötig.

Dabei sollten weniger als 5 ventrikuläre Extrasystolen pro Min. auftreten, ebenso sollten keine ES vorzeitig auf die T-Welle einfallen.

Außerdem hat sich die Gabe von Kalium (Trommcardin®-Injektionslösung, zunächst 1 Amp. sehr langsam i. v.) bewährt, um den Kaliumverlust der Herzmuskelzelle auszugleichen.

Die weitere Versorgung ist dann auf einer Intensivstation vorzunehmen.

Hirsch

131 Herzmassage, externe → 3b

132 Hirndruck, akuter → 41

133 Hitzeschäden

Hitzschlag

Synonyma Hitzekollaps, Hitzeerschöpfung.

Ätiopathogenese Übermäßige Hitzeeinwirkung von außen bei ungenügender Wärmeabgabe des Körpers führt zunächst zu Vasodilatation. Bei fehlender kompensatorischer Erhöhung des zirkulierenden Blutvolumens kommt es zum peripheren Kreislaufversagen.
Gefährdet sind Schwerarbeiter in überhitzten, feuchten Räumen, Träger enger Kleidung bei schwüler Hitze.

Symptomatik *Frühsymptome:* Schwäche, Benommenheit, Schwindelgefühl, Sehstörungen, Reizbarkeit. Haut klebrig, feucht, aschfahl. Blutdruck erniedrigt, Pulsfrequenz meist unter 100 Schlägen.
Gelegentlich folgt auf diesen Zustand Ohnmacht.
Diagnose: Bei Erhebung der Anamnese und Feststellung des Hauptmerkmals (kühle, feuchte Haut) leicht.

Differentialdiagnose Vergiftung durch Nahrungsmittel oder Chemikalien (Anamnese).

Soforttherapie Wie bei jeder anderen Kollapsform. Flachlagerung des Kranken in frischer Luft oder in ventilierten Räumen. Orale Verabreichung kühler Getränke. Bei bedrohlicher Kreislaufsituation langsame Infusion von isotoner Kochsalzlösung (1000-1500 ml), einer makromolekularen Lösung (Dextran 6%ig), einer Plasmaproteinlösung. *Keine Bluttransfusion.* Zusätzlich Vitamin B_1 (200 mg), Epinephrin 1:1000 (0,3-1,0 ml s. c.).

Weitere Maßnahmen *Prophylaxe:* Vermeidung übermäßiger körperlicher Anstrengung, ausreichende Flüssigkeitszufuhr, um eine tägliche Harnmenge von 1 Liter zu erreichen. Tragen leichter, loser Kleidung.
In trockenem, warmen Klima 1-2 g Natriumchlorid 3-4 mal täglich mit Wasser einnehmen.
Prognose: Im allgemeinen gut, selten Todesfälle durch Kreislaufversagen.

Hitzekrampf

Synonyma Schnitterkrampf, Heizerkrampf.

Ätiopathogenese Durch schwere Muskelarbeit bei hoher Lufttemperatur (über 37 Grad) mit erheblichem Schweißverlust ohne entsprechende Kochsalzzufuhr kommt es zu Störungen der Erregungsabläufe im Muskel.
Ein Verlust von 2 bis 3 Liter Schweiß in kurzer Zeit bewirkt anfallsweises Auftreten von Krämpfen der Beugemuskeln am Arm und Bein oder der Bauchmuskulatur.

Symptomatik Relatives Wohlbefinden zwischen den Krampfanfällen. Haut blaß, feucht. Rektale Temperatur. Blutdruck normal.
Bei Untersuchung fühlbare Zuckungen und Krämpfe, besonders der Beinmuskulatur.

Differentialdiagnose Bei Krämpfen der Bauchmuskulatur kann eine akute Baucherkrankung vorgetäuscht werden → **13** (akutes Abdomen).

Soforttherapie Lagerung des Kranken in kühler Umgebung.
Infusion von 0,9%iger Kochsalzlösung intravenös bis zu 2 Litern. Zusätzlichs Trinken eines kochsalzhaltigen Wassers (1 bis 2 g NaCl/Liter). *Keine* heißen Packungen.
Prognose: Günstig.
Prophylaxe: Orale NaCl-Zufuhr 3 bis 4 mal täglich (1 bis 2 g in Wasser).

Hitzehyperpyrexie

Synonyma Überwärmungsfieber, Sonnenstich.

Ätiopathogenese Schwere Störung der Wärmeregulation – wahrscheinlich durch Ausfall der Wärmeregulationszentren – nach längerer Einwirkung hoher Temperaturen oder direkter Sonnenbestrahlung bei körperlicher Tätigkeit und fehlender Luftzirkulation.

Symptomatik Kopfschmerzen, Schwindel, Übelkeit, Präkordial-

angst, nachlassende Schweißsekretion sind Frühsymptome.
Die Haut ist heiß und trocken. Krämpfe und Muskelzuckungen werden gelegentlich beobachtet. Die Pulsfrequenz steigt bis 160 Schläge an, der Blutdruck ist bei großer Amplitude leicht erhöht. Rascher Anstieg der Körperkerntemperatur auf 40-41 Grad C.

> Plötzlich auftretendes Fieber bei Personen, die erhöhter Temperatur ausgesetzt waren, sollte an eine Hitzehyperpyrexie denken lassen.

Differentialdiagnose Meningitis, Malaria (Anamnese).

Soforttherapie Sofortiger Behandlungsbeginn, da akuter Notfall! Lagerung des Kranken in kühler Umgebung, Eisbeutel auf Kopf und Nacken oder Einwickeln in feuchte Tücher. Darüber Massage der Haut mit Eisstückchen. Kontrolle der rektalen Temperatur alle 10-15 Minuten. Die Körpertemperatur soll nicht unter 38,5 Grad absinken wegen Gefahr der Hypothermie mit Kreislaufkollaps!
Langsame Infusion einer makromolekularen Lösung (500 ml → **3a**) bei anhaltendem Kreislaufkollaps infolge zu rascher Abkühlung (Gefahr des Lungen- oder Hirnödems bei rascher Infusion!).
Bei meningealen Reizerscheinungen empfiehlt sich eine Lumbalpunktion und das Ablassen von 15-20 ml Liquor.
Zentrale Analeptika wie Coramin, Cardiazol können bei Bedarf verabreicht werden.
Prognose: Letalität bis 20%, abhängig vom Krankheitsbeginn und Einsetzen der Behandlung. Ungünstig sind Zuckungen, Erbrechen im Strahl und Temperaturen über 41 Grad C.

Schäfer

134 Hochdruck

Synonym Hypertension, arterielle

Definition Hypertonie liegt vor, wenn die Blutdruckwerte von 160/90 mm Hg unabhängig vom Lebensalter überschritten sind.
Bei Kranken über 80 Jahren kann ein höherer systolischer Wert als 160 noch als normal gelten. Bei Kranken unter 14 Jahren sind Werte über 140/90 mm Hg krankhaft. Normotonie: etwa 140/90.

Ätiopathogenese Wichtige Formen der Hypertonie:

Ursache

Nicht nachweisbar	Nachweisbar
Vererbung Konstitution	Renale Hypertonie
Ernährung Gewicht Umwelt negativer Streß Rasse Beruf	Endokrine Hypertonie Kardiovaskuläre Hypertonie
andere „Risikofaktoren"	Neurogene Hypertonie
Primäre „essentielle" Hypertonie	Sekundäre Hypertonie

Diagnostik und Bewertung *Blutdruckmessung*

Einmalige Blutdruckmessungen besagen wenig. Für ein bündiges Urteil bedarf es mehrfacher Blutdruckmessungen in zeitlichen Abständen, sowohl im Liegen als im Stehen.
Auch sollte der Blutdruck an beiden Armen gemessen werden. Differenzen bis zu 15 mm Hg können unberücksichtigt bleiben. Auch ist bei Benutzung der 13 cm

breiten Manschette der Armumfang zu berücksichtigen. Als Korrekturhilfe kann gelten:

Armumfang (cm)	Systolischer Wert (mm Hg)	Diastolischer Wert (mm Hg)
15 bis 20	+ 15	–
21 bis 25	+ 20	– 5
26 bis 30	–	– 10
31 bis 40	– 10	– 15
über 40	– 20	– 25

Armumfang und Abweichung der Blutdruckwerte.

Die Situation des Kranken muß berücksichtigt werden: Nach langer Bettruhe und im Liegen ist der Blutdruck häufig niedriger als nach dem Essen, nach Medikamenten, im Erregungszustand, im Stehen.
Dies bedeutet, daß ein erhöhter Blutdruckwert für die ärztliche Sofortdiagnose nur begrenzte Bedeutung hat.

Erhöhter Blutdruck als Begleitsymptom

Besonders bei gleichzeitigen Ödemen ist an eine Nierenerkrankung oder Stauung in den ableitenden Harnwegen, bei Schwangerschaft an eine beginnende Spät-Gestose (EPH-Gestose, Präeklampsie → **75**) zu denken.

Beurteilung nach Wahrscheinlichkeit

Die überwiegende Mehrzahl aller Hochdruckkranker leidet an einem *primären oder essentiellen Hochdruck.* Vielfach, aber nicht immer, ist die Erkrankung anamnestisch bekannt.

Sofort-therapie

Jeder Hochdruck, gleich welcher Ursache oder Form, kann sich zu einer hypertonischen Krise steigern → **135**.
Sonst bedarf der Hochdruck als solcher keiner ärztlichen Sofortmaßnahmen. Doch soll eine im Gang be-

findliche Hochdruckbehandlung (Reserpin-Thiazid-Verbindungen) o.a., wenn irgend möglich, nicht unterbrochen werden. Jede akute Erkrankung bedroht den Hypertoniker wegen der eingeschränkten Leistungsbreite des Kreislaufs zusätzlich, z.B. mit einer Dekompensation des Herzens.

Weitere Maßnahmen

Wichtig:
Jede Blutdruckerhöhung muß sorgsam aufgeklärt werden. Deshalb, auch wenn sonstige Krankheitszeichen fehlen, Überweisung zum Internisten am nächsten Werktag. Eine nach diagnostischer Klärung eingeleitete medikamentöse Dauerbehandlung verbessert die Prognose oft nachhaltig.

Komplikationen und Gefahren

Den unbehandelten Hochdruckkranken bedrohen okuläre (Blutungen, Exsudate, Papillenödem und Amaurose), zerebrale (Hirnblutungen, Hirninfarkte, Enzephalomalazien) → **26** (Apoplexie), kardiale (70% sterben an frühzeitigem Herzinfarkt → **128** oder Herzinsuffizienz → **129**) und renale (Endphase: Niereninsuffizienz) Komplikationen.

Hirsch

135 Hochdruckkrise

Definition

Abrupte unphysiologische Steigerung des systolischen und diastolischen Blutdrucks innerhalb relativ kurzer Zeit, mehrere Minuten, Stunden oder auch Tage.

Ätiopathogenese

Die Krise tritt vor allem bei Hochdruckkranken auf. Bei Normotonikern ist sie selten.
Auslösende Ursachen (nach D. Parade):
Hochdruckkrisen hormoneller Genese:
Schwangerschaftstoxikose
Phäochromozytom und -blastom
Geschwülste des sympathischen Nervensystems
Pseudophäochromozytom
Nebennierenmarkhyperplasie
Thyreotoxikose
Klimakterium
Einnahme von Desoxycorticosteronpräparaten
Einnahme von Lakritze

Hochdruckkrisen neurogener Genese:
Erhöhter Sympathikotonus
Polyneuritis
Querschnittslähmungen
Polyradikulitis
Tabes dorsalis
Enzephalitis
Poliomyelitis
Hirntumor und -trauma
Zerebrale Hämorrhagien
Zerebrale Durchblutungsstörungen nach Karotidenoperation
Hochdruckkrisen kardiovaskulärer Genese:
Hyperkinetisches Herzsyndrom
Angiitiden
Herzinfarkt
Hochdruckkrisen nephrogener Genese: Akute und chronische Glomerulonephritis
Akute tubuläre Nekrose
Chronische Pyelonephritis
Renovaskuläre Hypertonie
Hochdruckkrisen metabolischer Genese:
Akute Poryphyrie
Karzinoidsyndrom
Verbrennungen
Hochdruckkrisen infolge Intoxikationen:
Monoaminooxydasehemmer in Verbindung mit Käse und Rotwein
Vergiftungen, z. B. durch Blei
Allergien
Medikamente
Hochdruckkrisen unterschiedlicher Genese:
Essentielle maligne Hypertonie
Infektionen
Nikotinabusus
Abruptes Absetzen von Antihypertonika
Andere „einzelne", meist kreislaufbedingte Ursachen: „Wettersturz", (Urlaub!!)

Symptomatik Akut auftretende Kopfschmerzen, Angstgefühle, Beklemmungserscheinungen.
Bewußtseinsstörungen bis zum Bewußtseinsverlust.
Sehstörungen und Krämpfe.

Wichtigste Maßnahme:
Blutdruckmessung.

Plötzlich auftretende hohe Werte über 140 mm Hg *diastolisch* sind bei akut auftretenden Erscheinungen der genannten Art auf eine Hochdruckkrise verdächtig.

Vielfach kennt der Patient seine Blutdruckwerte und kann angeben, ob sie überschritten sind.

Differentialdiagnose Von Bedeutung ist bei Hochdruckkrisen der Ausschluß eines Phäochromozytoms. Er bleibt dem Krankenhaus vorbehalten.

Soforttherapie Das Ziel ist, den Blutdruck schnell, aber auch schonend und gleichmäßig zu senken. Absolute Ruhigstellung. Kopfhochlagerung. Sauerstoff.

In leichteren Fällen Beginn mit 2 mg Reserpin (Serpasil®, Sedaraupin®) i. v., nach 1–2 Std. kann die gleiche Dosis nochmals gegeben werden. Bei Ansprechen 1–2 mg in 4- bis 8stündigen Abständen und später oral fortsetzen.

Oder: Isoptin® 1 Amp. langsam i. v.

Weitere Möglichkeit, die wesentlich schneller und stärker wirkt (10 bis 20 Minuten): Clonidin (Catapresan®) 1 Ampulle = 0,15 mg i. v. oder i. m. Achte auf Nebeneffekte: Leichte zusätzliche Blutdruckerhöhung unmittelbar nach Injektion, Bradykardie. Bei nicht ausreichendem Erfolg: 0,3 mg i. v. oder i. m. Je nach der Wirkung werden die Injektionen in Abständen von 1 bis 4 Stunden wiederholt.

In der Nofalltherapie läßt sich Catapresan® in der Behandlung der hypertonen Krise bei ca. 60 bis 70 % der Fälle mit gutem Erfolg einsetzen. Bei Überdosierung wirkt Tolazoline (Priscol®) 30 mg i. v. als Antidot. Catapresan® sollte aber dem hierin Erfahrenen vorbehalten bleiben.

Wenn nach Gabe von Catapresan® nach 30 Minuten kein Effekt nachweisbar ist, Dihydralazin (Nepresol® Ciba-Geigy) 1/4 Ampulle = 6,25 mg i. v. oder i. m. Achte besonders auf Nebenwirkungen, wie schnellen Herzschlag, Pulsbeschleunigung und bei ansprechbarem Patienten auf Kopfschmerzen! Sollte auch nach dieser Therapie noch kein Effekt zu erreichen sein,

H

dann kann ein Versuch weitere 30 Minuten später mit Dihydralazin (Nepresol®) 1/2 Ampulle = 12,5 mg i. v. oder i. m. versucht werden.

Weitere Maßnahmen

Umgehende Krankenhauseinweisung in jedem Fall

Transport im Liegen. Sedativa, am besten in Form von Transquilizern, z. B. Valium® 10 bis 20 mg für den Transport i. m., oder bei nicht gestörtem Bewußtsein per os geben. Kurzen Therapiebericht nicht vergessen!

Zu beachten ist, daß bei der oben genannten Therapie gelegentlich Komplikationen auftreten. Auch deshalb Krankenhauseinweisung.

Sonderformen *Blutdruckkrisen bei Phäochromozytom*

In jedem Fall Versuch mit Alpha-Blockern (Regitin®) 5 mg i. v.; wenn ohne Effekt, ist eine Steigerung auf 10 mg i. v. möglich.

Bei erhöhtem extrazellulärem Volumen: Achte auf Oligo-Anurie (Schockniere!) → **24** (Anurie). Bei vorhandener Diurese, ohne Störung des Bewußtseins, hat sich Lasix 2 x 40 mg – 24 Stunden – bewährt. Liegt eine Bewußtseinsstörung vor, so kann auch Furosemid (Lasix®) 1 bis 2 x 20 mg i. v. – 24 Stunden – appliziert werden; entscheidend ist und bleibt die Abklärung in der Klinik im Hinblick auf das Grundleiden.

Nach Einweisung in der Klinik wird eine orale Dauereinstellung und Regulierung des Blutdrucks mit Beta-Blockern (z. B. Dociton® 10 bis 40) unter Berücksichtigung der Herzleistungsbreite geeignet sein. Die wirksame Tagesdosis muß im Einzelfall in der Klinik ausgetestet werden und kann noch beträchtlich höher liegen.

Hirsch

136 Hodentorsion

Synonyma Samenstrangtorsion, Stieltorsion des Hodens.

Definition Durch Drehung des Hodens um seine Längsachse akute Unterbrechung der Blutversorgung (in der Regel einseitig).

Ätiopathogenese

Nicht häufig, jedoch schon bei Neugeborenen, auch bei Säuglingen und Kleinkindern auftretend, ebenso in der Pubertät. Durch Torsion des Samenstranges wird die Blutversorgung gedrosselt, eine hämorrhagische Infarzierung des Hodens ist die Folge.

Symptomatik

Aus voller Gesundheit (bei Säugling und Kleinkind ohne gezielte Angaben): Unruhe, schmerzbedingtes Geschrei, Erbrechen und Schockphänomene. Ältere Kinder sind in der Lage, Schmerzen im Hoden näher zu bezeichnen.

Der befallene Hoden liegt vergleichsweise höher als der gesunde, oft in der Höhe des Leistenrings. Er ist geschwollen, kaum verschieblich und äußerst druckempfindlich. Bald tritt auch Skrotalhautödem in Erscheinung. Bei Neugeborenen kann das Skrotum bläulich verfärbt sein.

Differentialdiagnose

Betrifft die Störung einen Leistenhoden, dann bereitet die Diagnose erhebliche Schwierigkeiten, weil anfangs oft an akute Lymphadenitis im Inguinalbereich gedacht wird. Vergrößerung eines Hodens im Rahmen der Parotitis epidemica beschränkt sich auf Knaben in der Pubertätszeit. Inkarzerierte Leistenhernie kann Hodentorsion vortäuschen; dagegen läßt sich eine Hydrocele funiculi spermatici bei tastbaren normalen Hoden leichter abgrenzen. Die Hydrocele testis (Diaphanie mit der Taschenlampe) stellt sich nicht so akut ein.

Soforttherapie

Wegen der für das Organ bedrohlichen Situation unverzüglich Klinikeinweisung zur operativen Behandlung, wenn nur an Hodentorsion gedacht wird.

Schmerzmittel für den Transport: Treupel®- oder Dolviran® -Supp.

Soweit feststellbar, soll der genaue Zeitpunkt, zu dem die akuten Ereignisse eingesetzt haben, auf dem Einweisungsschreiben vermerkt sein. Eine Lokalbehandlung vor dem Transport erübrigt sich.

Weitere Maßnahmen Operative Behebung zeitlich sehr dringend, da sonst Nekrose und Verlust des Hodens, beim seltenen doppelseitigen Auftreten der Verlust *beider* Hoden droht.

Erdmann

137 Hörsturz

Synonyma Akute Schwerhörigkeit, „sudden deafness".

Definition Überwiegend einseitiger, seltener doppelseitiger akuter Hörverlust.
Keine eigene Erkrankung.

Ätiopathogenese 1. Funktionelle Durchblutungsstörungen des Innenohres (mit Beziehungen zur Menièreschen Erkrankung → **217** (Schwindelanfall).
2. (seltener) Thrombose, Embolie, Sklerose, Endangiitis obliterans, Blutungen im Bereich der Innenohrgefäßversorgung.
Bei doppelseitigem Hörsturz bevorzugt:
3. Viruserkrankungen, Meningo-Enzephalitis, multiple Sklerose.

Symptomatik Plötzliche Schwerhörigkeit mit lästigem Ohrensausen.
Selten mit Schwindelanfall verbunden.
Cave Verwechslung mit Tubenkatarrh!
Bei Beteiligung des Vestibularisapparats Spontan- oder Provokationsnystagmus.

Soforttherapie Sofortige Einweisung in eine Fachklinik!
Schnelles Handeln, kein Abwarten!
Ruhigstellung für den schonenden Transport, (evtl. Valium 10 i.v. oder i.m.).
Erfolge sind nur in den ersten Tagen zu erwarten.
Ausschaltung störender Faktoren und psychovegetativer Reizumstände!

Weitere Maßnahmen Wiederholte Infusionen mit Complamin (2-4 Amp. zu je 300 mg in 250-500 ml physiol. NaCl-Lösung über 2-4 Stunden); (oder 2-3 Niconacid-Infusionsampullen, 10 ml = 1 g als Na-Salz; Infusionsgeschwindigkeit bis zum Flush).
Stellatumblockaden.
Ev. Operation: Vestibulotomie zur Druckentlastung.

Prognose *Hörsturz bei Durchblutungsstörungen(1):*
Je geringgradiger der Hörverlust und je früher die Behandlung einsetzt, desto günstiger.
Totalertaubungen sind gewöhnlich nicht reversibel.
Hörsturz aufgrund entzündlicher Vorgänge (3):
Prognose zweifelhaft. Bei multipler Sklerose Remissionen möglich.
Regelmäßig Konsultation eines Neurologen bei doppelseitigen akuten Innenohrhörstörungen erforderlich!

Pickert

138 Hustenanfall → 33

139 Hypertonie → 134 → 135

140 Hyperventilations-Syndrom

Synonyma Hyperventilations-Syndrome; enge klinische Verbindung zu: Da Costa-Syndrom, Effort-Syndrom, kardiorespiratorisch-tetanieformer Symptomenkomplex, Phrenokardie, „Atemkorsett", Zwerchfellneurose, irritable heart, soldier's heart, „chest-pain", neurocirculatory asthenia.

H

Definition Zustand der Angst, der gesteigerten vegetativ-zentralnervösen Erregbarkeit, der häufig mit tetanieformen Krämpfen verbunden ist und durch akute oder chronische Hyperventilation ausgelöst wurde. Die Hyperventilation kann psychisch bedingt sein oder symptomatisch bei organischen Erkrankungen des Zentralnervensystems auftreten. Sie führt zu Hypokapnie und Alkalose. Dadurch werden vermehrt Calzium-Ionen an Eiweiß gebunden, und der Serum-Calzium-Spiegel sinkt. Außerdem kommt es zu einer Dissoziationsstörung von Oxyhämoglobin. Die Folge ist eine zentrale (Hirn!) und periphere Vasokonstriktion.

Symptomatik *Angst,*
Taubheitsgefühl, Kribbeln in Händen und Füßen,
tetanische Krämpfe
Chvosteksches Zeichen: positiv
Trousseausches Zeichen: positiv
subjektive Atemnot: „Unfähigkeit zu atmen"
übermäßiges Atmen bei fehlendem Bedarf

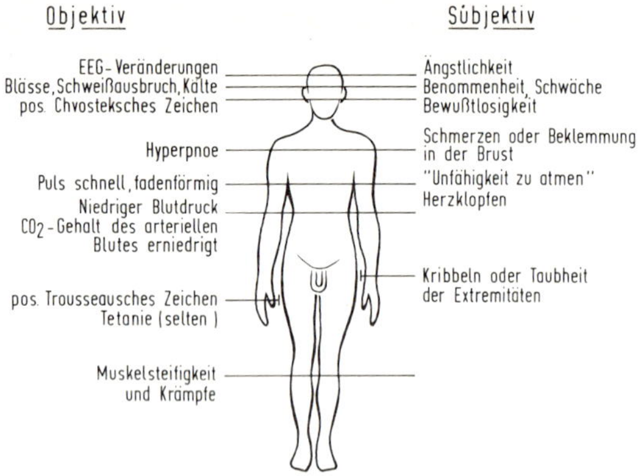

Abb. 1. Symptome des Hyperventilationssyndroms (nach Hirsch).

Schwindelgefühl
selten Bewußtseinsverlust
selten Benommenheit

Differentialdiagnose Tetanischer Anfall → **227**
Epileptischer Anfall → **85**
Krampfanfälle anderer Genese → **85**

Soforttherapie Beruhigung, Patienten auffordern, möglichst wenig zu atmen. Eventuell in Plastiktüte atmen lassen.

Komplikationen und Gefahren Ärophagie, Dysphagie, „Verschlucken".

(Hirsch)

141 Hypoglykämischer Schock

Synonyma Hypoglykämisches Koma, hypoglykämischer Anfall.

Definition Mangelnde Versorgung der Gewebe mit Zucker bei Blutzuckerwerten unter 60 mg/100 ml. Unter den Organen ist besonders das Gehirn wegen seines erheblichen Stoffwechselumsatzes äußerst empfindlich gegen einen Abfall des Blutzuckerspiegels. Das Zerebrum reagiert mit den Symptomen Bewußtseinstrübung bis Bewußtseinsverlust.

Ätiopathogenese

1. Häufigste Ursache sind Störungen bei vorhandenem *Diabetes*. Abfall des Blutzuckers durch fehlende bzw. ungenügende Nahrungszufuhr (besonders Kohlenhydrate) oder Überdosierung von Insulin bzw. oralen Antidiabetika.
2. Seltene Ursachen sind konsumierende Krankheiten, Mangelernährung und verschiedene andere Erkrankungen.

Symptomatik

Plötzliche Entwicklung des Krankheitsbildes:
Anamnese (Diabetes?)
Aspekt: blaß
Haut: feucht, kalt, blaß
Bewußtsein: Patient ist bewußtseinsgestört oder bewußtlos
Atmung: normal
Blutdruck: häufig erhöht
Bulbi: hart
Reflexe: gesteigert, Babinski kann (beidseits) positiv sein
Muskulatur: Zittern, Krämpfe
Pupillen: eng
Labor: kein Zucker, kein Azeton im Harn, Blutzucker deutlich erniedrigt (unter 60 mg/100 ml) Blutzucker mit Schnelltest, z. B. Dextrostix am Krankenbett bestimmen!
Fragen an die Angehörigen können die Diagnose erleichtern:
Letzte Nahrungsaufnahme: wann? wieviel? Erbrechen?
Antidiabetika: wann? welche? wieviel?
Wie verhielt sich der Patient vor Eintritt der Bewußtlosigkeit: reizbar? apathisch? Hat er über Herzklopfen oder Schwindel geklagt, Schweißausbruch oder Tremor gezeigt? Heißhunger? Vorausgegangene übermäßige Körperbewegung: Sport, Spiel, Wanderung?

Differentialdiagnose

Alle anderen Komaformen → **57**
Die diagnostische Klärung der Ursache der Hypoglykämie macht manchmal große Schwierigkeiten, beson-

H

ders wenn kein insulinpflichtiger Diabetes besteht. An welche Möglichkeiten zu denken ist, zeigt eine nach G. Wolff modifizierte Zusammenstellung:

Leberkrankheiten (Zirrhose, Atrophie, Karzinom, Metastasen, Intoxikation)

Kohlehydratstoffwechselstörungen im Kindesalter

Glykogenspeicherkrankheit
Pankreasaffektionen
Arbeitshypoglykämie (Sportler, Bergsteiger)

Alimentäre Dystrophie
Gastrointestinale Krankheiten
Gravidität und Laktation
Tuberkulose
Dystrophie, Myotonie
Serumkrankheit
Hirntraumen

Enzephalitis
Vegetative Dystonie
Psychosen

Konstitutionelle Spontanhypoglykämie
Primärer Hyperinsulinismus

Sekundärer Hyperinsulinismus
a) mesenzephal-hypophysäre Form
b) Simmondssche Kachexie
c) hypophysärer Zwergwuchs
d) hypophysäre Fettsucht
e) hypophysäre Spontanhypoglykämie

Erkrankungen der Schilddrüse (Hypofunktion, Myxödem)
Erkrankungen der Keimdrüsen (menstruelle Schwankungen des Blutzuckers, Schwankungen gen in der prä- und klimakterischen Phase)

Erkrankungen der Nebennieren (Unterfunktion der Nebennieren, Tuberkulose, Morbus Addison)

Soforttherapie Bei noch erhaltenem Bewußtsein, aber Anzeichen für Unterzuckerung:
1 Stück Würfelzucker oder einer Traubenzucker-Tablette. Zuckerwasser trinken. Kinder die Hälfte einer Banane oder eines Apfels essen lassen, wenn sich „Heißhunger“ einstellt!

Bei Bewußtlosigkeit: 20 ml 40 %ige Glukose-Lösung (aus Ampulle) relativ rasch intravenös injizieren als Zusatz zu einer schnell einlaufenden Infusionslösung. *Aufwachen* des Patienten aus der Bewußtlosigkeit bestätigt den ursprünglichen Verdacht auf Unterzuckerung! Dann weitere orale Zuckerzufuhr unter Blutzuckerkontrolle!

Glukagon (Trockenamp. Novo oder Trockensubstanz Lilly in Inj. Flasche) zu 1 mg (0,5 oder 1 mg s. c. oder i. m.) kann durch Mobilisierung von Leberglykogen fallweise die Schockbehandlung ergänzen, etwa bei fehlendem Venenzugang. Die Anwendung vom Glukagon bleibt dem hierin Erfahrenen vorbehalten.

Weitere Maßnahmen

Sofortige Krankenhauseinweisung als Notfall.
Diabetiker müssen dort neu eingestellt werden, da gehäuft auftretende hypoglykämische Anfälle die Gefahr einer bleibenden *Hirnschädigung* mit sich bringen.

Komplikationen und Gefahren

Tödlicher Ausgang, wenn der hypoglykämische Schock nicht umgehend behandelt wird.
Weiter drohen *zerebrale Schäden.* Deshalb sollte sofortige Krankenhauseinweisung vorgenommen werden.

Außer der *artifiziellen Hypoglykämie,* in der Regel bei dem juvenilen Diabetes mellitus (= Insulinmangel-Diabetes) durch Mißverhältnis in der Trias Insulingabe-Nahrungszufuhr-Körperbewegung ausgelöst, gibt es *bei Kindern* noch spontane und symptomatische Hypoglykämien.
Hypoglykämie bei *Neugeborenen* betrifft einerseits Frühgeborene und Mangelgeburten, besonders aber das *Kind einer Diabetikerin* (auch bei Prädiabetes oder latentem Diabetes der Mutter). Hinweis: „Riesenkind“ mit Cushing-artigem Aussehen, Geburtsgewicht über 4500 g!
Hypoglykämie kann ferner auftreten bei
Glykogenosen (verschiedene Typen), Fruktose-Intoleranz
endokrinen Störungen, bspw. Inselzelladenom, auch durch blutzuckersenkende Medikamente.

Hirsch

142 Hypokapnie → 140

143 Hypotonie → 7

144 Ikterus

Synonym

Gelbsucht

Definition

Vermehrung der Gallenfarbstoffe, vor allem des Bilirubins, im Blut, mit Austritt in Haut und Schleimhäute (Serumbilirubin über 1 mg%).

Ätiopathogenese

Einteilung nach Topographie der Störung des Bilirubinstoffwechsels:

1. *Prähepatischer Ikterus*
a) hämolytischer Ikterus (bei Neugeborenen meist als Rh- oder ABO-Erythroblastose kongenital, oder aber erworben)
b) Funktionelle Hyperbilirubinämie

2. *Hepatischer Ikterus*
a) Virushepatitis
b) Cholestatische Hepatose
c) Chronische Hepatitis und Leberzirrhose mit ikterischem Schub
d) Fettleber
e) Dubin-Johnson-Syndrom
f) Rotor-Syndrom
g) Serumhepatitis

3. *Posthepatischer Ikterus*
Verschlußikterus

4. *Mischformen von hepatischem und posthepatischem Ikterus*
a) Cholangitis
b) Cholangiohepatitis
c) Biliäre Zirrhosen

Symptomatik
Wegweisende Angaben des Kranken

Familienanamnese: Häufung von Gelbsucht, besonders bei Männern, spricht für
hämolytischen Ikterus oder
funktionelle Hyperbilirubinämie.
Dubin-Johnson- und Rotor-Syndrom zeigen auch familiäre Häufung.
Umgebungsanamnese: Häufung von Ikteruskranken in Umgebung, Kontakt in den letzten 6 Wochen, sprechen für Virushepatitis.
Alter des Kranken beim 1. Ikterus: Je älter der Patient, desto häufiger Verschlußikterus.
Vorkrankheiten: Frühere gesicherte Hepatitis (große Möglichkeit von chronischer Hepatitis oder Zirrhose mit Ikterusschub), Gallenkoliken (Steinverschluß) → **55** (Cholezystitis), → **108** (Gallenkolik).
Lebensgewohnheiten: Alkoholaufnahme?
Tablettenanamnese.
Vorausgehende Diätfehler: Fett-Mahlzeit, Pilzgenuß.

Schwangerschaft: Möglichkeit eines „intrahepatischen Schwangerschaftsikterus".
Spritzenanamnese: Injektionen bei Zahnarzt? Rauschmittelinjektionen?
Bluttransfusionen in den letzten 6 Monaten? Serumhepatitis.

Frühe Symptome Gelbverfärbung der Skleren, Braunfärbung des Harns (vieldeutig).

Differentialdiagnose

> Vieldeutiges Symptom (Alarmsymptom), das ursächlich ohne Verzug geklärt werden muß. Seine schnelle, sichere Zuordnung ist für Prognose und Therapie von entscheidender Bedeutung.

Schmerzen, besonders kolikartige, bei *Gallensteinen,* auch bei *Tumor.*
Tastbare Milz spricht *gegen* mechanischen Ikterus.
Druckschmerzhafte (evtl. tastbare) Gallenblase bei Cholezystitis.

Soforttherapie Bei stärkerem Ikterus, Fieber, Schmerzen und Verschlechterung des Allgemeinzustandes: Sofortige Klinikeinweisung.
Höhe des Bilirubins kann bei *Neugeborenen* durch Druck des Ikterometers auf die Nasenspitze überschlagsmäßig geschätzt werden. Laborkontrollen wichtig (Bilirubin ist zu differenzieren, direkt oder indirekt!)

Weitere Maßnahmen Bei leichteren Formen: Alsbaldige Klärung durch Zuweisung zum Internisten am nächsten Werktag.
Steigt offensichtlich Bilirubin bei *Neugeborenen* rasch an, ist wegen der *Gefahr des Kernikterus* (und der Anämie) unverzüglich Einweisung in Kinderklinik nötig (Laborkontrollen, bei Bedarf rechtzeitige Austauschtransfusionen!)

Pickert/Erdmann

145 Ileus → 13

146 Ileus im Kindesalter

Synonyma Darmverschluß, unter anderem infolge Duodenalatresie, Dünndarmatresie und Enddarmatresie (bei Neugeborenen), auch Rektum- und Analatresie, als angeborene Mißbildungen mit Ileus.

Definition Verlegung der Darmpassage mit jeglicher Genese, entweder durch Mißbildung und mechanische Hindernisse oder Beeinträchtigung der Darmtätigkeit. Im Kindesalter zeigt der Ileus einige altersspezifische Besonderheiten insofern, als je nach Lebensalter (bei Neugeborenen, Klein- und Schulkindern) beträchtliche Unterschiede in der Pathogenese bestehen; vgl. hierzu → **14** (Akutes Abdomen bei Kindern).

Ätiopathogenese Grundsätzlich führt akute oder allmählich zunehmende Verlegung des Darmlumens von außen oder innen zum *mechanischen Ileus.*

Der *paralytische Ileus* beruht dagegen in erster Linie auf Peritonitis; er entsteht auch durch Darmperforation, Blutungen, Ureterkoliken und Harnwegsentzündungen sowie bei Kaliummangel und Pneumonie.

In der Pathogenese überwiegen bei Neugeborenen Atresie und Stenose im Magen-Darmkanal, ferner gibt es auch Störungen der fetalen Darmdrehung (Malrotation, Nonrotation) mit ausgesprochener Neigung zu Volvulus und intermittierenden Ileuserscheinungen, außerdem Darmverschluß durch zähes Mekonium (Hinweis auf familiäre Pankreasfibrose).

Symptomatik Bei akutem Beginn plötzlich kolikartige Leibschmerzen (unter Umständen begleitet von heftigem Geschrei), Brechreiz und Erbrechen, später Koterbrechen (=Miserere), Auftreibung des Leibes, äußerlich sichtbare Peristaltik (bei dünnen Bauchdecken), Stuhl- und Windverhaltung.

Während beim mechanischen Ileus vor allem metallisch klingende Stenosegeräusche hörbar sind (im fortgeschrittenen Stadium nachlassend), gilt das Sistieren der Darmgeräusche als charakteristisch für paralytischen Ileus.

Die *Schwere der Krankheit* wird erkennbar am Schockzustand mit fahler Blässe und zunehmendem Kreislaufverfall, schließlich Facies hippocratica (gekennzeichnet durch halonierte Augen, spitze Nase, schwerste Beeinträchtigung des Allgemeinbefindens).

Differentialdiagnose

Handelt es sich um Neugeborene, dann sind die Ileussymptome anfangs oft wenig vehement.
Duodenalatresie geht mit galligem Erbrechen einher, das Röntgenbild (im Hängen) zeigt zwei charakteristische Spiegel bei sonst luftleerem Abdomen.
Bei ein- oder mehrfachem Verschluß des Jejunums sind *mehrere Spiegel* zu sehen.
Mekonium wird nicht abgesetzt bei *Enddarmatresie* (Analatresie, Rektumatresie), in solchen Fällen allenfalls über *Fisteln* (bei Mädchen durch die Vagina, bei Knaben gelegentlich durch die Harnröhre). Sonst kann fehlender Mekoniumabgang auf Pankreasfibrose beruhen (dann Mekoniumileus), manchmal nach Perforation zu Mekoniumperitonitis führend (röntgenologisch: Luft frei im Bauchraum und unter dem Zwerchfell).
Auch bei Neugeborenen ist bereits an Ileus infolge *eingeklemmter Hernie* zu denken (Abtasten der Bruchpforten). Im übrigen neigen Neugeborene (und Frühgeborene) sehr zu Durchwanderungsperitonitis oder eitriger Peritonitis im Rahmen der *Neugeborenen-Sepsis.* Dann fällt die Entscheidung zwischen mechanischer und funktioneller Ursache besonders schwer. Abszedierende Pneumonie (meistens mit eitriger Pleuritis) infolge Staphylococus aureus wird oft von paralytischem Ileus begleitet.
Bei *Kleinkindern* und *älteren Säuglingen* wäre besonders an *Darminvagination* zu denken, jedoch auch schon bei jüngeren Säuglingen (Komplikation bei Meckelschem Divertikel). Die Invagination kann sich im Verlauf des Dünndarms, aber auch durch Einstülpung von Dünndarm in den Dickdarm ergeben (letztere am häufigsten).
Charakteristische Symptome bei Invagination:
Krampfartige Bauchschmerzen, Schockerscheinungen durch heftigen Schmerz, weiterer Verfall, später Ab-

I

gang von Blut oder blutigem Schleim (Spätzeichen, bei rektaler Untersuchung). Evtl. Invagination als walzenförmiger Tumor tastbar, Abdomen anfangs eher weich und kaum aufgebläht. Fieber fehlt, Differentialdiagnose: Ruhr!
Bei *Schulkindern und älteren Kleinkindern* ist Ileus häufig Folge einer *Strangulation* nach Bauchoperationen (Appendektomie), dann sogenannter *„Bridenileus"*. An abdominelle Tumoren denken! Askaridenileus: heute Rarität.
Die Vielfalt in der Pathogenese gibt zu erkennen, wie schwierig sich die Differentialdiagnose für den Praktischen Arzt gestaltet. Bei Kindern sollte das Lebensalter determinierende Tendenzen liefern. Gefährlich ist die Verwechslung zwischen Enterokolitis, Ruhr, Invagination, leicht möglich das Übersehen einer Pneumonie.

Soforttherapie Jeder Ileus ist strenge Indikation zur *Klinikeinweisung*. Bei begründetem Verdacht bleibt in der Regel keine Zeit, um mit verzögernden Versuchen zunächst das Grundleiden oder die Ursache im einzelnen zu klären. Folgezustände mit starker Beeinträchtigung des Kreislaufs machen vielleicht eine Notfallinfusion erforderlich und die Verabreichung von Kreislaufmitteln vor dem Transport in die Klinik.

Weitere Maßnahmen Häufig entscheidet nach der Klinikeinweisung die genauere *Röntgenuntersuchung* über das weitere Vorgehen (Abwarten in Operationsbereitschaft, evtl. unter Röntgenkontrolle Reposition eines Invaginats, nicht unumstritten; sofortige operative Versorgung und *Beseitigung des Darmverschlusses,* gelegentlich Anlegen eines Anus praeter nach den Regeln der allgemeinen und Kinderchirurgie).
Intensivpflege vor und nach der Laparotomie unbedingt erforderlich, einschl. Infusionstherapie, Kreislaufüberwachung, Bilanzierung des Säure-Basen- und Elektrolyt-Haushaltes bei konsequenter antibiotischer Behandlung (parenterale Verabreichung der Antibiotika).

Erdmann

147 Impfkomplikationen, akute

Definition Reaktive Vorgänge jeder Art nach Einverleibung eines Impfstoffes, die das übliche erträgliche Maß überschreiten.

Ätiopathogenese *Nach oraler Einverleibung:* Selbst hier, z.B., wenn auch selten, nach Poliomyelitis-Schluckimpfung, können leichte und harmlose Verdauungsstörungen auftreten.
Fremdeiweiß, also jedes Heilserum, wenn auch heute meistens als Fermo-Serum verabreicht, kann je nach Sensibilisierungsgrad Serumkrankheit oder Schock herbeiführen. Bei Ekzem-Patienten bedingt nicht indizierte Pockenimpfung ein Eczema vaccinatum (vgl. → **78**). Pertussis-Keime (Drei- oder Vierfach-Schutzimpfung) rufen nicht selten Fieber, gelegentlich Enzephalopathie hervor (vgl. Enzephalitis → **84**).
Jeder Impfstoff kann als Fremdeiweiß eine Sensibilisierung bedingen: Nachfolgende Impfungen mit gleichem Impfstoff werden weniger gut vertragen. *Beimengungen* zu den verschiedenen Impfstoffen, je nach Produktionsvorgang, verursachen nicht selten eine Unverträglichkeit (etwa Eiereiweiß bei verschiedenen Impfstoffen gegen Virusinfektionen, speziell Influenza, oder Antibiotika). Manche Impfstoffe werden nahezu komplikationslos vertragen (BCG, Poliomyelitis-Schluckimpfung), bei anderen häufen sich Reaktionen (Keuchhusten, Tollwut).

I

Symptomatik Allgemeine Zeichen: Erhöhte Körpertemperatur ohne sonstige Symptome, äußerlich erkennbare Exantheme (Urtikaria), im schlimmsten Fall gesteigert zum anaphylaktischen Schock; vgl. → **16** (Allergische Reaktionen).
Örtliche Zeichen: Vorübergehende Schwellung. Selten Nekrosen.

Differentialdiagnose Kritische Betrachtung ist geboten. Oft werden interkurrent auftretende Infekte unberechtigt als Impfkomplikationen angesehen. Genaue Befunderhebung, Berücksichtigung des *Impf-Zeitpunktes* und der Familienanamnese! Eine Anaphylaxie tritt meistens bald nach der Impfstoffgabe auf (in Minuten). Exantheme können noch nach längerer Zeit folgen (6–9 Tage).

Soforttherapie *Allgemeine Maßnahmen:* Antipyretika, um die Tempe-

ratur unter 38,5° zu halten, z. B. Ben-u-ron-Supp. rektal.
Bei anaphylaktischem Schock Adrenalin-Sol. 1 : 1000 0,2–0,5 ml subkutan, an Impfstelle gleiche Dosis.
Örtliche Maßnahmen: Bei Schwellungen Umschlag mit Rivanollösung (1‰) oder Alkohol (70%ig), nicht bei Pockenschutz-Erstimpfung zu empfehlen. Ruhigstellung wichtig!

Weitere Maßnahmen

In bedrohlicher Situation (Anaphylaxie → **16**, Schock → **7**) sofortige *Klinikeinweisung nach Erstversorgung, s. o.*
Bei *Aufklärung des Patienten* und Deutungsversuch über den Kausalzusammenhang mit einer Impfung ist Vorsicht geboten.
Meldepflicht: Bei Schäden nach hoheitlich verlangten Impfungen, auch bei Pocken, ebenso bei generell empfohlenen Impfungen. Zeitliche und ursächliche Zusammenhänge müssen erst durch Impfgutachten geklärt werden.

Komplikationen und Gefahren

Von den *Spätkomplikationen* ist vor allem die *postvakzinale Enzephalitis* nach Pockenschutz-Erstimpfung gefürchtet; sie ist bereits nach dem 3. Tage möglich. Folgezustände vgl. → **84**.
Pockenimpfung eines Säuglings oder Kleinkindes auch mit gesunder Haut kann evtl. die Mutter in große Gefahr bringen, wenn diese an Ekzem (Neurodermitis) leidet.
Mögliche Impfkomplikationen dürfen nicht bagatellisiert werden. Bei vorangegangenen Komplikationen sind nachfolgende Impfungen gegen die gleiche Krankheit unter Umständen zu unterlassen oder mit reduzierter Dosis durchzuführen. Auch kann das *Eczema vaccinatum* zu ähnlichen Residuen an der Haut führen wie Pocken selbst → **78**.

Erdmann

148 Infektionen, akute (Überblick)

A. Akute Infekte (besonders der Luftwege)
1. Rhinitis, Rhinopharyngitis, Pharyngitis/Tonsillitis → **20** (Angina), Epiglottitis, Krupp → **162**.
NB: Außerordentlich häufige Infekte im Kindesalter, jedoch auch bei Erwachsenen; bei Kindern 5 bis 10 pro Jahr, nach dem ersten Lebenshalbjahr, bei Erwachsenen etwa 3 bis 4 jährlich, bevorzugt in der unwirtlichen kühlen Jahreszeit, deshalb auch „Erkältungskrankheiten" genannt. In der Ätiologie überwiegen *Viren* bei weitem.
2. Bronchitis, Blähungsbronchitis/Bronchiolitis (auch „spastische" Bronchitis, oft Notfallscharakter), verschiedene Pneumonieformen → **197**.

B. Akute, teils exanthematische spezielle Infektionskrankheiten mit Fieber (sog. „Kinderkrankheiten")
1. *viraler* Genese
Masern, Röteln, Ringelröteln, Exanthema subitum (=„3-Tage-Fieber"), → **98** (Exantheme)
Windpocken
Mumps (=Parotitis epidemica, häufig mit seröser abakterieller Meningitis!)
Hepatitis epidemica (häufigste meldepflichtige virusbedingte Infektionskrankheit bei Kindern) → **144** (Ikterus), ferner homologe Serum-Hepatitis → **144**
2. *bakterieller* Genese
Scharlach (häufigste meldepflichtige bakteriell ausgelöste Infektionskrankheit) → **206**
Keuchhusten/Diphtherie → **69**
Salmonellosen (Typhus/Paratyphus/Enteritis → **82**)
Shigellose (=Ruhr, bakteriell)

C. Häufige sonstige akute Infektionen bei Kindern
1. *Pneumonien* (diverse Formen, vgl. → **197**)
2. *Pyelonephritis*
3. Angina (zu etwa 20% bakteriell bedingt) → **20**
4. Otitis media, Mastoiditis, Sinusitis
5. Pyodermien (heute seltener)

Notfälle entstehen

1. durch initialen plötzlichen Fieberanstieg (bis Hyperpyrexie), bei Kindern oft mit Fieberkrämpfen einhergehend → **104** (Fieber bei Kindern), bei Erwachsenen eher zu Schüttelfrost → **213** führend.
2. durch akute Luftweginfekte; besonders tiefere führen zu Dyspnoe, Stridor, weiterhin Zyanose → **255**, Azidose und Exsikkose, auch zur Erstickungsgefahr. (Für Pneumonie gilt ähnliches.)
3. durch zentralnervöse Komplikationen (wie seröse Meningitis → **173**, Enzephalitis → **84**, symptomatische Krämpfe → **159**)
4. durch örtliche Ausbreitung und Generalisierung, zu Sepsis → **219** hinführend.
5. durch diverse Kreislaufstörungen, etwa fieberbedingte Tachykardie oder grippebedingte Myokardschäden und dergleichen mehr mit der Möglichkeit zu Kreislaufkollaps.

Erdmann/Koeppe

149 Injektionszwischenfall

Formen

Die wichtigsten Zwischenfälle bei Injektion von Medikamenten oder von Diagnostika sind:

1. Abbrechen der Injektionskanüle.
2. Paravenöse Injektion.
3. Unbeabsichtigte intraarterielle Injektion (Embolia cutis medicamentosa, Hoigné-Syndrom).
4. Allergische Phänomene:

Lokale Hautsymptomatik: Arthus-Phänomen.
Organgebundene Symptomatik: Asthma bronchiale, → **33**, Urtikaria → **238**, Quincke-Ödem → **202**, Arzneimittelexanthem → **29**.
Schocksymptomatik: Serumkrankheit → **220**, anaphylaktischer Schock → **16** (Allergische Reaktionen).

Abbrechen der Injektionskanüle

1. Meist am Nadelansatz durchgerostete ältere Kanülen.
2. „Hartes" Gewebe, wie Narbenkeloide, die häufig durch intrafokale Infiltration mit Glukokortikosteroid-Kristallsuspension behandelt werden.
3. Unerwartete plötzliche Muskelspannung bei intramuskulärer Injektion.

Soforttherapie Wenn das äußere Ende der Kanüle nicht sichtbar oder faßbar ist:
1. Den Patienten sofort aufklären.
2. Die Entfernung chirurgisch, unter Rö-Kontrolle vornehmen. Extraktionsversuche ohne Rö-Kontrolle, chirurgisch oder mit Hilfe von Magnet etc. führen häufig nicht zum Erfolg.

Paravenöse Injektion

Symptomatik 1. Anschwellung der Haut während des Injektionsvorganges.
2. Angaben des Patienten über Brennen oder Schmerz in der Umgebung des Gefäßes (Phlebalgien bei schneller Injektion gefäßwandreizender Lösungen verursachen *entlang* des Gefäßes entsprechende Beschwerden).

Soforttherapie 1. Injektion abbrechen.
2. Rückaspiration versuchen.
3. Kanüle liegenlassen und den betroffenen Hautbezirk mit steriler physiologischer Kochsalzlösung, bei starken Schmerzen auch mit Lokalanästhetikum infiltrieren.
4. Heparinoidhaltige Salben auftragen (Hirudoid®-Salbe).
5. Auf die mit Salbe bestrichene Haut einen kalten feuchten Umschlag mit Alkohol – Wasser 1:1 anlegen.

Unbeabsichtigte intraarterielle Injektion

Ätiopathogenese 1. Änderung der Lage der Kanüle nach der Aspirationskontrolle.

I

2. Öffnung von kleinen Gefäßen bei Injektion mit übermäßigem Druck.

Symptomatik

1. Im allgemeinen:
a) Lokale Ischämie
b) Peripherwärts ausstrahlender Schmerz
c) An den Extremitäten evtl. Pulslosigkeit

2. *Gelegentliche besondere Symptome:*
a) *Embolia cutis medicamentosa:* blitzfigurenartig von der Injektionsstelle sich ausbreitende Rötung (Schwermetalle)
b) *Hoigné-Syndrom* (Kristallembolien durch Depot-Penicillin oder Glukokortikosteroid): während der Injektion oder Sekunden bis Minuten danach, fast immer von kurzer Dauer (2 bis 5 Minuten):
– *akustische Erscheinungen:* Ohrgeräusche, Schwerhörigkeit bis zur vorübergehenden Taubheit, Hyper- und Hypoakusis
– *optische Erscheinungen:* Schleiersehen, Flimmern, optische Halluzinationen, Doppelbilder, vorübergehender Sehverlust
– hochgradiger *Erregungszustand,* Todesangst
– *Schwindel*gefühl
– kurzdauernde Bewußtseinstrübung
– Tachykardie
– grobschlägiger Tremor

Soforttherapie

1. Injektion abbrechen.
2. Nadel in der Arterie belassen!
3. Sofortige intraarterielle (oder notfalls intravenöse) Nachinjektion von:
a) 20 ml physiologische Kochsalzlösung
b) 1 Amp. Panthesin-Hydergin®
c) Glukokortikoide (Solu-Decortin®-H, 1 Amp. zu 50 mg)
d) 10 ml einer 1%igen Novocain®-Lösung
e) 1 Amp. Eupaverin® forte (0,15 g); und
4. Intravenöse Infusion von 1 Amp. Ronicol® in 500 ml physiologischer Kochsalzlösung, innerhalb von 1 – 2 Stunden.

5. Sofortige stationäre Einweisung (bei Hoigné-Syndrom nur bei fehlender Restitutio ad integrum innerhalb 10 Minuten).

Arthus-Phänomen

Ätiopathogenese Wiederholte, aufeinanderfolgende intramuskuläre oder subkutane Injektion von Fremdeiweiß an der gleichen Hautstelle (Insulin, Antilymphozytenserum).

Symptomatik Mit Schmerzen einhergehende örtliche Rötung, Schwellung, Infiltration und schließlich Nekrose der Haut.

Soforttherapie 1. Heparinoidhaltige Salben (Hirudoid®-Salbe) auftragen.
2. Auf die mit Salbe bestrichene Haut einen kalten feuchten Umschlag mit Alkohol – Wasser 1:1 anlegen.
3. Glukokortikosteroide intravenös (Solu-Decortin®-H, 1 Amp. zu 50 mg).

Weitere Maßnahmen Injektionsort täglich wechseln.

Marghescu

150 Insektenstich

I

Definition Pharmakologische oder allergische Reaktion auf Gift und/oder Speichel von Bienen, Wespen, Hornissen etc.

Ätiopathogenese 1. Pharmakologische Reaktion bei Mehrfachstichen durch Kumulation von Histamin, Serotonin und Acetylcholin.
2. Allergische Reaktionen mit humoralen Antikörpern auf Allergene im Speichel und Gift (z.B. auf Enzymproteine).

Symptomatik 1. *Örtliche Reaktion:*
a) Subjektiv: Brennen, Schmerz, Juckreiz
b) Rötung und Schwellung
2. *Fernreaktion:*
a) Urtikaria → **238**
b) Quincke-Ödem → **201**
c) Schockfragment bis anaphylaktischer Schock → **7** (Teilsymptome bzw. beginnender Schock)

Soforttherapie 1. Stachel möglichst vollständig entfernen (Giftbeutel hängt am Stachel).
2. Bei Stich in distale Extremitäten-Anteile nur kurzdauernde kontrollierte Abschnürung der Extremität, um den Toxin-Transport zu verzögern (nur sofort nach Unfall).
3. Glukokortikosteroid-Crèmes (Sermaka®-Crème) auftragen und darüber feuchten Umschlag mit Wasser – Alkohol 1:1 anlegen.
4. Behandlung bei Fernreaktionen entsprechend der Manifestationsform:
– Urtikaria → **238**
– Quincke-Ödem → **201**
– Schockfragmente oder anaphylaktischer Schock → **7**

Besonders zu beachten:
1. Die allergische Genese der Reaktionsfolge auf Insektenstiche ist wesentlich häufiger als die kumulative pharmakologische Reaktion.
2. Bei bekannter Allergie ist Desensibilisierung möglich und empfehlenswert.
3. Für den Notfall sollte jeder Allergiker auf Insektengift in den Jahreszeiten erhöhter Expositionsgefahr entsprechende Medikamente bei sich tragen.

Marghescu

151 Invagination → 146

152 Ischias, akute

Synonyma
1. Ischialgie
2. Hüftweh
3. Neuralgie des Nervus ischadicus
4. Neuritis ischiadica
5. Malum Cotunnii

Definition Schmerzen im Gebiet der großen Hüftnerven (N. ischiadicus).

Ätiopathogenese
1. Erkältung im Gebiet des Hüftgeflechtes (Sitzen auf kaltem Stein)
2. Überanstrengungen und Traumen – recht häufig Subluxa-

tionen der Wirbelsäule und Beckengelenke, besonders bei jungen Frauen mit Asthenie, verbunden mit Zerrungen des Nerven
3. Infektionskrankheiten (Malaria, Grippe, Typhus in der Rekonvaleszenz, Gonorrhoe, Lues II u. III)
4. chronische Infekte (Zahn-Granulome, Mandelpfröpfe, Nebenhöhleneiterungen
5. Stoffwechselstörungen und endogene Gifte (Diabetes mellitus, auch latente Formen, Hyperthyreoidismus, Gicht (Gelenkschmerz), Gravidität, Krebskachexie, Vitaminmangel)
6. exogene Gifte (Alkohol, Arsen, Blei, Kupfer, Phosphor, Tabak)
7. Senium (Atrophie, sog. Altersischias)
8. Lokale Kompressionen
a) Geschwülste des Beckens (weibliche Genitale, Prostata, Rektum)
b) Beckenvarizen
c) Verstopfungen
d) Retroflexio uteri
e) Gravidität
f) Spina bifida occulta
g) Bandscheibenprolaps
h) Hernie des Nucleus pulposus und Lumbago (Hexenschuß)
i) Bauchaortenaneurysma

Symptomatik

1. Schmerzen
a) anfallsweise
b) dauernd
2. typische Lage des Kranken im Bett mit leichter Beuge- und Außenrotationsstellung des betr. Beines
3. Lasèguesches Zeichen
4. Valleixsche Druckpunkte (6 Punkte: 1. Mitte des Glutäusmuskels, 2. Übergang vom Gesäß zum Oberschenkel, 3. Oberschenkelmitte, 4. N. peronaeus, 5. Fibulaköpfchen, 6. seitlicher Rand der Achillessehne)
5. gekreuztes Ischiasphänomen (Schmerzen im kranken Bein beim Heben des gesunden)
6. Liquorveränderungen (Eiweißvermehrung, insbesondere der Albumine, Ausfall der Mastixkurve ohne Zellvermehrung)

Differentialdiagnose

1. Myalgien (mehr diffuse Schmerzen)
2. Erkrankungen des Hüftgelenkes (Röntgenuntersuchung)

I

3. Wirbelsäulenprozesse (Röntgenuntersuchung)
4. Phlebitis (Hautüberwärmung, evtl. tastbar verhärtete Venenstränge) → **230** (Thrombophlebitis).
5. Plattfuß
6. Muskelinfiltrate im Bereich der Glutäen(anamnestisch zu klären)
7. Rückenmarkserkrankungen, z. B. Tabes. Diagnose durch Liquoruntersuchung
8. Erkrankungen der Ileosakralgelenke (Tbc röntgenologisch und anamnestisch oder des Beckenbodens, rektale Untersuchung)
9. Tumor im Bereich der Cauda equina (neurologische und Sensibilitätsausfälle) und paravertebral, retroperitoneal
10. Bauchaortenaneurysma: Pulsierender Tumor, Schwirren.

Soforttherapie
1. Ruhigstellung – Bettruhe
2. Wärme
3. „Jägersche Mischspritze" s. S. 346
4. Salicyl-Präparate, 3x1 bis 2 g Aspirin täglich. Bei Patienten, die Aspirin schlecht vertragen, Salicylamid oder Butazolidin 1 Amp. i. m. (3 ml = 600 mg). Bei Butazolidin Kontrolle des Blutbildes.
5. Regelmäßige Stuhlentleerung

Weitere Maßnahmen
Bei sehr starken akuten Schmerzen (Verdacht z.B. auf Bandscheibenvorfall bei motorischen und sensiblen Ausfällen) sofortige Einweisung in eine neurochirurgische Klinik (als Notfall). Akute Differentialdiagnosen beachten.
Bei erstem Auftreten von Ischias:
Am nächsten Werktag röntgenologische und fachärztliche Untersuchung (Neurologe).

Best/Gögler

153 Kälteschaden → 91

154 Keuchhustenanfall

Synonyma Pertussis, Stickhusten.

Definition Hustenattacken im Verlauf eines Keuchhustens.

Ätiopathogenese Bordetella pertussis, durch Tröpfcheninfektion übertragen. Inkubationszeit: 1 – 2 Wochen.

Symptomatik *Ältere Kinder:* Charakteristische Hustenanfälle nach vorausgehendem, zunächst unspezifisch anmutendem Infekt der Luftwege, besonders nachts: Staccato-Husten, Zyanose, Herausstrecken der Zunge, krähendes Inspirium nach mehreren Hustenstößen und typische „Reprise" (Wiederaufnahme des Hustenanfalls nach minutenlanger Pause). Erbrechen im Gefolge.
Säuglinge: Oft atypische Niesanfälle, uncharakteristische nächtliche Hustenattacken, unverkennbar bei sog. „Staccato-Husten" (abgehackte Hustenstöße, Zyanose), nicht selten gefährliche Apnoe mit akuter Lebensgefahr. Aspiration bei Erbrechen!
Neugeborene: Ihr Befall ist nicht ausgeschlossen (fehlender Nestschutz).

Differentialdiagnose *Mukoviszidose:* Evtl. langfristige keuchhustenähnliche Attacken. Für Mukoviszidose sprechen außerdem Dystrophie, Steatorrhoe; Trommelschlegelfinger. Erhöhter Kochsalzgehalt im Schweiß (Pilocarpin – Iontophorese).
Fremdkörperaspiration: Akut einsetzende Hustenanfälle ohne Fieber, evtl. lebensbedrohlich, besonders bei Kleinkindern. Anamnese!
Bronchiallymphknoten-Tuberkulose. Heute nur noch gelegentlich. Bitonaler Husten, positive Tuberkulinprobe bei nicht BCG-geimpften Kindern. Röntgen (Thorax).

Soforttherapie Säuglinge, besonders Neugeborene, müssen sofort zur stationären Behandlung eingewiesen werden.
Im Anfall: Kind hochnehmen (Reprise berücksichtigen, d.h. Wiederaufnehmen des Anfalls abwarten). Beklopfen des Rückens. Wenn möglich, Luftwege absaugen (zäher Schleim!) und Sauerstoffzufuhr. Bei Wegbleiben der Atmung und zyanotischer Verfärbung notfalls künstliche Beatmung. Vergl. → **3b**
Sedieren mit Atosil®-Tropfen (etwa 3x5 Tropfen bei Säuglingen), Luminaletten® (3x1-2 Tabl. täglich).

K

Paediathrocin® 50 mg/kg täglich, am besten als Saft (Erythromycin), Pertussis-Hyperimmunglobulin (Behring-Werke), 1-2 ml intramuskulär injiziert, doch nur in bedrohlichen Fällen (gewisse Skepsis bezüglich Wirksamkeit ist angebracht).

Weitere Maßnahmen Krankentransport nur mit *Begleitperson,* Gefahr des Erbrechens und der Aspiration sowie bedrohliche apnoische Anfälle bei jungen Säuglingen.
Keine Meldepflicht.

Komplikationen und Gefahren Aspiration durch Erbrechen: Bronchopneumonie droht.
Später Pertussis-Enzephalose (Bewußtseinstrübung, Krämpfe), verdüstert die Prognose, manchmal auch als Impfkomplikation beobachtet.

Erdmann

155 Knochenerkrankungen, akut-schmerzhafte

Osteomyelitis

Synonym Knochenmarksentzündung.

Ätiopathogenese Die primäre Osteomyelitis entsteht durch offene Frakturen, penetrierende Wunden und nach offenen chirurgischen Versorgungen von Knochenbrüchen (posttraumatische Osteomyelitis).
Die sekundäre, auf hämatogenem Wege entstandene Osteomyelitis ist eine Erkrankung des Jugendalters.

Symptomatik (der hämatogenen Osteomyelitis)
Schüttelfrost und schwerstes Krankheitsgefühl.
Schmerz, Schwellung und Rötung treten oft erst 24 Stunden, allmählich zunehmend, auf.
Der Sitz der Osteomyelitis läßt sich durch Druck, Stauchung und Beklopfen feststellen.
Doch sind auch *milde Verlaufsformen* ohne Allgemeinreaktionen mit nur lokaler Klopfschmerzempfindlichkeit möglich.

Laborwerte: Ein Fehlen einer Leukozytose oder eine normale BKS spricht nicht gegen eine Osteomyelitis.

Die Röntgenuntersuchung ist für die Frühdiagnose der Osteomyelitis unbrauchbar. Röntgenologische Veränderungen lassen sich oft erst nach 3 Wochen nachweisen.
Entscheidend für die Frühdiagnose ist ein Erregernachweis im Blut. Er gelingt nicht immer. Besser ist ein Erregernachweis aus dem Material, das man aus dem Krankheitsherd gewonnen hat.

Differentialdiagnose

Pyogene Arthritis (Gelenkpunktion) → **114** (Gelenkschmerz)
Rheumatisches Fieber
Zellulitis
Ewing-Sarkom (Röntgenbefund, Histologie)
Tuberkulöse Knocheninfektion (Nachweis von säurefesten Stäbchen aus dem Gelenkpunktat. Der Primärherd ist meist bekannt). Im allgemeinen nicht von akutem Verlauf.

Soforttherapie

1. Ruhigstellung auf Schiene.
2. Bei schweren Allgemeinerscheinungen: Infusion zur Schockprophylaxe und Regelung des Wasser- und Elektrolythaushaltes (Macrodex 6 % oder Haemaccel).
3. Sofort hoch dosierte *Antibiotika-Therapie:* Penicillin G 2x10 Mill. oder Cillimycin (=Lincomycin) 3x600 mg i. v./täglich.

Weitere Maßnahmen

Sofortige Überweisung in eine chirurgische Klinik mit Angabe der bereits durchgeführten Maßnahmen.
Eine Verzögerung der antibiotischen Therapie kann einen Durchbruch der Eiterung in den subperiostalen Raum begünstigen.

K

Knochentumoren

Ätiopathogenese

Primäre Knochengeschwülste oder Knochenmetastasen.
Primärtumoren, die besonders häufig Metastasen in das Skelet absiedeln, sind
Bronchialkarzinom,
Mammakarzinom,
Prostatakarzinom,
Magenkarzinom.

Symptomatik Die Beschwerden bei Knochentumoren beginnen meistens schleichend: Schmerzen, lokale Druckschmerzhaftigkeit und Schwellung. Manche Tumoren lassen sich direkt tasten, z.B. ein Osteochondrom. Andere entziehen sich dem direkten palpatorischen Nachweis im Anfangsstadium, auch durch weiche Konsistenz oder durch das sie umgebende Ödem.

Osteoklastische Herde können zu *Spontanfrakturen* mit allen akuten Symptomen eines Knochenbruches führen. In der *Anamnese* ist die Gewalteinwirkung gelegentlich nicht adäquat oder fehlt. Primärkarzinom in der Anamnese?

Soforttherapie bei Spontanfraktur Ruhigstellung. Schienung. Überweisung in eine chirurgische Krankenhausabteilung.

Weitere Maßnahmen Bei Verdacht auf einen Knochentumor: Klärung durch Überweisung zum Fachchirurgen oder Fachorthopäden, Röntgenuntersuchung, Laborwerte, Biopsie usw.

Best/Gögler

156 Kolik, abdominelle → 13

157 Koma → 57

Addison-Koma → 10

Adrenogenitales Syndrom → 11

Basedow-Koma → 38

Diabetisches Koma → 67

Myxödem-Koma → 168

Urämie → 63

158 Kopfschmerz

Definition

A. *Primärer Kopfschmerz*
Vaskulärer Kopfschmerz
Kopfschmerz ist das einzige Symptom
B. *Symptomatischer Kopfschmerz*
Begleiterscheinung anderer Erkrankungen

Ätiopathogenese

(beschränkt auf für erste Bewertung wichtige Gesichtspunkte)
A. *Primärer Kopfschmerz*
1. „Vaskulärer Kopfschmerz" mit zunächst weiter unbekannter Ätiologie
2. Posttraumatische (postkommotionelle) Kopfschmerzen
3. Besondere Formen wie Migräne, Horton-Neuralgie usw.

B. *Symptomatischer Kopfschmerz*
1. Erhöhter Hirndruck, z.B. Hirntumor
2. Gefäßanomalien
3. Posttraumatische Veränderungen (epi- und subdurales Hämatom)
4. *Erkrankungen in der Umgebung des Gehirns*
a) *Halswirbelerkrankungen*
b) *Nebenhöhlenerkrankungen*
c) *Augenerkrankungen* (Glaukom → **116**)
d) *Zahnerkrankungen*
e) *Neuralgien der Gesichts- u. Kopfnerven* (Trigeminus → **237**, Okzipitalis)
5. *Toxische Ursache* (Alkohol → **15**, Phenacetin-Abusus)
6. *Blutdruckstörungen* (Hochdruck → **134**, Hypotonie)
7. *Fieberhafte Erkrankungen*

Symptomatik

Das Symptom Kopfschmerz ist vielfältig und oft vieldeutig. Doch kann auch aus einer *ersten Untersuchung* vielfach ein wertvoller Schluß gezogen werden.
1. *Anamnese*
a) Der Patient hat schon früher Kopfschmerzattacken durchgemacht; er kennt das Ergebnis früherer Untersuchungen oder besitzt Unterlagen hierüber.
b) Vorangegangene *Traumen:* Kopfschmerzen nach Traumen sind nicht an eine Commotio mit allen klassischen Erscheinungen gebunden. Bei Traumen ist auch an ein epi- und subdurales Hämatom zu denken.
c) *Intoxikation* (Alkohol → **15**)
d) Befragung der Familie *(psychogene Ursache?* Früher schon reaktive Kopfschmerzattacken?)

2. *Lokalisation*
Druckschmerzhaftigkeit von Nebenhöhlen?
Halswirbelerkrankungen bei Hinterkopfschmerzen?
Ausschluß von Erkrankungen der Nase, der Ohren, der Zähne usw.
3. *Blutdruckmessung:* Hochdruck → **134**, Hypotension?
4. Digital-vergleichende Prüfung des *Tonus der Bulbi:* Glaukom?
5. Weitere auffällige, auf *Hirndruck* verdächtige Zeichen: Erbrechen, Benommenheit, Nervenausfälle? (Hirntumor, Hirnblutung).
Spiegelung des Augenhintergrundes, sobald wie möglich.
6. Druckschmerzhaftigkeit der *Nervenaustrittsstellen:* Neuralgien des Trigeminus und Okzipitalis.
7. Messung der *Körpertemperatur:* Infektionskrankheiten → **148**?
8. *Psychischer Eindruck:* Schwere Depression mit Suizidgefahr → **200** (Psychose)?
Ergeben diese ersten Untersuchungen keine Hinweise, so kann zunächst, mit Vorsicht, ein vaskulärer Kopfschmerz angenommen werden.

Soforttherapie (Bei zunächst angenommenem „vaskulärem" Kopfschmerz und fehlender weiterer Ursache:)
a) *Anfallsbehandlung:* Sofort (bei Tag) Cafergot® 1 Tabl., im Laufe des Tages bis 6 Tabletten.
Für die Nacht: Cafergot PB® (enthält eine sedierende Komponente) 1 Tabl.
b) *Basisbehandlung:* Nach differentialdiagnostischer und fachärztlicher-neurologischer usw. Klärung durch den weiterbehandelnden Arzt.

c) Bei Verdacht auf eine andere ursächliche Erkrankung je nach dieser Ursache. Im Zweifelsfall sofort, sonst auch am nächsten Werktag entsprechende fachärztliche Untersuchung.

Weitere Maßnahmen

> Immer bedarf das Symptom Kopfschmerz einer genauen diagnostischen Abklärung und einer entsprechenden Behandlung. Die vorstehenden Angaben dürfen nur als Anhalt für eine erste Soforttherapie benutzt werden.
> Tabletten allein genügen niemals.

Hirsch

159 Krampfanfälle bei Kindern

Synonyma Epileptische Anfälle.

Definition Alle plötzlich auftretenden, mit unkontrollierten motorischen Erscheinungen und Bewußtseinsstörung einhergehenden Zustände unterschiedlicher Dauer.

Ätiopathogenese Krampfanfälle sind gerade im Kindesalter wegen der ausgesprochenen Tendenz des kindlichen Gehirns, auf diverse Reize mit Krämpfen zu reagieren, außerordentlich häufig.
Bisher ist ein einzelnes „Krampfgift", das für die Entstehung des Anfalls verantwortlich zu machen wäre, nicht gefunden worden. Vielmehr handelt es sich um eine uniforme, gewitterartige Massenentladung subkortikaler und tiefer gelegener Hirnteile auf Reize der unterschiedlichsten Art. Jeder Krampf wird zweckmäßigerweise als Symptom, nicht als Leiden sui generis betrachtet, das die Suche nach einem Grundleiden oder/und einer auslösenden Ursache einleiten sollte. Man unterscheidet

K

A. *Gelegenheitsanfälle*
1. *Infekt- oder Fieberkrämpfe* als Begleiterscheinungen einer Allgemeininfektion, meist zu Beginn der Krankheit. Besonders häufig bei Exanthema subitum und nach Pockenerstimpfung → **147** (Impfkomplikationen).
2. *Begleitanfälle* bei organischen Hirnerkrankungen (Meningitis → **173**, Enzephalitis → **84**, Hirntrauma, Tumor cerebri).
3. *Stoffwechselbedingte Anfälle* bei Hypoglykämie → **141**, Hypokalzämie → **194** (Parathyreotoxische Krise), angeborenen Defekten im Aminosäurestoffwechsel wie Phenylketonurie, Urämie → **63**, Exsikkose → **99**, Toxikose.
4. *Synkopale Anfälle* bei vasomotorischen Krisen im jugendlichen Alter.

Diese Anfälle sind mehr oder weniger solitär, tragen den Charakter des sog. großen Anfalls.
B. Eigentliches *Krampfleiden oder Epilepsie,* also chronisch rezidivierende Anfälle verschiedener Symptomatik (s. unten).

Symptomatik Man unterscheidet folgende Anfallsarten:
1. *Großer Anfall* („Grand mal") mit tonischer Starre, die dann in ein myoklonisches Stadium übergeht, von Bewußtlosigkeit begleitet.
2. *Petit mal-Gruppe*
a) Absencen = wenige Sekunden dauernde Zustände von Bewußtseinseinschränkungen, in denen der Patient nichts hört, mit seiner Bewegung und mit der Sprache anhält, ohne zu stürzen. Für den Zustand besteht Amnesie.
b) Eigentliches Petit mal, bei älteren Säuglingen und Kindern bis zum 4. Lebensjahr als BNS-Anfälle bekannt: Blitz-, Nick-, Salaam-Anfälle. Auch bei älteren Individuen kurzdauernde Krampfanfälle mit Kopfnikken oder Kopfverdrehen und Schmatzen. Solches Petit mal wechselt manchmal mit Grand mal.
3. *Fokale Anfälle*
a) Psychomotorische Anfälle bei Temporallappenläsion mit automatischen Dreh-, Stampf-, Schmatz-, Nestelbewegungen und eingeschränkter Bewußtseinslage. Es gibt auch sensorische und sensible Sensationen.
b) Jackson-Anfälle = lokale klonische Krampfanfälle einer Muskelgruppe, die Neigung zur Generalisierung zeigen, Bewußtsein nur leicht getrübt.

Weitere Maßnahmen Die oben geschilderten Symptome sprechen für sich selbst, wenn sie der Arzt zu sehen bekommt. Manchmal allerdings ist der Anfall bereits vorüber, wenn der Arzt erscheint, doch ist der Patient noch bewußtlos. Ein Hirntrauma ist durch die Anamnese auszuschließen. Nicht auszuschließen dagegen sind Stoffwechselkoma und äußere Vergiftung. Bei einem solitären Anfall pflegt sich das Bewußtsein nach wenigen Minuten aufzuhellen. Allerdings verfällt der Patient dann in den sog. terminalen Nachschlaf. Zur Aufklärung der Ursache sind Blutzuckerbestimmung (in der Praxis mit Glukoteststreifen) und Fiebermessung geboten.

Soforttherapie Valium® (Diazepam) i.v. vermag praktisch jeden Anfall bzw. Status zu unterbrechen. Man zieht 2 Ampullen = 4 ml = 20 mg Valium in eine Spritze auf und spritzt sehr langsam, bis der Anfall sich löst. Dazu sind im Säuglingsalter 3-6, im Kleinkindesalter 5-12, im Schulalter 10-20 mg erforderlich. Nadel liegen lassen! Da die Diazepam-Wirkung verhältnismäßig schnell abklingt, langsame Nachinjektion von Diphenylhydantoin im Form von Epanutin® oder Phenhydan® in einer Dosis von 10 mg/kg Körpergewicht, also bei Kleinkindern 1/2, bei Schulkindern eine ganze Ampulle zu 250 mg. Diese Injektion kann nach 3-5 Stunden, wenn wieder ein Krampf auftreten sollte, wiederholt werden. Weniger sicher und langsamer in der Wirkung: Chloralhydrat-Rectiole zu 0,6 g rektal.
Wichtig bei jedem *großen Anfall* mit Bewußtlosigkeit: Lagerung an Ort und Stelle in Seitenlage, Kieferklemme zu lösen versuchen, Zungenbiß mit Gummikeil, notfalls mit Taschentuch zu verhüten suchen.

Neuerdings wird Rivotril® (Clonazepam) zur Krampfunterbrechung auch bei Kindern (0,3 bis 0,5 mg langsam i. v.) verwendet.

Weitere Maßnahmen Generaluntersuchung nach einem Anfall. Mit mehreren Stunden Abstand auch neurologische Untersuchung, EEG. – Jeder *Status epilepticus* erfordert Krankenhauseinweisung. Vormedikation schriftlich mitgeben!

K

Durch länger dauernde Apnoe oder Aspiration bei Bewußtlosigkeit führen Krämpfe manchmal zu akuter Lebensbedrohung. Ein großer „epileptischer" Anfall erschöpft sich gewöhnlich nach wenigen Minuten. Hin und wieder entwickelt sich ein *Krampfstatus.* Er darf nicht länger als höchstens 1/4 Stunde anhalten. Sonst sind Dauerschäden des Gehirns zu befürchten.
Atemstillstand (sehr selten!). Aspiration durch Seitenlage verhindern. Merke: Meist sieht ein Krampf für den Laien schlimmer aus als er ist.
Verletzung durch *Sturz* im Anfall besonders am Schädel häufig. Es gibt auch Petit-mal-Status und Dämmerattacken, bei denen die Patienten oft stunden-

lang mit eingeschränktem Bewußtsein umherirren und für ihre Handlungen nicht verantwortlich gemacht werden können. Bei Kindern selten.

Erdmann

160 Kreislaufkollaps → 7

161 Kreuzschmerzen, akute → 164

162 Krupp

Synonyma Stenosierende Laryngitis, auch „spastische“ Laryngitis; Pseudo-Krupp bei Virusinfekt oder echter Krupp (bei heute seltener Diphtherie). Epiglottitis (auch Epiglottitis phlegmonosa acutissima), symptomatisch ähnlich.

Definition Mehr oder weniger plötzlich bei Kleinkindern (auch älteren Säuglingen) einsetzende Atemnot mit Erstickungsgefahr, vorwiegend durch entzündliche Veränderungen im Larynxbereich mit inspiratorischem Stridor (evtl. Heiserkeit) einhergehend, sehr oft akuter Notfall! Als „echter Krupp“ gilt ausschließlich die Larynxdiphtherie, während Pseudo-Krupp verschiedene Ursachen haben kann (selbst traumatische Veränderungen nach Verätzung oder Verbrühung sowie Intubationsnarkose).

Ätiopathogenese Bei weitem überwiegen gegenwärtig ursächlich *Viren,* wobei den *Parainfluenza-Viren* (4 verschiedene Typen) für die Entstehung des sogenannten „Grippe-Krupps“ größte Bedeutung zukommt. Neben den *Masernviren* (Ursache des Masern-Pseudo-Krupps) haben auch Adenoviren, RS-Viren, Influenza-A-B- sowie ECHO-Viren Bedeutung. Die Epiglottitis, ähnliche Symptome hervorrufend, wird speziell durch *Haemophilus influenzae, Typ B,* ausgelöst. Seltener spielen Pneumokokken, ferner Staphylo- und Streptokokken eine Rolle. Diphtheriebazillen führen zum echten Krupp.

Bei echtem Krupp (heute in Deutschland außerordentlich selten) kommt es unter allmählich zunehmender Atemnot zu fortschreitender charakteristischer Heiserkeit mit bellendem Husten und stärkerer Beeinträchtigung der Atmung bei inspiratorischem Stridor. Der Rachenbefund mit typischen weißlichen Belägen, über die Tonsillen hinausgehend, und süßlicher Foetor ex ore lassen unschwer eine Diphtherie → **69** erkennen.

Bei virusbedingtem *Pseudo-Krupp* besteht anfangs meistens ein zunächst harmlos anmutender Infekt der oberen Luftwege, gelegentlich von Husten begleitet, mit Fieber. Plötzlich kann dann (hauptsächlich nachts einsetzend, Knaben bevorzugend) akute Atemnot unter dem charakteristisch klingenden, bellenden Husten (Krupphusten) auftreten, wobei die Kinder Angst haben zu *ersticken*. Solche Anfälle können sich wiederholen. Manchmal ist eine begleitende Bronchitis festzustellen.

Typisch ist der *inspiratorische Stridor* mit Einziehungen im Jugulum, im Hypochondrium und in den Zwischenrippenräumen bei meist deutlicher Zyanose. Die *Stimme* ist im Gegensatz zum echten Krupp in der Regel *frei*, Heiserkeit kann auftreten. Bei Diphtherie nimmt die Behinderung der Atmung allmählich bedenklich zu, bei Pseudo-Krupp verschiedener Genese kann zwischen bedrohlichen Erstickungsanfällen (mit Unruhe und bellendem Husten einhergehend) vorübergehend Besserung vorkommen.

Das dramatische Krankheitsbild verängstigt den Patienten und die gesamte Familie, stellt einen typischen Notfall dar (dringender Notruf in der Nacht, an manchen Tagen bemerkenswert gehäuft vorkommend).

Differentialdiagnose

In erster Linie ist auch an *Fremdkörperaspiration* zu denken, speziell bei akutem Einsetzen der Beschwerden. Sonst gilt es vor allem, zwischen (seltenem) Diphtherie-Krupp → **69**, beginnenden Masern im katarrhalischen Stadium und den diversen virusbedingten Infekten zu unterscheiden. Wenn Laryngoskopie möglich ist, wird im Fall der Epiglottitis die hochentzündliche Epiglottis unter Umständen sichtbar sein oder eine supraglottische Schwellung der Kehlkopfgegend mit Befall der aryepiglottischen Falten.

Sofortmaßnahmen

Gelegentlich wirkt schon *Freiluft* günstig, nicht selten ein gütiger *beruhigender Zuspruch* und die Beruhigung

der aufgeregten Eltern, welche sich auf das Kind übertragen kann. Luminal® in altersgemäßer Dosierung, i.m. injiziert, sediert nach kurzer Zeit meistens vorzüglich. Bei drohender Erstickung hilft oft sehr gut intravenöse *Injektion von Kortikoiden* (25-50 mg, also hochdosiert!). Calcium i.v. veranlaßt manchmal unangenehme Sensationen (Hitzegefühl!) und ist deshalb nicht unbedingt bei Kindern empfehlenswert.
Je schlimmer die Atemnot, um so wichtiger ist die *Tracheotomiebereitschaft,* obwohl diese Operation gerade bei Kleinkindern keineswegs für den Ungeübten einfach ist und tunlichst einem geschickten Operateur überlassen werden sollte, wenn es nicht zu einer perakuten Lebensbedrohung kommt, die ihre sofortige Durchführung rechtfertigt.

Weitere Maßnahmen

Steigert sich die Atemnot bis zur Erstickungsgefahr, dann ist unverzüglich unter ärztlicher Begleitung (in Tracheotomiebereitschaft) – möglichst *mit Notfallwagen* – Transport *zur stationären Behandlung* indiziert, entweder direkt in eine Hals-Nasen-Ohrenklinik oder eine Kinderklinik.

Bei *stationärer Betreuung* ist *Sauerstoffzufuhr* möglich, ferner routinemäßig Verabreichung angefeuchteter Luft, am besten mit Hilfe eines Croupair-Gerätes oder eines Ultraschallverneblers, sofern vorhanden. Wichtig ist auch in der Klinik, auf konsequente *Sedierung* zu achten (beängstigende Instrumente dem Kind nicht vor Augen führen trotz Tracheotomiebereitschaft, Freiluftbehandlung und allenfalls gedämpftes Licht im Krankenzimmer). Sicherung der Flüssigkeitszufuhr erscheint wichtig; evtl. Anlegen eines intravenösen Dauertropfes in eine oberflächliche Extremitätenvene. Routinemäßig verabfolgen wir im Hinblick auf eine mögliche bakterielle Infektion (Haemophilus influenzae, Corynebacterium diphtheriae) *Erythromycin* 50 mg/kg, auf 3 Dosen verteilt, möglichst per os als Saft). Besteht Verdacht auf Staphylokokkeninfektion, dann empfiehlt sich eine Kombination von Ampicillin und Oxacillin (anfangs bei angelegter Dauertropfinfusion am besten intravenös, sonst gegebenenfalls i.m. verabreicht).

Heilserum (vom Tier), am besten das besser verträgliche und weniger zu allergischer Reaktion führende

Fermoserum, wird unter Vorinjektion einer kleineren Menge (nach Besredka) bei geringstem Verdacht auf *Diphtherie* intramuskulär verabreicht, auch bei bestehendem Masern-Krupp aus prophylaktischen Gründen.
Tracheotomie kommt erst bei bedrohlicher Situation in Betracht; denn Säuglinge und jüngere Kleinkinder bereiten große Schwierigkeiten bei der Pflege und insbesondere beim späteren Décanulement.

Prognose: In der Regel hat der sogenannte „Grippe-Krupp" bei Kleinkindern eine sehr gute Prognose, so daß nur ein kurzfristiger Klinikaufenthalt notwendig ist. Tracheotomie verlängert denselben beträchtlich. Bei akuter Epiglottitis läßt sich dieser Eingriff manchmal nicht umgehen; oft hilft jedoch nasale Intubation. Deckt Laryngoskopie einen Fremdkörper auf, dann wird die Situation durch seine Entfernung sofort entschärft.

Erdmann

163 Lähmung, plötzliche

Synonyma Paralyse.
Parese.

Definition Aufhebung oder Beeinträchtigung der Willkürmotorik durch Paralyse = völlige Muskellähmung.
Bei *peripherer Lähmung* infolge Nervenläsion ist die Ausbreitung vom Sitz des Herdes abhängig (Vorderhorn, Rückenmarkwurzel, Plexus, periphere Nerven).
Bei Muskelkrankheiten bestehen schlaffe Lähmungen des Rumpfes und der Glieder.
Die *zentrale Lähmung* entsteht durch Schädigung der Pyramidenbahn im Gehirn oder Rückenmark.

Formen
1. Monoplegie (-parese), Lähmung einer Extremität.
2. Paraplegie = Diplegie (-parese), Lähmung beider oberen oder unteren Gliedmaßen.
3. Tetraplegie (-parese), Lähmung aller vier Gliedmaßen.
4. Hemiplegie (-parese), Halbseitenlähmung.
5. Psychogene („hysterische") Lähmung (Scheinlähmung).

Sonstige Lähmungen
6. Poliomyelitis.
7. Polymyositis.
8. Porphyrie-Polyneuritis.
9. Myasthenie.
10. Botulismus. → **52**
11. Fazialislähmung.
12. Ulnarislähmung.
13. Radialislähmung.

Monoplegien (Monoparesen)

Ätiopathogenese

a) Plexusaffektionen infolge Luxation, Zerrung oder Entzündung.
b) Bandscheibenvorfall.
c) Zentralbedingte Lähmung durch kortikale Herdbildung in der vorderen Zentralwindung der Großhirnrinde.
d) Poliomyelitis (Virusinfektion mit Entzündung der grauen Vordersäulen des Rückenmarks).
e) Polymyositis: primäre Muskelentzündung unbekannter Ätiologie (idiopathisch) oder allergisch bzw. infektiös.
f) Hysterie: Symptom einer abnormen Erlebnisreaktion. Nicht untendenziös.

Symptomatik

a) Bei Plexusaffektionen zum Beispiel hängt der Arm schlaff herunter. Areflexie. Sensibilitätsstörungen. Schmerzen. Bei Polyneuritis distale Parästhesien und Paresen.
b) Bei Bandscheibenläsion Kennmuskel beachten: Parese des Triceps brachii und Fingerbeuger spricht für Affektion im Bereich von C_7. Parese des langen Großzehenstreckers für L_5. Peronäusparese für S_1. Hierbei Preß-, Husten- oder Niesschmerz. Vgl. → **164** (Lumbago).
c) Bei zentraler Lähmung zuerst schlaffe Muskulatur mit Fehlen der Reflexe, nach Abklingen des „Schockstadium" Spastik (Hypertonus), Hyperreflexie und positive Pyramidenzeichen. Selten Sensibilitätsstörungen. Vgl. → **26** (Apoplexia cerebri).
d) Poliomyelitis. Fieber. Erbrechen. Gliederschmerzen. Mehrtägiges Unwohlsein. Plötzlich schlaffe Paresen mit Reflexverlust. Keine Sensibilitätsstörungen.

e) Polymyositis s. unten.
f) Hysterie: kein körperlicher Befund. Meist Angabe von Gefühllosigkeit in der betroffenen Extremität.

Differentialdiagnose

Die Form der Lähmung gestattet nicht immer einen Schluß auf den Ort der Läsion. Stets übrigen Befund berücksichtigen (Tonus der Muskulatur, Sensibilität, Reflexbefund)! Bei peripheren Nervenläsionen entspricht die Sensibilitätsstörung dem Ausbreitungsgebiet des betreffenden Nerven. Radikuläre Schädigungen führen zu segmentalen Sensibilitätsstörungen. Zentrale Lähmungen gehen nicht immer mit Sensibilitätsstörungen einher.

Soforttherapie

Bei *Luxation* Reposition erforderlich.
Bei *traumatischer Armplexuslähmung* zunächst konservative Behandlung. Ruhigstellung auf Abduktionsschiene. Analgetika, z. B. Novalgin 5 ml langsam i. v.
Bei *Polyneuritis* Behandlung des Grundleidens (z. B. Diabetes).
Bei *entzündlichen Prozessen* Prednison-Therapie täglich 30–40 mg. Wärmebehandlung. Täglich Medivitan (1 Mischampulle) i. m. Gegen Schmerzen Analgetika. Notfalls sogar Dolantin „spezial" 1 Ampulle 0,05 i. m. Später 3 mal täglich je 25 mg Truxal und Atosil i. m. Bei toxischen Polyneuritiden Ausschaltung der Noxe. Bei idiopathischer Polyneuritis Herdsanierung.
Bei *zentraler Lähmung* durch kortikalen Herd ein bis zwei Ampullen Apoplektal i. v. → **26** (Apoplexie).
Die Therapie bei *bandscheibenbedingtem Lumbalsyndrom* ist meist konservativ. Bettruhe, lokale Wärmeapplikation. Entlastungshaltung. Extensionsbehandlung. 3 mal täglich 2 Dragees Tomanol oder dreimal täglich 1–2 Tabletten Muskeltrancopal. Indikation zur Operation, wenn nennenswerte motorische Lähmungserscheinungen auftreten, wenn Miktionsstörungen auf Kaudaläsion hinweisen. → **164** (Lumbago).
Bei Poliomyelitis strenge Bettruhe. Dreimal 2 Tabletten Pyramidon täglich.
Alle derartigen Lähmungen erfordern baldige Krankenhauseinweisung.

Bei *hysterischer Lähmung* gezielte Aussprache mit Bewußtmachung der Konfliktsituation. Übungsbehandlung. Vorstellung beim Psychiater.

Weitere Maßnahmen Differentialdiagnostische Abgrenzung zwischen Plexusläsion und Nervenwurzelausriß in der Klinik veranlassen. Eine zentrale Monoplegie ebenfalls in Fachklinik einweisen.
Bei Verdacht auf Poliomyelitis virologische Stuhl- und Rachenabstrichuntersuchung. Bei gesicherter Diagnose Einweisung auf Isolierstation.

Komplikationen und Gefahren Bei der Poliomyelitis können Lähmungen der Interkostalmuskeln assistierende Beatmung notwendig machen. Lebensbedrohliche Akutsituation!

Paraplegie (= Diplegie)

Ätiopathogenese

1. Meist Zeichen spinaler Herdbildung.
2. Bandscheibenprotrusion.
3. Polyneuritis.
4. Seltener bei doppelseitigen Hirnherden durch Traumen oder Blutung → **26** (Mantelkantensyndrom).
5. Poliomyelitis.
6. Polymyositis.
7. Hysterie.
8. Bei hämophilen → **123** (hämorrhagische Diathesen) oder antikoagulierten Patienten → **23** (Antikoagulantien).

Symptomatik *1. Spinale Herdbildung*
a) im Brustmark: Spastische Lähmung der Beine. Reflexsteigerung. Pyramidenzeichen.
b) im Lenden- und oberen Sakralmark: Schlaffe Lähmung der unteren Gliedmaßen mit Reflexverlust. Gleiches Bild bei Läsionen des oberen Teils der Cauda equina.
2. *Bandscheibenprotrusion:* Die oben genannten Kennmuskeln ermöglichen die topische Zuordnung. Miktionsstörungen weisen auf Caudaläsion hin.
3. *Bei der Polyneuritis* distale Parästhesien und Paresen. Oft auch Überwiegen einer Lähmung der Hüft- und Kniebeuger.

4. Beim *Mantelkantensyndrom* Paraplegie mit Blasen- und Mastdarmlähmungen.
5. *Poliomyelitis und Hysterie* wie oben bei Monoplegie.
6. Polymyositis s. unten.

Differentialdiagnose

Lähmungen infolge von Blutungen und Erweichungen immer plötzlich. Entzündliche Prozesse sind oft von Fieber begleitet (z. B. Myelitis). Vgl. auch unter Monoplegien.
Bei hämophilen → **123** und antikoagulierten → **23** Patienten nicht selten Auftreten von Hämatomen im Retroperitonealraum mit intensiven Beinschmerzen und Parese beider Beine, besonders im Femoralisbereich. Vollständige Rückbildung in Wochen und Monaten.

Soforttherapie

In allen Fällen von Paraplegie ist Klinikeinweisung geboten

Für den Transport Schockbehandlung → **7**. Bei gefüllter Blase Entleerung mit Katheter. Bei motorischer Unruhe Haloperidol 5 mg i. v., falls Atmung gesichert ist.
Bei Atemstörungen Beatmung. → **3b**

Weitere Maßnahmen

1. Bei *Myelitis* ungeklärter Herkunft konservative Therapie mit drei mal täglich 1 g Pyramidon 10 Tage lang.
Bei Encephalitis disseminata (M. S.) mit dem Bild einer Myelitis 3 Tage lang täglich 80 mg Prednisolon per os (z. B. Ultracorten-H; 5 mg).
Dann 3 Tage täglich 60 mg per os,
dann 3 Tage täglich 40 mg per os,
dann 6 Tage täglich 20 mg per os,
weitere 2 Wochen 15 mg per os.
Bei Rückenmarkverletzung (Querschnittlähmung) allgemeine Schockbehandlung. Wirbelsäule nicht bewegen. Feste Unterlagen. Patient wie ein starres Rohr rollen. An Atemlähmung denken. Sedativa (Truxal und Atosil je 25 mg i. m.). Mund-zu-Mund-Beatmung → **3b** (Reanimation).
2. *Polyneuritis* wie oben bei Monoplegien.
3. Bei *Hirntrauma* Stabilisierung der vegetativen Funktionen, vor allem des Kreislaufs durch intravenöse Infusionen (6 %ige Macrodex-Lösung). Bei motorischer Unruhe je 25 mg Truxal

und Atosil i. v. Eventuelle Bekämpfung des Hirnödems: Reparil täglich 2 Ampullen à 5 mg i. v. Dann Rheomacrodex 10 % mit Sorbit 20 %: 1000 ml innerhalb 1–2 Stunden i. v. infundieren. Zusätzlich 2 Ampullen Lasix zu je 20 mg i. v. 1–2 mal täglich. → **246g** (Schädelhirnverletzungen)
Bei Hirnblutung → **26** (Apoplexie).
4. Bei *Poliomyelitis* und *Hysterie* wie bei Monoplegien.
5. *Polymyositis* wie unten.

Tetraplegie (Tetraparese)

Ätiopathogenese Vorwiegend bei *Halsmarkläsionen* (Entzündung, Trauma, Bandscheibenprotrusion), z. B. Kopfsprung ins Wasser mit Verrenkungsbruch der Halswirbelsäule. Auch Hämatomyelie. Ebenfalls bei Poliomyelitis, Polymyositis, Porphyrin-Polyneuritis.

Symptomatik Aktive Bewegungsunfähigkeit aller Gliedmaßen. Bei Schädigung des unteren Halsmarks spastische Lähmung der Beine und schlaffe Lähmung der Arme. Bei Schädigung des oberen Halsmarks spastische Lähmung aller vier Gliedmaßen. Jedoch im Schockstadium zunächst schlaffe Lähmung. Ab C_4 und höher ist das Zwerchfell betroffen. Atemstillstand. Tod.
Bei Poliomyelitis und Polyneuritis wie oben. Polymyositis und Porphyrin-Polyneuritis s. unten.

Soforttherapie Bei Traumen besondere Vorsicht bei der Bergung. Kopf ständig durch einen Helfer unter Zug halten. Wegen Lähmung der Interkostalmuskulatur Bauchatmung nicht beeinträchtigen. Keine Bauchlage. Druck und Wärmeverlust vermeiden. Schockbehandlung → **7** am Unfallort. Zunächst Makrodex 6 %, 300–500 ml i. v. (Tropfinfusion).
Keine Kreislaufmittel. Schmerzbekämpfung (Novalgin 5 ml i. v.). Opiate unbedingt vermeiden. Therapie bei Poliomyelitis und Polyneuritis, Myelitis und Bandscheibenprotrusion wie oben bei Monoplegien.
Bei *Atemstörungen* Beatmung → **3b** (Reanimation).

Weitere Maßnahmen Bei Tetraplegien sofort stationäre Einweisung

Das Krankenhaus ist telefonisch von der Ankunft zu verständigen.

Komplikationen und Gefahren Wegen Ateminsuffizienz lebensbedrohliche Akutsituation → **3b** (Reanimation).

Hemiplegie

Ätiopathogenese Apoplexie (Enzephalomalazie, Enzephalorrhagie, Hirnembolie). → **26**, Hirnverletzung. Hysterie infolge abnormer Erlebnisreaktion.

Symptomatik Bei Apoplexie vgl. → **26**
Schädelhirnverletzungen → **246g**
Bei Traumen meist länger dauernde Bewußtlosigkeit. Lähmung einer Körperseite, oft auch zentrale Fazialisschwäche (Mundast). Im Schockstadium schlaffe, später spastische Lähmungen mit Reflexsteigerung, Tonuserhöhung und Pyramidenzeichen. Nicht immer kombiniert mit Hemihypästhesie. Bei Hysterie kein Organbefund.

Soforttherapie Bei Apoplexie → **26**. Bei Hirntrauma Schockbehandlung (vgl. Therapie bei traumatischen Paraplegien). Bei Hysterie taktvoller Versuch meist vorhandene Konfliktsituation zu erörtern. Sonst Sedativa (Adumbran oder eine Tablette Valium 5) und Übungsbehandlung.

Weitere Maßnahmen Sofortige Klinikeinweisung. Atemwege frei halten. Begleitperson.

Komplikationen und Gefahren Bei Schädeltraumen epidurale Blutung, Hirnödem.

Polymyositis

Ätiopathogenese Entzündlicher Prozeß an den Muskelfasern. Idiopathisch. Allergisch? Infektiös? Symptomatisch bei malignem Tumor oder Sarkoidose.

Symptomatik Fieber, Muskelschmerzen, Ödeme. Dunkle Färbung des Urins durch Kreatin und Myoglobin.

Blutsenkung erhöht. Lähmung proxymaler Muskeln der Extremitäten, vor allem der Beine. Auch Schultermuskulatur.

Soforttherapie Im allgemeinen baldige Einweisung in eine neurologische Abteilung, auch zur differentialdiagnostischen Klärung.

Sonst:
3 Tage täglich 100 mg Prednisolon i. m.
3 Tage täglich 80 mg Prednisolon i. m.
3 Tage täglich 60 mg Prednisolon i. m.
Dann Erhaltungsdosis von 30 mg über einige Monate.

Weitere Maßnahmen Physikalische Behandlung mit vorsichtigen Massagen und Bewegungsübungen.

Komplikationen und Gefahren Lebensbedrohliche Akutsituation durch Lähmung der Atemmuskulatur.

Porphyrie-Polyneuritis

Ätiopathogenese Primäre (erbliche) Porphyrie. Befällt vorwiegend Frauen zwischen 20–40 Jahren.

Symptomatik Anfallsweises Auftreten. Fieber. Schweißausbruch. Schmerzen im Oberbauch.
Symmetrische Tetraplegie. Sensibilitätsstörungen. Hirnnervenbeteiligung.
Burgunderrote Farbe des Urins, mitunter erst nach längerem Stehen zu beobachten.

Soforttherapie Im allgemeinen Einweisung in eine neurologische Klinik. Sonst täglich Prednison 30–40 mg i. m.
Für den Transport, falls Diagnose bekannt:
Dilaudid-Atropin (1 Ampulle = 0,002 = 1 ml) oder Pantopon (1 Ampulle = 1 ml = 20 mg).

Weitere Maßnahmen Übergang auf eine Erhaltungsdosis in Höhe von täglich 12 mg Prednison i. m. über einige Wochen, aber erst nach Schwinden der Porphyrinausscheidung im Urin

Komplikationen und Gefahren Lähmung der Atemmuskulatur. Bei Beinlähmungen: Thrombophlebitis und konsekutive Lungenembolie.

Myasthenie

Ätiopathogenese Unbekannt. In 85 % Thymusveränderungen oder Funktionsstörungen der Nebennierenrinde bzw. der Schilddrüse.

Symptome Ptosis. Doppeltsehen. Schlaffe Lähmung der Gesichts-, Zungen- und Nackenmuskulatur. Sprechen und Schlucken gestört. In anderen Fällen proximale Beinlähmungen oder Schwäche in den Armen. Gelegentlich perakuter Beginn mit „myasthenischer Krise" und Lähmung der Atemmuskulatur. Cholinergische Krise kann myasthenischer Krise gleichen. Jedoch deuten Erregtheit, motorische Unruhe, Schwindel, enge Pupillen sowie Nystagmus, Schweißausbruch, vermehrter Stuhlgang und zunehmende Sekretion in den Bronchien auf eine Überdosierung des Cholinesterasehemmers hin.

Differentialdiagnose Vegetativer Erschöpfungszustand. Neurotische Fehlhaltung. Echte Bulbärpräparalyse. Multiple Sklerose. Außerdem „myasthenische Reaktionen" bei Bronchialkarzinom, Polymyositis, Schwangerschaft, Überfunktion der Schilddrüse sowie bei Myopathien.

Soforttherapie Im allgemeinen Einweisung in neurologische Klinik. Ist die Diagnose bekannt, so kann für den Transport, besonders bei akutem, krisenartigem Zustand, Prostigmin-Injektion (2 mg) i. m. oder 1 mg i. v. zusammen mit 1/2 mg Atropin gegeben werden. Anschließend kann zweistündliche Einnahme von 1–2 Dragees Mestinon erforderlich sein.

Komplikationen und Gefahren Lebensbedrohliche Akutsituation durch Lähmung der Atemmuskulatur.

Botulismus → **52**

Fazialislähmung

Synonym Bellsche Paralyse.

L

Definition Periphere idiopathische Fazialislähmung.

Ätiopathogenese Rheumatisch? Allergisch? Bei symptomatischen Formen Virusinfektion. Trauma. Kleinhirnbrückenwinkeltumor. Diabetes. Toxische Schädigung. Ohrerkrankung. Polyneuritis.

Symptomatik Schnelles Auftreten, gelegentlich nach äußerem Anlaß, wie Luftzug. Geringe Schmerzen, die mit dem Auftreten der Lähmung verschwinden. Schlaffheit der Gesichtsmuskeln. Querfalten an der Stirn fehlen. Unterlid fällt herunter. Nasolabialfalte erscheint verstrichen. Der Mundwinkel auf der gelähmten Seite steht tiefer, der Mund selbst steht tief. Alle drei Äste sind befallen.

Differentialdiagnose Bei der zentral verursachten Fazialisparese ist der Stirnast nicht betroffen, weil die Stirn- und Lidschlußmuskulatur von beiden Hirnhälften, also auch von der gesund gebliebenen Seite, innerviert wird. Oft kombiniert mit Halbseitenlähmung bei Hirnschädigungen (vaskulär, traumatisch, entzündlich oder tumorös). Behandlung des Grundleidens.

Soforttherapie Pyramidon in höheren Dosen (3 x täglich 1 g) oder Alka-Butazolidin-Manteltabletten, 3 mal 1 Tablette zu 100 mg.
In schweren Fällen Solu-Decortin-H, 50 mg 8 bis 10 Tage i. v. oder i. m. Medivitan i. m. Entwässern mit Diamox.

Weitere Maßnahmen Bei diagnostischen Zweifeln Vorstellung beim Neurologen am nächsten Werktag.

Ulnarislähmung

Ätiopathogenese Beschäftigungslähmung, bei Telefonisten, Uhrmachern und anderen Personen, die mit aufgestütztem Unterarm arbeiten oder spielen (Schachspieler).

Symptomatik Kleinfinger unbeweglich und abduziert. Spreizen und Zusammenführen der Finger sowie Beugung der Grundphalangen behindert. Kratzen mit Kleinfingernagel gelingt nicht. Sensibilität gestört an der ulnaren Handkante und an den letzten 2 Fingern.

Differentialdiagnose Abgrenzung von Bandscheibenvorfall der Halswirbelsäule. Hierbei aber segmentale Gefühlsausfälle.

Soforttherapie Bei Druckschädigung Vitamin B 12. Schnelle Rückbildung unter Elektrotherapie.
Behandlung richtet sich nach der Ursache des Grundleidens.

Weitere Maßnahmen Bei diagnostischen Zweifeln Vorstellung beim Neurologen am nächsten Werktag.
Elektrotherapie.

Komplikationen und Gefahren Nicht zu erwarten.

Radialislähmung

Ätiopathogenese Druckschädigung durch den Kopf, der auf dem Oberarm liegt, z. B. bei abnormer Schlaftiefe nach reichlichem Alkoholgenuß, Übermüdung oder Erschöpfung. Auch nach Traumen sowie toxisch z. B. Bleivergiftung.

Symptomatik Fallhand durch Parese der Hand- und Fingerstrecker. Sensibilität nur in einem kleinen Bezirk zwischen Daumen und Zeigefinger gestört.

Soforttherapie Rein symptomatische Behandlung mit Vitamin B-Präparaten. Bei einfacher Druckschädigung sehr gute Prognose. Meist spontane Rückbildung.

Weitere Maßnahmen Bei diagnostischen Zweifeln Vorstellung beim Neurologen am nächsten Werktag.

Kensy

164 Lumbago

Synonyma

1. Hexenschuß
2. Lendenweh
3. Muskelrheumatismus der Lendengegend (M. longissimus dorsi, iliopsous und quadratus lumborum)

Definition

Heftiger, meist plötzlich auftretender, die Bewegung, besonders Drehen oder Beugen sehr erschwerender Nacken-, Kreuz- und Lendenschmerz.

Ätiopathogenese

1. Erkältungen durch Nässe, Kälte und Zugluft
2. Übermäßige Belastung („Verheben")
3. Zerrung bei plötzlichen ausfahrenden Bewegungen
4. Überanstrengungen und Traumen – recht häufig Subluxation der Wirbelsäule und Beckengelenke, besonders bei jungen Frauen mit Asthenie
5. Infektionskrankheiten (Malaria, Grippe, Typhus in der Rekonvaleszenz, Gonorrhoe, Lues II und III)
6. Chronische Infekte (Granulome, Mandelpfröpfe, Nebenhöhleneiterungen)
7. Stoffwechselstörungen und endogene Gifte (Diabetes mellitus, auch latente Formen, Hyperthyreoidismus, Gicht → **114** (Gelenkschmerz), Gravidität, Krebs, Kachexie, Vitamin-C-Mangel)
8. Exogene Gifte (Alkohol, Arsen, Blei, Kupfer, Phosphor, Tabak) → **15** (Alkoholvergiftung), → **245** (Vergiftungen)
9. Lokale Kompression
a) Geschwülste des Beckens (weibl. Genitale, Prostata, Rektum), Bauchaortenaneurysma, retroperitoneales Sarkom
b) Verstopfungen
c) Retroflexio uteri
d) Gravidität
e) Spondylitische Prozesse
f) Ostitis der Wirbelsäule
g) Spina bifida occulta
h) Bandscheibenprolaps
i) Hernie des Nucleus pulposus
10. Ischias → **152**
11. Schleudertrauma der Halswirbelsäule

Symptomatik

1. Plötzlich auftretende umschriebene Myalgien von bohrender, stechender oder ziehender Art, die bewegungs- und spannunsabhängig ist
2. Kopfschmerzen bei HWS-Befall mit Torticollis rheumaticus (Caput obstipum), wobei der Kopf zur gesunden Seite gedreht wird
3. Interkostalschmerz bei Befall der Interkostalmuskulatur
4. Muskelhärten, sog. Myogelosen

5. Kurze Dauer des Beschwerdebildes, meistens 2-3 Tage, selten länger als 8-10 Tage
6. Fehlen nennenswerter Temperaturerhöhungen
7. Manchmal Eosinophilie und erhöhte BSG
8. Rezidivneigung und Tendenz zum Überspringen auf andere Muskelgruppen

Differentialdiagnose

1. Statische Muskelschmerzen bei Asthenikern, vorzüglich in den Entwicklungsjahren bei ungewohnter Beanspruchung (Lehrlingslumbago)
2. Statische Muskelschmerzen bei Pyknikern (Gewichtsbelastung, Hängebauch, Lordose)
3. Statische Muskelschmerzen bei *Plattfuß,* Plattfußanlage
4. Statische Muskelschmerzen durch *einseitige Belastung* (Amputation, Coxa vara usw.)
5. Muskelschmerzen durch
Übermüdung bei langem Stehen
Spina bifida occulta
Lumbalisation und Sakralisation von Wirbeln
Spondylolisthesis
Sacrum acutum
Sacrum arcuatum
Regio lumbosacralis fixa
Frakturen und Luxationen der Lendenwirbelsäule und des Sakrums
Verletzungen von Bändern und Muskeln, Muskelriß, retroperitoneales Hämatom
Tuberkulose von Wirbeln, Kreuzbein, Illosakralgelenken
Spondylitis diffusa, Osteomyelitis
Karzinose der Wirbelsäule und Knochentumoren
Retroperitoneale Tumoren
Spondylosis deformans
Osteoporose, Osteomalazie, Morbus Paget
Gynäkologische Erkrankungen im Bereich des kleinen Beckens
Pyelitis, Nephrolithiasis → **185** (Nierensteinkolik), Hydronephrose, Nierentumoren
Wurzelischias, Erkrankungen des Rückenmarks und seiner Häute, Nucleus pulposus-Hernie

Soforttherapie

1. Bettruhe
2. Schwitzprozeduren
3. Lokale Wärmeanwendungen
4. Massage
5. „Jägersche Mischspritze". Novalgin 5 ml, Benadon 2 ml, Schi-wa-plex 2 ml, langsam i. v., danach 30 Min. liegen.
6. Salizyl-Präparate, 3x1 bis 2 g Aspirin täglich. Bei Patienten, die Aspirin schlecht vertragen, Salilamid oder Butazolidin, Irgapyrin, Amuno (2–3 mal tgl. 1 Kapsel zu 25 mg bis maximal 8 Kapseln tgl. Auch Suppositorien). Blutbildkontrollen.
7. Lokale Infiltration der betroffenen Muskelpartien mit $^1/_4$ bis $^1/_2$%iger Novocainlösung.

Weitere Maßnahmen

Ausschluß auslösender Grundkrankheiten bei anhaltender oder wiederholter Lumbago durch fachärztliche und Röntgen-Untersuchung.

Weitere therapeutische Maßnahmen, im allgemeinen dem Facharzt oder dem Krankenhaus vorbehalten:
1. Paravertebralanästhesie: insgesamt max. 120 ml Novocain $^1/_2$%, in einer Sitzung nur eine Seite!
Einstich 3-4 cm seitlich der Dornfortsatzlinie, genau sagittal – keine Neigung nach medial – Abtasten eines Querfortsatzes und Weiterführen der Nadel 1-2 cm tiefer (LWS!) in den paravertebralen Nervenraum.
Komplikationen: Bei Neigung der Nadel nach medial Injektion in den venenreichen Epiduralraum oder gar durch die Dura in den Subarachnoidalraum. Sicher zu vermeiden durch genau sagittales Eingehen.
2. Bei tiefer Schmerzausstrahlung evtl. *Präsakralanästhensie* in Narkose.
3. Kausale Behandlung einer *Grundkrankheit:*
Operative Indikation für Bandscheibenvorfall: Motorische Paresen, Blasen-Mastdarmlähmung, nicht zu beherrschende schwerste Schmerzzustände.
4. Badekuren, kombiniert mit Massagen und Bewegungstherapie bei chronischen Formen der Myalgie. Geeignet sind Moor-, Thermal-, Schwefel- und radioaktive Bäder.

Komplikationen und Gefahren

Abhängig von Grundkrankheit.

Best/Gögler

165 Lungenembolie

Synonym Lungeninfarkt.

Definition Verschluß der Lungenarterien, meist durch losgelöste Blutgerinnsel aus Körpervenen oder Herzinnern.

Ätiopathogenese Thrombenbildung in Venen, besonders bei Phlebothrombose oberflächlicher und tiefer Wadenvenen → **230** (Thrombophlebitis) der Vena saphena magna, der Vena femoralis, hier links häufiger als rechts, der Beckenvenen, besonders nach Unfällen, Operationen, Entbindungen und bei kreislaufgeschädigten Kranken. Selten bei Thrombophlebitis. Weiter bei wandständiger Gerinnselbildung im rechten Vorhof und im rechten Ventrikel bei Vitien. Bei Verschleppung großer Gerinnsel und Verlegung eines Hauptastes „foudroyante" Embolie mit tödlichem Ausgang innerhalb von Sekunden oder Minuten.

Symptomatik Plötzliche *Atembehinderung* mit Blässe und Zyanose auftretend. Tachypnoe.
Schmerzen in der Brust, ausgeprägtes Beklemmungs- und Vernichtungsgefühl. Angst, selbst Todesangst.
Kreislaufkollaps: Hochgradige Tachykardie: Puls bis 160/min. und mehr. Blutdruckabfall. Ausbruch kalten Schweißes.
Blutiges Sputum bei hämorrhagischem Infarkt und bereits bestehender Stauung im kleinen Kreislauf. Hierbei auch Schmerzen bei der Inspiration durch Pleurabeteiligung.
Perkutorisch: Häufig ohne Befund. Nur bei entsprechender Ausdehnung des Infarktes umschriebene Dämpfung, kleinblasige, klingende Rasselgeräusche, u.U. Pleurareiben.
Auskultatorisch: Häufig Akzentuation des zweiten Basistones. Systolisches Austreibungsgeräusch über der A. pulmonalis. Bei Vitien (als Ursache mit wandständiger Thrombenbildung im rechten Herzen) entsprechende Geräusche.

Röntgenuntersuchung: Häufig wenig ergiebig, vor allem im ersten Stadium.
Laboratoriumsbefunde: Leukozytose von 10-15000. Blut-

körperchensenkung erhöht. Besonders hohe Werte bei sich entwickelnden Komplikationen, z.B. Infarktpneumonie. (Charakteristische Veränderungen der Elektrophorese, s. unten).
Elektrokardiogramm: Das typische Bild des *akuten Cor pulmonale* findet sich nur bei 1/4 aller Fälle von sicherer Lungenembolie, vor allem bei Kranken mit vorgeschädigtem Herzen.

Differentialdiagnose

Nur ein Drittel aller Lungenembolien werden bei Lebzeiten diagnostiziert!
1. Myokardinfarkt: Anamnese! Nach Operationen und Entbindungen denkt man eher an einen Lungen- als an einen Herzinfarkt. → **128**

CPK nicht erhöht, GPT höher als GOT.

2. Akute abdominelle Erkrankungen → **13** (Akutes Abdomen), z.B. Cholezystitis → **55**, Appendizitis → **27**, Milzinfarkt, Pankreatitis → **55** (Cholezystitis).
3. Spontanpneumothorax: Auskultationsbefund! → **198** (Pneumothorax).
4. Pleuro-Pneumonie anderer Genese → **197** (Pneumonie). Ein massiver Auskultations- und Perkussionsbefund spricht, zum mindesten in der 1. Phase, gegen Lungeninfarkt.

Soforttherapie

1. Bequeme Lagerung. Der Patient atmet aufrecht sitzend leichter.
2. Schmerzbekämpfung und Sedierung: Valium 10 mg i.v., Polamidon (Heptadon) 5 mg intravenös. Bei Kranken mit Verdacht auf hypoxämische Schädigung des Atemzentrums 1 Amp. Dolantin „Spezial“ langsam intravenös (1 Amp. enthält 100 mg Dolantin und 1,25 mg Laevallorphan). Bei nur leichten Schmerzen 1 Amp. Novalgin langsam intravenös.
3. *Spasmolytika:* Eupaverin „forte“ (0,15 g) oder Papaverin (0,04 bis 0,05 g) langsam intravenös. Bei Bedarf Wiederholung, im ersten Stadium nach 30-60 Minuten, später nach etwa 2-3 Stunden.
Bei Hypotonie: Statt Eupaverin Alupent 0,5 mg i.v.
4. Sauerstoffzufuhr mit Nasensonde, Maske, Atembeutel (oder Sauerstoffzelt).

5. Gegen die drohende oder bereits manifeste *Rechtsherzinsuffizienz* (Cor pulmonale acutum) 1/8 bis 1/4 mg Strophanthin oder Digitalis, z.B. 0,2 mg Novodigal i. v.
6. Schockbehandlung: → **7**.

> Diese Maßnahmen sind auch bei Verdachtsdiagnose angezeigt, wenn die entsprechenden Symptome auffallen.

Transport ins Krankenhaus als Notfall in sitzender Stellung, Sauerstoff, ärztliche Begleitung.

Weitere Maßnahmen

Im Krankenhaus: Weitere diagnostische Klärung, auch durch Prüfung der SGOT, SGPT, LDH, Quickwert usw. Einleitung der Antikoagulantienbehandlung, Szintigraphie!

Halhuber

166 Lungenödem

Definition

Das Lungenödem entsteht durch den Austritt von Flüssigkeit aus den Kapillaren in die Alveolen und in das interstitielle Lungengewebe.

Ätiopathogenese

Dies kann bedingt sein durch
a) extreme Druckerhöhung im kleinen Kreislauf infolge Erlahmens des linken Herzens bei erhaltener Förderleistung des rechten Ventrikels → **129** (Herzinsuffizienz),
b) zentral oder peripher bedingte reflektorische Weitstellung der Gefäße, z.B. bei Schädeltraumen, Hirntumoren, Apoplexien → **26** u.a.,
c) toxische, infektiös-toxische oder allergische Gefäßschädigung mit nachfolgender Permabilitätserhöhung,
d) Verminderung der Serumeiweiße, z.B. bei Kachexien,
e) Behinderung des Lymphabflusses bei Tumoren, Tuberkulose, Lymphknotenschwellung usw.

Symptomatik

Hochgradige Dyspnoe und Zyanose,
Trachealrasseln,
Husten mit reichlich dünnflüssigem, schaumig-bräunlichem Sputum,
kalter Schweiß,

kleiner Puls,
Lungengrenzen etwas hochstehend und schlecht atemverschieblich,
Atemgeräusch verstärkt, vorwiegend über den Unterfeldern fein- bis mittelblasige Rasselgeräusche, klingend,
getrübtes Sensorium.

Der Patient sitzt, nach Luft ringend und auf seine Arme gestützt (Orthopnoe) im Bett und hustet. Über den unteren Lungenfeldern findet sich perkutorisch eine leichte Schallverkürzung. Die Körpertemperatur ist anfangs meist nicht erhöht (abgesehen vom infektiös-toxisch-allergisch ausgelösten Lungenödem). Später kann es infolge bronchopneumonischer Infiltrationen auch bei ursprünglich nicht entzündlicher Ursache zu Temperaturanstiegen kommen.
Röntgenologisch findet sich eine Trübung der Lungenunterfelder mit ungleichmäßigen Schattenflecken. Im Sputum können Herzfehlerzellen nachweisbar sein.

Differentialdiagnose

Asthma bronchiale: Die Unterscheidung ist aufgrund der Anamnese sowie der Qualität und der Quantität des Sputums meist leicht. Sie kann aber in besonderen Fällen Schwierigkeiten bereiten, da beim Lungenödem gelegentlich auch eine bronchospatische Komponente eine Rolle spielt. Dann beobachtet man bei beiden Krankheitsbildern neben der Orthopnoe ausgeprägtes Giemen und Brummen über beiden Lungen. Beim Asthma bronchiale sind allerdings die Lungengrenzen tiefstehend, der Klopfschall hypersonor. Im Sputum finden sich hier Curschmannsche Spiralen, eosinophile Leukozyten und Charcot-Leydensche Kristalle → **33** (Asthma bronchiale).

Trachealstenose (z.B. durch eine Struma): Hier fehlt das charakteristische Sputum.
Die Abrenzung gegenüber Lungenembolie, pneumonischen Infiltrationen, Pleuraergüssen und Tumoren bereitet meist wenige Schwierigkeiten, da im allgemeinen ein umschriebener Lungenbefund vorliegt und, je nach Ursache, andere Begleitsymptome, wie z.B. Schmerzen, Fieber, Kachexie bestehen.

Soforttherapie Oberkörper hoch, Beine tief lagern.
Sekret absaugen.
Sauerstoffzufuhr, eventuell Intubation und Überdruckbeatmung im Wechsel mit Absaugen,
unblutiger Aderlaß (Technik → **129**, Herzinsuffizienz).
Strophanthin 1/4 mg langsam intravenös, oder Novodigal 1 Amp.,
schnell wirkende Diuretika, z.B. Lasix 20 mg intravenös,
Steroidgaben, z.B. 50-100 mg Prednisolon intravenös, je nach Verlauf wiederholte Intervallgaben.
Achtung: Calcium intravenös, zeitlich getrennt von Strophanthin® geben.

Weitere Maßnahmen Krankentransport in das nächste Krankenhaus, möglichst in ärztlicher Begleitung mit Möglichkeit zum Absaugen und in Intubationsbereitschaft. Lebensgefahr! Arztbericht mit bereits vorgenommenen therapeutischen Maßnahmen mitgeben.

Komplikationen und Gefahren Asphyxie.

Hirsch

167 Lyell-Syndrom, allergisches[1])

Synonyma Syndrom der verbrühten Haut, toxische epidermale Nekrolyse.

Definition An generalisierte Verbrühung der Haut II. Grades erinnernde Hautreaktion.

Ätiopathogenese Als Allergene werden in erster Linie Medikamente angeschuldigt (Pyrazolone, Phenazetine, Barbiturate u.a.m.), oft im Zusammenhang mit Infekt (Grippe, Bronchitis, Tonsillitis) → **20** (Angina).

---

[1]) Vom allergischen ist das *staphylogene* Lyell-Syndrom abzutrennen. Letzteres kommt am häufigsten bei Kindern vor. Ursache: Epidermolytisches Staphylokokkentoxin. Histologie: Hohe *intraepidermale Spaltbildung*. Therapie: Penicillinasefeste Penicilline. Besonders zu beachten: Glukokortikosteroide sind bei dieser Form kontraindiziert!

Symptomatik

Leitsymptom: Generalisierte Rötung und Hautablösung.

Weitere Symptome:

1. Akuter Beginn, rasanter Verlauf: Entwicklung des Vollbildes innerhalb von Stunden bis Tagen.
2. Kleinfleckiges, morbilliformes Exanthem mit Tendenz zu rascher Ausbreitung und Konfluierung.
3. Großflächige Ablösung der Epidermis an geröteter und an scheinbar unveränderter Haut. Histologisch subepidermale Blase
4. Großflächige Erosionen und Krusten an den Schleimhäuten (besonders Konjunktiva und Mundschleimhaut).
5. Hohes Fieber mit Einsetzen der Hautablösung.
6. Allgemeinsymptome wie bei großflächiger Verbrennung II. Grades, insbesondere Schockfragmente.
7. Sekundäre Beteiligung zahlreicher innerer Organe (akutes Nierenversagen, Endokarditis, Hepatitis, Hirnödem, Enzephalomalazie u.a.).

Soforttherapie

Grundsätzlich nach den gleichen Gesichtspunkten wie bei einer Verbrühung II. Grades (s. Verbrennungen → **246b**).

1. Absetzen sämtlicher nicht akut lebenswichtiger Medikamente.
2. Verabreichung hoher Dosen von Glukokortikosteroiden i.v. (2 Amp. Solu-Decortin®-H zu 50 mg. Stationär ist dann weiter eine antibiotische Schutzbehandlung erforderlich).
3. Schockbekämpfung mit (später kontrolliertem) Ersatz von Eiweiß-, Flüssigkeit- und Elektrolytverlust.
4. Örtlich antibiotikahaltige Gaze- bzw. Tüllauflagen (Sofra-Tüll®).
5. Für Transport Patienten warm einpacken.
6. Sofortige stationäre Einweisung unbedingt erforderlich.

Gefahren

Hohe Mortalität (20-30%) aus verschiedenen Ursachen.

Marghescu

168 Magen-Darmkanal, oberer; massive Blutungen

Ätiopathogenese

Blutungsursachen (in % der Intestinalblutungen)

Ulcus ventriculi et duodeni	72 %
Ösophagusvarizen	11 %
Hämorrhagische Gastritis	4 %
Tumoren	3 %
Hiatushernie und Ösophagitis	1 %
Divertikel	0,5 %
ungeklärt	8,5 %

Symptomatik

Zur Anamnese

Lag bereits früher der Verdacht oder Beweis eines Ulcus duodeni sive ventriculi vor?
Bei vorhergehender Resektion nach Billroth II: Anastomosenulkus?
Bestand nach der Operation ein etwa fünfjähriges beschwerdefreies Intervall, dann muß bei plötzlicher Blutung an ein Magenstumpfkarzinom gedacht werden.
Medikamenten-Anamnese: Ulcerogene Präparate =
Phenylbutazon
Salicylate
Kortikosteroide
Rauwolfia-Alkaloide
Zytostatika
sowie Kombinationen dieser Mittel
Welcher Lebererkrankungen sind vorausgegangen?
Alkoholkonsum?

Leitsymptome

1. Hämatemesis, Meläna → **46** (Blutung aus dem Anus).
2. Hypovolämischer Schock (Blässe, kalte Haut, Atmung oberflächlich, frequent).
3. Tachykardie.
4. Blutdruck systolisch unter 100 mm Hg.
5. Akute Blutungsanämie.

Differentialdiagnose

Hämatemesis: (Bluterbrechen) läßt auf Blutung aus Ösophagus, Magen oder Duodenum schließen. Blu-

tungen distal der Flexura duodenojejunalis führen nur in Ausnahmefällen (Zustand nach Gastroenterostomie!) zur Hämatemesis. Erbrechen von „rotem“ Blut, das also infolge des Fehlens von Magensalzsäure seine Farbe behalten hat, berechtigt nicht prima vista zur Annahme einer Blutung aus Ösophagusvarizen.
Bei Leberzirrhosen findet sich in 50% eine Anazidität. Dennoch ist die Ulkusfrequenz (a-hepatogenes Ulkus) und damit die Möglichkeit einer Ulkusblutung relativ groß.
Meläna: Obligatorisch bei jeder oberen Gastrointestinalblutung (Hämatemesis nicht immer vorhanden!). Absetzen eines penetrant riechenden, glänzenden, breiigen Teerstuhles, der bei rascher Passage und bei stärkerer Blutung rot aussehen kann und u.U. eine Blutung aus tiefergelegenen Darmabschnitten vortäuscht → **46** (Blutung aus dem Anus).
Weiter abzugrenzen: Hämoptoe

Hämoptoe: Aushusten hellroten, schaumigen Blutes bei Lungenerkrankungen → **45** (Bluthusten).
Vorgetäuschte Darmblutung durch Schwarzfärbung des Stuhles nach Eisenpräparaten, Wismut und Kohle-Gaben.

Soforttherapie Es ist damit zu rechnen, daß 1/4 der Kranken mit intestinaler Blutung aus dem oberen Magen-Darmkanal das Krankenhaus nicht mehr lebend erreicht.
Sofortmaßnahmen, unabhängig von Ort und Ursache der Blutung.
1. Ruhigstellung und Flachlagerung des Kranken. Valium 10 langsam intravenös, evtl. 1 ml intramuskulär.
2. Absolute Nahrungskarenz. Bei starkem Durst Lutschen von kleinen Eisstückchen oder schluckweise kalter Tee.
3. Volumenersatz des Blutverlustes mit Plasmaexpandern in Dauerinfusion intravenös. Diese ist auf dem Transport fortzusetzen: Macrodex 6%, Haemaccel.
4. Einweisung und schonender Transport in eine Klinik (Intensivpflegestation!). Klinikarzt über getroffene Maßnahmen genau informieren.

Pickert

169 Mangelgeburt → 184 → 105

170 Melaena → 46

171 Meldepflicht von Erkrankungen nach dem Bundesseuchengesetz vom 18.7.1961

V = Verdacht, E = Erkrankung, G = Erkrankung in einer größeren Gemeinschaft, T = Tod, A = Ausscheider

Krankheit	Meldepflicht			
Amöbenruhr	V	E	T	
Aussatz	V	E	T	
Bangsche Krankheit		E	T	
Botulismus → **52**	V	E	T	
Brucellose (alle Formen)		E	T	
Canicolafieber (Leptospirose)		E	T	
Cholera → **82**	V	E	T	
Coli-Dyspepsie		G		
Diphtherie → **69**		E	T	
Enzephalitis (übertragbare Gehirnentzündung) → **84**	V	E	T	
Enteritis infectiosa → **82**, → **83** (Salmonellose)	V	E	T	A
Enteritis infectiosa → **82**, → **83** (übrige Formen)	V	E	T	
Erysipel → **96**, → **101**		G		
Feldfieber		E	T	
Fleckfieber → **98**	V	E	T	
Gelbfieber	V	E	T	
Grippe			T	
Hepatitis infectiosa (H. epidemica u. Serum-Hep.) → **144**		E	T	
Keuchhusten → **154**		G	T	
Kindbettfieber → **250** (bei Geburt und Fehlgeburt)		E	T	
Leptospirosen (alle Formen)		E	T	
Malaria		E	T	
Maltafieber		E	T	
Masern → **98**		G	T	
Meningitis (alle Formen) → **173**		E	T	
Meningokokken-Meningitis → **173**		E	T	
Mikrosporie	V	E	T	

Krankheit	Meldepflicht			
Milzbrand → **98**	V	E	T	
Mumps → **176**		G		
Ornithose (alle Formen)	V	E	T	
Paratyphus A und B → **82**, → **180**	V	E	T	A
Pest	V	E	T	
Pocken → **198**	V	E	T	
Poliomyelitis	V	E	T	
Psittakose	V	E	T	
Q-Fieber		E	T	
Röteln → **98**		G		
Rotz		E	T	
Rückfallfieber	V	E	T	
Ruhr (bakteriell) → **82**	V	E	T	
Salmonellose → **82**, → **180**	V	E	T	
Scharlach → **205**		E	T	
Tollwut → **232**	V	E	T	
Toxoplasmose		E	T	
Trachom		E	T	
Trichinose		E	T	
Tuberkulose	V	E	T	
Tularämie	V	E	T	
Typhus abdominalis → **98**	V	E	T	A
Weilsche Krankheit		E	T	
Windpocken → **98**		G		
Wundstarrkrampf → **227**		E	T	

172 Menière → 217

173 Meningitis

Synonym Hirnhautentzündung.

Ätiopathogenese a) häufigste *Erreger* der *serösen* Meningitis: Mumps-Viren, ferner Enteroviren (Poliomyelitis, Coxsackie-, Echo-Viren), diverse andere Viren. Sonderform: Meningitis tuberculosa durch Mycobacterium tuberculosis (heute selten!).
b) Häufigste *Erreger* der *eitrigen* Meningitis:
Meningokokken, Pneumokokken, Haemophilus influenzae, ferner andere Eitererreger; E. coli überwiegt bei jungen Säuglingen; Listeria monocytogenes befällt besonders Neugeborene und ältere Menschen.
Kein Lebensalter bleibt verschont, Kinder werden auffällig häufig befallen.

Symptomatik Kopfschmerzen.
Fieber (meist über 39-40°C).
Erbrechen.
Neurologische Symptome: Berührungsempfindlichkeit.
Auffällig starker Dermographismus. Opisthotonus. Nackensteife. Dreifuß- oder Amboßzeichen (Abstützen mit beiden Armen im Sitzen). Kniekußphänomen. Positive Lasègue-, Kernig- und Brudzinski-Zeichen.

> Die Trias Fieber-Kopfschmerz-Erbrechen muß stets an Meningitis denken lassen.

Bei *Säuglingen* treten an die Stelle des Kopfschmerzes – den sie nicht äußern können – deutliche Spannung und Vorwölbung der großen Fontanelle. Wegen wenig charakteristischer Symptome ist die Meningitis bei Neugeborenen oder Frühgeborenen oft besonders schwer zu erkennen.

Differentialdiagnose Lumbalpunktion, im allgemeinen erst im Krankenhaus notwendig, besonders auch bei Säuglingen und Kleinkindern beim geringsten Verdacht auf Meningitis.

Soforttherapie Eilige Krankenhauseinweisung.

Weitere Maßnahmen Wenn nach raschem Transport (30-60 Min.) Klinikaufnahme möglich ist, erfolgt erst dort die dringend notwendige Lumbalpunktion. Sonst wäre evtl. eine Punktion vor dem Krankenhaustransport angebracht. Liegt eitrige Meningitis vor (mehr als 1000/3 Zellen je mm^3), dann sollten bereits bei Verzögerung des Transportes Penicillin-G (50.000 E/kg) und zusätzlich Ampicillin (100 mg/kg) intramuskulär verabreicht werden.
Wichtig: Steril entnommenen Liquor zur genauen mikrobiologischen Untersuchung nach L.P. unbedingt mitschicken.

Komplikationen und Gefahren Auftreten von Fieberkrämpfen mit vorübergehender Bewußtseinstrübung, evtl. Lähmungen im Fall von Meningoenzephalitis.

Petechiale Blutungen und Kreislaufverfall deuten auf Meningokokkensepsis hin (Waterhouse-Friderichsen-Syndrom). Höchste Lebensgefahr, unverzügliche Klinikaufnahme!
Meningitis bei Neugeborenen oder Frühgeborenen bietet kaum charakteristische Symptome, deshalb besonders schwer erkennbar (Lumbalpunktion in Klinik bereits bei geringem Verdacht empfehlenswert).

Erdmann

174 Meniskusverletzung

Definition

Einriß oder Abriß des äußeren (lateralen) oder inneren (medialen) Meniskus.

Ätiopathogenese

Häufig bei schon vorher bestehenden degenerativen Veränderungen durch ein nur geringfügiges Trauma hervorgerufen. Der charakteristische Unfallhergang besteht in einer seitlichen Abknickung des Beines nach außen oder in einer Verdrehung des Beines mit dem Fuß nach innen oder außen.

Symptomatik

Vorgeschichte:

Blockierung des Kniegelenkes mit sofort einsetzender Sport- und Arbeitsunfähigkeit, Anschwellung des Kniegelenkes.

Bei noch bestehender Einklemmung

Fixierung des Kniegelenkes in einer Beugestellung von 90 bis 130 Grad, Druck-Schmerzhaftigkeit des inneren oder äußeren Kniegelenkspaltes, Schwellung des Kniegelenkes.
Die Einklemmung löst sich häufig schon *vor* dem ärztlichen Eingriff.

Nach Lösung der Einklemmung:

1. Intensiver Druckschmerz im inneren und äußeren Kniegelenkspalt, meist vor dem Seitenband.
2. Auftreten des Schmerzes bei Drehbewegungen nach

außen (Steinmann I) als Zeichen einer Innenmeniskusbeteiligung. Bei Verletzung des Außenmeniskus Schmerz bei der Einwärtsdrehung. Die Prüfung des Drehschmerzes sollte nicht nur bei rechtwinkliger Gelenkstellung, sondern auch in anderen Winkelstellungen vorgenommen werden.
3. Wanderung des Druckschmerzes beim Kniebewegen (Steinmann II). In Beugestellung wandert die Stelle der Druckempfindlichkeit nach vorne.
4. Überstreckungsschmerz (das Bein wird ruckartig in Überstreckung geführt) ist vorhanden bei Verletzung des Meniskus im Hinterhornbereich.
5. Ergußbildung. Bei schweren frischen traumatischen Meniskusverletzungen immer nachweisbar, vor allem, wenn gleichzeitig Kapsel- oder Bandeinrisse vorliegen.
6. Die Muskelverschmächtigung des M. vastus medialis fehlt bei einer frischen Meniskusverletzung; ist sie nachweisbar, kann sie als zusätzliches Zeichen eines älteren Meniskusschadens angesehen werden.

Differentialdiagnose

1. *Frischer Seitenbandschaden:* Schmerz sitzt oberhalb oder unterhalb des Kniegelenkes. Kann durch gehaltene Röntgenaufnahme in örtlicher Betäubung geklärt werden.
2. *Arthrose des Kniegelenkes:* Kann zu Beginn der Erkrankung und im fortgeschrittenen Stadium die gleichen Beschwerden auslösen wie bei einem in Schüben verlaufenden Meniskusschaden. Abklärung durch Röntgenaufnahmen *beider* Kniegelenke.
3. *Osteochondritis dissecans:* Fehldeutungen möglich, besonders wenn Einklemmungszeichen bestehen und der röntgenologische Nachweis noch nicht möglich.

Soforttherapie

Bei noch bestehender Einklemmung gelingt es manchmal, durch vorsichtige Bewegungen die Blockierung zu beheben. Danach, oder bei schon gelöster Einklemmung, Zinkleimverband bis zum Kniegelenk, das Kniegelenk wird aufsteigend mit elastischen Binden umwickelt.

Weitere Maßnahmen

Bei bestehen gebliebener Einklemmung baldige Überführung ins Krankenhaus oder zum Facharzt für Chirurgie oder Orthopädie zwecks Lösung der Blockierung. Lagerung des Beines auf Sandsäcken, Schaumgummikissen.

Nach gelöster Einklemmung oder bei fehlender Einklemmung zunächst Ruhe, feuchte Verbände, Zinkleimverband, elastische Binde für das Kniegelenk (wie oben); am folgenden Werktag Veranlassung von Röntgenbildern usw. zwecks genauer differentialdiagnostischer Klärung.

Weitere konservative Behandlung: Nur bei frischen Verletzungen ohne schweres Trauma und ohne gleichzeitigen wesentlichen Bänderriß: Lagerung in Streckzug, feuchte Kompressionsverbände, später Gipshülse in Streckstellung (170 Grad).

Operative Behandlung bei

1. akuter und wiederholter sowie nicht konservativ behebbarer Einklemmung,
2. rezidivierendem Gelenkerguß und eindeutigen Meniskuszeichen, insbesondere bei konstant feststellbaren, mehr als einem, Leitsymptomen und anhaltenden Beschwerden.

Prognose

Bei frühzeitigem operativem Vorgehen im allgemeinen günstig.

Schäfer

175 Migräne → 158

176 Mumps

Synonyma

Parotitis epidemica, Ziegenpeter.

Ätiopathogenese

Erreger: Mumpsvirus.
Inkubationszeit: 18 (14-25) Tage. Tröpfcheninfektion.

Symptomatik

Leitsymptome: Fieber, schmerzhafte Schwellung einer Parotis.

Beginn mit mäßigem Fieber, leichtem Krankheitsgefühl und einseitiger Parotisschwellung (meist links), die zu einer Gesichtsentstellung führt (Ohrläppchen abgehoben) sowie Kieferklemme und Ohrenschmerzen. Haut über der entzündeten Ohrspeicheldrüse nicht ge-

rötet. Häufig nachfolgende Schwellung der anderen Parotis, der regionalen Lymphknoten und Milz. Oft Mitbeteiligung des Zentralnervensystems (Meningitis serosa, Enzephalitis, Meningo-Enzephalitis sowie Pankreatitis und Orchitis).
Diagnose: Klinisch, evtl. epidemiologisch. Im Blut anfangs Leukopenie (später Leukozytose mit Lymphozytose und Eosinophilie).

Differentialdiagnose Bei einseitiger Parotisschwellung Erkrankungen mit Lymphknotenschwellungen (Lymphome, infektiöse Mononukleose, Diphtherie, Lymphogranulomatose, Leukämie u.a.), Parotistumor und bakterielle Metastasen bei anderen Infektionskrankheiten (Sepsis, Typhus abdominalis u.a.), übergreifende Infektionen von der Mundhöhle. Eine primär eitrige Parotitis führt zu Einschmelzung, was bei der Parotitis epidemica nicht der Fall ist.

Soforttherapie (Keine Meldepflicht)
Unbedingt Bettruhe (wegen Komplikationsgefahr), feuchtwarme Umschläge oder Wattepackung mit warmem Olivenöl, Mundspülungen. Analgetikum (kleine Pyramidon®-Dosen, z.B. 3 mal 0,1 g) und Vitamin C (täglich 100 bis 500 mg), flüssig-breiige Kost.

Weitere Maßnahmen *Klinikeinweisung* nur bei meningealer Beteiligung, Enzephalitis, evtl. auch bei Pankreatitis und Orchitis.

Koeppe

177 Myokardinfarkt → 128

178 Myxödem-Koma

M

Sehr seltenes Krankheitsbild!

Definition Komatöser Zustand bei akutem Thyroxin-Mangel.

Ätiopathogenese Zu einem akuten Thyroxin-Mangel kann es entweder durch direkte Schädigung des Schilddrüsengewebes (entzündlich, toxisch, traumatisch) oder durch eine Unterfunktion des Hypophysen-Vorderlappens mit sistierender oder verminderter TSH-Ausschüttung kommen.

Symptomatik

Auffallend blasse, trocken-spröde Haut von teigiger Konsistenz.
Spärliche Körperbehaarung.
Ausgeprägte Hypothermie (Rektaltemperatur unter 36,0°).
Flache insuffiziente Atmung (3-5 Atemzüge in der Minute).
Bradykardie (Sinusbradykardie mit eventueller langsamer Flimmerarrhythmie).
Hypotonie.
Der Patient kann apathisch, bewußtseinsgetrübt oder tiefkomatös sein.

Es handelt sich meistens um Patienten, die der Umgebung durch zunehmende Schläfrigkeit, Apathie, Verwirrtheit aufgefallen sind. Finden sich die oben angeführten Symptome, so besteht der dringende Verdacht auf ein Myxödem-Koma. Weitere spezielle Untersuchungen müssen in der Klinik durchgeführt werden:
EKG: Bradykardie, Niedervoltage,
Proteingebundenes Jod (PBJ) im Blut stark vermindert,
keine Jodspeicherung im Radiojodtest,
Blutzuckerwerte: extrem niedrig,
gelegentlich Hypercholesterinämie,
Grundumsatzwerte stark erniedrigt.

Differentialdiagnose

Alle Komaformen → **57** (Coma) und die zerebrale Gefäßinsuffizienz.

Soforttherapie

Klinikeinweisung,
nach Möglichkeit Sauerstoffzufuhr,
Vorsicht mit Wärmedecken! Kollapsgefahr!
Glucoseinfusion,
Einsatz von Kortikosteroiden wird noch unterschiedlich beurteilt. Da vermutlich eine Minderfunktion der Nebennierenrinde nicht besteht, lehnen manche Ärzte Steroide ab, während andere eine Cortison-Derivat-Therapie empfehlen (z.B. 200 mg Hydrocortison im Dauertropf).

Weitere Maßnahmen Trijodthyronin hoch dosiert (z.B. alle 12 Stunden 100 γ intravenös). Sorgfältige Überwachung von Atmung, Puls, Körpertemperatur und Blutzucker.

Komplikationen und Gefahren Infolge der Ateminsuffizienz kann es zur Hypoxie des Gehirns kommen.

Hirsch

179 Nachgeburtsperiode → 111

180 Nahrungsmittelvergiftung

I. Typhöse Verlaufsform (Paratyphus abdominalis)

Ätiopathogenese *Erreger:* Salmonella paratyphosa A, B und C. *Inkubationszeit:* 3-8 Tage. Kontaktinfektion (kranke Menschen und Tiere, Dauerausscheider), Schmutz- und Schmierinfektion.

Symptomatik Beginn akut mit Schüttelfrost und hohem Fieber, Erbrechen, Durchfall, Roseolen und Milzvergrößerung. Häufig Herpes labialis und Bronchitis. Selten Benommenheit. Zuweilen Konjunktivitis und „Typhuszunge". Im Harn evtl. positive Diazoprobe.

II. Gastroenteritische Verlaufsform (Gastroenteritis acuta paratyphosa bzw. Cholera nostras)

Ätiopathogenese *Erreger:* Salmonellae enteritidis und deren Endotoxine. *Inkubationszeit:* Wenige Stunden bis zu einem Tag. Infektionsweg wie bei typhöser Verlaufsform.

Symptomatik Beginn akut mit Schüttelfrost, hohem Fieber und starken Leibschmerzen, Erbrechen und profusen Durchfällen (Tenesmen). Schwere Austrocknungserscheinungen (trockene Haut und Zunge, Stimme aphonisch, Bulbi eingesunken, Wadenkrämpfe, Polyglobulie, Hypochlorämie, Rest-N-Anstieg im Blut). Singultus. Brechdurchfall dauert im allgemeinen 2-3 Tage.
Diagnose: Klinisch (Anamnese!), evtl. epidemiolo-

gisch. Erregernachweis aus Stuhl, evtl. auch Blut, Erbrochenem und Nahrungsmittelresten.

Differentialdiagnose Ruhr (Blut im Stuhl), Cholera (reiswasserähnliche Durchfälle), Botulismus → **52** (Obstipation, Augensymptome), Pilzvergiftung (starker Speichelfluß), Virusdysenterie (Brechdurchfall mit grippeähnlichen Allgemeinsymptomen), Nahrungsmittelallergie, chemische Gifte (Arsen, Barium, Benzole, Methylalkohol, Nitrite, Phenole u.a.), Appendizitis → **27**.

Soforttherapie (Meldepflicht bei Verdacht, Erkrankung und Tod → **171**)

I. Typhöse Verlaufsform: Therapie wie bei Typhus abdominalis. Sofortige Klinikeinweisung und Isolierung.

II. Gastroenteritische Verlaufsform → **82**:

1. Bettruhe, feucht-warme Leibumschläge.
2. Magenspülung nur bei Verdacht auf Vergiftung.
3. Abführmittel (1-2 Eßlöffel Ol. Ricini oder 15-20 g Karlsbader Salz bzw. Magnesiumsulfat).
4. Adsorbentien (1-2 Eßlöffel Tierkohle oder 1-2 Meßlöffel Adsorgan®).
5. Gegen schmerzhafte Darmspasmen 3 mal täglich 0,04 g Papaverin i.m. oder bis zu 3mal täglich 0,5 mg Atropin. sulfur. s.c. oder 1 Amp. Baralgin® langsam i.v.
6. Völlige Nahrungskarenz, lediglich reichlich Flüssigkeit (schwarzer Tee mit etwas Salz), evtl. auch intravenöse Infusionen (1 l 0,9 %ige NaCl-Lösung, 40-60 mVal Kalium als KCl).
7. Bei starkem Erbrechen 30-50 ml 10-20%ige NaCl-Lösung langsam i.v.
8. Kreislaufbehandlung: Plasmaexpander infundieren: Macrodex 6%, Haemaccel®.
9. Spezielle Therapie (mit Chloramphenicol) erst nach Rückgang der akut bedrohlichen Krankheitserscheinungen (wenn überhaupt erforderlich bei Lebensmittelvergiftung). Dann 1-2 g Chloramphenicol täglich; günstig auch täglich 1-2 g Terramycin oral.

Klinikeinweisung (evtl. auch zur Klärung der Diagnose, Isolierung und speziellen Weiterbehandlung) mit kurzem Befund- und Therapiebericht.

Koeppe

181 Narkose-Zwischenfall → 19

182 Nasenbluten

Synonym Epistaxis.

Ätiopathogenese
1. *Blutfülle der Venen* des Locus Kiesselbachii. Infektionen (Rhinitis, Schnupfen) kann auslösend wirken.
2. *Verletzung* der Nase, auch Schädelbruch.
3. Benigne und maligne *Neubildung.*
4. *Hochdruck.*
5. *Seltenere Ursachen:* Teleangiektasien bei Morbus Rendu-Osler, Infektionen, Avitaminosen, Blutkrankheiten. Auch Blutungsneigung bei Antikoagulantientherapie → **23**. Koma → **57** (Coma) oder Präkoma verschiedener Art.

Symptomatik Oft von der Umgebung als alarmierend empfundene deutliche Blutung aus einem Nasengang. Blutung aus beiden Nasengängen bei Blutungsquelle im hinteren Nasenbereich oder Epipharynx.
Selten Kreislaufkollaps, der dann durch Blutdruckabfall zur Blutstillung führen kann.

Differentialdiagnose Ausschluß einer Verletzung durch Anamnese!

Soforttherapie Bei starken Blutungen: Kopf nach vorne neigen, Blut in ein Gefäß abtropfen lassen. Die volksübliche Beugung nach dorsal stillt die Blutung nicht; das Blut läuft nur in den Rachen ab und wird verschluckt.
Druck auf den Nasenflügel gegen das Septum 5 bis 10 Minuten lang. Dann auf der blutenden Seite mit einem Gazestreifen ausstopfen. Der Streifen kann mit Borsalbe bestrichen oder getränkt sein. Auch blutstillende Gaze kann verwandt werden. Keine Eisenchloridwatte!
Der Streifen bleibt 2-3 Tage liegen, dann vorsichtig entfernen und Antibiotikasalbe einstreichen.
Die übliche Auflage von kalten oder Eisaufschlägen im Nackenbereich ist ohne wirklichen Effekt.

> Bei Verdacht auf Verletzung, besonders auf Schädelbruch, keine örtlichen Maßnahmen!

Weitere Maßnahmen

Bei Verletzung der Nase Überweisung zum HNO-Arzt.
Bei Verdacht auf Schädelbruch Einweisung ins Krankenhaus als Notfall.
Bei anhaltender starker Blutung sofortige Überweisung zum HNO-Arzt.
Bei wiederholten Blutungen HNO-ärztliche Untersuchung, bei ihrem negativen Ausfall Überweisung zum Internisten am nächsten Werktag.

Verätzung oder Koagulation der blutenden Stelle bleibt dem HNO-Arzt vorbehalten.

Müller

183 Nebennierenrinden-Insuffizienz → 10

184 Neugeborenes in Notfallsituation

Definition

Neugeborenes: Kind während der ersten vier Lebenswochen. Der Abfall des Nabelschnurrestes gilt im Gegensatz zu früher nicht mehr als Kriterium für die Beendigung der Neugeborenenphase. Normalerweise haben Neugeborene meistens ein Körpergewicht von 3000 bis 3500 Gramm und eine Körperlänge von 49 bis 52 Zentimeter, sofern sie ausgetragen sind.
Riesenkinder: Geburtsgewicht über 4500 Gramm.
Mangelgeburt: Kinder mit einem Geburtsgewicht unter 2000 bis 2500 Gramm.
Eine *Notfallsituation* besteht (Risikokinder!) bei Frühgeborenen und Apgar-Zahlen von 0 bis 6 während der ersten 5 Minuten nach der Geburt → **31** (Asphyxie).
Einordnung als Frühgeborenes → **105** (Frühgeborenes).

Ätiopathogenese

Wird ein Kind geboren, dann hat es in wenigen oder mehreren Stunden (vgl. hierzu → **111** [Geburt, plötzliche]) spontan oder mit Geburtshilfe eine, wenn gemessen, sehr kurze Strecke zurückgelegt, die wegen des hohen Risikos für Gesundheit und Leben des Neugeborenen zu den gefährlichsten zählt. Da Hausentbindungen heute immer seltener werden, die Geburt des Kindes meistens in Anstalten (Frauenkliniken, Entbindungsheimen) erfolgt, ist im allgemeinen dort eine routinemäßige Betreuung des Neugeborenen die Regel (unter anderem die sofortige Beurteilung seines Zustandes nach dem Apgar-Schema → **31**). Die Geburt bringt für das Kind eine radikale Umstellung seiner Lebensbedingungen durch den Übergang vom intrauterinen zum extrauterinen Dasein. Ein Weiterleben im neuen Milieu setzt die Entfaltung der bislang ruhenden Lungen und sofortige Umschaltung des fetalen auf den bleibenden Kreislauf voraus. Störungen in der Perinatalperiode stehen heute als Ursachen für die Säuglingssterblichkeit an erster Stelle. Diese Tatsache darf als Beleg für die Notfallsituation gelten, in der sich viele Neugeborene aus den verschiedensten Gründen befinden.

Symptomatik Lebensbedrohliche Störungen bei Neugeborenen (teilweise zum Tode oder zu ernsthaften Gesundheitsschäden führend) gibt es in großer Zahl.
Schon die *Schwangerschaftsanamnese* (Übertragung, Diabetes der Mutter, Gestose) gibt neben dem Geburtsverlauf (Placenta praevia, Vakuum-Extraktion, Zange, Sectio usw.) wichtige Hinweise für ein *besonderes Risiko* beim Kind.
Die *Vitalität des Kindes* wird standardisiert nach dem Apgar-Schema geprüft → **31** (Asphyxie).
Verhältnismäßig häufig sind:
Aspiration von Fruchtwasser
Atemnot-Syndrom (bes. Frühgeborene!)
Intrakranielle Blutungen
Infektionen mit sog. Hospitalkeimen, u.a. Pseudomonas,
E. coli, Klebsiellen
N.B.: Nach Mißbildungen suchen!
Im einzelnen sei auf die Stichworte Asphyxie → **31**. Frühgeborenes → **105** verwiesen.

Auf der Entbindungsstation eines Krankenhauses sollte die nähere Befunderhebung (sehr niedriges Geburtsgewicht, sichtbare schwere Mißbildungen, entscheidende Störungen beim Übergang zum extrauterinen Leben, geburtstraumatische Schädigungen am Kind, z.B. am Schädel, verschiedene Frakturen und weitere sachgemäße Beobachtungen durch Hebammen und Kinderkrankenschwestern) mit dazu beitra-

N

gen, bei Zuspitzung der Situation zu einem deutlichen *Notfall* stets einen Arzt hinzuzuziehen, am besten einen Kinderarzt.

Wird der Arzt ausnahmsweise zu einer, vielleicht überraschenden Hausgeburt gerufen, dann soll er zunächst den Zustand des Kindes beurteilen, Mangelgeburt oder Frühgeborenes sofort stationär unterbringen (mit Transportinkubator!),
Atmung beachten (und Hautfarbe).

Differentialdiagnose

Blaue Asphyxie, gekennzeichnet durch Zyanose bei peripherer Atembehinderung. Zu achten ist auf das Vorliegen eines Atemnot-Syndroms, bei dem zentrale Schäden (intrakranielle Blutung) und mangelhafte Reife der Neugeborenen überwiegen.
Blasse Asphyxie läßt an zerebrale Schäden denken, besonders wenn das Bewußtsein beeinträchtigt ist und Krämpfe auftreten.

Soforttherapie

Blaue Asphyxie läßt sich verhältnismäßig gut beheben. Am wichtigsten ist zunächst das Absaugen von *Fruchtwasser* oder Schleim aus dem Rachenraum. Erholt sich das Kind nicht schnell, nachfolgende *Intubation,* wenn der Arzt über die technischen Voraussetzungen dazu verfügt.
Möglichst sollte 1 und 5 Minuten nach der Geburt die Apgar-Zahl bestimmt werden. Liegt eine Asphyxie (vgl. → **31**) vor, dann empfiehlt sich bei Apgar-Zahlen unter 8 eine sorgsame Überwachung.
Bleibt die Atemtätigkeit aus oder ist sie allzu schwach, setzen die Herztöne aus oder fehlt der Puls, so ist eine *künstliche Beatmung* durchzuführen. Sie kann Mund zu Mund oder Mund zu Nase oder evtl. nach Intubation → **3c** durchgeführt werden. Auch kann das Neugeborene mit speziellen Atemmasken bereits im Notfallwagen beatmet werden.

Zu beachten ist, daß eine künstliche Beatmung unter zu großem Druck zu Pleurariß und Pneumothorax führen kann. Auch bei allzu hohem Druck bei Anwendung eines Ruben-Beutels besteht eine solche Gefahr.

Weiter ist bei *Herzstillstand* eine *extrathorakale Herzmassage* geboten: Bei Neugeborenen werden hierbei entweder zwei Finger auf die Sternummitte gelegt oder beide Daumen mit Umfassen des Thorax zu rhythmischem schnellen Pressen auf die Herzgegend gelegt. Hierbei soll unter Pulskontrolle 60 bis 100mal in der Minute eingedrückt werden, um möglichst eine ausreichende Hirndurchblutung zu gewährleisten.
Intrakardiale Injektion von 0,4 bis 0,6 ml Alupent®-Lösung bei Unterbrechung der Herzmassage: Links parasternal im dritten Interkostalraum nach Blutaspiration.
Sauerstoffzufuhr (mit Maske oder Tubus).
Blasse Asphyxie: Sofortige Einweisung oder Verlegung in eine Kinderklinik mit der Möglichkeit zur Intensivpflege. Begleitung durch Arzt oder eine erfahrene Kinderkrankenschwester, wenn möglich in technisch gut ausgerüstetem Notfallwagen: Sauerstoff, evtl. Intubationsmöglichkeit, Medikamente für den Notfall Alupent®-Amp., Micoren®-Amp.; Natriumbikarbonat- und Glucose-Lösung, steril.
Vor dem *Transport:* Absaugen der oberen Luftwege, Auskultation von Lungen und Herz! Ausreichender Wärmeschutz!! Ggf. Nabelvenenkatheter legen.

Komplikationen und Gefahren

In der Klinik Anschluß an den Bird-Respirator oder Pulmarca zwecks fortgesetzter Beatmung. Ausschluß weiterer Erkrankungen, die eine Asphyxie bedingen, z.B. einer Zwerchfellhernie oder eines Pneumothorax, durch klinische Diagnostik. Begegnung einer bei anhaltender Asphyxie drohenden Azidose.

Erdmann

185 Nierensteinkolik

N

Synonym

Nephrolithiasis.

Definition

Konkrementbildung in der Niere. Durch Wanderung des Steins in die ableitenden Harnwege können diese an dem Krankheitsbild beteiligt sein.

Ätiopathogenese

Für das Entstehen eines Nierensteines sind viele Faktoren erforderlich. Entscheidend ist das Zustandekommen eines „Kristallisationszentrums". Neben Mikrokristallen, Fremdkörpern, Matrixpartikeln aus den Tubuli oder Epithelien liegt ursächlich eine Instabilität oder eine Übersättigung des Harns vor. Auch Stoffwechselkrankheiten (Gicht, Azidosen), Erkrankungen im Bereich des Endokrinismus (z.B. Hyperparathyreoismus → **194** Infektionen oder Abflußstörungen) sind kausal zu beachten.

Chemische Bestandteile:
1. Calciumoxalatsteine
2. Calciumphosphatsteine
3. Magnesiumammoniumphosphatsteine
4. Uratsteine (relativ selten)
5. Zystinsteine (sehr selten)
6. Mischkonkremente (Urat-Harnsäure-Zystin-Xanthin, Eiweiß oder Bakterien)

Bei Abgang von Nierenkonkrementen bleiben diese oft an den anatomischen Engen stecken. Die Folge ist Harnstauung mit Druckerhöhung nach oder im Nierenbecken.

Symptomatik

Sehr heftige Schmerzen, andauernd oder krampfartig, in der Lendengegend, ausstrahlend nach *Hoden* oder *Labien.*
Brechreiz und Erbrechen.
Manchmal Meteorismus.
Manchmal periphere Kreislaufsymptome bis zum Kreislaufkollaps.

Nierensteine können auch anhaltende unbestimmte und dumpfe Schmerzen in der Lendengegend hervorrufen, erfordern aber dann im allgemeinen keine Sofortmaßnahmen, sondern Krankenhauseinweisung.

Differentialdiagnose

Palpation des Abdomes zum Ausschluß einer intraabdominellen Erkrankung → **13** (Akutes Abdomen): Man findet im allgemeinen Druckschmerzhaftigkeit in der Nierengegend, auch bei Druck von lumbal, manchmal auch im Verlauf des Harnleiters entlang im rechten oder linken Unterbauch. Bauchdeckenspannung fehlt im allgemeinen, Meteorismus, Brechreiz und Erbrechen können vorhanden sein.

Urinuntersuchung (Streifentest oder Mikroskop): Meistens Hämaturie → **120**. Makroskopisch erkenn-

bare Hämaturie spricht eher gegen Nierenstein, fehlende Hämaturie läßt ein Steinleiden *nicht* sicher ausschließen.
Ähnliche Krankheitsbilder können bedingt sein durch: Nierentumoren mit Abgang von Blutgerinseln. Entzündliche Prozesse der Nieren mit Abgang von Eiter. Kolliken bei Hydronephrose und bei Nierenverletzungen. Verlegung der Harnwege durch entzündliche oder karzinomatöse Krankheitsprozesse (z.B. Metastasen).

Soforttherapie

Die Heftigkeit der Schmerzen erfordert sofortige Maßnahmen zur Schaffung von Schmerzfreiheit.

Dilaudid-Atropin® 1/4 mg i.m. oder Trancobuscopan® 1 Amp. i.m. oder Dolantin spez.® 1 Amp. langsam i.v. Besteht *Unsicherheit,* ob nicht doch ein akuter entzündlicher Prozeß im Bauchraum vorliegt, so kann zunächst Buscopan® i.m. versucht werden.

Weitere Maßnahmen

Bei *ungewisser Diagnose* (Appendizitis? → **27**) sofortige Einweisung in das Krankenhaus und nur, wenn nötig, Spasmolytika, z.B. Buscopan® 1 Amp. i.m. (s. oben). Keinesfalls dürfen in unklaren Fällen Opiate appliziert werden.
Auf dem Einweisungszettel für den Krankenhausarzt sollte stets die genaue Angabe des verordneten Mittels angegeben sein.
Nach Abklingen der Nierenstein-Kolik Kontrolle des Befundes nach einer und zwei Stunden, auch das abdominellen Palpationsbefundes und des Urinstatus. Am nächsten Werktag Vorstellung im Krankenhaus oder bei einem Urologen zur genauen Einengung der Diagnostik.
Auch wenn bei *unsicherer Diagnose* das Abklingen der Schmerzen nach Buscopan® i.m. eine Appendizitis → **27** auszuschließen scheint, sollte am nächsten Werktag im Krankenhaus eine exakte Untersuchung vorgenommen werden. Man soll sich heute nicht mehr nur

darauf verlassen, daß durch das Abklingen der Schmerzen eine Appendizitis ausgeschlossen werden könnte.

Komplikationen und Gefahren

Bei jedem Harnsteinleiden drohen eine vollständige Harnsperre, schwere nachfolgende Schädigung der Niere, Hydronephrose, Hydropyonephrose und Urosepsis, aufsteigende Pyelonephritis usw. Außerdem müssen andere urologische Erkrankungen sicher ausgeschlossen werden. Auch der Abgang eines kleinen Harnkonkrementes auf natürlichem Wege darf von einer urologischen Untersuchung nicht abhalten.

Hirsch

186 Nierenversagen, akutes → 24

187 Obstipation, akute → 13

188 Ödeme

Synonym

Gewebswassersucht.

Definition

Verstärkte Flüssigkeitsansammlung in den Gewebsspalten.

Ätiopathogenese

a) erhöhter hydrostatischer Druck
Herzinsuffizienz → **129**
b) erniedrigter onkotischer Druck
alimentäre Dystrophie
Tumorkachexie
Leberschaden
Nephrose
Hypoproteinämie
c) Elektrolytstoffwechsel
akute und chronische Nephritis
Herzinsuffizienz → **129**
Natriumretention
d) Gewebsfaktor
Alkalose
Adipositas
Hitze → **133**
Überlastung

e) hormonaler Einfluß
Myxödem → **178**
Menstruation
Klimakterium
f) Kapillarschaden
Nephritis
Urämie → **63**
Allergie (Quincke Ödeme) → **16**
trophoneurotische Störung
g) mechanische Abflußstauung
Thrombose → **230**
Bauchtumoren
Portale Hypertension bei Leberzirrhose

Akut auftretende Ödeme

Symptomatik

a) *Örtlich begrenzte Ödeme von geringer Ausdehnung.* Begleitende Schwellung bei lokalen Entzündungsprozessen oder nach Traumen.

b) *Örtlich begrenzte Ödeme von größerer Ausdehnung* treten an meist einer (seltener zwei) Extremitäten bzw. am Kopf auf.
Ursache: Meist akut auftretende Sperre des lymphatischen oder venösen Abflusses. (Achtung: Beckengefäße).
Lymphangitis, Lymphadentitis: Örtlicher Infektionsherd, z.B. Furunkel oder infizierte Verletzung. Lymphangitis mit Druckschmerzhaftigkeit der Lymphwege, eventuell „roter Streifen" kenntlich, z.B. auf der Beugeseite des Vorderarmes.
Lymphadenitis: Schmerzhafte Schwellung der Lymphknoten in der Axilla, Leistenbeuge, im Halsbereich submandibulär.
Thrombose, Thrombophlebitis (Vgl. → **230**): An beiden Beinen auftretend: hochsitzende Venenthrombose.
Venensperre, akute am Oberarm: Durch besondere anatomische Faktoren oder Venenspasmen (?) ausgelöst; selten.

c) *Ödeme mit großer Ausdehnung. Nephrogene Ödeme* (akute hämorrhagische Glomerulonephritis)
Anurie → **24** oder Proteinurie (Streifentest im Harn)

Blutdruck oft erhöht
Kopfschmerz, Übelkeit

Plötzliche Ödeme bei Schwangerschaft

EPH-Gestose, Präeklampsie. (Vgl. → **75**)

Allergische Ödeme

Eventuell an einer Gliedmaße beginnend, z.B. nach Insektenstich örtlich.
Eventuell mit Urtikaria und Schock einhergehend, meist rasch abklingend.

Soforttherapie a) Örtlich begrenzte Ödeme von geringer Ausdehnung. Behandlung des örtlichen Entzündungsprozesses oder der Verletzung.
b) *Lymphangitis:* Ruhigstellung der Extremität mit Schiene, feuchter Verband. Evtl. chirurgische Behandlung des auslösenden Entzündungsprozesses (bleibt dem Klinikarzt überlassen). Vorsicht bei Prozessen am Gesicht und Kopf, sowie bei Auftreten von Fieber unter Schüttelfrost. Nicht wahllos Breitbandantibiotika anwenden, sondern sofortige Krankenhauseinweisung veranlassen.
Thrombose (Vgl. → **230**): Vorsicht bei Thrombosen an Gesicht und Kopf (Angularis-Thrombose): Krankenhauseinweisung.
c) *Nephritis:* Krankenhauseinweisung. EPH-Gestose. (Vgl. → **75**).
d) *Allergische Ödeme* → **16**. Calcium Sandoz® 1 Amp. i.v., wenn nötig 1 Amp. eines Kortikoid-Präparates i.m.

Hirsch

189 Oligurie → 24

190 Ösophagusatresie

Definition

Angeborener Verschluß der Speiseröhre, meist im oberen Ösophagusdrittel. Völlige Unwegsamkeit des Verdauungskanals.

Ätiopathogenese

Mißbildung, entstanden in den ersten Embryonalwochen. Selten isoliert, meist in Verbindung mit einer Fistel zur Trachea. Frühgeborene häufiger befallen.

Symptomatik

Hinweiszeichen: *Hydramnion* bei der Schwangeren.
Neugeborene *bald nach der Geburt,* noch vor der ersten Fütterung: Schaumiger Speichel vor Mund und Nase, behinderte Atmung mit Zyanose. Grobe Rasselgeräusche, evtl. Husten und Auswurf von schleimigem Speichel.
Sicherstellung durch vorsichtige Sondierung: Stopp bei 9-11 cm.

Soforttherapie

Unterlassen jedes Fütterungsversuches.

Schon bei der diagnostischen *Sondierung:* Absaugung vorhandenen Schleims. Am besten bleibt eine durch die Nase eingeführte Sonde (wenn möglich) zum weiteren Absaugen auf dem Transport liegen, mit angeschlossener Spritze.

Sofortige Überweisung in eine Kinderklinik.

Falls Klinikeinweisung oder Transport gewisse Zeit beanspruchen, intramuskulär tunlichst Ampicillin (50 mg/kg). Mit intravenöser Flüssigkeitszufuhr kann bis zum Eintreffen in der Kinderklinik gewartet werden.

Erdmann

191 Ösophagusvarizen, blutende → 168

O

192 Pankreasnekrose → 13

193 Paraphimose

Definition Die Vorhaut schnürt den Penis im Sulcus coronarius ab und kann nicht über die Glans gezogen werden.

Ätiopathogenese Eine Paraphimose entsteht, wenn bei einer inkompletten Phimose der Vorhautring in den Sulcus coronarius gleitet oder zurückgezogen wird. Die Ursachen einer inkompletten Phimose sind mannigfaltig:
1. Angeboren.
2. Schrumpfung des Vorhautringes bei Lichen sclerosus et atrophicus („Kraurosis penis").
3. Entzündlich, bei Balanitis, Balanoposthitis, Lues, Herpes simplex genitalis, Erysipel u.a.
4. Allergisch bei Kontaktdermatitis und beim Quincke-Ödem → **202**.

Der enge Ring der Vorhautöffnung schnürt im Sulcus coronarius die Blut- und Lymphzirkulation ab. Die Glans und die Vorhaut schwellen an. Es besteht die Gefahr einer Nekrose an der Glans und am Schnürring.

Soforttherapie Die Paraphimose muß unbedingt so schnell wie möglich behoben werden, vor allem wegen der sonst drohenden Genitalgangrän. Bei kurzem Bestand und noch geringer Verschwellung ist ein unblutiger Repositionsversuch indiziert. Gelingt dies nicht, so muß der Schnürring operativ gesprengt werden.
1. *Unblutige Reposition*
a) Spasmo-Analgetikum verabreichen (Eupaco® i.m. oder als Zäpfchen).
b) Penis mit einer Hand umfassen, durch zunehmenden Druck Ödem auspressen. Den gleichen Vorgang mehrmals hintereinander wiederholen.
c) Die Ödemauspressung kann erleichtert werden durch vorherige Einspritzung von Hyaluronidase (Kinetin®) in das ödematöse Gewebe. Hierbei beachten:
– Hyaluronidase mit Lokalanästhetikum (Scandicain® 1%ig, *ohne* Suprarenin) 1:1 verdünnen, um die Schmerzhaftigkeit der örtlichen Injektion zu mildern.
– Hyaluronidase fördert die örtliche Ausbreitung von Infektionen; deshalb Antibiotikaschutz.

P

d) Mit den Fingerspitzen der rechten Hand die Vorhautwülste von hinten nach vorne schieben und gleichzeitig mit den Fingerspitzen der linken Hand die Glans nach hinten drängen.
e) Nach gelungener Reposition:
– 2-3 Tage Bettruhe verordnen.
– Kalte feuchte Umschläge mit Chinosol®-Wasser 1:1000 anlegen lassen.
– Ursache klären und behandeln.
2. *Operative Behebung* (in Notfallsituation nur bei langem Transportweg zum nächsten Krankenhaus) *durch Dorsalinzision*

a) Peniswurzelanästhesie mit Scandicain® 1%ig ohne Suprarenin.
b) Schnürring durch Auseinanderdrängen der Vorhautwülste an der *Dorsalseite* des Penis zur Ansicht bringen.
c) Hohlsonde unter den Ring schieben.
d) Den Ring in Richtung der Penisachse mit dem Messer durchschneiden.
e) Die „kurze Inzision" von hinten nach vorne etwas verlängern und die Vorhaut reponieren.
f) Die Inzisionswunde nicht nähen. Blutstillung, wenn nötig, durch Umstechung der Gefäße; bei geringer Blutung Verband mit Tabotamp®.
g) Nach Notfallbehandlung stationäre Einweisung.
Besonders zu beachten: Wenn die ursächliche Phimose nicht mit Sicherheit konservativ behoben werden kann, so ist prophylaktisch eine Zirkumzision zu empfehlen.

Marghescu

194 Parathyreotoxische Krise

Synonyma Akuter Hyperparathyreoidismus, Parathormonvergiftung.

Definition Akute zunehmende Hyperkalzämie auf dem Boden eines Hyperparathyreoidismus.

Ätiopathogenese Schleichender primärer Hyperparathyreoidismus
durch solitäres Parathyreoidea-Adenom (85%),
durch multiple Parathyreoidea-Adenome (3%),

durch multiple P.-Adenome bei endokriner Adenomatose („Hauptzellen-Hyperplasie“) (7%),
durch primäre Hyperplasie der „wasserhellen“ Zellen (3%),
durch Parathyreoidea-Karzinom (2%) –
kann durch Exazerbation zum internistischen Notfall werden (65% Mortalität).
Auslösung ungeklärt.
In Frage kommen: Intensive Palpation des Halses, antazide Behandlung peptischer Ulzera, Vitamin D-Zufuhr, Gaben von Diuretika vom Thiazid-Typ.

Symptomatik Parathyreotoxische Krise.

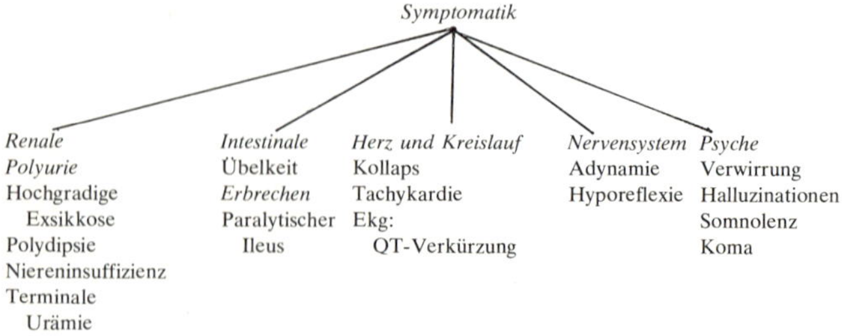

Laboratoriumswerte: Schweres Krankheitsbild, wenn Calciumspiegel im Blut über 17 mg % (= 8,5 mval/L).
Mitgeteilte Höchstwerte 21 mg % (= 10,5 mval/L).
Hyperphosphatämie.
Erhöhung der alkalischen Phosphatase nicht obligat.

Differential-diagnose (schwierig unter Notfallbedingungen):
Umfangreiche Skeletmetastasen bei Karzinom,
Hämoblastosen,
Vitamin-D-Intoxikation,
AT 10 (Dihydro-tachysterol)-Intoxikation,
Addison-Krise → **10**,
Burnett-Syndrom (= Milch-Alkali-Syndrom),
Idiopathische Hyperkalzämie bei Kindern.

Sofort-maßnahmen Schnelle Überführung ins Krankenhaus.
Vermutung dem Krankenhaus mitteilen.

1. Calcium- und Phosphatbestimmung im Blut.
2. Infusion 500 ml EDTA-Lösung Hameln (Calcium-Kom-

plex-Bildner) = (5 g Dinatrium-Salz der Äthylendiamentetraessigsäure, 9 g Natriumchlorid auf 1000 ml)
in 4-6 Stunden
(Achtung: Toxische Nebenwirkungen an Nierentubuli)
oder
Infusion von isotonischer Natriumsulfatlösung (116,7 g auf 3 Liter Wasser in 9 Stunden)
oder
Natrium-Kaliumphosphatpuffer mit pH von 7,4.
3. Forcierte Diurese.
4. Hämodialyse.
5. Operative Entfernung des hormonproduzierenden Nebenschilddrüsengewebes.

Pickert

195 Perforiertes Magen-Duodenal-Ulkus

Ätiopathogenese Benigne unspezifische Ulzerationen des Magens und Duodenums perforieren in 5% der Fälle. Bevorzugt werden Männer zwischen dem 30. und 55. Lebensjahr betroffen.

Symptomatik In der Regel tritt plötzlich ein *messerstichartiger Schmerz* im Oberbauch mit Ausstrahlung in beide Schultern auf, dem eine lokalisierte, sich rasch diffus ausbreitende Peritonitis folgt.
Charakteristisch ist der ängstliche Gesichtsausdruck, die Haltung mit eingezogenem Bauch und Beugestellung der Hüftgelenke sowie Schmerzangabe bei Lagewechsel. Außerdem bestehen alle Zeichen des *Schocks* mit kaltfeuchten Extremitäten, kleinem weichen Puls, oberflächliche Atmung und bald nach dem Schmerz einsetzendes Erbrechen.
Dem anfänglichen Stadium der Hinfälligkeit folgt das *Stadium der maskierten Peritonitis* mit normalem Puls, normaler Körpertemperatur und normaler Gesichtsfarbe; außerdem Verminderung von Bauchschmerzen und Erbrechen. Diese Besserung der Symptome in der Latenzzeit darf jedoch nicht zu dem Trugschluß Anlaß geben, daß tatsächlich eine Besserung eingetreten sei. Schließlich kommt es zum *Stadium der fortgeschrittenen generalisierten Peritonitis* mit zunehmendem Er-

brechen, meteoristisch aufgetriebenem Abdomen ohne Défense musculaire, kleinem und schnellen Puls sowie Druckempfindlichkeit des Douglas-Raums. Vgl. → **13** (Akutes Abdomen).

Differentialdiagnose Zu den pathologischen Zuständen, die das Bild einer Geschwürsperforation vortäuschen können und in der Regel operiert werden müssen, gehört die akute oder perforierte Appendizitis → **27**, die diffuse generalisierte Peritonitis, die rupturierte extrauterine Gravidität → **100**, die akute Strangulation einer Dünndarmschlinge und die Mesenterialthrombose.
Eine besondere Labordiagnostik erübrigt sich.

Soforttherapie Legen einer Magensonde, Schockprophylaxe oder -behandlung, sofortige Einweisung zur chirurgischen Behandlung.

Dietrich

196 Peritonitis, acuta → 13

197 Pneumonie

Synonym Lungenentzündung.

Definition Entzündliche Infiltration eines oder mehrerer Lungenlappen bzw. Lungenanteile.

Ätiopathogenese Im allgemeinen wird diese entzündliche Infiltration durch eine Infektion im Bereich der Lunge hervorgerufen. Die häufigsten Erreger sind Pneumokokken und Grippeviren. Folgende *Pneumonieformen* kommen außerdem in Betracht:
Primäre bakterielle Pneumonien durch Streptokokken, Staphylokokken, Enterokokken, Koli-, Rotz-, Test-Bakterien, Pneumonien hervorgerufen durch Brucellen, Rickettsien, Spirochäten, Pilze, o. a.
Sekundäre Pneumonien durch bakteriologische Superinfektionen bei anderen Erkrankungen (Kreislaufstörung, Bronchusveränderungen) Viruspneumonien (atypische Pneumonien, Masern-Pneumonien, Magrassische Pneumonien, Pseudoluetisches wassermannpositives Infiltrat, Lymphogranuloma inguinale).

Die Art des pneumonischen Prozesses ist nicht allein von dem Erregertyp abhängig, sondern vor allem von der Form der Auseinandersetzung zwischen Erreger und Organismus, wobei die Reaktionslage eine bedeutende Rolle spielt.
Seltener sind nicht infektionsbedingte Pneumonien:
Exogene Pneumonien, z.B. Lipoidosen, Pneumokoniosen, Toxin-, Nitrose-, Gas-, Kohlenoxyd-Schäden;
allergische Pneumonien bei Asthma, Quincke-Ödem der Pleura, eosinophiles Infiltrat, Löffler-Infiltrat.

Symptomatik Schnell auftretende hohe Temperaturen.
Schüttelfrost.
Oberflächliche Atmung, evtl. „Nasenflügelatmung“,
Knister-Rasseln über den Lungen, später Bronchialatmen über dem befallenen Bezirk, mit Dämpfung,
Puls klein und schnell,
stechende Schmerzen beim Atmen.
Im Laufe der Erkrankung *wandelt* sich entsprechend den anatomischen Veränderungen das klinische Bild: Am 2. und 3. Tage nach erfolgter Anschoppung ist die Lunge völlig infiltriert (Dämpfung, Bronchialatmen, Bronchophonie positiv, Stimmfremitus positiv). Ohne Antibiotikatherapie erfolgt nach etwa 8 Tage anhaltenden Temperaturkontinua ein kritischer oder lytischer Fieberabfall, der in das Stadium der Lösung überführt.

Differentialdiagnose Die Differentialdiagnose zwischen den zahlreichen Pneumonieformen kann nur in der Klinik geklärt werden durch
a) röntgenologische Verlaufskontrolle,
b) Erregernachweis,
c) Laboruntersuchungen (Sputum, Blutbild, serologische, bakteriologische, zytologische Untersuchung etc.).
Weiterhin kommen differentialdiagnostisch in Frage: Flüchtige Infiltrate allergischer Genese, Atelektasen verschiedener Ätiologie, Lappenkarzinose, Bestrahlungsfibrose, Lungenfibrose anderer Ätiologie. Ferner:
Die Lungentuberkulose oder die Besnier-Boeck-Schaumannsche Erkrankung und das Bronchialkarzinom. Allerdings ist für die letzteren der akute Beginn,

wie er für die Pneumonie beschrieben wurde, untypisch.

Soforttherapie Nach Möglichkeit Klinikeinweisung
Bettruhe
Sauerstoff, evtl. mit Nasensonde
Strophanthin $^1/_4$ mg
Antibiotika
Lokale Maßnahmen (Sekretolytika, Broncholytika, Inhalationstherapie)
Fiebersenkende Maßnahmen (Wadenwickel, Pyramidonsuppositorien). Bei Kindern tunlichst Klinikeinweisung, speziell bei Kreislaufstörungen und hohem Fieber.

Komplikationen Ateminsuffizienz
Herz-Kreislaufversagen

Hirsch/Erdmann

198 Pneumothorax (Spontanpneumothorax)

Definition Luftansammlung im Pleuraraum.
Spontanpneumothorax: Ohne Einwirkung von außen, etwa Verletzung oder iatrogen, entstandener Pneumothorax.
Geschlossener Pneumothorax: Keine durchgängige Verbindung zwischen Pleuraraum und Körperoberfläche.
Offener Pneumothorax: Durchgängige Verbindung zwischen Pleuraraum und Körperoberfläche.
Ventilpneumothorax: Die Verbindung zwischen Pleuraraum und Außenluft ist bei der Ausatmung „ventilartig" verlegt, bei der Einatmung durchgängig.

Ätiopathogenese 1. *Spontanpneumothorax*
a) geplatzte Emphysemblase (Hustenanfall)
b) geplatzte angeborene Lungenzyste
c) Durchbruch einer spezifischen Kaverne (Tuberkulose!)
d) Durchbruch eines Lungenabszesses oder einer Gangrän
e) Durchbruch eines zerfallenden Tumors
f) Entstehung durch starke mechanische Beanspruchung (bei schwerer Arbeit u.a.)
2. *Artefizieller Pneumothorax,* zu therapeutischen Zwecken, z.B. bei Lungentuberkulose, angelegt. Erfordert kaum Sofortmaßnahmen.

3. *Traumatischer Pneumothorax:* Nach offenen und stumpfen Verletzungen des Thorax, als offener oder als geschlossener Pneumothorax auftretend.
4. Bei einem *Ventilpneumothorax* wird, da die Verbindung zwischen Außenluft und Pleuraraum nur in der Einatmung offen ist, immer mehr Luft in den Pleuraum gepreßt. So entsteht ein hoher Druck im Pleuraraum *(Spannungspneumothorax);* das Mediastinum mit dem Herzen wird zur anderen Seite verlagert. Obere Einflußstauung und Zwerchfellflattern drohen.

Symptomatik *Spontanpneumothorax*

Plötzlich auftretender Schmerz im Thoraxbereich. Oft gleichzeitig Husten auftretend. Zunehmende Atemnot mit Zyanose.

Inspektion: Kranke Thoraxseite „schleppt nach", beteiligt sich an der Atmung wenig. Eventuell verbreiterte Interkostalräume.
Perkussion: Hypersonorer und tympanischer Klopfschall.
Auskultation: Abgeschwächtes oder fehlendes Atemgeräusch.
Bronchophonie und Stimmfremitus: Abgeschwächt bis aufgehoben.

Traumatischer Pneumothorax

Wunde im Bereich des Brustkorbes mit hörbarem Durchströmen der Luft.

Soforttherapie Bei allen Formen: Ruhe, möglichst Bettruhe.
Keine Opiate.
Bei Spontanpneumothorax und bedrohlichen Erscheinungen:
Pleurapunktion.

Während bei jeder Form eines geschlossenen Pneumothorax die Entlastung des Druckes geboten ist, vor allem bei älteren Patienten, ist eine alleinige Pleurapunktion nicht immer Mittel der Soforttherapie.

Auf die Kanüle wird, falls eine Punktion der Pleura notwendig ist, ein Gummifingerling (evtl. Finger von

Gummihandschuh abschneiden) gebunden, der an einer Seite etwas eingeschnitten wird. Durch ihn kann Luft ausweichen, aber nicht einströmen.
Sofortige Krankenhauseinweisung als Notfall.
Bei offenem traumatischem Pneumothorax sofort luftdichten Verband über der Thoraxwunde anlegen. Oft genügen mehrere sich dachziegelartig überdeckende Heftpflasterstreifen.

Weitere Maßnahmen

Krankentransport als Notfall. Bewährt hat sich eine Lagerung in 45°. Zusätzliche Belastung durch Atemnot usw. soll vermieden werden. Befundbericht!

Komplikationen und Gefahren

Versagen von Herz und Atmung.

Hirsch

199 Pockenverdacht

Vorbemerkung: Unter diesem Stichwort soll nicht das klassische Bild der Variola vera oder deren Varianten, wie Variolois oder Alastrim, besprochen werden. Es werden vielmehr nur praktische Hinweise gegeben, *wann* ein *begründeter Pockenverdacht* ausgesprochen werden soll und *was* dabei der Arzt in der Praxis und in der Notfallsituation zu *tun* hat. Es handelt sich dabei um selbstverständliche einfache Verhaltungsmaßregeln, gegen die jedoch immer wieder verstoßen wird.

Der begründete Pockenverdacht

Die Elemente eines begründeten Pockenverdachtes in Mitteleuropa sind:
1. *Einreise* aus pockenendemischen Gebieten (in erster Linie Indien, Pakistan, Burma und Indonesien), oder *Kontakt* mit pockeninfizierten Personen oder pockenverseuchten Gegenständen.
Jemand, der in den letzten 3 Wochen vor Ausbruch der Erkrankung seinen Heimatort nicht verlassen hat und weder mit infizierten Personen noch mit verseuchtem Material in Kontakt kam, kann nicht pockenkrank sein.
2. *Erkrankung spätestens 14 Tage nach Einreise* aus en-

demischen Gebieten oder Kontakt mit pockeninfizierten Personen oder Material. *Jemand, der erst 4 Wochen nach Rückkehr aus Indien erkrankt, kann nicht die Pokken haben.*

3. *Fehlender oder mangelhafter Impfschutz.* Als mangelhafter Impfschutz gelten:

a) Keine Zweitimpfung erfolgt.

b) Auffrisch-Impfung liegt länger als 3 Jahre zurück.

c) Die letzte Auffrisch-Impfung führte zu keiner ausreichenden örtlichen Reaktion (mindestens Impfknötchen).

4. *Unklarer* hochfieberhafter *Infekt* mit Kreuzschmerzen und/oder *Hautausschlag.*

Soforttherapie *I. In der Praxis:*

1. *Praxisräume abschließen,* damit niemand hinzukommen oder weggehen kann.

2. *Karteikarten* aller Patienten, die vorher mit dem Pockenverdächtigen das Wartezimmer teilten (am besten alle Karteikarten des Tages) *sicherstellen.* Alle Personen nämlich, die mit einem Pockenkranken im Wartezimmer waren, sind als Kontaktpersonen I. Grades zu betrachten und müssen bei Bestätigung des Verdachtes isoliert werden.

3. *Das Gesundheitsamt* telefonisch *verständigen* und dessen Weisungen abwarten. Auf keinem Fall darf irgendjemand (Arzt, Helferin, Pockenverdächtiger oder andere Patienten) ohne Genehmigung des Gesundheitsamtes die Räume verlassen.

II. Der *Notfallarzt* hat meistens mit folgenden Situationen zu tun:

1. Der Patient oder seine Angehörigen rufen den Notarzt und äußern Pockenverdacht. Verhaltungsmaßregeln:

a) *Telefonische Erhebung der Anamnese,* wobei insbesondere die Kontaktmöglichkeiten und die von diesem Zeitpunkt errechnete Inkubationszeit der jetzigen Erkrankung interessieren. Ergibt sich aus dem Gespräch ein begründeter Pockenverdacht, so hat der Notarzt folgende Pflichten:

b) *Verständigung des Gesundheitsamtes* und Einholung von Weisungen.

c) Erteilt das Gesundheitsamt die Weisung, daß der Notarzt den Patienten aufsucht und die Diagnose durch Untersuchung und Materialentnahme einleitet, so kann er diesen Auftrag nur übernehmen, wenn:

– seine Auffrischimpfung nicht länger als 3 Jahre zurückliegt und damals mindestens zu einer örtlichen Knötchenreaktion führte.

– er über entsprechende Seuchenschutzkleidung verfügt (Polyäthylenglocke, Seuchenstiefel) oder vom Gesundheitsamt erhält.

d) Übernimmt der Notarzt den Auftrag, so muß er einen Vertreter für weitere Notfallsituationen einsetzen, da er bis zur Stellung der endgültigen Diagnose für weitere Notfälle möglicherweise nicht mehr zur Verfügung steht.

2. Der gerufene Notfallarzt stellt bei einem Patienten den begründeten Verdacht auf Pocken fest. In diesem Fall sind sinngemäß die Verhaltungsmaßregeln wie bei Pockenverdacht in der Praxis anzuwenden.

Besonders zu beachten: Es ist nicht Aufgabe des Notarztes oder des in Praxis tätigen Arztes, die Diagnose „Pocken" zu sichern und entsprechende seuchenhygienische Maßnahmen zu ergreifen. Seine Aufgaben sind lediglich eine Äußerung eines begründeten Pockenverdachtes, die Verhinderung weiterer Kontaktmöglichkeiten und die Verständigung des Gesundheitsamtes.

Erst nach Aufforderung durch das Gesundheitsamt kann er zur Materialentnahme verpflichtet werden, deren Ablauf (Belehrung über zu entnehmendes Material, Technik der Abnahme, Transport des Materials zur Untersuchungsstelle) vom Gesundheitsamt gesteuert wird.

Marghescu

P

200 Psychose, akute

Synonym Geisteskrankheit.

Definition a) Endogene Psychosen:
1. Schizophrenie = Dementia praecox, Spaltungsirresein.
2. Manisch-depressives Kranksein → **66**.
3. Psychotische Episoden der genuinen Epilepsie.
b) Exogene Psychosen:
Körperlich begründbare (somatogene) psychische Nebenerscheinungen anderer Grundkrankheiten, z.B. Pneumonie → **197**, Basedow → **38**, Karzinomatose, Erbchorea, Intoxikationen (gewerbliche oder Genußgifte, Arzneimittel), Mangeldurchblutung bei dekompensierter Hirnarteriosklerose, progressive Paralyse usw.

Ätiopathogenese *Endogene Psychosen*

1. Schizophrenie: Ursache nicht geklärt. Multifaktoriell-pathogenetisches Geschehen. Anlagefaktoren sind die wichtigste Bedingung.
2. *Manisch-depressives Kranksein:* → **66** (Depression).
3. Psychotische Episoden der genuinen Epilepsie (vgl. → **85**). Auftreten möglicherweise bedingt durch zu langes Sistieren der Anfälle nach intensiver Therapie mit Antikonvulsiva.

Exogene Psychosen

1. Symptomatische Psychosen: Auslösen durch Bakterien oder Stoffwechselgifte. Anlagemässige Bereitschaft wahrscheinlich.
2. *Organische Gehirnkrankheiten.*
3. Pharmakogene und toxische Psychosen bei Stimulantienabusus, Rauschgiftmißbrauch → **71** (Drogenrausch) und Alkoholismus → **15**.

Symptomatik der Schizophrenie *Akute Schizophrenie*

Katatonie mit Impulsstörungen überwiegt.
Ungeordneter allgemeiner Bewegungssturm *(Tobsucht)* oder hochgradig herabgesetzte Motorik (schlaffer oder gespannter Stupor).
Bewußtseinsklarheit vorwiegend. Bei hochgradiger Erregung selten auch Trübung des Bewußtseins.

Fehlende Krankheitseinsicht. Kontaktunfähigkeit. Denkzerfahrenheit.
Wortneubildungen. Wahnideen meist religiösen oder sexuellen Inhalts und Halluzinationen, insbesondere Hören von Stimmen.
Der Stupor kann in plötzliche Erregung mit jäh ausbrechender Aggressivität *umschlagen.*
Sonderform: Perniziöse Katatonie.
Heute selten. Fieber, Kreislaufstörungen, Exsikkose, Zyanose, Toben und Schreien oder stark gespannter Stupor mit erhöhtem Muskeltonus und sichtbarer, affektiver Gespanntheit. Ohne Behandlung letaler Verlauf!
Hebephrene Form: Früher Beginn. Weniger oft erstes Auftreten bei älteren Kranken. Läppisch unberechenbares und albernes Verhalten. Faxensyndrom. Affektive Verflachung und Enthemmung.

Differentialdiagnose

Dämmerzustände bei genuiner Epilepsie (paranoid-halluzinatorisches Syndrom): Anfälle in der Anamnese → **85** (Epileptische Krämpfe).

Exogene Psychosen

Diese können eine Schizophrenie nachahmen. Das gleiche psychische Krankheitsbild kann eine vielfältige Ursache haben, in anderen Fällen kann auch die gleiche Noxe zu verschiedenen psychischen Krankheitsbildern führen. Alle akut Erregten ähneln sich: Ängstlich ratlose, aggressive Erregung selbst ist unspezifisch.
Das Kriterium einer exogenen Psychose ist eine körperliche Bedingtheit. Ferner die Feststellung einer Bewußtseinstörung, erkennbar an einer Desorientiertheit.
Akuter Verwirrtheitszustand wird ausgelöst durch Infektion, akute und chronische Intoxikation, Alkohol, Traumen oder schwere Stoffwechselstörung. Auch hier hilft die Kenntnis des Grundleidens bei der differentialdiagnostischen Abgrenzung. Überdauert eine Psychose das Grundleiden wochen- oder monatelang, ist

eine Schizophrenie anzunehmen. Bei *akutem Auftreten* spricht das freie Sensorium für Schizophrenie.
Psychogener Erregungszustand: Heftiges Toben und Schreien mit starkem Ausdrucksgehalt und Gebärdenreichtum spricht gegen eine Schizophrenie. Auftreten im Gefolge von Konflikten und abnormen Erlebnisreaktionen.
Altersbedingte Verwirrtheitszustände: Zeitlich-örtliche Desorientiertheit, Verlust der Merkfähigkeit. Konfabulation, Ratlosigkeit, illusionäre Verkennung der Umgebung und optische Halluzinationen. Störung des Denkens und der Affektivität.

Soforttherapie *Schizophrenie*

Bei jeder akuten Psychose läßt sich Selbstgefährdung und/oder Gemeingefährlichkeit nicht ausschließen.

Unterbringung in einer geschlossenen psychiatrischen Abteilung ist geboten.

Katatone oder sonstwie psychotisch Erregte sind trotz geduldigem Zuspruch nicht kontaktfähig. Fehlende Krankheitseinsicht hindert die Bereitschaft, eine Injektion zu erdulden.

Eine *Überwältigung* ist deshalb oft unvermeidlich. Die Verantwortung dafür trägt allein der Arzt. Immer vorher nach Waffenbesitz fragen! Angehörige autoritativ entfernen. Zur Überwältigung sind mindestens 5 kräftige Männer erforderlich.

Vorher *Rollenverteilung.* z.B. Hilfsperson A beschränkt sich auf den Kopf, B auf den rechten, C auf den linken Arm, D und E auf das rechte bzw. linke Bein.
Ringkampf vermeiden.
Schonendes Festhalten des Kranken, bis Medikament wirkt.
Medikamentös: Je nach körperlicher Konstitution des psychotisch Erregten bis zu 100 mg = 4 Ampullen Neurocil (Laevomepromazin) i.m. 1 Ampulle = 1 ml mit 25 mg. Eintritt der Wirkung in ca. 15 bis 20 Minuten. Gleichzeitig oder schon vorher intravenöse Injektion von 1, manchmal 2 Ampullen Haloperidol (Butyrophenonderivat). 1 Ampulle = 5 mg. Kranker beruhigt sich unter der Injektion. Im Bedarfsfall Neurocil und Haloperidol im Wechsel. Anstelle von Halo-

peridol kann auch Truxal (Chlorprothixen) 25 mg mit Atosil (Promethazin) 25 mg i.v. treten. Injektion langsam innerhalb von 2 bis 3 Minuten. (Cave: Atemstörungen bzw. Blutdruckabfall). Neuroleptischer, schlafanstoßender und antipsychotischer Effekt. Skophedal wegen potentieller Kreislaufstörungen vermeiden. Falls nicht zu umgehen, aufnehmende Klinik sofort verständigen, weil lebensgefährliche Komplikationen bei Anwendung von Neuroleptika zu erwarten sind, insbesondere bei älteren Patienten.

Akuter Verwirrtheitszustand (bei exogener Psychose)
Wie bei Schizophrenie.
Soweit in Betracht kommend: Behandlung des Grundleidens (z.B. Fieberdelirium bei Pneumonie).

Psychogener Erregungszustand

1 Ampulle Valium (Diazepam) 2 ml = 10 mg intravenös im Liegen.

Altersbedingte Verwirrtheitszustände

Bei nächtlichem Auftreten: Distraneurin 1 bis 2 Kapseln kombiniert mit Chloraldurat „blau“ 2 bis 3 Kapseln und Chloraldurat „rot“ 2 bis 3 Kapseln (zusammen) oder
Paraldehyd 5 bis 10 ml intramuskulär. Keine Phenothiazine! Keine Barbiturate!
Dazu Strophanthin $^1/_8$ bis $^1/_4$ mg intravenös (falls nicht digitalisiert).
Prophylaktisch (bei zu erwartender Verwirrtheit): 1 Stunde vor der Bettruhe Coramin 2 bis 5 ml intravenös, dazu Vandid 2 bis 3 Ampullen intramuskulär (1 Amp. zu 2 ml enth. 100 mg Etamivan).

Bei nicht sicherer Diagnose

Valium 2 ml = 10 mg intravenös im Liegen.
Bleibt binnen 20 Minuten eine beruhigende Wirkung aus, Therapie wie oben (bei Schizophrenie).

Weitere Maßnahmen Soweit keine Klinikeinweisung erfolgt, Zuziehung eines Psychiaters am nächsten Tage.

Kensy

Q

201 Pylorospasmus

Synonym Hypertrophische Pylorusstenose.

Ätiopathogenese Zunehmende Verengung des Magenausgangs durch Hypertrophie der Pylorusmuskulatur, bevorzugt bei Knaben.

Symptomatik *Leitsymptom:* In der 2. bis 3. Lebenswoche beginnendes Erbrechen in hohem Bogen (im Schwall) sofort oder bald nach der Flaschenmahlzeit.
Weitere Zeichen: Exsikkose durch häufiges Erbrechen, zur hypochlorämischen Alkalose mit Verlangsamung der Atmung führend. Gerunzelte Stirn; sichtbare Magensteifungen, besonders nach dem Trinken, Leerlauf-Obstipation.
Überwiegend männliche Säuglinge betroffen.

Differentialdiagnose Anderweitiges Erbrechen aus verschiedener Ursache; speziell Pseudopylorospasmus im Rahmen der *adrenogenitalen Syndrome,* u.U. mit bedenklichem Salzverlust → **11**. Auf vergrößerte Klitoris bei Mädchen achten!

Soforttherapie Zur Behebung stärkerer Exsikkose und Beeinflussung bedrohlicher Hypochlorämie Infusionen (intravenös) von Ringer-Lösung, physiologischer Kochsalzlösung oder Plasma-Konserve (10 ml/kg KG).

Weitere Maßnahmen Einweisung in eine Kinderklinik. Sorgfältige Konrolle der Serum-Elektrolyte und des Säure-Basenhaushaltes.
Weitere Behandlung konservativ oder operativ (Pylorotomie nach Weber-Ramstedt).

Erdmann

202 Quincke-Ödem

Synonym Angioneurotisches Ödem.

Ätiopathogenese Sofort-Typ-Allergie mit humoralen Antikörpern. Als Folge der Antigen-Antikörper-Reaktion wird Histamin aus den

Gewebsmastzellen freigesetzt. Das Histamin erweitert die Gefäße und erhöht die Permeabilität der Gefäßwände.
Die *wichtigsten Allergene* sind:
1. Nahrungsmittel (Krebse, Fische, Austern, Käse, Erdbeeren, Nüsse u.a.m.).
2. Systemisch verabreichte Medikamente.
3. Insektengifte (Insektenstich → **150**).
4. Außerordentlich selten beruht ein immer wiederkehrendes Quincke-Ödem auf dem hereditären *Fehlen eines Inhibitors der C'1-Esterase* im Komplement-System. Nachweis nur in spezialisierten Laboratorien möglich.

Symptomatik Innerhalb von 10-30 Minuten nach Allergen-Zufuhr:
1. Umschriebene teigig-ödematöse Schwellung der Haut oder der Schleimhaut.
2. Spannungsgefühl.
3. Zusätzliche Symptome je nach Lokalisation:
a) an Zunge, Epiglottis und Glottis: Atemnot bis Erstickungsgefahr.
b) am männlichen Genitale: Bei Phimose Paraphimose → **193**.

Soforttherapie 1. *Bei Glottis-Ödem:*
a) Noradrenalin (Arterenol®) i.v., intralingual oder subkutan (1 Amp. zu 1 ml).
b) Glukokortikosteroide i.v. in hohen Dosen, mindestens entsprechend 100 mg Prednisolon (2 Amp. Solu-Decortin®-H zu 50 mg).
c) Bei Nichtansprechen auf Noradrenalin oder Glukokortikosteroide: Intubation → **3c**.
d) Bei Unmöglichkeit einer Intubation und weiterbestehender akuter Atemnot: Luftröhrenschnitt → **3d**.
2. *Bei Paraphimose:*
a) Glukokortikosteroide i.v. (s.o.).
b) Versuch der unblutigen Reposition (Paraphimose → **193**).
3. *Bei allen anderen Lokalisationen:*
Glukokortikosteroide i.v. (s.o.).

Weitere Maßnahmen Nach Abklingen des Quincke-Ödems ist die Klärung des auslösenden Allergens unbedingt erforderlich, um

Rezidive zu vermeiden. *Evtl. notwendige Expositionsversuche dürfen nur unter stationären Bedingungen durchgeführt werden.*
Überweisung zu Facharzt bzw. Krankenhaus in den nächsten Tagen.

Marghescu

203 Reanimation → 3b

204 Rhythmusstörungen des Herzens

Synonym Arrhythmie.

Vorbemerkungen

Herz-Rhythmusänderungen sind häufig, doch nur unter folgenden Bedingungen müssen sie behandelt werden:
1. Bei ungünstigen Auswirkungen auf die Hämodynamik, so z. B. für eine gegebene Situation zu langsame oder zu schnelle Herzaktionen (bei alten Menschen ist der Bereich der „Normokardie" erheblich eingeschränkt, etwa auf Puls 60–120/min).
2. Bei Arrhythmieformen, die gefährlich sind oder gefährlich werden können, z. B. polytope oder salvenartige Extrasystolen, vorzeitiger ES-Einfall, Kammertachykardie.
3. Bei subjektiver Belästigung durch die Unregelmäßigkeit der Herzaktionen.
Eine definitive Abgrenzung der einzelnen Formen ist nur durch EKG-Kontrolle möglich (lange Streifen mit 10 mm/sec schreiben!). Im Notfall: Visicard!

Einteilung der Herzrhythmusstörungen (nach Erkennbarkeit)

a) *Anfallsweiser Kreislaufstillstand*
1. Asystolischer Adams-Stokes

2. Tachysystolischer Adams-Stokes durch Kammertachykardie
b) *Tachykarde Rhythmusstörungen*
1. Nichtparoxysmale Sinustachykardie (allmähliche Frequenzsteigerung)
2. Paroxysmale supraventrikuläre Tachykardie (*schlagartige* Frequenzsteigerung)
3. Paroxysmales Vorhofflattern und Vorhofflimmern (Tachyarrhythmie)
4. Paroxysmale ventrikuläre Tachykardie (*schlagartige* Frequenzsteigerung)
c) *Bradykarde Rhythmusstörungen*
1. Sinusbradykardie
2. Sinusknotensyndrom — Nur durch EKG
3. Sinu-aurikulärer Block — zu differenzieren!
4. AV-Block II. und III. Grades
d) *Bradykardie – Tachykardie Syndrom („Sick sinus")*
e) *Rhythmusstörungen durch (vermutliche) Digitalisintoxikation*
f) *Extrasystoliebereitschaft*

1. Anfallsweiser Kreislaufstillstand (Morgagni-Adams-Stokes-Anfall)

Definition und Form

1. *Asystolische hypodynamische Form* durch plötzliches Aussetzen der normalen Reizbildung und/oder Erregungsleitung (Block).
2. *Tachysystolische und hyperdynamische Form* durch Kammertrachykardie, Kammerflattern und Kammerflimmern.
3. *Mischformen* von beiden.

Ätiopathogenese

a) *Herzinfarkt* oder akute Koronarinsuffizienz bei koronarsklerotischer Myokardfibrose (auch bei „kleinem" Myokardinfarkt Kammerflimmern als unerwartete, zuweilen akut tödliche Komplikation) → **128**
b) *Myokarditis* (toxisch oder septisch)
c) *Kalzifizierende Aortensklerose*
d) *Lungenembolie* → **165**
e) *Intoxikationen* (Digitalis, Chinidin, Procainamid, Überdosierung von Narkotika)
f) *Hypersensitives Karotissinus-Syndrom* (reflektorischer Va-

gusreiz bei Druck auf einen übersensiblen Karotissinus) durch Tumoren, Arteriosklerose, bei Halsdrehung u. a.)

Symptomatik a) Plötzliche Blässe und Bewußtseinstrübung (individuell verschieden, von sog. „Mattscheibe" bis tiefer Bewußtlosigkeit mit zerebralen Reizerscheinungen. Wenn Herzaktion länger als etwa 10 Sekunden aussetzt, schwindet das Bewußtsein, nach etwa 20 Sekunden Krämpfe). Stuhl und Urinabgang.

b) Pulslosigkeit oder extrem langsamer Puls um 40 nach einer präautomatischen Pause (z. B. bei Übergang vom partiellen zum totalen atrioventrikulären Block).

c) Aufgehobene Reaktion auf Schmerzreize.

d) Sistieren jeder Atmung oder unregelmäßige Atmung

f) Prodromalzeichen der Kammertachykardie im EKG: Gehäufte (1 auf 10 Normalschläge), polytope oder salvenartige ventrikuläre Extrasystolen, typisches R auf T-Zeichen.

Differentialdiagnose Ob es sich um einen asystolischen oder tachystolischen Herzstillstand handelt, ist nur durch EKG zu klären. Zum Unterschied vom peripheren Kollaps setzen nicht nur der Puls, sondern auch die Herztöne aus.

Soforttherapie *Bei sicherer Asystolie und bei ungeklärter Genese des Kreislaufstillstands*

(wenn ohne EKG nicht sicher ist, ob Kreislaufstillstand durch Asystolie oder Kammertachykardie bedingt ist, oder aber bei raschem Wechsel beider Kreislaufstillstandformen im EKG):

1. *Lagerung* auf harter Unterlage, Hyperextension des Kopfes. Freimachen der Luftwege. Prothese! Sofort Uhrzeit fixieren, da bei der Reanimation Zeitgefühl verlorengeht!

2. Kräftige *Handkantenschläge* gegen vordere Brustwand.

3. Externe *Herzmassage* mit Frequenz von 40–60/min, wobei nach 30 sec jeweils durch 3 bis 4 Atemspenden unterbrochen wird → **3b** (Reanimation).

4. *Mund-zu-Mund- bzw. Mund-zu-Nase-Beatmung* → **3b**, noch besser Intubation.

5. Wenn möglich, Anonymakatheter legen bzw. stabilen Venenzugang!
6. *Alupent:* zuerst intrakardial (4. ICR links am Sternalrand) Injektion von 2 mg (= 4 ml = 4 Amp.) Oft genügt schon der mechanische Reiz des Nadelstiches, um das Herz zum Schlagen zu bringen.
Bei Erfolg: ½–1 Amp. Alupent® langsam intravenös. Anschließend intravenöser Dauertropf (5 bis 10 mg = 10–20 Amp. Alupent® verdünnt auf 250 ml Glucose). Oder auf 250 ml Kochsalzlösung (0,9 %). Tropfenfolge nach Verhalten der Herzfrequenz einstellen.
7. *Euphyllin:* 1 Amp. langsam intravenös.
8. *Prednisolon:* 0,5–2,0 g intravenös (z. B. 4 Amp. zu 250 mg Solu-Decortin®-H).
Bei sicherer Asystolie: Transvenöse Elektrostimulation.
Bei sicherer Kammertachykardie (auch Kammerflattern und Kammerflimmern):

Bei Bewußtlosigkeit: Elektrische Defibrillation (400 Watt sec, *soweit möglich*).
Auch nach erfolgreicher Defibrillation äußere Herzmassage und Beatmung fortsetzen, bis ausreichende Herztätigkeit und genügende Spontanatmung wiederkehren. Nach 3 erfolglosen Defibrillationsversuchen und, falls Defibrillation nicht möglich: 5 ml Xylocain (Lidocain, 2 %) intrakardial (und weitere Defibrillationsversuche, sobald möglich).

Bei Bewußtsein: Lidocain (Xylocain®) 5 ml (= 100 mg) langsam i. v. in 5 min!
Bei Erfolglosigkeit nach 5 Minuten nochmals 100 mg langsam i. v. (Antidot: Alupent, Atropin, Barbiturate bei Krämpfen),
oder wahlweise:
1. *Ajmalin* (Gilurytmal®): 1 Amp. zu 10 ml (= 50 mg) (Antidot: Alupent, Natriumlactat)
sehr langsam i. v. (Injektionsdauer pro Ampulle nicht unter 5 min.).
2. *Novocainamid* (Novocamid®, Pronestyl®) (1 Amp. = 10 ml) 0,5 bis 2,0 g (= 5–20 ml) i. v. in fraktionierten Dosen von 100 mg (1,0 ml) alle 4 Minuten, oder 0,5 g

(5,0 ml) in 100 bis 200 ml Glucose als Infusion im Laufe einer halben Stunde.
(Antidot: Na-Lactat, Hypertension).
3. *Diphenylhydantoin* (Antisacer, Phenhydan, Zentropil) 1 mg/kg Körpergewicht alle 10 bis 15 min bis zu 600 mg langsam i. v. 1 Amp. = 5 ml = 250,0 mg (bei Kammertachykardie, der wahrscheinlich eine Digitalis-Intoxikation zugrunde liegt).
Natriumbikarbonat 150–200 ml i. v. alle 10 min. zum Ausgleich der rasch einsetzenden Azidose.

Weitere Maßnahmen Einweisung als Notfall in eine internistische Krankenhaus-Abteilung. Für den Transport eventuell Wiederholung des Medikamentes, das sich als Erstgabe bewährt hat.
Ärztliche Begleitung! Maßnahmen notieren und mitgeben!

Rezidivprophylaxe Bei Auftreten von Prodromalsymptomen (Extrasystolen in Salven sind z. B. häufige „Vorläufer" einer Kammertachykardie) Langzeitprophylaxe, z. B. mit
Chinidin-Duriles® (tgl. 2 mal 4 Bohnen = 2 mal 1,0 g) oder
Galactoquin 3 x 1 Tabl.
Chinidinsulfat (tgl. 4 mal 0,4 g) oder
Isoptin® 80 (tgl. 3 mal 1 bis 2 Drag.) oder
Novocamid® (tgl. 4 mal 2 Drag.)
Neo-Gilurytmal® (tgl. 3 mal 1 Tabl.).

2. Paroxysmale (supraventrikuläre) Tachykardie

Synonyma Anfallsweises Herzjagen, seltener auch anfallsartiges Vorhofflimmern.

Ätiopathogenese Konstitutionelle Disposition, psychische, reflektorische, hormonale (Hyperthyreose) und toxische (Nikotin, Digitalis-Überempfindlichkeit) sowie hypoxische Faktoren. WPW-Syndrom (Wolff-Parkinson-White-S.).

Symptomatik 1. Nicht allmählicher, sondern schlagartiger, plötzlicher Beginn und plötzliches Aufhören einer (regelmäßigen) Tachykardie von meist 160 bis 220 Schlägen/min.

2. Unangenehme Herzsensationen, Schwindel, Übelkeit, Ohnmacht infolge zerebraler Minderdurchblutung.
3. Bei längerer Dauer des Anfalls und bei hoher Frequenz: Herzinsuffizienz (z. B. Lungenstauung). → **129**

Differentialdiagnose Eine Abgrenzung der paroxysmalen supraventrikulären Tachykardie von Vorhofflattern, Vorhofflimmern und Kammertachykardie ist praktisch nur mit Hilfe des EKG möglich. Für die ersten Sofortmaßnahmen ist eine solche Differenzierung aber weniger wichtig, da für alle drei Arten von Herzjagen die gleichen medikamentösen Sofortmaßnahmen geboten sind.

Soforttherapie a) *Mechanische Einwirkung:* Druck oder kurze Massage im Bereich des Karotissinus (beim liegenden Patienten unter laufender Kontrolle der Herzfrequenz am Vorderrand des Musculus sternocleidomastoideus in Höhe des oberen Randes des Schildknorpels zunächst auf der rechten Seite die Arteria carotis suchen. Hier normalerweise die Teilung der A. carotis communis mit den Pressorezeptorenfeldern): Unter Kontrolle des Herzens jeweils 10–20 sec lang die Halsschlagader gegen die Wirbelsäule drücken. Sistiert der Anfall, Druck sofort nachlassen. Bei fehlendem Erfolg etwas höher oder etwas tiefer nochmals versuchen. Wenn rechts kein Effekt, dann links probieren.
Erbenscher Hockversuch: Der Patient geht in Hockstellung zieht die Oberschenkel gegen die Brust und hält den Atem an
Valsalvascher Versuch: Atem anhalten und Pressen wie beim Stuhlgang.
Brechreflex auslösen mit „Finger in den Hals".
CO_2-haltiges Eiswasser trinken, auch schockartig kalte Luft einwirken lassen. (Z. B. nachts unbekleidet ans offene Fenster treten).
Bulbus-Druckversuch nach Aschner: 20–30 sec auf beide Augen gleichzeitig drücken (Finger auf die geschlossenen Augen unmittelbar unterhalb des Supraorbitalbogens drücken, nicht auf die Hornhaut).
b) *Pharmakodynamische Vagus-Reizung* (wenn me-

chanische Vagusreizung unwirksam oder wegen hohen Lebensalters kontraindiziert):
Verapamil (Isoptin®): (= 1 bis 2 Amp.) langsam i. v. unter Frequenz = oder EKG-Kontrolle (kann innerhalb von 60 Minuten wiederholt werden). Oder oral: 4 Tabl. Isoptin 80 (Antidot: Alupent!). Oder *Digitalis,* z. B. Lanitop 2 Amp., oder Novodigal 2 Amp., oder oral *Dociton:* 2 Tabl. zu 40 mg., oder Visken 2 Tabl.

3. Bradykarde Rhythmusstörungen

Ätiopathogenese Wie anfallsweiser Kreislaufstillstand Seite 394.

Symptomatik Pulsverlangsamung unter 50/min.

Differentialdiagnose Nur elektrokardiographisch möglich.

Soforttherapie Intravenöse Applikation nur notwendig bei akuter Bedrohlichkeit, z. B. plötzlichen zerebralen Symptomen bis zum Adams-Stokes. Mit zunehmendem Alter (60–80 Jahre) und bei Herzinsuffizienz werden schon Bradykardien um 60 häufig schlecht vertragen. Kein Digitalis!
1. Atropinum sulfuricum 1–2 Amp. zu 0,0005 i. v. oder s. c., i. m. Bei Kammerbradykardie durch Hinterwandinfarkt kann dies lebensrettend sein.
Bei geringerer Bedrohlichkeit 6 mal 2–1 Komprette Atropin sulfuricum 0,0005 oral; oder
2. Alupent 1 Amp. 0,5 (1 ml) langsam i. v., zusätzlich 1 Ampulle i. m. (cave Extrasystolie!).
Bei geringer Bedrohlichkeit 3–5 mal tgl. 1/2 bis 1 Tablette Alupent (zu 20 mg) oral; oder
3. 3mal tgl. 2 Tabletten Ildamen (8 mg).

Weitere Maßnahmen Bei bedrohlichen Zeichen: Sofortige Krankenhauseinweisung als Notfall, in ärztlicher Begleitung.
Ein transvenöser *Schrittmacher* ist bei Unwirksamkeit der medikamentösen Maßnahmen, bei Adam-Stokes-Anfällen, bei bifaszikulärem Block (wenn während eines akuten Herzinfarktes aufgetreten) u. a. indiziert.

4. Digitalisbedingte Rhythmusstörungen

Symptomatik Digitalis kann jede Art von Rhythmusstörungen (besonders typisch Vorhoftachykardie mit Block), Appetitlosigkeit, Nausea und Gelbsehen bewirken.

Soforttherapie Absetzen von Digitalis.
Kaliumgaben → **79** A. (Elektrolytstörungen, Hypokaliämie).
Diphenylhydantoin (s. oben) bei Reizbildungen ohne sinuaurikuläre oder artrioventrikuläre Blockierungen höheren Grades. Xylocain bei Kammertachykardie!
Bei extremer Bradyarrhythmie Alupent in kleinen Einzeldosen, z. B. 10 mg (1 Tabl.) im Abstand von 2 Std. Auch hierzu sind EKG-Kontrollen notwendig.

Weitere Maßnahmen Baldige Klinikeinweisung, auch zur Klärung der Schrittmacher-Behandlung. Evtl. Digoxin-Spiegel-Bestimmung.

5. Extrasystolie-Bereitschaft

Ätiopathogenese Bleibt oft unklar. Häufig funktionell und extrakardial bedingt. Bei Infarkt immer ernst zu nehmen und zu behandeln.

Diagnostik und Differentialdiagnose Nur durch EKG: *gefährliche* Extrasystolien in Salven von 2 u. mehr, R auf T (vorzeitiger Einfall in vulnerable Phasen); Polytopie, mehrmals mehr als 5 monotope Es.

Soforttherapie Eine Behandlung ist nur notwendig, wenn die Extrasystolien „gefährlich" sind oder als lästig empfunden werden. (Bei Herzinfarkt auf jeden Fall Xylocain → **128**). 3mal 1 Tabl. Neo-Gilurytmal® oder nach Chinidinprobegabe ohne intestinale oder zentrale Nebenwirkungen täglich morgens und abends je 1–3 Tabl. Chinidin-Duriles®.
Bei Erhöhung von Blutdruck und Herzfrequenz (also nicht bei Bradykardie und Hypotonie) Beta-Rezeptorenblocker, z. B. 3 x 20 mg Dociton, 3mal 1 Tab. Visken® oder 3mal 1 Tab. Isoptin 80!

Weitere Maßnahmen Internistische Kontrolle am nächsten Werktag: Ergometrie, Telemetrie, Bandspeicher-EKG!

Halhuber

205 Salzmangelsyndrom → 11

206 Scharlach

Synonyma Scarlatina, scarlet fever.

S

Ätiopathogenese *Erreger:* Streptococcus haemolyticus (scharlachspezifisches Begleitvirus bisher unbewiesen).
Inkubationszeit: 2-5 (1-7) Tage. Tröpfcheninfektion, seltener infizierte Gegenstände (Kleidung, Spielzeug) oder Nahrungsmittel (z. B. Milch).

> *Leitsymptome:* Fieber, Angina, Enanthem, Himbeerzunge, Periorale Blässe, Scharlachexanthem (Scharlachmantel).

Akuter Beginn mit Schüttelfrost und hohem Fieber, Schluckbeschwerden (Angina), Übelkeit, Kopf- und Gliederschmerzen, evtl. Erbrechen und Durchfall. Am zweiten Krankheitstag typisches kleinfleckiges, oft juckendes Scharlachexanthem (Beginn an den Innenseiten der Oberschenkel) unter Freilassen des Kinns (periorale Blässe) am ganzen Körper. Enanthem der Mundschleimhaut, anfangs Erdbeerzunge (ab 6. Tag Himbeerzunge), Halslymphknotenschwellungen, Tachykardie, meist vergrößerte Leber (zuweilen Subikterus), gelegentlich Milzvergrößerung.
Sonderformen: Wund-, Puerperal-, Verbrennungsscharlach. Gelegentliche Kombination von Scharlach mit Diphtherie, Masern, Windpocken, Erysipel oder Tuberkulose.
Schwere Verlaufsformen: Toxischer Scharlach (bläulich-rotes Exanthem, diffuse Haut- und Schleimhautblutungen, Herz- und Kreislaufversagen, Erbrechen und Durchfall), septischer Scharlach (ulzeronekrotische Angina, schmerzhaft geschwollene Kieferwinkellymphknoten, septische Komplikationen).

Diagnose: Klinisch, epidemiologisch. Im Blutbild Neutrophilie mit Linksverschiebung und Eosinophilie, toxische Plasmakörperchen (Döhlesche Einschlußkörperchen = Verklumpung basophiler Substanzen). Oft Anämie, BKS beschleunigt, Bilirubin im Serum erhöht, gelegentlich positive WaR. Febrile Albuminurie, positive Urobilinogen- und Urobilinreaktion, Azeton im Harn oft positiv; Diazoprobe negativ. Positiver Rumpel-Leede. Nur bei septischem Scharlach ausgedehnte Petechien.

Differentialdiagnose Arzneimittelexanthem (Anamnese) → **29**, alle Infektionskrankheiten mit scharlachähnlichem Exanthem → **98** (z.B. Grippe, Leptospirosen, Sepsis → **219**, Meningitis → **173**, Fleckfieber u.a.). Außerdem Serumkrankheit → **220** und Sonnenerythem. Schamröte älterer Kinder meist nur im Bereich des Oberkörpers.

Soforttherapie (Meldepflicht bei Erkrankung und Tod).
1. Spezielle Therapie: Unter optimaler Isolierung (bei leichten Verlaufsformen hausärztlich oder im Durchschleusungsverfahren) möglichst frühzeitige Behandlung mit Penicillin, z.B. mit Prokain-Penicillin mit und ohne Penicillin-G-Kalium (bei Kindern 400 000 IE, bei Erwachsenen 800 000 IE täglich i.m.) oder Tardocillin® comp. bzw. Megacillin® (bei Kindern 300 000 IE, bei Erwachsenen 600 000 IE jeden 3. Tag i.m. – im ganzen dreimal) oder Tardocillin® 1200 als einmalige Gabe (bei Kindern 600 000 IE, bei Erwachsenen 1,2 Millionen IE i.m.). Bestehen schon zu Beginn der Erkrankung Komplikationen (Lymphadenitits, Otitis media), sind höhere Dosen von Penicillin erforderlich, ebenso bei toxischem Scharlach.
2. Allgemeine Therapie: Bettruhe (Isolierung), eiskalte Halswickel, Rachenspülungen mit warmer Salzlösung oder Kamillentee bzw. Kamillosan®, bei hohem Fieber kalte Wadenwickel, Diät (anfangs Fruchtsäfte, laktovegetabile Kost). Analgetika; gegen Hautjucken z.B. Euraxil®-Salbe. Evtl. Kreislaufbehandlung (Plasmaexpander: Macrodex 6% infundieren).

Klinikeinweisung schwerer Krankheitsfälle und dann, wenn häusliche Verhältnisse eine Isolierung und entsprechende Behandlung zu Hause nicht zulassen.

Koeppe

207 Schlaflosigkeit, akute

Synonyma Agrypnie, Insomnie, Hyposomnie.

Definition Trotz umfangreicher Schlaftheorien fehlt bisher eine umfassende Interpretation des Schlaf-Wach-Verhaltens. Der Wechsel zwischen Wachen und Schlafen soll ein primär spontanes Phänomen sein (zirkadiane Rhythmik). Steuerung durch eine innere neuronale Uhr.
Äußere und innere Einflüsse können die „Sollwert"-Einstellung stören.
Man unterscheidet:
a) Symptomatische Schlafstörungen,
b) Schlafstörungen bei endogenen Psychosen,
c) funktionelle Schlafstörungen.

Ätiopathogenese a) *Symptomatische Schlafstörungen:* Bei organischen Erkrankungen, die mit Schmerzen einhergehen, z.B. Ulcus duodeni, Zwerchfellhernien, Bing-Horton-Syndrom → **237** (Trigeminus), Brachialgia paraesthetica nocturna, Restless-legs-Syndrom, Burning feet, Crampus-Syndrom, Osteochondrose der Halswirbelsäule, Gelenkschmerzen (chronische Polyarthritis), Polymyalgia rheumatica. Ferner bei Herzinsuffizienz → **129** mit Nykturie, Hypertonie, Hyperthyreose, postenzephalitischem Parkinsonismus, Asthma bronchiale, nächtlichem Hustenreiz, Meteorismus, Diabetes mellitus, vegetativen Störungen in der Menopause, Hirnarteriosklerose.
b) *Schlafstörungen bei endogenen Psychosen:* Besonders hartnäckig oft Symptom einer Manie, aber sehr häufig auch einer endogenen Depression. Dabei Einschlaf- und Durchschlafstörungen. Bei Kombination mit vegetativer Symptomatik vielfach einziges Zeichen larvierter Depressionen → **66**. In der Hälfte aller Depressionen Schlafstörungen auch im Intervall der Phasen. Verkürzte Schlafdauer ebenso bei Schizophrenien im akuten Stadium.
c) *Funktionelle Schlafstörungen:* Durch ungesunde Lebensführung (Bewegungsmangel, zu spätes, zu reichliches Abendessen, Tabak- und Alkoholabusus), störende Umweltreize

wie Hitze, Kälte, Lärm, Licht, harte Matratze, Änderung von Rhythmen (z.B. bei Flugreisen mit Verschiebung der Uhrzeit).
Durch Überarbeitung (psychischen Streß), abnorme Erlebnisreaktionen, ängstliche Erwartungsspannung, chronische Konflikte (Sorgen).

Symptomatik Es gibt Einschlafstörungen, Durchschlafstörungen oder kombinierte Schlafstörungen. Dabei Beeinträchtigung des Erholungsvorganges durch Verminderung der gewöhnlich benötigten Schlafmenge, auch durch fehlende Schlaftiefe. Normalerweise treten viermal in einer Nacht verschiedene Stadien der Schlaftiefe I – IV auf. In der Schlafverflachung bewegen sich die Augen hin und her (Rapid eye movement = REM). Mit der REM-Phase ist z.T. die regenerative Funktion verknüpft. In dieser Zeit wird geträumt. Wird diese Phase durch Aufwecken oder Schlafmittel unterdrückt, resultieren Verhaltensanomalien.

Differentialdiagnose Stehen Dauer und Ausmaß der akuten Schlaflosigkeit in keinem angemessenen Verhältnis zum Anlaß, ist Krankheitswert anzunehmen. Klärung der Ätiologie durch körperliche Untersuchung und sorgfältige Analyse.
Bei jüngeren Menschen besteht meist eine Ein-, bei älteren eine Durchschlafstörung. Bei ersteren eine Psychose → **200** oder abnorme Erlebnisreaktion ausschließen. Diese Gesundheitsstörungen sind zwar auch bei älteren Patienten möglich; es überwiegt aber eine Hirnmangeldurchblutung als Ursache der Schlafstörungen.

Soforttherapie
Bei unklarer Form
Gelingt im Notfall keine diagnostische Klärung, dann 1 Tabl. Valium 5 oder 2 Tabletten Noludar oder Mogadan. Bei älteren Menschen mit chronischer Bronchitis ist Mogadan kontraindiziert. In diesem Fall 2 Kapseln Chloraldurat-500. Bei besonders hartnäckiger Schlaflosigkeit 2 Tabletten Phanodorm.

Bei bekannter Form der Störung

a) Symptomatische Schlafstörungen

Abhängig von der Ursache der Agrypnie. Primäre Behandlung des Grundleidens. Harmlose Analgetika genügen bei leichteren Schmerzzuständen. Schwerere Schmerzsyndrome werden mit einem Suppositorium Megaphen (Chlorpromazin) à 25 mg gedämpft, zusätzlich 2 Tabletten Novalgin zu 0,5 g oder 1 Kapsel Fortral (Pentazocinum) per os oder 1 Ampulle i.m. oder Valoron (1 Kapsel zerbeißen lassen) oder Dolviran = 1 Tablette per os oder 1 Tablette Cliradon (Ketobemidon) bzw. 1/2 Amp. s.c. bzw. i.m.

S

Bei nächtlichen Wadenkrämpfen (Crampus-Syndrom) führt Chiningabe (0,2-0,3 g) zur Beschwerdefreiheit. Kein erkennbares Grundleiden, jedoch ist ein Venenleiden auszuschließen.

Beim Restless-legs-Syndrom (Syndrom der unruhigen Beine), welches Initialsymptom einer Polyneuropathie bei Diabetes, Alkoholismus oder anderen chronischen Intoxikationen sein kann, aber ebenso bei Eisenmangel oder vasomotorischer Dysregulation auftritt, Behandlung des Grundleidens. Auf Valium 5 oder 10 per os baldige Beruhigung. Gleiche Therapie bei der Brachialgia paraesthetica nocturna erfolgreich.

Burning-feet-Syndrom: Oft bei Polyneurophathie verschiedener Genese, aber auch bei Gefäßsklerose (= heiße Greisenfüße). Neuroleptika in höherer Dosierung, z.B. 2 Tabletten Megaphen (Chlorpromazin) à 25 mg oder 2 Tabletten Neurocil (Laevomepromazin) à 25 mg.

Schlaflosigkeit bei *Herzinsuffizienz* ist wie bei *Hirnarteriosklerose* zu behandeln. Besserung der Hirnmangeldurchblutung durch herz- und kreislaufwirksame Maßnahmen bzw. Herstellung individuell optimaler Blutdruckwerte. Bewährt hat sich die oft paradox anmutende Tasse Kaffee als Einschlafmittel oder 1 Tabl. Vandid-Coffein.

Bei Unruhezuständen abends 3-5 Tabletten (1,5-2,5 g) Distraneurin (Clomethiazol). Bestehen dennoch Einschlafstörungen, 1 Tablette Doriden (Glutethimid) oder eine Tablette Mogadan (Nitraze-

pam) oder 1 Tablette Valamin (Ethinamat). Oft genügen zum Einschlafen auch 1-2 Chloraldurat-500-Kapseln 1/2 Stunde vor dem Schlafengehen. Bei nächtlichen Unruhezuständen 10 ml Paraldehyd i.m.
Keine Barbiturate! Höchstens 1 Tablette des kurz wirkenden Evipan (Hexobarbital) als Einschlafmittel.

b) Soforttherapie bei endogenen Psychosen

Wenn keine Suizidgefahr besteht → **66**, ist die kombinierte Therapie bei depressiver Psychose mit Antidepressiva und Neuroleptika durchzuführen. Bewährt hat sich z.B. Amitriptylin 3 mal täglich 25 mg (Saroten, Laroxyl oder Tryptizol) mit der Zugabe von Neurocil (25 mg; Laevomepromazin) oder Atosil (25 mg; Promethazin), kombiniert mit 2 x tgl. 1 Tabl. Akineton retard. Mitunter genügt aber zu den Antidepressiva die Verordnung eines Tranquilizers aus der Benzodiazepinreihe, z.B. 3 mal täglich Tranxilium 5 oder 10 (Dikalium-Clorazepat) statt der Neuroleptika.
Bei akuter Schlaflosigkeit wird man auf die Applikation eines der üblichen Schlafmittel nicht verzichten können (s. unten).
Akute Agrypnie bei Schizophrenie oder Manie wird mit Neuroleptika wie bei akuten Psychosen → **200** behandelt.

c) Soforttherapie bei funktionellen Schlafstörungen

Ursache klären. Vor Anwendung verschiedener Medikamente zur Änderung falscher Lebensgewohnheiten raten. Bei leichteren Agrypnien genügen abends 4 Hovaletten (bestehend aus Hopfenextrakt und Baldrian), oder 3 Hovaletten forte (1 Tablette enthält neben Hopfen- und Baldrianextrakt noch 10 mg Phenyläthylbarbitursäure) bzw. 1-2 Tabletten Bellergal. Entspannung wird auch mit Meprobamat erreicht, das nicht den Tiefschlaf beeinträchtigt. In der Dosierung von 200-400 mg greift Meprobamat (Miltaun, Aneural, Cirpon, Meprocompren, Meprosa, Restenil) am

Rückenmark und Hirnstamm an und führt zu einer Muskelrelaxierung, die seelische Spannungs- und Angstzustände behebt.

Heute werden häufiger Benzodiazepine verordnet. Hierbei Angriffspunkte auch im limbischen System, dadurch verstärkte anxiolytische Wirkung. Allerdings stören diese den physiologischen Schlafablauf durch Reduktion des Tiefschlafstadiums IV. Neben Valium (Diazepam) Stärke 2, Stärke 5 und 10 sind Librium (Chlordiazepoxid), Adumbran bzw. Praxiten (Oxazepam) und Mogadan (Nitrazepam) zu nennen. Bei höheren Dosen ist mit Müdigkeit am anderen Tag, evtl. mit Schwindel, Ataxie, leichter Verwirrtheit, Konzentrationsschwäche besonders bei Zerebralsklerotikern zu rechnen. Auf Komplikationen bei gleichzeitigem Alkoholgenuß ist aufmerksam zu machen. Mogadan ist jedoch relativ atoxisch, beeinträchtigt auch nicht den REM-Schlaf. Auch Revonal bzw. Mandrax (Methaqualon) verändern den REM-Schlaf nur unwesentlich. Wenn trotz Eintritts seelischer Entspannung die Agrypnie nicht zu beheben ist, wird man bei Einschlafstörungen auf Evipan (Hexobarbital), bei Durchschlafstörungen auf Phanodorm (Cyclobarbital) oder Nembutal, Neodorm oder Repocal (Pentobarbital) nicht verzichten können. Luminal (Phenobarbital) ist kein Schlafmittel.

Barbituratfreie Präparate wie Doriden (Glutethimid) und Noludar (Methyprylon) weisen ähnliche Wirkungen und Nebenwirkungen auf.

Bei psychoreaktiven Schlafstörungen ist dem psychotherapeutischen Gespräch gegenüber einer ständigen Medikamentverschreibung der Vorzug zu geben.

Weitere Maßnahmen

Bei Schlaflosigkeit infolge von Herzinsuffizienz bzw. Hirnarteriosklerose läßt sich Digitalisierung des Herzens als Langzeittherapie meist nicht umgehen. Auch ist bei Hirnarteriosklerose eine Injektionsserie von Helfergin (Centrophenoxin) zu empfehlen. Bei schlafgestörten Psychotikern sollte in jedem Fall der Therapievorschlag eines Nervenarztes eingeholt werden.

Komplikationen und Gefahren Barbiturate unterdrücken die Traumphasen des REM-Schlafes, beeinträchtigen somit die regenerative Schlaffunktion. Bei längerer Verordnung ist Kumulationsgefahr mit Nebenwirkungen zu beachten. Gewöhnung verursacht gesteigerte mikrosomale Enzymaktivität der Leber, die beschleunigten Abbau der auch antiepileptisch wirksamen Mittel bedingt. Beim Absetzen der Barbiturate können u.U. epileptische Anfälle sowie Thrombosen auftreten. Wegen des sofort einsetzenden REM-rebound besteht auch erhöhte Infarktgefahr.

Bei Hirnarteriosklerose ist mit einer „paradoxen" Wirkung der Barbiturate zu rechnen. Schon der normale Einschlafvorgang wird durch den nächtlich vorhandenen Vagotonus gestört, der die zerebrale Minderdurchblutung des Hirnarteriosklerotikers verstärkt. Barbiturate bewirken weiteren Blutdruckabfall, damit zusätzliche Minderung der Hirndurchblutung, der sich noch eine atemdepressorische Komponente hinzugesellt. Hirnarteriosklerotiker schlafen auf Barbiturate schlecht, werden unruhig und sogar delirant.

Kein Schlafmittel ist harmlos. Gewisse Nebenwirkungen lassen sich bei allen Präparaten nach längerer Verabreichung feststellen. Einige dieser Störungen beruhen auf allergischer Grundlage, bei manchen besteht auch die Gefahr der Suchtentwicklung. Als zwingende Konsequenz ergibt sich, daß Schlafmittel niemals leichtfertig, sondern immer nur nach kritischer Indikationsstellung verordnet werden sollten. Risiko der Schädigung durch Medikamente soll gegen Schädigung durch Schlaflosigkeit abgewogen werden.

Kensy

208 Schlafmittelvergiftung → 245

209 Schlaganfall → 26

210 Schlangenbiß

Definition

Biß durch Giftschlangen, von denen in Europa fast nur Vipernarten toxikologisch bedeutsam sind, und zwar in Deutschland die *Kreuzotter,* in der Schweiz die *Jura-Viper,* in Österreich noch die *Spitzkopfnatter,* darüber hinaus in Südosteuropa die Sandviper. Jährlich sterben in Europa etwa 50 Personen an Schlangenbissen.

Ätiopathogenese

Im Schlangengift sind verschiedene hochwirksame Enzyme enthalten, die entweder neurotoxisch, hämorrhagisch oder hämolytisch wirken. Je Biß einer Kreuzotter werden 0,02 bis 0,1 ml Gift einverleibt. Schlangengifte sind im Prinzip *Toxalbumine* (für die Behandlung wichtig). Das Gift wirkt lokal, wandert auf dem Lymphweg und/oder gelangt in das Blut.

Symptomatik

Oft wird der Biß einer Viper nicht bemerkt, manchmal mit Insektenstich verwechselt. Charakteristisch sind 2 etwa 10 mm voneinander entfernte Bißstellen.
Heftige *Schmerzen,* starkes *Ödem,* bläulich verfärbt (durch Hämolyse), rasche Ausbreitung des Ödems zentralwärts mit schmerzhafter Lymphangitis müssen dringend Verdacht auf einen Schlangenbiß erwecken.
Bei Biß in ein Venenlumen entstehen sofort schwere *Schockerscheinungen* mit Kopfschmerz, Schwindel, Brechreiz, Durchfall (evtl. blutig). *Erhöhte Pulsfrequenz, Blutdruckabfall, Schweißausbruch* und *Angstgefühl* begleiten den schweren Kollaps.
Selten treten schon frühzeitig, u. U. bereits nach Minuten, Lähmungen auf, u. a. Ptose der Augenlider.
Gefährdet sind besonders Kleinkinder und ältere Personen, speziell bei Bissen im Gesicht oder im Brustkorbbereich.
Örtlich kann es später zu Sekundärinfektion der Bißstelle kommen.

Soforttherapie

Schon in den ersten 5 Minuten gilt es zu handeln, weil rasche Giftresorption stattfindet.

1. Sofortige *Abschnürung* bei Biß an Extremitäten (maximal 1 Stunde, der periphere Puls soll fühlbar bleiben).

2. *Inzision,* beide Bißstellen verbindend (notfalls auch ohne Betäubung), vielfach dem Krankenhaus oder Versorgung in ärztlichen Praxisräumen vorbehalten.
3. *Absaugen* der Bißstelle (problematisch, besser darauf verzichten).
4. *Immobilisation:* Lagerung in völliger Entspannung, bei Extremitäten schienende Verbände.
5. Systematische *Schockbekämpfung* (vgl. → **7**).
6. Injektion von *Schlangenserum,* immer intravenös (nie umspritzen oder intramuskulär).

Schlangengift-Sera werden von den Behring-Werken hergestellt. Dort evtl. nächste Bezugsstelle erfragen: Telefon 06421-2021. Im allgemeinen wird die Serum-Injektion erst im Krankenhaus stattfinden können. Vorbestellung des Serums!

Schlangengift-Sera der Behringwerke stammen vom Pferd (Fermo-Serum®), sind also Fremd-Sera. Die Frage nach vorausgegangenen Serum-Injektionen darf deshalb nicht versäumt werden, besonders nicht bei intravenöser Injektion. Diese wird besser in Narkose – und dann im Krankenhaus, dies auch aus äußeren Gründen – vorgenommen, um eine Anaphylaxie zu vermeiden.

Steht das Schlangengift-Serum bei günstigen äußeren Verhältnissen schon am Ort der Erstversorgung zur Verfügung, soll sicherheitshalber zum Ausschluß einer Fremdserum-Allergie vorab eine intrakutane Quaddel gesetzt oder 1:10 verdünntes Serum in den Konjunktivalsack eingeträufelt werden. Eine örtliche Reaktion (Rötung und Schwellung) ist bei Neigung zu Anaphylaxie innerhalb von 5 bis 10 Minuten zu erwarten.

Das Schlangengift-Serum (Behring) enthält Antitoxine gegen die wichtigsten europäischen Giftschlangen.

In der Schweiz: Schlangengift-Serum Berna®, ebenfalls polyvalentes Pferdeserum.

Sondersituation: Zufälliger Schlangenbiß bei *Zoo-Besuch* erfordert Injektion entsprechend wirksamer Seren. Die Behring-Werke produzieren für solche Zwecke auch Seren gegen die Gifte der wichtigsten aussereuropäischen Schlangen aus Zentral-Afrika, Nord-Afrika sowie dem vorderen und mittleren Orient.

Anti-Sera für nordamerikanische Schlangen liefern die Wyeth-Laboratories (Antivenin Polyvalent®), für südamerikanische das Institut Butanan, São Paulo/Brasilien. Bei Bedarf in Deutschland wende man sich an Entgiftungs-Zentralen (s. S. 466) oder direkt an die Behring-Werke (Tel. 06421-2021).

Weitere Maßnahmen Bei bedrohlichen Symptomen, am besten in jedem Fall nach Erstversorgung Krankentransport mit Begleitpersonen in eine Intensivpflegeabteilung, tunlichst mit Notfall-Wagen.

S

Außerdem erhalten die Verletzten zweckmäßigerweise ein Antihistaminikum (i. v. oder i. m.) und Urbason® solubile forte oder Solu-Decortin®-H (250-500 mg i. v.).

Bei Erregungszuständen außerdem zur Sedierung, wenn praktisch durchführbar:

a) Valium® (=Diazepam) Roche *intravenös,* perfekte Injektionstechnik vorausgesetzt, 2-5 mg langsam bis zur deutlichen Beruhigung einspritzen.

In der Ampulle zu 2 ml sind 10 mg Diazepam!

Wenn Injektion nicht durchführbar, Suppositorium zu 5 mg (bei Kindern), welches aber weniger rasch wirkt.

oder

b) Nembutal® (=Pentobarbital Natrium), *anteilig* 2 ml aus 50 ml-Injektionsflasche! Bei Kindern etwa 3 mg/kg KG als Einzeldosis und am besten i. v.

Ferner auch bei Schlangenbiß: Simultan-Impfung mit Tetanol® und/oder Tetagam® gegen Tetanus → **228**.

Breitbandantibiotikum gegen spätere Superinfektion.

Erdmann

211 Schock → 7

212 Schrittmacher-Zwischenfälle

Ätiopathogenese oder Störungen 1. *Seitens der Batterie* durch Nachlassen der Spannung: Frequenzabfall oder Frequenzanstieg bis zum „Schrittmacherrasen“, Frequenzschwankungen und Funktionsausfall.

2. *Seitens der Elektroden:* Elektrodenbruch, Dislokation, Ventrikelperforation, Reizschwellenanstieg.

3. *Seitens der Schrittmacherumgebung:* Infektion des Batteriebettes, Zwerchfellstimulation und Verlagerung der Batterie.

Symptomatik

Bei einer plötzlichen Unterbrechung Adams-Stokes-Anfälle oder Schwindelzustände. Manchmal aber merkt der Patient nur bei einer Pulszählung die Verringerung oder Beschleunigung der bisher gewohnten Frequenz. Eine Frequenzänderung um etwa 10% des Ausgangswertes (üblicherweise im Sinne der Verlangsamung) ist das entscheidende Signal zum Schrittmacherwechsel.

Soforttherapie

Bei jedem Ausfall des Schrittmachers, aber auch schon bei Störungen in seiner Tätigkeit, sofortige Einweisung in ein Schrittmacher-Zentrum!
Für den *Transport* ein- bis zweistündlich 1 Tabl. Alupent (zu 20 mg). Beim sog. „Schrittmacherrasen" ist der Transport unter ärztlicher Aufsicht notwendig, weil die Frequenz soweit ansteigen kann, daß es zu Schockzeichen oder zu einem tachysystolischen Herzstillstand kommt. In diesem Fall muß, wenn irgend möglich, das zuführende Kabel zur Batterie unter der Haut durchtrennt werden. Gleichzeitig Alupent oral oder als Infusion.

Verhalten bei interkurrenten Erkrankungen eines Schrittmacherträgers

„Man sollte sich generell dafür entscheiden, Narkosen und Operationen nur im Bereich klinischer Zentren durchzuführen, in denen auf ausreichende Schrittmachererfahrungen jederzeit zurückgegriffen werden kann.
Interkurrente Erkrankungen belasten einen Schrittmacherpatienten dann besonders, wenn sie mit Anforderungen an Herz und Kreislauf einhergehen, deren Ausgleich natürlicherweise durch Frequenzanpassung bewältigt wird". (Chr. Brückner und W. Drägert: Schrittmachertherapie des Herzens, 1973).
Fieberzustände, Anämien z. B. schon in den Anfangsstadien symptomatisch beheben!
Bei Pneumonien kann nicht nur, es soll digitalisiert werden.

Weitere Maßnahmen Schrittmacherpatienten bedürfen einer Dauertherapie mit Herzglykosiden. Dabei sollte die vom Schrittmacherzentrum empfohlene Digitalisdosis unbedingt beibehalten werden.
Die Verschreibung anderer Arzneimittel unterliegt keiner Beschränkung.

Halhuber

213 Schüttelfrost

Definition Unangenehmes Kältegefühl mit starkem Fieberanstieg und rasch aufeinanderfolgenden Muskelkontraktionen.

Ätiopathogenese Häufig Bakterien- oder Vireneinbruch in die Blutbahn: Bakteriämie, Virämie.
Pneumonieformen
Gallen- → **55** und Nierensteinkoliken → **185** mit anschließender Infektion
Mastitis → **251** (Wochenbettkomplikationen)
Pyelitis
Erysipel → **96**
grippale Infekte
Meningitis
Hirnsinusthrombose
und andere Infektionskrankheiten
Außerdem iatrogen:
nach Bluttransfusion gruppenfremden Blutes, nach i. v.-Injektion von ausgefällten und nicht absolut sterilen Lösungen.

Symptomatik Hohes Fieber: über 40 Grad.
Zittern am ganzen Körper, Gänsehaut, Zähneklappern durch Muskelkontraktionen, Kältegefühl.

Differentialdiagnose Bei örtlichen Eiterungen (Abszessen) *Warnzeichen:* beginnende Pyämie → **219** (Sepsis).

Sofortige Krankenhauseinweisung.

Soforttherapie und weitere Maßnahmen Für den *Transport* soll der Patient warm gehalten und mit genügend Decken versehen werden. Wärmflaschen können nötig sein, besonders zu Beginn, bevor der

Schweißausbruch einsetzt. Jedoch ist bei Verwendung von Wärmflaschen besondere Vorsicht geboten (Brandwundengefahr!), weiterhin: heißer Tee, kühler Umschlag auf die Stirn und das Herz, wenn nötig Kreislaufmittel, z. B. Akrinor®, Effortil®, Novadral retard®! (Bei Schock → **7**).

Hirsch

214 Schwangerschaft, akute Störungen

Übersicht

Akutes Symptom (alphabetisch)	Diagnose	Maßnahmen
Akutes Abdomen → **13**	a) Frühschwangerschaft *Abort* → **215** *Extrauteringravidität* → **100**	 Abort beenden. Krankenhauseinweisung.
	b) Spätschwangerschaft *Vorzeitige Lösung der normalsitzenden Plazenta* → **215** *Uterusruptur* → **214**	Das akute Abdomen im 2. und 3. Trimenon gehört ausnahmslos in die Klinik.
	Differentialdiagnose: *Appendizitis* *Divertikulitis* (perf.) *Stielgedrehte Ovarialzyste* *Ileus mit Darminfarkt bei Briden* *Darmvolvulus oder Uterustorsion* *Inkarzerierte Hernie* (auch innere)	
Augenflimmern	*Drohende Eklampsie* → **75**	Bettruhe. Zimmer abdunkeln. Menschen aus dem Zimmer weisen. Mehrmals tägl. 20 mg Valium i. v. oder per os Bei starken Ödemen: Diuretika. Bei hohem Blutdruck: Hypotensiva.

Übersicht (Fortsetzung).

Akutes Symptom (alphabetisch)	Diagnose	Maßnahmen
		Evtl. sofort, auf alle Fälle bei Verschlechterung, Krankenhauseinweisung.
Blasensprung Diagnose oft nicht eindeutig	**Geburt → 111** Nach dem Blasensprung steht die Frau unter der Geburt	Tagsüber sofort, nachts am nächsten Morgen Krankenhauseinweisung. In der Regel wird vor der 36. Woche Erhaltung der Gravidität angestrebt, nachher die Geburt eingeleitet
Blutung → **215** (uterine)	a) Frühschwangerschaft *Abort* → **215** *Extrauteringravidität* → **100**	Schwache Blutung, keine Schmerzen: Bettruhe Starke Blutung, starke Schmerzen: Kürettage Evtl. Krankenhauseinweisung.
	b) Spätschwangerschaft *Placenta praevia* → **215** *Vorzeitige Lösung der Plazenta* → **215**	Sofort Krankenhauseinweisung. (Ausnahmslos). Blase sprengen. Wenn Blutung nicht steht: Krankenhauseinweisung.
Ödem Proteinurie Hypertonie	Präeklampsie Eklampsie EPH-Gestose →**75**	Bettruhe, in schweren Fällen mit Abdunkeln des Zimmers und Vermeiden von Lärm und Umtrieb. Mehrmals täglich Valium. Diuretika und Hypotensiva. In sehr schweren Fällen Frühgeburt einleiten.
Ikterus → **55**, → **108**, → **144**	Ursächlich kommen *Gallensteine,* eine epidemische Hepatitis, eine Hämolyse, eine Leberzirrhose od. eine Leberatrophie in Frage. Gelegentlich handelt es sich auch um einen harmlosen *cholestatischen Ikterus,* einen sog. idiopathischen Schwangerschaftsikterus.	Bettruhe. Leberschondiät. Exakt überwachen.

S

Übersicht (Fortsetzung).

Akutes Symptom (alphabetisch)	Diagnose	Maßnahmen
Ikterus (Fortsetzung)	Nicht ganz selten kommen die schwangerschaftsspezifische, prognostisch sehr ungünstige *Leberzellverfettung* und die ebenfalls schwangerschaftsspezifische und prognostisch ungünstige *Hepatogestose* vor.	Strenge Bettruhe. Strikte Leberschondiät. Korrektur von Wasser- und Elektrolythaushalt. Möglichst rasch entbinden (das Kind stirbt ohnehin ab).
Ileus → **13**	Meist Strangulation durch Bride. Gelegentlich Obturation durch Tumor.	Krankenhauseinweisung. Ein Ileus verlangt meistens die Beendigung der Schwangerschaft (Abbruch). Fast immer ist die Laparotomie zur Bridenlösung nötig.
Koliken (vgl. → **13**)	*Ureterstein* → **185**	Spasmolytika helfen meist über die Schwangerschaft hinweg. In schweren Fällen ist die Sondierung des Ureters mit Ureterkatheter nötig. Röntgen-Abklärung nach der Geburt und Sanierung wünschenswert.
	Cholezystitis → **55** *Cholelithiasis* → **108**	Spasmolytika. Fettfreie Diät. Röntgenabklärung nach der Geburt.
	Darmkoliken	Spasmolytika. Kausale Behandlung.
Koma → **57**	In Frage kommen vor allem: *Eklampsie* → **75: Koma** mit tonisch-klonischen Krämpfen, Ödemen, Proteinurie und Hypertonie. DD diabetisches Koma: im Urin kein Zucker.	Krankenhauseinweisung. Abschirmen von jeglichen Reizen: Licht, Lärm, Berührung, Bewegung. Wiederholt Valium 10-20 mg i. v., bis die Patientin schläft und die Krämpfe aufhören.

Übersicht (Fortsetzung).

Akutes Symptom (alphabetisch)	Diagnose	Maßnahmen
Koma (Fortsetzung)		Verhindern von Zungenbissen u. Verletzungen. Blasensprengung zur möglichst raschen Entbindung (Interruptio).
	Hirnvenenthrombose (meist auch mit Krampfanfällen)	Wie Eklampsie. Krankenhauseinweisung. Differentialdiagnose oft unmöglich. Als Regel gilt: Eklampsie: Auftreten in der Schwangerschaft. Oft mit Ödemen, Proteinurie und Hypertonie. Besserung relativ rasch. Hirnvenenthrombose: Auftreten im Wochenbett. Ohne Ödeme, Proteinurie u. Hypertonie. Verlauf sehr protrahiert.
	Hirnblutung, -Tumor, -Entzündung (häufiger ohne Krämpfe) Leitsymptom: Eventuell mit Lähmungen	Krankenhauseinweisung.
	Diabetisches Koma → **67** In der Schwangerschaft gelegentlich erste Manifestation des Diabetes Ohne Krämpfe Leitsymptom: Im Urin Eiweiß –, Zucker ++ Hypotonie, Tiefe Atmung; Acetongeruch	Behandlung → **67** Krankenhauseinweisung. Für den Transport: 10 E Insulin DD: hypoglykämisches Koma
	Hepatisches Koma Gelegentlich bei Schwangerschaftshepatopathie Ohne Krämpfe	Behandlung: Krankenhauseinweisung. Hochdosiert Cortison i. v., i. m. oder s. c.

Übersicht (Fortsetzung).

Akutes Symptom (alphabetisch)	Diagnose	Maßnahmen
Koma (Fortsetzung)	Leitsymptom: Ikterus → **144**	Wasserhaushalt und Elektrolyte ins Gleichgewicht bringen. So rasch wie möglich entbinden (Schwangerschaftsabbruch).
	Vergiftungen (Arzneimittel, Nahrungsmittel). Schlafmittel und Sedativa Salicylate, Paraldehyd etc. Schwermetalle, Alkaloide, Kohlenoxyd Methylalkohol, Aethylalkohol etc. Pilze, Nahrungsmittel, → **245**	Behandlung → **245** Krankenhauseinweisung.
Konvulsionen, Krämpfe	Der Häufigkeit nach: *Eklampsie* → **75** (mit Koma) *Hirnvenenthrombose* (mit Koma) *Epilepsie* → **85** (mit vorübergehenden Bewußtlosigkeit) *Hirntumor, -Blutung, -Entzündung* (mit Kopfweh, später zunehmende Bewußtlosigkeit)	Bei allen generalisierten Krampfanfällen: Krankenhauseinweisung, für den Transport Begleitung. 10-20 mg Valium i. v. Wiederholen, bis die Krämpfe sistieren und die Patientin schläft. Verhindern von Zungenbiß und Verletzungen.
	Allgemeinerkrankungen:	Kausale Behandlung. Krankenhauseinweisung.
	Hyperventilationstetanie → **140**	Therapie → **140**
	Hypoglykämie, Insulinschock → **141**	Therapie → **141**
	Vergiftungen (Kampfer, Strychnin, Blei, Alkohol, Thallium etc.)	Therapie → **245**
	Tetanus → **228**	Therapie → **228**
	Drogen-Entzugssyndrom → **71**	Therapie → **71**
	Allergischer Schock → **16**	Therapie → **16**

Übersicht (Fortsetzung).

Akutes Symptom (alphabetisch)	Diagnose	Maßnahmen
Kopfschmerz → **158**	Migräne verschwindet in der Schwangerschaft. Sog. Migräne-Anfälle sind etwas anderes. Ebenso hat plötzliches, vorher nicht gekanntes Kopfweh nie eine banale Ursache, z. B. Präeklampsie → **75**	Klärung, evtl. Krankenhauseinweisung
	Hirnvenenthrombose	Sofortige Antikoagulantientherapie → **23.** Anfangsdosis 40 000 IE i. m. Weiterhin täglich 40 000 IE i. m. Sobald wie möglich Konsiliarius rufen. Antibiotika, evtl. Krankenhauseinweisung
	Sinusitis, Otitis, Mastoiditis Hirntumor, -Entzündung, -Blutung	Krankenhauseinweisung
Schock → **7**	Ursächlich handelt es sich in erster Linie um: *Lungenembolie* → **165** Diff. Diagnose: Herzinfarkt → **128** Hirnblutung → **26**, Apoplexie Allergischer Schock → **7** Nebenniereninsuffizienz Addison-Krise → **10**,	Sofort Heparin → **23.** Anfangsdosis 20 000 IE i. v. + 40 000 IE i. m. Dann täglich 40 000 IE = 1 Amp. = 1 ml i. v. Am nächsten Tag Konsilium mit Facharzt. Morphin wiederholt i. v. bis Patient und Atmung ruhig. Größtmögliche Ruhe. Wenn Zustand nach 2 Std. besser: Transport ins Spital erlaubt.
	Blutung in die Bauchhöhle bei *Extrauteringravidität* → **100** (häufig) bei *Uterusruptur* (selten) Eine stumme Uterusruptur ist das symptomlose Auseinanderweichen einer Kaiserschnittnarbe. Der Schock ist meist schwer.	Sofort Krankenhauseinweisung zur Laparotomie.

S

Übersicht (Fortsetzung).

Akutes Symptom (alphabetisch)	Diagnose	Maßnahmen
Schock	Intraabdominale Infarkte wie *Darminfarkt* durch Bridenstrangulation Volvulus (sehr selten) *Stielgedrehte Ovarialzyste* → **13** Torsio uteri (sehr selten)	Sofort Krankenhauseinweisung zur Laparotomie, meist mit Interruptio graviditatis.
	Eine leichte Infektion mit Endotoxin-produzierenden gramnegativen Bazillen (meist Coli-Amnionitis oder Zystopyelitis), die in der Schwangerschaft nicht so selten zum oft tödlichen *Endotoxin-Schock mit Verbrauchskoagulopathie* führt. Afibrinogenämie mit schwerster hämorrhagischer Diathese als Folge.	Schwerste Bedrohung. Minuten zählen! Sofort: 1. 40000 IE Heparin i. v. 2. Höchdosiert Antibiotika 3. Blase sprengen zur möglichst raschen Entbindung 4. Krankenhauseinweisung
	Hypotensive Syndrome. Die Vena cava-kompression durch den schwangeren Uterus bei Rückenlage führt gelegentlich zu plötzlichem schweren Schock.	Einfaches Umlagern auf die Seite.
Schüttelfrost → **213**	Allermeistens als Folge einer *Pyelitis.* Viel seltener kommen andere akute Infektionskrankheiten in Betracht. *Amnionitis* bei Zervizitis *Anginen* und tiefergelegene Infektionen der Luftwege *Pyämien* jeder Genese. → **219**	Da Schüttelfröste in der Schwangerschaft fast immer infektiöser Natur sind, ist Antibiotikatherapie nicht fehl am Platz. In der Schwangerschaft kommen in Frage: Penicillin Erytromycin Zu erwägen: Krankenhauseinweisung.

Übersicht (Fortsetzung).

Akutes Symptom (alphabetisch)	Diagnose	Maßnahmen
Ödeme akute → **188**	*EPH-Gestose* → **75** Blutdruck messen Urin untersuchen	Sofort absolute Bettruhe. Sedativa, z. B. Valium. Diuretika – Hypotensiva.
	Herzinsuffizienz (Rechts-Insuffizienz) → **129** Blutdruck und Nierenschaden beurteilen Natrium- u. Wasserüberladung beurteilen.	Bettruhe Digitalis Saluretika – Salzlose Diät.
	Thrombose → **230**	Sofort Heparin → **23** Anfangsdosis 20000 i. v. + 40000 IE i. m. Dann täglich 40000 IE = 1 ml = 1 Amp. i. m. In den nächsten Tagen Konsilium mit Facharzt. Krankenhauseinweisung zu erwägen.
Thrombophlebitis der Beinvenen (→ **230**)	oberflächlicher Venen (keine Emboliegefahr)	1. Bandagieren (jeden Unterschenkel mit 2 elastischen Binden) 2. Mobilisieren (Umhergehen mit den gut bandagierten Beinen) 3. Analgetika – Antiphlogistika z. B. 3×2 Tabl. Butazolidin-Geigy
	Thrombophlebitis tiefer Venen (Emboliegefahr)	1. Heparin → **23** Anfangsdodis 20000 IE i. v. + 40000 IE i. m. Dann täglich 40000 IE = 1 ml = 1 Amp. i. m. In den nächsten Tagen Konsilium mit Facharzt 2. Analgetika 3. Vorerst Bettruhe (Achtung, Emboliegefahr)

Übersicht (Fortsetzung).

Akutes Symptom (alphabetisch)	Diagnose	Maßnahmen
Wehen → **111**	a) Schwangerschaftswehen Sie sind unregelmäßig in Intensität und Abstand	Erste Maßnahmen: Wehen unterdrücken 1. Atropin – Morphin i. v. und i. m. 2. β-Sympathikomimetika 3. Absolute Bettruhe
	b) Geburtswehen Sie sind regelmäßig in Intensität und Abstand	Einzige Maßnahme: Geburt in Gang halten. 1. Morphin erlaubt (i. v. und i. m.) 2. Herztöne des Kindes und Muttermund kontrollieren 3. Geburtstillstand von mehr als 2 Stunden ist pathologisch Wenn kurzfristig möglich: Krankenhauseinweisung.

Stamm

215 Schwangerschaftsblutungen

> Schwangerschaftsblutungen können stets lebensgefährlich sein. Sofortmaßnahmen sind daher immer nötig.

Häufigste Ursachen

In der ersten Schwangerschaftshälfte. Vgl. → **48** (Blutung, gynäkologische).

1. Abortblutung (Blutung nach außen)
2. Extrauteringravidität (Blutung nach innen) → **100**

In der zweiten Schwangerschaftshälfte

3. Placenta praevia (Blutung nach außen)
4. Vorzeitige Lösung der Plazenta (Blutung nach innen und/oder nach außen)

Immer muß man auch an ein Portiokarzinom denken.

Abort

Synonym Fehlgeburt.

Definition a) *Abortus imminens:* Der Muttermund ist bei der rektalen Untersuchung noch geschlossen. Ein Versuch der Schwangerschaftserhaltung ist sinnvoll.
b) *Abortus incipiens:* Der Muttermund ist am Aufgehen (nur rektal, nicht vaginal untersuchen; Infektion!). Der Abort kann nicht mehr aufgehalten werden.
c) *Abortus incompletus:* Fetalteile sind abgegangen. Blutung oft bedrohlich.
d) *Abortus completus:* Blutung und Schmerzen gering.
e) *Septischer Abort:* Es bestehen Fieber und/oder Schüttelfrost.

S

Symptomatik Starke Uterusblutung nach Amenorrhoe. Mehr oder weniger starker Unterbauchschmerz. Positiver Schwangerschaftstest.

Soforttherapie a) *Abortus imminens:* Wenn eine Chance bestehen soll, daß die Schwangerschaft erhalten bleibt, dann verordnet man sofort
absolute Bettruhe
Morphin-Atropin intramuskulär.
1 Amp. Depotoestrogen und Depotgestagen intramuskulär und β-Sympathikomimetika peroral oder parenteral.
b) *Abortus incipiens:* Falls die Blutung übermäßig stark ist, so halten wir zur raschen Eindämmung des Blutverlustes und zur Beschleunigung des Abortes folgende Medikamente für richtig:
– alle 1-2-4-6 Stunden 25 Tropfen Methergin Sandoz.
– Morphin bei Schmerzen intravenös oder intramuskulär.
– Plasmaexpander infundieren.
Wenn die Blutung weiter bedrohlich ist:
– Scheidentamponade mit steriler Gaze.
– Krankenhauseinweisung.
c) *Abortus incompletus:* Die Blutung kann bedrohlich sein.

– Im Muttermund sichtbare Eiteile mit der Abortzange entfernen.
– Plasmaexpander infundieren, darin pro Flasche 1-2-4-8 Ampullen Methergin Sandoz oder alle $^{1}/_{2}$ Stunde $^{1}/_{2}$ Ampulle Syntocinon i. v. oder i. m.
– Krankenhauseinweisung zur Kürettage (Entleerung des Uterus).

d) *Abortus completus:* Ist der Abort beim Eintreffen des Arztes sicher komplett (bei der rektalen Untersuchung ist der Uterus klein und hart), dann empfiehlt sich die Verordnung von Methergin Sandoz (20,0), 3x25 Tropfen täglich während 1 Woche.
Antibiotika während 1 Woche.
Ferrum.
Auf Krankenhauseinweisung kann in diesem Fall verzichtet werden.

e) *Septischer Abort:* Infizierte Aborte bluten selten stark.
– Keine instrumentellen Manipulationen am Uterus in Praxis oder Privathaus. Cave septische Streuung! Zurückhaltend rektal, nicht vaginal untersuchen!
– Hochdosiert Antibiotika, sofort beginnen!
– Methergin Sandoz (3x25 Tropfen täglich).
– Schockbehandlung.
– Krankenhauseinweisung bei Therapieresistenz (mit Bericht).

Extrauteringravidität → **100**

Placenta praevia

Definition Ansiedlung der Plazenta über dem inneren Muttermund. Wenn bei Multipara das von früheren Plazentarinsertionen atrophische Fundusendometrium kein Ei mehr aufnehmen kann, implantiert es sich im unteren Uterinsegment. Es kann zu folgenden Plazenta-Lokalisationen kommen (Abb. 1 s. S. 426):
a) Placenta praevia totalis (der offene Muttermund wird total zugedeckt)
b) Placenta praevia partialis (der offene Muttermund wird teilweise verdeckt)
c) Placenta praevia marginalis (der offene Muttermund ist noch randständig von der Plazenta abgedeckt).

Pathogese der Blutung Durch das ungleichmäßige Wachstum des unteren und oberen Uterinsegmentes in der zweiten Schwangerschaftshälfte wird die sehr tief sitzende Placenta praevia von ihrer Unterlage abgeschert und reißt ein. Aus der frei werdenden uterinen Wundfläche blutet die Mutter, aus den eingerissenen Plazentarzotten das Kind.
Je tiefer der Sitz, desto profuser die Blutung. Die mütterliche Blutung ist oft so massiv, daß Verblutung *innerhalb einer Stunde* möglich ist!

Symptomatik – Schmerzlose, rezidivierende, in ihrer Stärke immer mehr zunehmende Uterusblutungen in der zweiten Schwangerschaftshälfte,
– meist bei multiparen Frauen,
– oft bei relativ kleinem Schwangerenuterus, weil das anämische Kind in der Entwicklung zurückbleibt.

Soforttherapie – Keine vaginale, keine rektale Untersuchung, keine Tamponade. Große Gefahr der Auslösung einer tödlichen Praevia-Blutung. Die Diagnose wird aufgrund der Anamnese gestellt.
– Plasmaexpander infundieren.
Bei Unruhe Morphin intravenös oder intramuskulär.
– Jeder Verdacht auf Praevia-Blutung ist gleichbedeutend mit Krankenhauseinweisung zur eventuellen Schnittentbindung ohne Rücksicht auf die Lebensfähigkeit des Kindes.

Vorzeitige Lösung der normal sitzenden Plazenta

Synonyma Abruptio placentae, Ablatio placentae.

Definition Normalerweise implantiert sich das Ei im Fundus uteri. Besonders bei multiparen Frauen kommt es nicht selten zu einer tieferen Implantation. Man kann klinisch folgende Plazenta-Lokalisationen unterscheiden (Abb. 1, s. S. 426):
a) Die Plazenta sitzt über dem Muttermund (Placenta praevia).
b) Die Plazenta reicht teilweie ins untere Uterinsegment (tiefer Sitz der Plazenta).
c) Die Plazenta sitzt im Fundus (normal sitzende Plazenta).

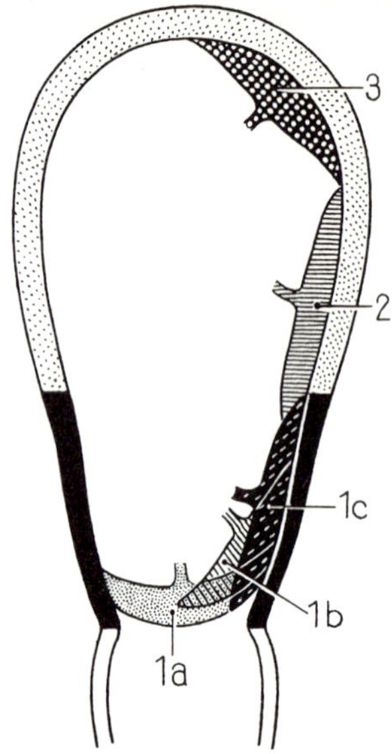

Abb. 1. Die Uterusblutungen in der 2. Hälfte der Schwangerschaft beruhen fast alle auf einer ungleichen Flächenausdehnung zwischen Uterus und Plazenta. Es kommt zum „Abscheren der Nachgeburt". Schwarz = unteres Uterinsegment (Zervix und Isthmus corporis), das sich besonders stark dehnt und daher die Plazenta von der Unterlage abschert. Punktiert = oberes Uterinsegment (Fundus corpori), dessen Muskelmasse elastisch bleibt und die Plazenta nicht abschert. 1. Placenta praevia a) totalis, b) partialis, c) marginalis (Blutung während der ganzen 2. Schwangerschaftshälfte). 2. Vorzeitige Lösung der tiefsitzenden Plazenta (Blutung im letzten Monat ante partum). 3. Randsinusblutung der rechtsitzenden Plazenta (Blutung erst sub partu).

Ätiopathogenese

Seltenerweise lösen sich große, zentrale oder marginale Partien der normal sitzenden Plazenta, weil ihre uterine Haftfähigkeit durch Degenerationserscheinungen beeinrächtigt ist. Solche Plazentainfarkte sind häufig bei EPH-Gestose, bei älteren Schwangeren, bei Übertragung und bei Diabetes. Bei zentraler Plazentalösung entsteht ein retroplazentares Hämatom, bei marginaler eine Hämatometra.

Die *intrauterine Blutung* mit oder ohne Abfluß nach außen ist meist massiv, sehr schmerzhaft und führt oft zum Absterben des Kindes.

Symptomatik

- Uterusschmerz.
- Uterine Dauerkontraktion (der Uterus fühlt sich steinhart an und ist extrem schmerzhaft).
- Mäßiger uteriner Blutabgang, der in keinem Verhältnis zum Schockzustand der Spätschwangeren steht.
- Absterben des Kindes (70-90%).

Soforttherapie

- Jeder Verdacht auf vorzeitige Lösung der Plazenta und jede Uterusblutung in der Spätschwangerschaft überhaupt gehören ausnahmslos sofort in die Klinik.
- Trotz starker Schmerzen zurückhaltend mit Schmerzmitteln, weil es bei der Relaxatio des Uterus weiter bluten kann.
- Blasensprengung = wichtigste geburtshilfliche Maßnahme bei allen Uterusblutungen.
- Plasmaexpander infundieren.
- Uterus so rasch wie möglich entleeren (bei Wehen vaginal, ohne Wehen Kaiserschnitt).
- Krankenhauseinweisung!

Komplikationen und Gefahren

Bei unsachgemäßer oder verzögerter Entbindung drohen wegen uteriner Blutung und Blutresorption Schock, Afibrinogenaemie, Anurie und Tod.

In der Klinik wird daher sofort die Fruchtblase gesprengt, um die schmerzhafte uterine Wandspannung und die Blutung zu vermindern. Danach muß durch subtile Wehenmittelverabreichung innerhalb von 2 bis 4 Stunden die vaginale Geburt angestrebt werden. Schnittentbindung, beim Mißlingen der Blasensprengung oder wenn die Geburt nicht in Gang kommt.

Stamm

216 Schwangerschaft, Ende → 111

217 Schwindelanfall, akuter

Definition

Subjektives Empfinden einer Scheinbewegung des eigenen Körpers oder der Umgebung.
Verlust der Fähigkeit zur Raumorientierung. Dabei Fallneigung. Vagusreizung.

Formen

1. Systematischer vestibulärer Schwindel *mit* einer betonten Richtungstendenz.
2. Unsystematischer diffuser Hirnschwindel ohne Richtungstendenz.

Ätiopathogenese

Die angepaßte Orientierung unseres Körpers im Raum setzt eine fehlerfreie Integration der optischen, vestibulären und lokomotorischen Koordination voraus. Wird durch Erkrankung eines der genannten Systeme der übergeordneten Schaltzentrale (Formatio reticularis) eine falsche Information geliefert, können Schwindelsensationen auftreten.
1. *Systematischer Schwindel:* Entsteht durch eine Affektion in den verschiedenen Bezirken des vestibulären Systems, z. B. im Labyrinth, N. vestibularis, Vestibulariskern oder in den Leitungsbahnen der Medulla oblongata.
2. *Unsystematischer Schwindel:* Hervorgerufen durch heterogene Sensationen infolge diffuser Mangeldurchblutung des Gehirns. Ursachen:
Kreislaufstörungen
Hirnarteriosklerose
Bluthochdruck, Hypotonie
Infektionskrankheiten
Lues cerebri
Anämien
Stoffwechselstörungen
Schädeltraumen → **246g**
Multiple Sklerose
Botulismus
Kohlenmonoxydvergiftung
Intoxikation durch Barbiturate oder Alkohol
Erkrankungen des Magens, Darms (Taenia), der Nieren (Urämie), Schwangerschaft (Extrauteringravidität, Präeklampsie), Klimakterium
Degenerative Veränderungen der Halswirbelsäule
Augenerkrankungen (z. B. Aniseikonie, Augenmuskellähmungen mit Doppelbildern)
Vor Beginn oder anstelle epileptischer Anfälle

Krankheiten des Kleinhirns, Großhirns, besonders des Stirnhirns. Gesteigerter Hirndruck durch Tumoren. Als Vorbote von Gehirnblutungen (Schlaganfällen)
Depressionen
Seelische Erschütterungen
Konfliktsituationen neurotischer Art. Psychogener Schwindel
Höhenschwindel (Phobien)

In der Akutsituation erfordert nur der *systematische vestibuläre Schwindel* eine Soforttherapie.
Hier unterscheidet man
a) Attackenschwindel (Typ Menière);
(Morbus Menière sui generis identisch mit angioneurotischer Oktavuskrise, Ohrglaukom) plötzlicher Vestibularisausfall.
b) Dauerschwindel
Labyrinthausfall (Labyrinthitis)
Hirnstamm- oder Kleinhirnapoplexie
Multiple Sklerose
Kleinhirnbrückenwinkeltumoren und andere Hirntumoren
Syringobulbie
Lues
c) *Lageschwindel* (bei bestimmten Lagen auftretend) und *Lagerungsschwindel* (abhängig von Lageänderungen);
Schädelverletzungen
Hypotonie
Hypertonie und Zerebralsklerose
Labyrinthfisteln

Attackenschwindel (Menière)

Symptomatik Anfall meist *schlagartig* aus heiterem Himmel, am Schreibtisch, auf der Straße oder in der Nacht mit heftigem Drehschwindel.
Erbrechen und schweres *Vernichtungsgefühl.*
Suizidgedanken.
Die Kranken stürzen nieder, werden blaß, schwitzen.
Oft *Kreislaufkollaps.* Unfähigkeit zu gehen oder zu stehen.
Einseitiges Ohrensausen.
Einseitige Hörstörungen.
Im akuten Anfall *Rucknystagmus* zur kranken Seite.
Die Schlagrichtung kann sich ändern.

Dauer der Anfälle: Minuten bis Stunden. Sie können sich beliebig wiederholten. Die Attacke endet in Erschöpfung und Schlaf.

Die Patienten sind vasomotorisch labil, leiden oft an Migräne und Allergien. Vielfach degenerative Veränderungen der Halswirbelsäule.

Differentialdiagnose Abzugrenzen sind Mischformen aus der Gruppe menièreartiger Krankheitsbilder und vestibulare Störungen anderer Art (im allgemeinen dem Facharzt vorbehalten).

Soforttherapie Behandlung der Nausea mit Vomex A intravenös (1 Amp.),
1 Vertigo-Vomex-Suppositorium (zusammen);
Zentrale Dämpfung mit Novomina (1 Tablette) oder
Bonamine (1 Tablette) oder
Peremesin (1 Tablette) oder
Nautisan (1 Tablette) oder
Megaphen (1 Tablette).
Bei fehlenden Effekten dieser Therapie binnen $1/2$ Stunde: Vegetative Dämpfung mit Torecan (1 Tablette).

Weitere Maßnahmen Fachärztliche Untersuchung, sofort, falls Therapie ohne Erfolg; bei Besserung am nächsten Wochentag.

Anfallsverhütung:
Tranxilium (1 Tabl.), Diligan (1 Tabl.), Vertigoheel (1 Tabl.), Monotrean (1 Tabl.) oder Dogmatil (Sulpirid, 1 Tabl.).
Dogmatil bei Epileptikern, Schwangerschaft sowie bei Manien kontraindiziert.

Dauerschwindel

Synonyma Tage bis Wochen anhaltender Schwindel.

Soforttherapie Zum Ohren- und Nervenarzt bzw. Fachabteilung.
Für den Transport: Vomex A (1 Amp.) intravenös.

Lageschwindel

Symptomatik Nur bei bestimmten Lagen auftretendes Schwindelgefühl von Sekunden Dauer.

Differentialdiagnose An Alkohol- und Barbiturat-Intoxikation denken.

Kreislaufstabilisierung: Novadral retard (1 Tabl.) oder Effortil (1 Tabl.).

S

Weitere Maßnahmen Bei fehlender Besserung sofort zum Ohren- oder Nervenarzt bzw. Fachabteilung. Bei Besserung fachärztliche Klärung am nächsten Werktag.

Lagerungsschwindel

Symptomatik Schwindel, abhängig von Lageveränderungen. Setzt u. U. erst nach einem bestimmten Zeitintervall ein. Keine Bewußtseinstrübung.

Soforttherapie Kreislaufstabilisierung: Novadral retard (1 Tabl.) oder Effortil (1 Tabl.).

Lagerungsschwindel ist, wenn sicher erkannt, meist harmlos.

Kensy

218 Sehstörungen, hochgradige akute

Definition Plötzliche hochgradige Sehverschlechterung bis zur Erblindung.

Ätiopathogenese 1. *Plötzliche einseitige hochgradige Sehverschlechterung*
a) *Zentralarterienverschluß*
Thrombenbildung bei Wandveränderungen (bei Hypertonie, Arteriolosklerose, Endangiitis obliterans) ggf. in Verbindung mit Gefäßspasmus, dieser gelegentlich auch isoliert (Migräne, Raynaud, Nikotin); echte Embolie seltener (Endokarditis); nach Traumen (Luft- oder Fettembolie).
b) *„Zentralvenenthrombose“*
Thrombosierung auf dem Boden meist arteriosklerotischer Veränderungen; Hypertonie.

c) *Akutes Glaukom* → **116** *und akute Iritis*
d) *Zentrale Chorioretinitis*
Diskutiert werden vor allem allergische Reaktionen bei Fokalinfekten (Tonsillen, Nasennebenhöhlen, Zähne, Urogenitaltrakt); Allgemeinleiden (Rheumatismus, Tuberkulose, Lues, Toxoplasmose u. ä.); auch Zirkulationsstörungen.
e) *Neuritis nervi optici*
Im wesentlichen fortgeleitete Entzündungsprozesse (Schädelbasis, Orbita, Nasennebenhöhlen); metastatische Herde im Kopfbereich; exogene toxische Noxen; Infektionskrankheiten; multiple Sklerose.
f) *Akute Keratitis*
Neben Verletzungen (Fremdkörper, Verätzungen, Verbrennungen, Strahlungen) vor allem Infektionen durch Bakterien, Viren, Pilze; trophisch bei Ausfall des Nervus ophthalmicus (Keratitis neuroparalytica). Endogen (Keratitis ekzematosa).
g) *Verletzung des Sehnerven*
Bei Schädeltraumen, Pfählungsverletzungen, bei stumpfen oder perforierenden Bulbusverletzungen. Es kommt zu Quetschungen, Abriß oder Umblutung des Sehnerven.
h) *Blutungen im Bereich der Netzhaut und des Glaskörpers*
Bei Gefäßsklerose, Hypertonie, Diabetes mellitus, Zentralvenenthrombose, Periphlebitis retinae u. a.
i) *Netzhautablösung (Ablatio retinae)*
Idiopathisch infolge Netzhautriß; sekundär: Traktions- und seröse Ablatio.
2. *Plötzliche doppelseitige hochgradige Sehverschlechterung*
Eklampsie → **75** (Behandlung der Eklampsie).
Prozesse im Sehnervenzentrum wie Blutungen, Ödeme, Traumen (charakteristisch: erhaltene Pupillenreaktionen).
Hysterische Blindheit
Netzhautischämie infolge großen (unbemerkten inneren!) Blutverlustes, z. B. nach abdominalen Operationen, Uterusperforationen, bei perforiertem Magenulkus.
Erblindung durch Vergiftung → **245b**
Schädigung der vorderen Augenabschnitte durch *UV-Strahlen* mit massiven Epitheldefekten, dadurch bedingten Augenschmerzen bis zum Blepharospasmus, ausgelöst bei Schweißarbeiten („verblitzte Augen") und durch natürliche und künstliche Höhensonne („Schneeblindheit").

Zentralarterienverschluß

Symptomatik: Plötzliche Erblindung (von einem Augenblick auf den anderen), keine Schmerzen, träge bis

fehlende Pupillenreaktion (amaurotische Pupillenstarre), blasser Fundus mit kirschrotem Fleck in der Makula, Netzhautarterien blutleer oder fadendünn; bei Astverschluß Veränderungen peripher von dessen Lokalisation.
Soforttherapie: Gefäßerweiternde Medikamente (Amylnitrit einatmen lassen, z. B. Nitramyl (1 Inhalationsamp. = 0,1 g Amylnitrit), Priscol (1 Ampulle para- bis retrobulbär, perkonjunktivale Injektion im temporalen Lidwinkel) sowie intravenöse Injektion von Eupaverin forte (1 Ampulle = 0,15 g sehr langsam!) oder ähnliche Mittel.
Weitere Maßnahmen: Schnellstmögliche Überführung in klinische, intensivste Vasodilatationsbehandlung. Prognose: 20-30 Minuten nach totalem Verschluß Schädigungen meist irreparabel, trotzdem auch später noch intensive Therapieversuche, da der Verschluß nicht immer vollständig ist.

„Zentralvenenthrombose“

Symptomatik: Hochgradige plötzliche Sehverschlechterung ohne Schmerzen, innerhalb von Stunden bis wenigen Tagen.
Ophthalmoskopisch: Dunkelroter Fundus, gestaute Venen, Blutungen vorwiegend radiär um die Papille, u. U. weiter peripherwärts reichend, bei Astvenenverschluß um diesen lokalisiert. Papillenödem.
Soforttherapie: Sofortige Überweisung zum Augenarzt.
Weitere Maßnahmen: Behandlung des Grundleidens.

Akutes Glaukom → **116**

Zentrale Chorioretinitis

Symptomatik: Sehverschlechterung innerhalb von Stunden bis Tagen. Ophthalmoskopisch Infiltration und Ödem im Bereich der Fovea centralis.
Soforttherapie: Sofortige fachärztliche Abklärung und Behandlung.

Neuritis nervi optici

Symptomatik: Auge äußerlich unauffällig, ophthalmoskopisch bei Papillitis Rötung und Schwellung der Pupille mit Unschärfe von deren Grenzen. Bei retrobulbärer Neuritis unauffälliger Fundusbefund. Visusverminderung durch Zentralskotom (manchmal erst im Verlauf von Tagen bemerkt).
Soforttherapie: Sofortige Überweisung zum Augenarzt.

Akute Keratitis

Symptomatik: Infiltrate und Ulzera verschiedener Genese können in Stunden bis Tagen zu einer mehr oder weniger hochgradigen Visusverschlechterung führen.
Soforttherapie: Sofortige Überweisung zum Augenarzt. Bei nicht rechtzeitig einsetzender Behandlung irreversible Schäden möglich.

Verletzungen des Sehnerven

Symptomatik: Erblindung, amaurotische Pupillenstarre, oft unauffälliger Augenhintergrund bei normalem Vorderabschnitt.
Soforttherapie: Sofortige Überweisung zum Augenarzt.

Blutungen im Bereich der Netzhaut und des Glaskörpers

Symptomatik: Sehverschlechterung innerhalb von Minuten bis Tagen. Ophthalmoskopischer Befund entspricht der ursächlichen Krankheit.
Gleichseitiger Halbseitenausfall im Gesichtsfeld kann für den Betroffenen oft wie der Ausfall eines Auges imponieren und hat als Ursache eine Störung in der Sehbahn (plötzlicher Eintritt bei Blutung, Ischämie).
Soforttherapie: Überweisung zum Facharzt.

Plötzliche doppelseitige hochgradige Sehverschlechterung

Soforttherapie bei UV-Schädigung: Doppelseitiger Verband nach Einstreichen von Bepanthen- oder anderer (z.B. Irgamid-) Augensalbe in das Auge. Cave: Keine Lokalanästhetika, kein Cortison!

Merté/Heilmann

S

219 Sepsis, akute

Definition

Klinischer Sammelbegriff für verschiedene Krankheitsbilder mit pathogenetischen Gemeinsamkeiten. Außer einem hämatogen streuenden Sepsisherd muß auch eine besondere Reaktionslage des Organismus gegenüber den eindringenden Krankheitserregern vorhanden sein, wobei im Organismus die Abwehrkräfte und Immunitätslage, bei den pathogenen Keimen die Menge, Pathogenität und Virulenz eine Rolle spielen. Deshalb gibt es kein einheitliches Krankheitsbild der Sepsis, wohl aber typische Lokalisationen und klinische Verlaufsformen für die einzelnen Krankheitserreger.

Ätiopathogenese

Primäre und sekundäre Sepsisherde (Tonsillen, Nebenhöhlen, Herzklappen, Gallenblase, Nierenbecken, Adnexe, Prostata, Osteomyelitis u.a.), nach Infektionskrankheiten.

Verlaufsformen

1. *bei akuten und chronischen Lokalinfektionen* (z.B. eitrige Tonsillitis, eitrige Sinusitis mit Sinusthrombose, eitrige Otitis media, Endocarditis ulcerosa, Pleuraempyem, Cholezystitis, eitrige Pyelitis und Pyelonephritis, Puerperalsepsis, Osteomyelitis, Furunkel [Furunkulose], eiternde Wunden u.a.).
2. als *Folge lokaler Infektionen* (z.B. nach Angina, Cholezystitis, Pyelitis u.a.).
3. *nach Ablauf einer zyklischen Infektionskrankheit* (z.B. nach Meningitis, Pneumonie, Scharlach, Typhus abdominalis u.a.).

Symptomatik

Leitsymptome: Schüttelfröste mit intermittierendem Fieber, Milzvergrößerung, Tachykardien (Kollapserscheinungen), Anämie, Diarrhoe.

Akuter Beginn, Schüttelfröste mit intermittierendem Fieber (bei Temperaturabfall starker Schweißausbruch). Trotz des schweren Krankheitsbildes Euphorie, auffallende Blässe (toxische Anämie, evtl. Ikterus), Petechien bis zu ausgedehnten Hautblutungen, Hautabszesse, skarlatiniformes oder morbilliformes Exanthem. Trockene Zunge und Durchfall, Milzvergrößerung, Tachykardien und schwere Vasomotorenkollapse, Herdnephritis, Gelenkschwellungen, Metastasen in verschiedenen Organen.

Diagnose: Klinisch (Anamnese, Suche nach Sepsisherd), Blutuntersuchungen (Anämie, polynukleäre Leukozytose mit hochgradiger Linksverschiebung, toxische Granula, Vakuolen in den Granulozyten, bei schweren Verlaufsformen Agranulozytose, Thrombozytopenie bis Panmyelopathie und deren Folgen, wie hämorrhagische Diathese, Hämolyse) hohe BKS, Erregernachweis durch Blutkulturen aus venösem und arteriellem Blut, Knochenmark und Eiterherden (Bakterizid-Test, Antibiogramm).

Differentialdiagnose

Alle septischen Erkrankungen und hochfieberhaft verlaufenden akuten Infektionskrankheiten → **148**, besonders Typhus abdominalis, Miliartuberkulose, Malaria, Bangsche Krankheit, zentrale Pneumonie → **197**, Lymphogranulomatose und Periarteriitis nodosa (keine Bakterien im Blut).

Soforttherapie

(keine Meldepflicht)
Sofortiger Beginn (ohne Abwarten des Erregernachweises) mit hochdosierter Antibiotikatherapie (zuvor aber Blutentnahmen für den Erregernachweis!). Dosierung und Applikationsart richten sich nach Art, Schwere und Verlauf des Krankheitsbildes. Da als Erreger meist Streptokokken, Pneumokokken und Meningokokken, Beginn mit 5 bis 10 bis 50 Millionen IE Penicillin G. i.m. Bei schweren Fällen zusätzlich Cortison bzw. Prednison (Dosierung individuell, je nach Schwere der Erkrankung).

Weitere Maßnahmen

Allgemeine Therapie: Bettruhe, symptomatische Herz- und Kreislaufbehandlung (Digoxin® [z.B. Lanicor®,

Cedilanid®, Lanitop®] und Plasmaexpander 200–500 ml Macrodex 6 % infundieren).

> *Sofortige Klinikeinweisung* mit kurzem Befund- und Therapiebericht.

Koeppe

220 Serumkrankheit

Definition Allergie vom Sofort-Typ mit humoralen Antikörpern bei verzögerter Antigenresorption (s. auch Allergie, → **16**).

Ätiopathogenese Aus einem Antigen-Depot werden kontinuierlich über mehrere Tage Antigene abgegeben. Diese sind sowohl für die Sensibilisierung als auch einige Tage später für die Auslösung der Antigen-Antikörper-Reaktion verantwortlich.
Die häufigsten Allergene sind:
1. Fremdeiweiß-Injektionen (Tetanus-Antiserum, Antilymphozytenserum).
2. Depot-Präparate (insbesondere Depot-Penicillin).

Symptomatik 8 bis 12 Tage nach der Erstverabreichung des Medikamentes (bei bereits bestehender Sensibilisierung gegenüber dem Antigen schon nach 2–3 Tagen):
1. Fieber.
2. Flächenhafte, brettharte Rötung und Schwellung am Injektionsort (Frühsymptom!).
3. Disseminierte Hautexantheme: urtikariell, morbilliform oder skarlatiniform.
4. Schmerzhafte Gelenkschwellungen.
5. Lymphknotenschwellung.
6. Evtl. Schockfragmente → **7** (Schock).
7. Blutbild: Leukopenie, Eosinophilie.

Soforttherapie 1. Nur bei bedrohlichen Schockfragmenten: Noradrenalin (Arterenol®), i.v. als Injektion oder Dauertropf.
2. Glukokortikosteroide i.v. und i.m. in hohen Dosen, mindestens entsprechend 50 mg Prednisolon (1 Amp. Solu-Decortin®-H zu 50 mg).
3. Eine örtliche Behandlung der Hautexantheme ist im Notfall nicht erforderlich. *Auf keinem Fall Salben auftragen.*

Weitere Maßnahmen *Besonders zu beachten:* Eine sofortige stationäre Einweisung ist unbedingt erforderlich, da durch Antigen-Reste (Depot!) jederzeit neue Schübe ausgelöst werden können.

Marghescu

221 Sexualdelikte

Rechtsmedizinische Vorbemerkungen Feststellung und Beurteilung von Befunden am Körper nach Sexualdelikten ist ausschließlich ärztliche Aufgabe. Unter Umständen schwerwiegende Rechtsfolgen, deshalb größte Sorgfalt bei der Befunderhebung und bei den Schlußfolgerungen. *Sorgfältige schriftliche Festhaltung der Befunde.* Wenn möglich, Ergänzung durch Photographie. Wohlüberlegte und auch ausschließlich aus den Befunden nachvollziehbare Schlußfolgerungen.

Im *Strafrecht* sehr strenge Beweisanforderung: „Mit an Sicherheit grenzender Wahrscheinlichkeit", d.h., jeder vernünftige Zweifel muß ausgeräumt sein.

Schweigepflicht. Erscheint eine volljährige Patientin freiwillig zur Untersuchung, unterliegt das Ergebnis der Schweigepflicht. Offenbarung in der Regel nur mit Zustimmung der Patientin. Erfolgt Untersuchung im Auftrag der Polizei oder Staatsanwaltschaft, dann kein Schweigerecht gegenüber der auftragenden Behörde. In bestimmten Fällen kann auch bei minderjährigen Patienten (also unter 18 Jahren) eine Schweigepflicht gegenüber den nächsten Angehörigen bestehen, auch wenn erst der über 18jährige selbst Strafantrag wegen Bruch der ärztlichen Schweigepflicht stellen kann. Hier ist festzustellen, ob der Minderjährige einsichtsfähig ist und inwieweit bei Rechtsgüterabwägung zwischen der Schweigepflicht gegenüber den Angehörigen des Minderjährigen und dem Erziehungsrecht der Sorgeberechtigten der Schweigepflicht der Vorrang zu geben ist. Wird allerdings ein ärztlicher Eingriff notwendig, zu dem die Einwilligung des Sorgeberechtigten erforderlich ist, besteht ohnehin die Verpflichtung des Arztes zur Aufklärung dieser Personen.

Symptomatik Untersuchung zunächst auf Verletzungsspuren am ganzen Körper (besonders zu achten: Hals, Gesicht, Brust, Umgebung des Genitale, Innenseite der Oberschenkel). Beschädigung von Kleidungsstücken oder Verschmutzung am Körper oder an der Kleidung sind zu beachten und im Befund festzuhalten.

Genitalbefund Bei deflorierten Frauen sind Verletzungen im Bereich des sichtbaren Teils des weiblichen Genitales selten. Einziger Nachweis eines vollzogenen Verkehrs mit Samenerguß in die Scheide oft nur durch *Spermanachweis* im Ausstrichpräparat möglich.
Anfertigung von Ausstrichpräparaten auf Objektträgern: Färbung und mikroskopische Beurteilung für den Ungeübten schwierig. Es empfiehlt sich deshalb, die Präparate zu versenden und beurteilen zu lassen.
Anfertigung eines Ausstrichpräparats nur bis 48 Stunden nach der Tat sinnvoll. Nach dieser Zeit sind Spermien nicht mehr nachweisbar. Bis 48 Stunden nach der Tat ist neben Ausstrichpräparat auch die Sicherstellung von Scheidensekret (am besten am Wattetupfer) für serologische Untersuchung zweckmäßig.

Färbung, mikroskopische Beurteilung des Ausstrichpräparats und serologische Untersuchung setzen spezielle Erfahrungen voraus. Einsendung des Ausstrichpräparats und des Scheidensekrets (am Wattetupfer); serologische Untersuchungen selbst nur im Speziallaboratorium möglich.

Beurteilung einer *länger zurückliegenden Defloration* oft sehr schwierig, da anlagebedingt sehr unterschiedliche Hymenalformen beobachtet werden. Frische Defloration ist in der Regel schon nach einigen Tagen reizlos vernarbt. Zeitliche Angaben sind dann nicht mehr möglich. Bei zahlreichen Hymenalformen und guter Dehnbarkeit ist trotz fehlender Verletzung oft ein vollendeter Verkehr anatomisch *nicht* auszuschließen.
In solchen Fällen empfiehlt sich eine vorsichtige Diagnose, am besten „Virgo intacta anatomica“.

Spann/Liebhardt

222 Singultus, quälender

Synonyma Schluckauf, Schlucken.

Definition Plötzlicher, heftiger Zwerchfellkrampf mit klonischen Zuckungen und rascher Inspiration. Gleichzeitiger Stimmbandspasmus durch Phrenikus- bzw. Vagusreizung möglich.
Das einfache *Aufstoßen* ist vom Singultus begrifflich abzugrenzen. Es entsteht durch Austritt von Luft aus dem Magen, auch bei Aerophagen beobachtet (Luftschlucker).

Ätiopathogenese a) *Zentralbedingt* durch toxische Wirkung und bestimmte Erkrankungen im Bereich des Gehirns.

b) Psychogen bei neurovegetativen Patienten, aber auch bei Psychopathien und Hysterien, selbst bei Kindern.

c) Periphere Ursache durch Erkrankungen im Oberbauch, besonders im Magen und innerhalb des Thorax (Mittelfell, Diaphragma).
Ein vorübergehender Singultus wird häufig ohne erkennbaren Grund auch bei Gesunden, bei Kleinkindern und Säuglingen gesehen.

Symptomatik (Vgl. Definition). Auftreten von Aufschlucken bzw. Aufstoßen innerhalb weniger Minuten. Auch beim vorübergehenden Singultus können subjektiv Schmerzen empfunden werden, die veranlassen, daß ein Arzt gerufen wird.

Differentialdiagnose Frage nach vorangegangenen Attacken und Magenerkrankungen. Palpation des Bauches zum Aufschluß akuter Baucherkrankungen.
Ein vorübergehender, wahrscheinlich harmloser Singultus ist anzunehmen, wenn sich zunächst für eine ursächliche Krankheit kein Hinweis finden läßt.

Soforttherapie Valium 10 mg langsam i. v.

Weitere Maßnahmen Nach Abklingen eines vereinzelt auftretenden Singultus sind meist keine weiteren Maßnahmen notwendig.

Bei wiederholtem Singultus und wenn sich der Singultus durch die beschriebene Soforttherapie nicht beherrschen läßt, eingehende Untersuchung beim Internisten oder im Krankenhaus, besonders Röntgenuntersuchung des Ösophagus-Magen-Darm-Traktes oder Endoskopie erforderlich.

Hirsch

223 Somnolenz → 41

224 Sonnenstich → 133

225 Strahlenschaden, akuter

Definition Örtliche und allgemeine Reaktion auf höhere Strahlendosen:
- beabsichtigt aus medizinischen Gründen (z.B. bei der Tumorbestrahlung),
- unbeabsichtigt bei Strahlenunfall.

Symptomatik I. *Örtliche Reaktion* an Haut und Schleimhaut = *akute Radiodermatitis,* in Abhängigkeit von der Dosis I. bis III. Grades.

1. *Akute Radiodermatitis I. Grades:*
a) 10 bis 14 Tage nach einmaliger Bestrahlung
b) Rötung und Schwellung
c) Juckreiz
d) Meist nur temporäre Alopezie

2. *Akute Radiodermatitis II. Grades:*
a) 6 bis 8 Tage nach Bestrahlung
b) Rötung, Schwellung, Bläschenbildung, Erosionen und flache Ulzera
c) Juckreiz und Brennen
d) Meist bleibende Alopezie

3. *Akute Radiodermatitis III. Grades:*
a) 2 bis 5 Tage nach Bestrahlung
b) Rötung, Schwellung, Blasenbildung, Erosionen, Nekrosen, tiefe Ulzera
c) Juckreiz, Brennen, Schmerzen
d) Bleibende Alopezie

II. *Allgemeine Reaktion*
1. *Strahlenkater als Frühsymptom,* mit Übelkeit und Erbrechen:
je nach Strahlenmenge innerhalb weniger Minuten bis Stunden, 1 bis 2 Tage anhaltend.
2. *Folgen der Schädigung des hämatopoetischen Systems* (Anämie, Leukopenie, Thrombopenie), meist nach einer Latenzzeit von 1-2 Wochen:
a) Kräfteverfall
b) Haut- und Schleimhautblutungen
c) Infektanfälligkeit (oft oropharyngeale Entzündungen)
d) Durchfälle
e) Fieber

Soforttherapie 1. Die *Radiodermatitis* I. bis III. Grades wird im Notfall wie eine entsprechende Verbrennung versorgt → **246b** und der Patient bei einer ausgedehntenRadiodermatitis I. Grades sowie bei Radiodermatitis II. und III. Grades *stationär* eingewiesen.
2. Bei *Strahlenkater:* Antiemetika (Decentan®).
3. *Bei Strahlenunfall:*
a) Den Patienten schnellstens aus dem strahlenverseuchten Gebiet herausholen.
b) Den Patienten „entstrahlen":
– entkleiden
– gründlich mit Wasser und Seife waschen (Brausen, Baden)
– neu einkleiden. Die strahlenverseuchten Kleider können durch gründliches Waschen mit Wasser und Seife „entstrahlt" werden.
c) Den „entstrahlten" Patienten in eine Isolierabteilung einweisen. Hierbei ist auf eine *Infektabschirmung* besonders zu achten:
bei Untersuchung und Behandlung peinliche Sterilität wahren, in keimfrei gehaltenem Raum unterbringen. *Keine Glukokortikosteroide* verabreichen (diese erhöhen die Infektanfälligkeit); bei manifestem Infekt Antibiotika in hohen Dosen verabreichen.
d) *Blutersatz* (Vollblut, Thrombozytentransfusion):
Als Notmaßnahme nur bei besonderen Umständen

(langer Transportweg zum Krankenhaus, äußerste Anämie oder profuse Haut- und Schleimhautblutungen) sofort erforderlich.
Beachte: Bei ausgeprägter Blutungsbereitschaft verbietet sich ein zu starkes Auffüllen des Kreislaufs mit Blut- und Plasmaersatzmittel.

Marghescu

226 Tachykardie, paroxysmale → 20

227 Tetanie

T

227a Tetanie im Kindesalter

Synonyma Rachitogene Tetanie, Spasmophilie. Neugeborenentetanie (als Sondersituation).

Definition Zustand neuromuskulärer Übererregbarkeit.
Von *Neugeborenentetanie* bevorzugt betroffen: Frühgeborene oder geburtstraumatisch geschädigte Neugeborene.

Der normale Calciumspiegel im Blut (9-11 mg%, entsprechend etwa 5 mVal/l) ist bei Tetanie deutlich herabgesetzt (hypokalzämische Tetanie).
Häufigste Ursache bei Säuglingen ab 3. Lebensmonat bis Ende der Säuglingszeit: Rachitis durch Vernachlässigung der regelmäßigen Vitamin D-Prophylaxe im Säuglingsalter.
Auslösung der rachitogenen Tetanie nach versäumter Vitamin D-Prophylaxe unter Umständen durch kleine Dosen dieses Vitamins oder im Gefolge einer *UV-Bestrahlung* ohne Vorsichtsmaßregel (rascher Calciumeinbau in den Knochen erniedrigt den Calciumspiegel). Fieberhafte Infekte begünstigen das Auftreten einer Tetanie bei Säuglingen mit Rachitis.
Seltenere Ursache: Schwere Schädigung der Nierentubuli bei Pseudohypoparathyreoidismus mit Niereninsuffizienz und Urämie.
Mangelhafte Fettresorption bei chronischer Enteropathie (beispielsweise Zöliakie) kann Vitamin D-Mangel herbeiführen.
Neugeborenentetanie wird auf physiologische Unreife der Stoffwechselregulation bald nach der Geburt zurückgeführt.

Symptomatik Zu unterscheiden sind manifeste und latente Tetanie.

Manifeste Tetanie	Karpopedalspasmen. Laryngospasmus: Stimmritzenkrampf mit deutlichem inspiratorischen Stridor. Gelegentlich Bronchotetanie durch Krampf der glatten Bronchialmuskulatur (besonders im Rahmen von Infekten) mit asthmaartigem Krankheitsbild. Generalisierte tonische und auch klonische Krämpfe mit Bewußtseinsverlust (Eclampsia infantium) und akuter Lebensbedrohung (letzteres besonders bei fieberhaften Infekten auftretend).
Latente Tetanie	Unruhe und Schreckhaftigkeit der Kinder. Zeichen der *floriden Rachitis:* Kraniotabes, Rosenkranz. Positives *Fazialisphänomen* nach Chvostek: Nur im ersten Lebensjahr für rachitogene Tetanie charakteristisch. Positives *Fibulariszeichen* oder Peroneusphänomen (nach Lust): Zucken des Fußes bei Beklopfen der Fibulaköpfchen-Region. Positives *Trousseau-Phänomen:* Bei Umschnürung des Oberarms erscheinen Karpalspasmen, also eine „Geburtshelferhand". Derartige Manipulationen können manifeste Tetanie auslösen. Vorsicht! *Neugeborenentetanie:* Zittern der Finger und Anfälle von Apnoe und Zyanose (besonders bei Frühgeborenen).
Differentialdiagnose	Der Häufigkeit wegen ist die Registrierung von *Rachitiszeichen* besonders wichtig: Auftreten nach dem 3. Lebensmonat bis gegen Ende des 2. Lebensjahres, Gipfel zwischen 4. und 8. Lebensmonat, Häufung der Tetanie im sog. biologischen Frühjahr, das bereits im Dezember beginnt. *Abgrenzung gegen Tetanus:* Achten auf Trismus! Anamnese: Oft mangelhaft versorgte Verletzungen (ohne Impfung!); s. auch → **228** (Tetanus).
Soforttherapie	Bei Säuglingen: Calcium Sandoz® (10%ig) intravenös einige ml, zusätzlich per os 5-10 mg Vitamin D (als Stoß), *keinesfalls* kleine Vitamin D-Dosen.

Weitere Maßnahmen Die Diagnostik kann durch Laborbefunde unterstützt werden: Bei rachitogener Tetanie besteht Hypokalzämie, meist in Verbindung mit Phosphatstauung und in der Regel deutlich erhöhter alkalischer Phosphase.

Erdmann

227 b Tetanie beim Erwachsenen

Definition Übererregbarkeit der Muskeln durch Abnahme des ionisierten Serumcalciums mit tonisch-klonischen Muskelkrämpfen.

T

Ätiopathogenese a) Häufig psychogen und durch Hyperventilation ausgelöst: → **140**
b) Durch Parathormonmangel nach Ausfall der Epithelkörperchen, z. B. bei Kropfoperation, auch nach Strahlenwirkung.
c) Seltener sind echte Tetanien bei Hypoparathyreoidismus.

Symptomatik Vorausgehen können vegetative Symptome, z. B. Übelkeit, Erbrechen, auch Parästhesien und Schmerzen. Der eigentliche tetanische Anfall besteht in tonischen Kontraktionen einzelner Muskeln und Muskelgruppen, oft beidseitig und symmetrisch auftretend, Pfötchenstellung der Hände.

Differentialdiagnose Abgrenzung zur häufigsten Ursache, dem Hyperventilationssyndrom: Narbe nach Kropfoperation und die Anamnese (frühere Anfälle, bekannte andere Erkrankungen) können für einen organisch bedingten tetanischen Anfall sprechen.

Soforttherapie Calcium, z. B. Sandosten-Calcium, 1 Ampulle zu 10 ml i. v. Falls nötig, Wiederholung der Injektion nach 10 Minuten, oder Valium 1 Amp. i. v.

Weitere Maßnahmen Ausschluß einer organisch bedingten Tetanie nach Abklingen des Anfalls, falls nicht schon früher erfolgt. Überweisung zum Internisten am nächsten Werktag.

Hirsch

228 Tetanus

Synonym Wundstarrkrampf.

Definition Relativ seltene, im Einzelfalle aber meist dramatisch und tragisch verlaufende Erkrankung, die hervorgerufen wird durch den anaeroben sporenbildenden Bazillus Chlostridium tetani. Die überstandene Erkrankung hinterläßt keine Immunität. Tetanusprophylaxe → **229**.

Ätiopathogenese Das Chlostridium tetani ist ein obligater Anaerobier. Es ist ubiquitär im Erdboden verstreut. Als harmlosen Saprophyten findet man es im Darm vieler Haustiere, in regional wechselnder Häufigkeit auch im menschlichen Dickdarm, ohne daß es hier für den Organismus eine körpereigene Immunität bewirkte. In Gärtnereien sowie Land- und forstwirtschaftlichen Betrieben sind Infektionen weit häufiger zu erwarten als in Großstädten und Industriegebieten.

Vorbedingung für die Infektion ist eine *Verletzung* der Haut oder Schleimhaut, die so geringfügig sein kann, daß sie beim Auftreten erster Tetanussymptome bereits abgeheilt ist (Bagatellverletzung). Die Tetanussporen werden sowohl von den verletzenden Gegenständen (Nägel, Holzsplitter, Instrumente usw.), als auch von der Körperoberfläche eingebracht. Außerdem häufig bei Sekundärinfektionen, Verbrennungen, Nabelwunden der Neugeborenen (Tetanus neonatorum). Ferner nach Bißverletzungen durch Hunde, Wildtiere, sogar Schlangen. Infektionen nach Operationen und kriminellen Aborten.

Inkubationszeit Die Inkubationszeit reicht von 3 Tagen bis zu 4 Wochen und länger. Schwere Fälle haben eine kurze Inkubationszeit (3-15 Tage).

Symptomatik Der Mensch erkrankt fast ausschließlich an der generalisierten, deszendierenden Form des Tetanus.

Früh- und Erstsymptome

Allgemeine Zunahme des Muskeltonus, gesteigerte Reflexerregbarkeit, Schmerzen im verletzten Körperabschnitt, ziehende Nackenschmerzen, Schlaflosigkeit und auffälliges, nicht zur Körpertemperatur passendes Schwitzen.

Klinisches Bild und Schweregrad

Schweregrad I. Trismus (Dauerkrampf der Kaumuskulatur, Mund kann nicht geöffnet werden).
Risus sardonicus: Starre der gesamten mimischen Muskulatur. Breit gezogener Mund, verengte Lidspalten, starre Gesichtsfalten im scharfen Kontrast zur wahren Lage, scheinbar grinsendes Lachen.
Muskelrigor.
Opisthotonus: Starre der Nackenmuskulatur. Der Kopf wird in die Kissen gebohrt.
Hyperreflexie.

Schweregrad II. Symptome wie bei I + generalisierte Krämpfe.

Schweregrad III. Symptome wie bei I und II + Ateminsuffizienz + Temperaturanstieg + Diabetes mellitus + sympathische Kreislaufkrisen mit arterieller Hypertonie, Tachikardie und Neigung zu peripherer Vasokonstriktion.

Differentialdiagnose

Kieferklemme bei Tonsillarabszess, Kiefergelenksentzündung, Zahnerkrankungen, Meningitis, Enzephalitis, Hirntumor, Tollwut → **233**, Tetanie → **227**, Überdosierung von Schlaf- und Rauschgiftmittel → **71** (Drogen), Vergiftungen → **245** (Strychnin).

Soforttherapie

> Die Therapie des Tetanus ist stets *stationär!* Auch bei Verdacht sofortige Krankenhauseinweisung als *Notfall.*

Die Erstbehandlung sollte lediglich in einer massiven Sedierung mit Psychopharmaka (Valium 5–20 mg i. m., 5–10 mg langsam i. v., Atosil 1/2–1 Amp. 25–50 mg, Promethazin i. m.) und langwirkenden Barbituraten bestehen.

Bei Schlingkrämpfen, falls möglich, sofortige Tracheotomie → **3d**.

Weitere Maßnahmen

Im Krankenhaus nach Sedierung (evtl. Allgemeinnarkose) gründliche Wundtoilette, Behandlung der Muskelspasmen durch Vermeidung jeglicher Störung im Krankenzimmer, sowie medikamentös. Maximale Relaxierung, Langzeitbeatmung. Künstliche Ernährung, physikalische Kühlung. Nicht notwendig ist eine Absonderung bzw. Quarantäne, da eine Übertragung von Mensch zu Mensch praktisch nicht möglich ist.

Komplikationen und Gefahren Asphyxie, Aspirationspneumonie, Kompressionsfrakturen der Wirbelsäule, vor allem der Brustwirbelsäule.

Gögler/Beck

229 Tetanusprophylaxe

Wichtigste Maßnahme ist eine sorgfältige chirurgische Wundbehandlung (→ **246a** [Verletzungen]). Zusätzlich verleiht die aktive oder simultane (= passiv und aktiv) Immunisierung den bestmöglichen Schutz. Die aktive Immunisierung erfolgt durch die Verabreichung eines Tetanus-Adsorbat-Impfstoffes, die passive nur noch durch *menschliches* Tetanus-Immunglobulin.
Eine ausschließlich passive Immunisierung sollte nicht vorgenomen werden; es wird damit nur eine Tetanuserkrankung mit kurzer Inkubationsdauer verhütet.
Das im Verletzungsfall anzuwendene Immunisierungsverfahren richtet sich danach, ob der Verletzte
aktiv immunisiert (mindestens 2 Injektionen eines Tetanus-Adsorbat-Impfstoffes)
oder *nicht* oder *unvollständig aktiv* immunisiert ist.

Möglichkeiten der Immunisierung (bei frischen Verletzungen)

Bei aktiv immunisierten Verletzten

Sie erhalten *eine* Injektion eines Tetanus-Adsorbat-Impfstoffes ohne zusätzliches Immunglobulin, z.B. 0,5 ml Tetanol oder Tetatoxoid s.c. oder besser i.m.
Wenn die Grundimmunisierung mit mindestens 3 Impfstoff-Injektionen vor weniger als 12 Monaten abgeschlossen wurde, ist keine Immunisierung erforderlich.

Kinder: Gleiche Dosis

Bei nicht oder unvollständig aktiv Immunisierten

Sie erhalten eine *simultane Immunisierung,* nämlich
1. 250 IE Tetanus-Immunglobulin vom Menschen i.m. Bei großflächigen Verbrennungen, schlecht zugänglichen oder vernachlässigten Wunden sollten stets 500 IE i.m. verabreicht werden. (Tetagam; Tetanus-Hyperimmunglobulin u. a.).

2. An anderer Körperstelle 0,5 ml eines Tetanus-Adsorbat-Impfstoffes (Tetanol oder Tetatoxoid s.c., besser i.m.)

T

3. Eine zweite Injektion eines Tetanus-Adsorbat-Impfstoffes vor Ablauf der 4. Woche, frühestens nach 14 Tagen.

4. Eine dritte Injektion eines Tetanus-Adsorbat-Impfstoffes aus versicherungsrechtlichen Gründen nach weiteren 4-6 Wochen, spätestens 8 Wochen nach der Zweitinjektion.
Die passive Immunisierung kann gegebenenfalls bei geringfügigen und unverdächtigen Verletzungen unterbleiben, es sollte aber auf die aktive Tetanus-Immunisierung nicht verzichtet werden.
Eine *einmalige* Gabe eines Tetanus-Adsorbat-Impfstoffes erzeugt keine ausreichende Immunität.
Kinder: Gleiche Dosis wie Erwachsene

Immunisierung zum Zeitpunkt der Wahl

1. Kombinationsimpfung z. B. gegen Diphtherie, Pertussis, Tetanus dreimal in vierwöchigem Abstand zwischen dem 3.–6. Lebensjahr.

2. Bei nicht immunisierten Personen soll der Zeitpunkt zwischen der 1. und 2. aktiven Immunisierung mit Tetanus-Adsorbat-Impfstoff möglichst 4–6 Wochen betragen; die 3. Injektion wird im allgemeinen 6–12 Monate nach der zweiten Injektion verabreicht.
Auffrischungsimpfungen mit einer einmaligen Injek-

tion von 0,5 ml Tetanus-Absorbat-Impfstoff sind empfehlenswert 10 Jahre nach der letzten Injektion der Grundimmunisierung oder einer Auffrischungsimpfung.
Die aktive Immunisierung ist im allgemeinen gefahrlos; gelegentlich werden örtlich, selten allgemeine Reaktionen beobachtet.

> Der Impfschutz ist durch Impfdokumente zu belegen. Ist dies nicht möglich, gilt der Verletzte als nicht ausreichend immunisiert. Jede Impfung ist dem Geimpften zu bescheinigen.

Schäfer

230 Thrombophlebitis

Definition Umschriebene Entzündung der Venenwand mit Übergreifen auf das perivaskuläre Gewebe und mit Thrombenbildung. Je nach Entfernung des betroffenen Gefäßes von der Hautoberfläche wird eine *oberflächliche* von einer *tiefen* Thrombophlebitis unterschieden. Hauptlokalisation sind die unteren Extremitäten.

Symptomatik I. *Oberflächliche Thrombophlebitis*
1. *Rötung und Schwellung* der Haut über der betroffenen Vene und der benachbarten Hautbezirke.
2. Spontan- und Druck*schmerz* entsprechend dem Venenverlauf.

II. *Tiefe Thrombophlebitis*
1. Haut peripherwärts zyanotisch, kalt, ödematös geschwollen (lokale Rückstauung), selten auch auffallend blaß (reflektorischer Arterienspasmus).
2. Umschriebener oder diffuser (ausstrahlender) Spontanschmerz.
3. Palpatorisch meist lokalisierbarer Druckschmerz.
4. Wadenschmerzen bei Dorsalflexion des Fußes im Fall einer tiefen Thrombophlebitis im Unterschenkelbereich.

Soforttherapie I. *Oberflächliche Thrombophlebitis*

1. Phenylbutazon per os (Butazolidin®), tgl. 2–4 Dragées.

2. Örtlich:

a) Einreibung heparinoidhaltiger Salben (Hirudoid®-Salbe).

b) Bei liegender Behandlung: Kalte feuchte Umschläge mit Alkohol – Wasser 1:1

c) Bei ambulanter Behandlung: *Vor* dem Aufstehen *festen* elastischen Verband (Rosidal®-Binde „kräftig“) anlegen und Patienten herumlaufen lassen.

II. *Tiefe Thrombophlebitis*

1. Strenge Bettruhe für 2-3 Wochen, danach langsam steigende Laufbelastung mit gewickelten Beinen (s.o.)

2. Phenylbutazone per os (s.o.).

3. Einleitung einer Antikoagulantientherapie → **23**.

Besonders zu beachten: Die Gefahr einer *Lungenembolie* → **165** ist bei oberflächlicher Thrombophlebitis kaum gegeben, bei der tiefen Thrombophlebitis muß mit dieser Komplikation gerechnet werden.

Marghescu

231 Thyreotoxische Krise → 38

232 Todeszeichen → 4

233 Tollwut

Synonyma Lyssa, Rabies, Hundswut, Wutkrankheit, Hydrophobia, Wasserscheu.

Ätiopathogenese *Erreger:* Neurotropes Lyssavirus.

Inkubationszeit: 15 bis 60 Tage (10 Tage bis 2 1/2 Jahre). Je größer die Wunde, desto kürzer die Inkubationszeit, besonders bei Wunden im Kopf- und Nackenbereich.

Symptomatik

Anamnese: Bißverletzung (oder Speichelkontakt mit offener Wunde) tollwütiger Tiere (infizierte Füchse, Hunde, Katzen, Wildschweine, Hasen, Hirsche, Rehe, Wölfe, Fledermäuse, Affen, Pferde, Rinder, Schweine und andere Haustiere).

Leitsymptome: Bißverletzung, Erregungszustände, Schlingkrämpfe, Lähmungen.

1. *Melancholisches Prodromalstadium* (Dauer 2 bis 4 Tage, auch Wochen): Schmerzen und Brennen an der Bißstelle sowie Sensibilitätsstörungen im Bereich der Bißwunde, Haut sehr empfindlich auf Temperaturwechsel. Leichtes Fieber, Appetitlosigkeit, Kopfschmerzen, Reizbarkeit, motorische Unruhe, Schlaflosigkeit, Angstgefühle, Depression, Schweißausbrüche.
2. *Erregungs(Reiz)stadium* (Dauer 3 bis 4 Tage): Hohes Fieber, Wutanfälle („rasende Wut"), Hydrophobie (schon der Anblick von Wasser oder anderer Flüssigkeit bzw. das Geräusch laufenden Wassers führt zu sehr schmerzhaften Kontraktionen der Schluckmuskulatur, so daß Trinken abgelehnt wird), Absonderung größerer Mengen eines zähen, dickflüssigen Speichels. Tonisch-klonische Krämpfe der Extremitäten- und Rumpfmuskeln, Aggressivität, Halluzinationen, Tachykardie, Tachypnoe. Oft schon Tod in der Erregungsphase.
3. *Lähmungsstadium* (Dauer 3 bis 4 Tage): Frühzeitig Augenmuskelparesen, schlaffe Muskellähmungen bei Besserung des Bewußtseins, fortschreitende Atem- und Nervenlähmungen.

Laborbefunde: Hohe Blutleukozytose, im Liquor geringe Eiweißvermehrung und mononukleäre Pleozytose.

Differentialdiagnose

Tetanus (Trismus, keine Wutanfälle und Erregungszustände) → **228**.
Akute Psychose (Anamnese! Keine Bulbärsymptome) → **200**.

Pseudowut (Aujeszkysche Krankheit = infektiöse Bulbärparalyse: Laborinfektion, akute Enzephalomyelitis, starker allgemeiner Pruritus).

Soforttherapie

Verlauf ohne Schutzimpfung tödlich: Es gibt keine spezifische Therapie!

1. Absolute Ruhigstellung durch Bettruhe und Sedativa (z.B. *Barbiturate,* Valium ®, Morphin). Ausschaltung aller Reize (auch akustischer und optischer Art).
2. Sofortige intensive Wundbehandlung: Bißwunde mit 20%iger Seifenlaugenlösung oder 1-2%iger Zephirol®-Lösung ausspülen und austupfen. Merfen®-Tinktur und Schutzverband.
Keine primäre Wundnaht, sondern *tiefe Wundexzision!*
3. Bei schweren Verletzungen Hyperimmunserum bzw. Antirabiesserum (50 E pro kg Körpergewicht intramuskulär) und Wunde damit umspritzen.
4. Tetanusprophylaxe.
5. Sofortige Klinikeinweisung mit kurzem Befund- und Therapiebericht.
6. Bei Schluckkrämpfen künstliche Ernährung, evtl. künstliche Beatmung und rechtzeitige Tracheotomie.

Wichtiger Hinweis: Beißende Tiere müssen unbedingt gefangen, eingesperrt und beobachtet werden. Kranke und tote Tiere sind sofort auf Tollwut zu untersuchen (Amtstierarzt) durch Nachweis der charakteristischen Negri-Körperchen im Ammonshorn des Gehirns, durch Tierversuch an Kaninchen, Meerschweinchen oder Mäusen. Sicherung der Diagnose durch den Nachweis fluoreszierender Antikörper im Gehirn des Tieres.

Weitere Maßnahmen

Prophylaxe! Nach chirurgischer Versorgung den Patienten stets *(auch bei Verdacht!)* zur nächsten Tollwutschutzimpfstelle bzw. Tollwutbehandlungsstelle überweisen (87 in der Bundesrepublik Deutschland einschließlich Berlin-West; zu erfragen im nächstgelegenen Krankenhaus), Schutzimpfung mit Tollwut-Vaccine Behringwerke: täglich 4 ml (=1 Ampulle) unter

die Bauchhaut injizieren, eine Woche lang (im ganzen 6 Ampullen). Nach 24 Tagen noch einmal 4 ml subkutan. Impfschutz nach 13 bis 21 Tagen. Evtl. Kombination mit Hyperimmunserum vom Pferd, Schaf, Kaninchen bzw. deren Gammaglobulin (0,5 ml pro kg Körpergewicht intramuskulär).
Bei rechtzeitiger Schutzimpfung nur 1% Letalität, bei Ungeimpften 100% Letalität an Meningoenzephalomyelitis.

Meldepflicht bei Verdacht, Erkrankung, Tod.

Koeppe

234 Tonsillitis, akute → 20

235 Tracheotomie → 3d

236 Tremor, akuter

Synonym Zittern.

Definition Ungewollte anhaltende Bewegungen von begrenzten oder größeren Körperabschnitten, um eine Ruhelage hin und her, von verschiedener Frequenz.
Passiver oder Ruhetremor: Dauernder Tremor, auch bei Untätigkeit unverändert.

Aktiver oder Intentionstremor: Der Tremor verändert sich bei körperlichen Anstrengungen oder bestimmten Bewegungen, nimmt hierbei ab oder steigert sich.

1. *Extrapyramidal:* Morbus Parkinson, nach Enzephalitis als Parkinsonismus.
2. *Zerebellar:* Kleinhirntumor, Kleinhirnabszess, „Apoplexie".
3. *Mischform* zwischen extrapyramidalem und zerebellarem Tumor:
Bei bestimmten neurologischen Krankheitsbildern, z. B. bei Westphal-Strümpellscher Pseudosklerose.
4. *Endokrin:* Morbus Basedow.
5. *Toxisch:* z.B. bei Alkohol-, Quecksilber- oder Manganvergiftung.

6. *Nerval und psychisch:* Allgemeine Neurasthenie, vegetative Labilität, auch nach Erregungen, Schreck, Angst, bei Ermüdung.

Symptomatik

1. *Parkinsonismus:* „Pillendrehen", Haltungstremor in Ruhe, bei Bewegungen abklingend.
2. *Zerebellarer Tremor:* Vielfältige Formen, wechselnd und nicht immer in der gleichen Ebene ablaufend. Intentionstremor fehlt in der Ruhe.
3. *Mischformen:* Zwischen der Symptomatik eines Parkinsonismus und eines zerebellaren Tremors sind gelegentlich Mischformen beschrieben worden.
4. *Morbus Basedow:* Feinschlägiger, bei Erregung verstärkter Tremor.
5. *Toxischer Tremor:* Grobschlägig.
6. *Nerval oder psychisch bedingter Tremor:* Abgrenzung ex juvantibus durch Applikation von Sedativa oder Psychopharmaka

Greisenzittern

Diese Form des Tremor ist arteriosklerotisch bedingt. Keine dringende Therapie.

Soforttherapie

Eine dringliche Therapie ist nur in besonderen Situationen notwendig, z.B. bei akut auftretendem und schon bekanntem, aber sehr heftigem Tremor. Valium® 10 oder Adumbran® 1–2 Tabletten im Sinne einer Vorfeldtherapie.

Weitere Maßnahmen

Weitere diagnostische Klärung durch Vorstellung beim Neurologen am nächsten Werktag.

Hirsch

237 Trigeminusneuralgie

Synonyma

Quintusneuralgie, Prosopalgie.

Definition

1. Idiopathische Trigeminusneuralgie = Tic douloureux.
2. Symptomatische Form.

Ätiopathogenese

1. *Idiopathische Trigeminusneuralgie:* Ätiologie unbekannt.

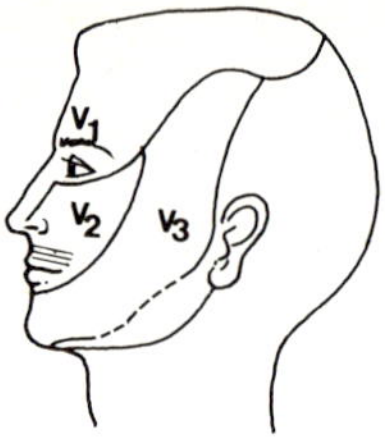

Abb. 1. Periphere Verteilung sensibler Trigeminusäste der Kopfhaut mit Trigger-Zone.“

Neuerdings wird über starke Vakuolisierungen in den Zellen des Ggl. Gasseri sowie über Veränderungen in den Schwannschen Zellen der markhaltigen Nervenfasern berichtet.
Zentrale vasovegetative Krisen? Vierzigstes bis siebzigstes Lebensjahr bevorzugt, vorwiegend bei Frauen. Oft kombiniert mit Hirnarteriosklerose. Auftreten überwiegend im Bereich des 2. Astes = N. maxillaris (Oberkiefer) bzw. 3. Astes = N. mandibularis (Unterkiefer).
2. *Symptomatische Form:* Entzündliche, tumoröse oder angiomatöse Prozesse in der mittleren Schädelgrube. Fibröse Verwachsungen zwischen Nervenwurzeln und Dura. Diabetes mellitus. Grippe. Anämie. Leukämie. Herpes zoster. Affektionen der Zähne, Nebenhöhlen. Ohrenerkrankungen, Lues cerebri. Multiple Sklerose. Frakturen des Schädels.
Bei Jugendlichen ist eine Trigeminusneuralgie immer auf einen Kleinhirnbrückenwinkeltumor (Akustikusneurinom) oder Prozeß in der mittleren bzw. hinteren Schädelgrube verdächtig.

Symptomatik Anfallsartige, sehr heftige, brennende, stechende oder reißende Schmerzen, meist einseitig in einem Ast. Anfallsdauer im typischen Fall wenige Sekunden, allenfalls Minuten. Attacken mehrmals täglich.
Bei symptomatischer Trigeminusneuralgie meist Dauerschmerz.
Spontan oder Auslösung durch Sprechen, Kauen, Zugluft, Berührung der Triggerzone (Rasieren). Im Anfall häufig Rötung der betroffenen Gesichtsseite. Tränenfluß. Stöhnen. Jammern. Im Intervall Furcht vor nächstem Anfall. Depressive Verstimmung mit Suizidgefahr.

Neurologisch bei idiopathischer Trigeminusneuralgie o.B.

Differentialdiagnose

> Doppelseitige Trigeminusneuralgie ist immer symptomatisch.

Genaue Schmerzanalyse nach gezielter Befragung. Sucht ausschließen. Schmerzintensität glaubhaft? Psychogene Symptomverstärkung wegen aktueller Konfliktsituation?

Möglichst auszuschließende Erkrankungen (mit Therapieangabe hierzu)

Arteriitis temporalis: Hierbei Schmerzlokalisation Schläfe, auch doppelseitig. A. temporalis druckschmerzhaft, verdickt, hart, pulsiert nicht. Schmerz bohrend, drückend, pulsierend, Schmerzen ständig, auch Remissionen. Erkrankungsalter über 50 Jahre.

Therapie: Zunächst: 6 x tägl. 8 mg Urbason retard per os. Nach einer Woche: 3× tgl. 4 mg. Urbason mite per os als Erhaltungsdosis über Monate.

Bing-Horton-Syndrom = Erythroprosopalgie: Schmerzen in der Schläfe, Orbita, Oberkiefer, ausstrahlend auch in Zähne, Hinterkopf. Einseitig. Pulsierend, ziehend, bohrend. Auftreten nachts. Dauer 10 Minuten bis 1 Stunde. In Perioden. Remissionen. Rötung und Tränen des Auges, farbloser Ausfluß aus der Nase. Zuschwellen des Nasenganges. Rötung, Hitze einer Gesichtsseite. Ursache ungeklärt.

Therapie: In der Akutsituation Dihydergot 0,5 mg langsam i.v. Serotoninhemmer (Deseril retard: Zu Beginn der Behandlung $^1/_2$ (evtl. $^1/_4$) Retard-Tabl. morgens und abends nach den Mahlzeiten. Nach einigen Tagen auf 1 Tabl. morgens und abends aufsteigend. Später genügt 1 Tabl. tgl. für 2-3 Monate).

Costen-Syndrom: Schmerzen im Kiefergelenk, in der

Wangen-Unterkieferregion, hinter dem Ohr, Nasen-Rachenraum. Heftig ziehend, bohrend. Dauerschmerz, auch wechselnd. Ursache Arthrose des Kiefergelenkes. Bißanomalien, schlechter Prothesensitz.

Therapie: kieferorthopädisch.

Glaukom-Anfall: Schmerzen im Auge bzw. Trigeminusgebiet. Manchmal Kopfhälfte. Druckartig heftig. Anfallsweise. Begleitet mit Brechreiz, Erbrechen.

Therapie → **116** (Glaukom).

Gradenigo-Syndrom: Schmerzen im 1. bzw. 2. Trigeminusastbereich. Stechend, reißend, brennend. Dauerschmerz. Sensibilitätsstörungen im Ausbreitungsgebiet der Trigeminusäste. Oft Abduzensparese. Kornealreflex erloschen. Ursache meist Empyeme der Felsenbeinspitze bei chronischer Otitis media. Auch Tumoren der Schädelbasis.

Therapie: Überweisung an HNO-Arzt bzw. Chirurgen.

Epipharynx-Tumor: Schmerzen im 2. Ast des Trigeminus unterhalb des Jochbeins. Brennend. Stechend. Reißend. Dauernd. Ursache Karzinom.

Überweisung an Facharzt.

Faziale Sympathalgie
a) *Charlinsches Syndrom* = Neuralgie des N. nasociliaris. Ziliarneuralgie.
Schmerzen zwischen Nasenrücken und medialem Augenwinkel. Brennend. Stechend. Attacken. Tränenfluß, Rötung des Augapfels. Auftreten nach Traumen, fortgeleiteten Entzündungen von Nebenhöhlen. Auch durch Tragen der Brille.

Therapie: Kokainisierung der Nasenschleimhaut.

b) *Sluder-Neuralgie* = Neuralgie des Ganglion sphenopalatinum. Schmerzen in der Nasenwurzel sowie im Naseninneren. Am Gaumensegel, ausstrahlend in

Schulter und Nacken. Dumpf. Bohrend. Auftreten plötzlich nachts, anfallsartig. Dauerschmerz für mehrere Stunden. Dabei starker Schnupfen, Niesreiz. Ursache Virus? Vorwiegend bei Frauen in der Menopause.

Therapie: Kokainisierung der Nasenschleimhaut. Bellergal. Phenothiazine: Neurocil liqu. 3 x 10 Tropfen tgl. oder Melleril retard 200 langsam von 1/2-1 1/2 Tabl. tgl. steigend.

c) *Huntsche Neuralgie* = Neuralgie des Ganglion geniculi bzw. des N. intermedius
Schmerz ziehend, bohrend, reißend, auch stechend. Typischer Ohrenschmerz. Dauernd. Meist kombiniert mit Fazialislähmung. Ursache Zoster oticus.

T

Therapie: Phenothiazine. Wie unter b)
Weiterleitung an Ohrenarzt.

Neuralgie nach Herpes zoster ophthalmicus: Schmerzen einseitig, in der Stirn, im vorderen Teil des behaarten Kopfes. Im Auge. Am Nasenrücken. (V/1-Gebiet). Reißend, stechend, brennend. Dauernd. Tränen. Rötung der Bindehaut. Minderung des Hautgefühls bis Anästhesie, oft zugleich mit Hyperpathie im Ausbreitungsgebiet von V/1.

Therapie: Phenothiazine (Neurocil und Atosil). Nur klinisch durchzuführen. Im Notfall bei großer Schmerzstärke Dolantin „Spezial" 0,05 i. m.

Syndrom des N. auriculotemporalis: Schmerzen vor der Ohrmuschel in angrenzender Wange. Schläfe. Ziehend, brennend. Anfallsweise. Auch dauernd. Blitzartiges Erröten. Profuses Schwitzen. Ursache: entzündliche, blastomatöse oder traumatische Prozesse der Parotis.

Behandlung des Parotisprozesses ggf. konservativ, Überweisung an Facharzt.

Migräne: Halbseitiger Kopfschmerz, manchmal auch beidseitig. Auftreten periodisch in unregelmäßigen Abständen. Schmerzen hämmernd, bohrend, pochend. Übelkeit und Erbrechen. Behandlung → **158** (Kopfschmerz).

Traumatische Läsion sensibler Nerven im Gesichtsbereich: Schmerzen im Versorgungsbereich des lädierten Nerven mit Hyperpathie. Immer lokal. Reißend. Stechend. Brennend. Dauernd. Ursache Frakturen des Oberkiefers, der Stirn oder des Jochbeins. Voraussetzung unvollständige Läsion des Nerven. Reiben, Kälte, Waschen wirken auslösend.

Therapie: Phenothiazine, später evtl. Neurolyse.

Larvierte, endogene Depression: Monosymptomatisch als Trigeminusneuralgie auftretend, auch mit Symptomen einer Glossopharyngeusneuralgie.

Therapie mit Antidepressiva vom Amitriptylin-Typ (Saroten, Laroxyl, Tryptizol) je 3 mal tgl. 25 mg.

Idiopathische Glossopharyngeusneuralgie: Schmerzen am Zungengrund und Tonsillen. Ätiologie unbekannt.

Therapie wie bei Trigeminusneuralgie.

Soforttherapie (auch bei zunächst nicht abgeschlossener Differentialdiagnose): Vorerst Verabreichung gebräuchlicher Mischanalgetika. Bei mittelschweren Schmerzzuständen (Novaminsulfon) = Novalgin 5 ml i. v. oder Fortral = Pentazocin 1 Amp. i. m. evtl. Dolantin „Spezial" 0,05 i. m. (= Pethidin). Bei schwersten Schmerzzuständen Thalamonal 4 ml i. m. oder Morphium hydrochl. cum Atrop. 0,01-0,03 subkutan. Wenn ausnahmsweise Morphium bzw. Dolantin „Spezial" langsam i. v. gegeben werden muß, immer mit Lorfan oder Daptazile zur Vermeidung einer Atemdepression kombinieren.

Weitere Maßnahmen Vorstellung beim Fachneurologen am nächsten Werktag, später evtl. zur Differentialdiagnose Befragung weiterer Fachärzte (HNO-, Augen-, Zahnarzt).

Kensy

238 Tubargravidität → 100

239 Urtikaria

Synonym Nesselsucht.

Definition Juckender Quaddelausschlag durch Histamin-Freisetzung in der Haut.

Ätiopathogenese Aus vor allem perivaskulär liegenden Gewebsmastzellen wird Histamin freigesetzt. Dieses erweitert die Gefäße (Rötung) und fördert durch Permeabilitätssteigerung der Gefäßwand den Serumaustritt ins Gewebe (Quaddelbildung). Die Ursachen der Histamin-Freisetzung sind vielfältig:
1. *Mechanisch* durch Druck, Kälte, Wärme und Licht bei Prädisponierten.
2. *Chemisch* durch Histaminliberatoren, wie Atropin, Chinin, Morphium etc.
3. *Allergisch*. Vgl. → **116** (Allergische Reaktionen). Die wichtigsten Allergene sind:
a) Medikamente (insbesondere Penicillin und jodhaltige Kontrastmittel).
b) Fremdeiweiß:
– Nahrungsmittel (Krebse, Fische, Austern, Käse, Erdbeeren, Nüsse u. a. m.).
– resorbiertes Wurmeiweiß bei Wurmbefall (insbesondere Kinder).
– artfremdes Serum (z. B. Tetanus-Antitoxin).
c) Insektengifte → **150** (Insektenstich).

U

Symptomatik 1. Plötzliches *Auftreten beetartiger Erhabenheiten:*
– von roter Farbe, oder
– weiß in der Mitte und rot am Rand (das ausgetretene Serum komprimiert sekundär das zentrale Gefäß).
2. Die Effloreszenzen sind meist füchtig (das Histamin wird im Gewebe schnell abgebaut).
3. Es besteht starker *Juckreiz.*

Soforttherapie (in der Reihenfolge der Wirkungsstärke)
1. Glukokortikosteroide i. v. in hohen Dosen, mindestens entsprechend 50 mg Prednisolon (1 Amp. Solu-Decortin®-H zu 50 mg), oder
2. Antihistaminika (Tavegil®) i. v. (1 Amp. zu 2 ml) oder per os (2 Tabletten).
3. Calcium i. v. (Calcium-Sandoz®, Sandosten®-Calcium, 1 Amp. zu 10 ml) (kontraindiziert bei digitalisierten Patienten!).

Komplikationen und Gefahren

> Bei akuter allergischer Urtikaria ist immer auch mit Glottis-Ödem zu rechnen (Quincke-Ödem → **202**). Bei geringsten Anzeichen („Kratzen im Hals", Hustenreiz, Luftnot) sollen hohe Glukokortikosteroid-Dosen i. v. (2 Amp. Solu-Decortin®-H zu 50 mg) verabreicht und der Patient sofort stationär eingewiesen werden.

Marghescu

240 Uterusblutungen → 45 → 215

241 Vaccina generalisata → 78

242 Varizenblutung

Ätiopathogenese Blutungen aus schwer vorgeschädigten oberflächlichen Beinvenen (Varikosis der V. saphena magna oder parva) sind vorwiegend traumatisch bedingt. Bei prall mit stagniertem Blut gefüllten Varixknoten können bereits geringgradige Prellungen zu Rupturen und ausgedehnten subkutanen Hämatomen führen; trifft das Trauma ein Ulcus cruris oder war es stärker, so entstehen massive venöse Blutungen.

Symptomatik Charakteristisch die dunkle Blutfarbe, die Blutung im Strahl und die momentane Blutstillung nach Anheben der Extremität sowie Druckverband.

Soforttherapie Hochlagerung, Druckverband und evtl. Tamponade. Varizenblutungen werden nur durch unzweckmäßiges Verhalten (locker angelegte „Abschnürung" führt zu Stauung und Zunahme der Blutung) bedrohlich. Abschnürbinden und Varizenumstechung im morschen Gewebe des Ulkusgrundes sind zu entbehren.

Dietrich

243 Vasculitis allergica

Synonyma Purpura rheumatica Schönlein-Henoch, anaphylaktoide Purpura.

Definition Allergisch bedingte Gefäßwandschädigung mit Blutung ins Gewebe und umschriebener Nekrose.

Ätiopathogenese Kutan-vaskuläre Allergie vom Sofort-Typ mit humoralen Antikörpern (s. auch Allergie, → **16**).
Die *wichtigsten Allergene* sind:
1. Bakterien-Antigene, insbesondere Streptokokken (Angina!).
2. Systemisch verabreichte Medikamente.
3. Tumor-Antigene (nach malignem Tumor suchen!).

Symptomatik Je nach Schwere und Ort der Gefäßwandschädigung:
1. Typ: Purpura rheumatica
a) *An der Haut* papulohämorrhagisches Exanthem:
– symmetrisch
– bevorzugt an den Streckseiten der Extremitäten
– in schweren Fällen auch mit hämorrhagischen Blasen und Nekrosen
b) *Purpura abdominalis:* Blutungen in den Magen-Darm-Trakt! Darum:
– kolikartige Schmerzen im Mittelbauch
– Hämatemesis
– blutig-schleimige Diarrhoen
c) *Arthritische Beschwerden* durch periartikuläre Blutungen
2. *Typ: Purpura fulminans:* Flächenhafte Blutungen durch schwerste Kapillarschädigung in allen Organen.
3. *Papulonekrotischer Typ:* Bis linsengroße, rote Papeln mit zentraler nektrotischer Delle, exanthemartig ausgebreitet.
4. *Typ: Pyoderma gangraenosum:* Ausgestanzt wirkende, schmierig belegte Ulzera durch Gewebszerfall nach umschriebener hämorrhagischer Nekrose.

V

Soforttherapie 1. Glukokortikosteroide in hohen Dosen i. v., mindestens entsprechend 50 mg Prednisolon (1 Amp. Solu-Decortin®-H zu 50 mg).
2. Sofortige stationäre Einweisung.
Besonders zu beachten: Bei starkem Blutverlust durch Kapillarpermeabilität ist die Zweckmäßigkeit der Infusion von Blut oder von Blutersatzmitteln fraglich. Ver-

such nur bei vitaler Indikation (Purpura fulminans) indiziert.

Marghescu

244 Venentzündung → 230

245 Vergiftungen

245a:	Allgemeines	
245b:	Augensymptome bei Vergiftungen	
245c:	Spezielle Vergiftungen:	Blausäure
245d:		Lost
245e:		Metalle
245f:		Opiate
245g:		Phosphorsäureester
245h:		Pilze
245i:		Reizgase
245k:		Schlafmittel

Schlangen → **210**
Verätzungen → **246 c**
Alkoholvergiftung, akute → **15**

245a Allgemeines

Synonym Intoxikationen.

Ätiopathogenese Versehentliche oder absichtliche Ingestion, Inhalation oder äußerlicher Kontakt mit ätzenden oder perkutan resorbierbaren Substanzen. Intoxikationsgrad abhängig vom Alter, Gewicht, Füllungszustand des Magens, Therapiebeginn, Kräftezustand bzw. Begleiterkrankungen des Intoxikierten.

Symptomatik S. hierzu einzelne Vergiftungen → **245b** bis **245k**. Ursache jeder *veränderten Bewußtseinslage* kann eine Vergiftung sein → **41** (Bewußtseinsstörungen).

Soforttherapie Auch bei Verdacht auf eine Vergiftung wird so lange behandelt, bis das Gegenteil bewiesen ist.
Zunächst Elementartherapie unter dem Gesichtspunkt „Woran stirbt der Patient ohne Therapie?“ – etwa in folgender Reihenfolge:

A. Atemwege freihalten

1. Bei Bewußtlosen, die erbrochen haben, wird der *Mund* mit einem taschentuchumwickelten Finger von Erbrochenem gereinigt. Zahnprothesen entfernen.
2. Jeder Bewußtlose muß in stabile Seitenlage gebracht werden, wobei der Kopf tiefer als der Oberkörper liegen sollte; Einlegen eines Guedel-Tubus. → **3c**
3. Bei Aspirationsgefahr oder Glottisödem sofort Intubieren. → **3c**
4. Entfernung des Vergifteten aus dem Giftmilieu, nur unter Beachtung der Selbstschutzmaßnahmen (Schutzmaske, Brandschutzkleidung, Anseilen bei Gruben und Silos).

B. Beatmen

V

1. Stets Frischluft!
2. Bei *Zyanose* sofort mit der künstlichen Beatmung → **3b** beginnen. Bei allen über die Ausatmungsluft gefährlichen Giften, wie Pflanzenschutzmitteln (E 605), Blausäure oder Lösungsmitteln, Beatmung nur mit dem Beatmungsbeutel, evtl. mit Sauerstoffzufuhr.

C. Zirkulation (Kreislauf) aufrechterhalten

1. Bei Herzstillstand (Bewußtlosigkeit, fehlender Karotispuls, fehlende Herztöne, Schnappatmung, Blässe) sofort *Herzmassage* und künstliche Beatmung → **3b** (Reanimation) durchführen.
2. Bei jeder Vergiftung *Schockprophylaxe* durchführen (Ruhe, Wärme, Kopftieflagerung, warme Getränke) bzw. bei Schocksymptomatik (Puls über 100, Blutdruck unter 100 mm Hg, Dyspnoe, aschgraue, kalte Extremitäten) sofort ein Plasmaersatzpräparat (z. B. Haemaccel oder Plasmagel) infundieren. Bei Vergiftungen ist ein *Gelatinepräparat* den Dextranen vorzuziehen.

D. Drogenauskunft

1. Den Vergifteten bzw. seine Umgebung befragen „wann, was, wie, wieviel, wer, wo, warum" er mit Gift in Berührung kam. Diese Umstände notieren und in die Klinik mitgeben.
2. Bei unbekannten Giften oder Spezialitäten sofort den Rat der nächsten Giftinformationszentrale einholen, die Tag und Nacht besetzt ist.

Zentren mit durchgehendem 24-Stunden-Dienst

Medizinische Kliniken

Berlin: Reanimationszentrum der Medizinischen Klinik und Poliklinik der Freien Universität im Klinikum Westend, 1 Berlin 19, Spandauer Damm 130. Tel.: (030) Durchwahl 3035466/215, Klinikzentrale 30351.

Berlin: Beratungsstelle für Vergiftungserscheinungen Universitätskinderklinik KAVH, 1 Berlin 19, Heuknerweg 6.
Tel.: (030) 30730–31/32/33.

Bonn: Universitäts-Kinderklinik, Informationszentrale gegen Vergiftungen, 53 Bonn, Adenauerallee 119.
Tel.: (02221) Durchwahl 220108, Klinikzentrale 227061 bis 66.

Braunschweig: Medizinische Klinik des Städtischen Krankenhauses, 33 Braunschweig, Salzdahlumer Str. 90.
Tel.: (0531) Durchwahl 62290, Klinikzentrale 61071.

Freiburg: Universitäts-Kinderklinik, 78 Freiburg, Mathildenstraße 1.
Tel.: (0761) Durchwahl 201 4361, Pforte 201 4301, Klinikzentrale 2011.

Göttingen: Universitäts-Kinderklinik und Poliklinik, 34 Göttingen, Humboldtallee 38.
Tel.: (0551) Durchwahl 39 6239/39 6241.

Hamburg: II. Medizinische Abteilung des Krankenhauses Barmbek, Giftinformationszentrale, 2 Hamburg 33, Rübenkamp 140.
Tel.: (040) Durchwahl 6385345/346, Zentrale 6395–1.

Homburg/Saar: Universitäts-Kinderklinik, Informationszentrale für Vergiftungen, 665 Homburg/Saar.
Tel.: (06841) 162257 oder 162846.

Kiel: I. Medizinische Universitätsklinik Kiel, Zentralstelle zur Beratung bei Vergiftungsfällen, 23 Kiel, Schittenhelmstraße 12.
Tel.: (0431) Durchwahl 5973268, Klinikzentrale 5971.

Koblenz: Städtische Krankenanstalten Kemperhof, Medizinische Klinik, 54 Koblenz, Koblenzer Str. 115–155.
Tel.: (0261) 44021, App. 469 u. 470 oder diensthabender Internist.

V

Ludwigshafen: Medizinische Klinik, Entgiftungszentrale, 67 Ludwigshafen/Rh., Bergmannstraße 1.
Tel.: (0621) Durchwahl 503431, Klinikzentrale 5031.

Mainz: Medizinische Universitätsklinik, 65 Mainz, Langenbeckstraße 1.
Tel.: Durchwahl (06131) 192741 und 192418. Zentrale 191.

München: II. Medizinische Klinik und Poliklinik rechts der Isar der Technischen Hochschule München, Toxikologische Abteilung, 8 München 80, Ismaninger Str. 22.
Tel.: (089) Durchwahl 41402211, Zentrale 41401.

Nürnberg: II. Medizinische Klinik der Städt. Krankenanstalten, Toxikologische Abteilung, 85 Nürnberg 5, Flurstraße 17, Bau 39, EG.
Tel.: (0911) Durchwahl 3982451, Zentrale 3881.

Nürnberg: Städtische Kinderklinik, Am Kirchenweg.
Tel.: (0911) 3982277.

Zentren mit noch nicht durchgehendem 24-Stunden-Dienst

Bremen: Zentralkrankenhaus Allgemeine Anästhesie-Abteilung
Tel.: (0421) Durchwahl 44923412 (Informationszentrum) 44925446 (diensthabender Arzt) Zentrale 44921.

Göttingen: Universitäts-Kinderklinik und Poliklinik, 34 Göttingen, Humboldtallee 38.
Tel.: (0551) Klinikzentrale 3962–03/04 (Vermittlung an den diensthabenen Arzt), Zentrale 3962–10/11.

Münster: Medizinische Klinik und Poliklinik 44 Münster, Westring 3
Tel.: (0251) Durchwahl 498667 oder 4982201/2202 nachts Klinikzentrale 4981 (Vermittlung an den diensthabenden Arzt)

Papenburg: Marienhospital, Kinderabteilung, 449 Papenburg.
Tel.: (04961) Klinikzentrale 2044 (Vermittlung an den diensthabenden Arzt).

3. alle *Giftreste,* z. B. die Verpackung, Erbrochenes, Stuhl, Urin und anderes aufheben und mit Beschriftung beim Transport des Vergifteten in die Klinik mitgeben.

E. Entfernen des Giftes

1. nach Trinken einer unbekannten Lösung, Essen von unbekannten Pflanzenteilen oder Schlucken von Tabletten läßt man mit Ausnahme der unten (2.) angegebenen Fälle zunächst viel Flüssigkeit (jede Flüssigkeit außer Alkohol und Milch) trinken und führt dann durch Reizen der Rachenhinterwand ein *Erbrechen* herbei. Das Erbrechen muß in Kopftieflage (über Knie oder Bett gelegt) durchgeführt werden.
2. *Kein Erbrechen* bei Vergiftungen mit Waschmitteln, Seifen, Laugen, Säuren oder bei Bewußtlosen.
3. Nach dem Erbrechen oder auch in Fällen, bei denen

wegen der geringen Giftmenge kein Erbrechen nötig war, als *Adsorbens* 20–50 Kohlekompretten und als Laxans 2 Eßlöffel Natriumsulfat in einem Glas Wasser aufgelöst trinken lassen.
4. *Magenspülung* erst in der Klinik!
5. Entfernung von Giften aus dem *Auge* durch Spülen mit Leitungswasser (keine Neutralisationsversuche!); Partikelchen (Kalk) mit Gaze oder Taschentuchzipfel nasenwärts ausstreichen. Vgl. → **246e**

F. Fürsorge für den Patienten

1. *Beruhigend* auf Patienten und seine Umgebung einwirken. Den Vergifteten warmhalten, weiterhin auf richtige Lagerung, Atmung und Kreislauf achten. Krankenwagen herbeiholen und Angehörige verständigen.
2. Vergiftete, bei denen Verdacht auf *Selbstmordabsichten* besteht, ununterbrochen durch eine befähigte Aufsichtsperson beobachten lassen. Allen weiteren Möglichkeiten eines Selbstmordes vorbeugen.
3. Verhindern, daß noch weitere Menschen mit dem Gift in Berührung kommen, Warnschilder aufstellen, Neugierige fernhalten und das Gift so schnell wie möglich unschädlich machen.

G. Gegengift

1. Folgende Antidote müssen sofort gespritzt werden, wenn der Transport als Notfall mehr Zeit beansprucht als die Beschaffung dieses Medikamentes.

Noxe	Gegengift	Dosierung
Blausäure	DMAP® dann Natrium-thiosulfat	3–4 mg/kg KG (Erw. 250 mg) i. v. 50–100–500 mg i. v. (Erw. 50–100 ml 10 %ig)
Phosphorsäure-ester (E 605)	Atropin	initial 5–50 mg i. v. alle 10–20 Min. nachspritzen entsprechend der Symptomatik

Noxe	Gegengift	Dosierung
	dann Toxogonin®	1 Amp. i. v. (4–8 mg/kg KG), Wiederholung nach 2 Std.
Fluor	Calcium	2 Amp. 20 %ig i. v.
Schlangen	Schlangengift-serum „Behringwerke"	20 ml i. v. bzw. i. m.
Opiate	Lorfan®	2 mg i. v., Wiederholung nach ca. 20 min.
Arsen, Lewisit Quecksilber	Sulfactin®	200 mg i. m. (2,6 mg/kg KG), stündlich wiederholen
Lost (systemisch)	Natrium-thiosulfat	Infusion mit 50–500 mg/kg KG (nur innerhalb der ersten 30 Min.).

2. Milch und rohe Eierlösung nur bei Laugen, Säuren, Schwermetallen und Phenolvergiftungen anstelle von Säften und Wasser trinken lassen.
3. Haut mit Lutrollösung oder Leitungswasser abwaschen.
4. Auxilosonspray zur Prophylaxe eines toxischen Lungenödems bei allen Gasen (Reizgase, Metalldämpfe) einatmen lassen (5 Hübe alle 10 Min.).

Weitere Maßnahmen

Eilige Klinikeinweisung als Notfall unter vollständiger Mitteilung der Angaben von D 1 und 3 (Abschnitt Drogenauskunft) sowie der bereits ergriffenen therapeutischen Maßnahmen.
Möglichst telefonische Voranmeldung, Arzt als Begleiter.

Daunderer

Rechtsmedizinische Aspekte

Fast jede Vergiftung kann mit einer strafbaren Handlung (fahrlässig – vorsätzlich) verbunden sein. Die Anforderungen an die Sicherheit des Beweises sind in foro höher als bei akuten Notfällen. Giftreste (s. S. 468) sollten deshalb ebenso wie Proben der zweiten und dritten Giftwege (Blut, Urin) in ausreichender Menge einer toxikologischen Untersuchung zugeführt werden. Eventuell bei den entsprechenden Labors über besondere Maßnahmen der Asservierung nachfragen.

Spann/Hauck

245b Augensymptome bei Vergiftungen

Definition Akute Vergiftungssymptome manifestieren sich an den Augen vor allem als Pupillenveränderungen, Akkommodationslähmung und Sehstörungen.

Symptome 1. Miosis: Phosphorsäureester (E 605), Morphingruppe, Opium, Sympathikolytika, Parasympathikomimetika, Barbiturate, Chloralhydrat, Pikrotoxin, Koffein, Nikotin.
2. Mydriasis: Belladonna-Derivate (Atropin), Parasympathikolytika, Antihistaminika, Botulismus, Kampfer, Kohlenmonoxyd, Kohlendioxyd, Blausäure, Barium, Secale, Thallium, Akonitin.
3. Schleiersehen: Belladonnagruppe (Atropin), Methylalkohol, Äthylalkohol, Botulismus, Tetrachlorkohlenstoff, Cholinesterasehemmer, Chloralhydrat, Kampfgase (Lost), Kampfer.
4. Doppeltsehen: Äthylalkohol, Kohlenmonoxyd.
5. Erblindung: Methylalkohol, Ritalin.
6. Gelbsehen: Digitalis, Haschisch, Kohlenmonoxyd.
7. Lichtempfindlichkeit, Tränenfluß, Schmerzen: Kampfstoffe (Lost), Tränengas (Bromazeton u. a.).

Soforttherapie Richtet sich nach der Ursache, keine besonderen ophthalmologischen Maßnahmen erforderlich (mit Ausnahme von Lost → **245d** und Verätzungen → **246e**). Einweisung in toxikologische Abteilung, bei bloßer Augenläsion in Augenabteilung.

Merté/Heilmann

245c Spezielle Vergiftungen. Blausäure

Synonyma Cyanwasserstoffsäure, Cyankali, Chlorcyan, Ungeziefervertilgungsmittel.

Ätiopathogenese Wird frei bei Filmbränden (Cellulose) und beim Verbrennen von Trockenspiritus (Esbit), in Kokerei und Gichtgas, Metallhärtungs- und Lösungsmittel (KCN), Entroster, Photoentwickler, Silberputzmittel, in bitteren Mandeln, Pfirsich-, Kirsch-, Pflaumen- und Apfelkernen.
Blockiert O_2-Aufnahme in die Zelle (Hemmung der Cytochromoxydase). Durch Gabe eines raschen Ferrihämoglobinbildners (DMAP), der sich mit dem Cyanidkomplex bindet, wird das dreiwertige Eisen der Cytochromoxydase wieder frei. Das anschließend gegebene Natriumthiosulfat beschleunigt die durch das Enzym Rhodanase katalysierte Umwandlung von HCN zu HSCN, das ausgeschieden werden kann.

Symptomatik Typischer Bittermandelölgeruch in der Ausatmungsluft, Kratzen im Hals, Hyperpnoe, Angstgefühl, Speichelfluß, Erbrechen, Schwindel, Kopfschmerzen, Koliken, Atemnot;
oder: sofortige Bewußtlosigkeit mit oder ohne tonisch-klonische Krämpfe. Anfangs rosa Hautfarbe, später Zyanose.

Soforttherapie
1. Sofort 1 Amp. DMAP® (250 mg) bzw. 3–5 mg/kg i. v. bzw. evtl. i. m.
2. 100 ml 10 %ige Natriumthiosulfatlösung i. v. (100–500 mg/kg).
3. Infusion eines Plasmaersatzpräparats (Haemaccel).
4. Ausgleich der Azidose (Natriumbikarbonat i. v.).

Weitere Maßnahmen
1. Künstliche Beatmung vor Gabe von DMAP sinnlos!
2. Mit Toluidinblau (2 mg/kg, z. B. 3,5 ml der 4 %igen Lösung bei Erwachsenen) i. v. kann man jederzeit die Wirkung von DMAP® aufheben, falls es sich nicht um eine Blausäurevergiftung gehandelt hat.

Klinikeinweisung.

Daunderer

245d Lost

Synonyma S-Lost, Senfgas, Yperit, Mustardgas, Zytostatikum.

Symptomatik 2–6 (–8) Std. nach Hauteinwirkung Juckreiz, Rötung, Schwellung, dann nach ca. 24 Std. Blasenbildung, inhalatorisch schwere Reizerscheinungen an den Atemwegen, toxisches Lungenödem, am Auge eitrige Entzündung.

Soforttherapie
1. *Sofort* (bis 20 min. nach Vergiftung) Natriumthiosulfat-Infusion (100–500 mg/kg).
2. Nach inhalatorischer Vergiftung Auxiloson®-Spray (5 Hübe alle 10 min.), weiter s. Reizgase. → **245g**
3. Kleider ausziehen und vernichten.
4. Hautspritzer abtupfen, Haut mit Chloramin-T oder 10 %iger Sodalösung abwaschen. Zäh-Lost mit Messer abkratzen.

Daunderer

V

245e Metalle

Ätiopathogenese Meist Laugen- oder Säurenwirkung, als Spätfolgen meist Schäden des Nervensystems, der Leber und der Nieren.

Symptomatik Örtliche Gewebsschäden, Brechdurchfall, Darmkrämpfe, evtl. Krämpfe, Atemnot, Atemstillstand, Herzrhythmusstörungen, Allergie, Glottisödem, Hirnödem, Schock, nach inhalatorischer Vergiftung Metalldampffieber mit Schüttelfrost, Übelkeit, Erbrechen, Muskel- und Gelenkschmerzen (Rückbildung in 12–24 Std. ohne Schaden).

Weitere Maßnahmen
1. Bei *Arsen* und *Quecksilber* sofortige Antidottherapie mit Sulfactin (2,5 mg/kg tief i. m., 4stündlich wiederholen), ebenso auch bei Gold, Antimon, Kupfer, Nickel und Wismut.
2. *Sofort* Milch und/oder rohe Eier trinken und erbrechen lassen, wieder Eiermilch trinken lassen, anschließend Kohle- und Natriumsulfatgabe, Laevilac® (Durchfall, Leberschutz).

3. *Beatmen,* Plasmaexpandergabe.
4. Lungenödemprophylaxe. → **166**
5. Valium 5–15 mg langsam i. v. bei Krämpfen.
6. Haut und Augen mit Wasser bzw. Lutrol spülen.

Daunderer

245 f Opiate

Synonyma Morphin, Codein, Opium, Heroin, synthetische Opiate (Dolantin®, Dilaudid®, Cliradon®, Eukodal®, Polamidon® u. a.) Apomorphin, Lorfan.

Symptomatik Miosis, Bradykardie, unregelmäßige Atmung (Cheyne-Stokes), epileptische Krämpfe, Harnverhalten, Darmlähmung, Übelkeit, Erbrechen, Hypothermie, Zyanose, toxisches Lungenödem, Hautblässe, Atemlähmung, Schock.

Soforttherapie

1. Sofort künstliche Beatmung; falls vorhanden, kann stattdessen auch Lorfan® (0,5–2 mg = i. v.) gespritzt werden, Wiederholung in 10–20 min. Abständen.
2. Voll Ansprechbare nach Schlucken des Giftes (Opium) Wasser und Kaliumpermanganatlösung (burgunderrot, frisch zubereitet) trinken und erbrechen lassen. Anschließend Kohle- und Natriumsulfatgabe.
3. Evtl. Herzmassage. → **3b**
4. Schocklagerung.
5. Bei Krämpfen Valium® 5–15 mg langsam i. v.
6. Therapie eines Hirnödems (Heroin!) mit Kopfschmerzen, Somnolenz, motorische und psychische Unruhe, Desorientiertheit, Pyramidenzeichen, Meningitis: 2 Amp. Lasix® i. v., 40 mg Dexamethason i. v. (oder Urbason 5–10 ml langsam i. v.)

Weitere Maßnahmen Daran denken, daß der mit Lorfan® erfolgreich therapierte Atemstillstand nach ca. 20 Min. (Abbau von Lorfan) wieder auftritt! Überwachung während des Transports ins Krankenhaus!

Daunderer

245 g Phosphorsäureester

Synonyma Alkylphosphate, E 605, Pflanzenschutz- und Schädlingsbekämpfungsmittel, Kampfstoffe, Lösungsmittel, Weichmacher.

Ätiopathogenese Tödliche Giftwirkung auch über Lunge, Auge und Haut! Cholinesterasehemmer-Acetylcholinvergiftung.

Symptomatik Extreme Miosis, Sehstörungen, Hypersalivation, abdominale Krämpfe, Durchfälle, Bradykardie, Erregungszustände, fibrilläre Zuckungen, tonisch-klonische Krämpfe, Dyspnoe, Zyanose, Bewußtlosigkeit, finale Mydriasis!

Soforttherapie 1. *Sofort* beatmen (Vorsicht vor Selbstintoxikation!).
2. Benetzte Kleidung enfernen, Haut gründlich reinigen (Lutrol).
3. Hohe Dosen Atropin i. v. (5–50 mg) initial.
4. 1 Amp. Toxogonin i. v.
5. Sofort Erbrechen (→ **245 a,** Ziffer E), Kohleinstillation, anschließend möglichst bald Magenspülung!
6. Weiterhin hohe Dosen Atropin (z. B. 2 mg i. v. alle 10 min) entsprechend der Symptomatik: Verengerungstendenz der weiten Pupillen, Krämpfe, Bradykardie.
Rechtsmedizinische Aspekte → **245a**

Daunderer

245 h Pilze

Ätiopathogenese A. *Knollenblätterpilze* (Grüner, Weißer und Frühlings-Knollenblätterpilz), Lorchel, orangefuchsiger Hautkopf.
B. Bitterpilz, Bleicher Ziegenbart, Dickfuß, Falscher Hallimasch, Flockenstieliger Hexenröhrling (roh), Gelbfleckende Champignons, Grüner Becherling, Kahler Krempling, Karbol-Egerling, Kartoffelbovist, Scharfe Milchlinge, Tiger-Ritterling, Wiesenröhrling, Fliegenpilz, Pantherpilz, Faltentintling, Schopftintling, Hexenpilz, Dünnfleischiger Champignon, Mairitterling, Rißpilze, Satansröhrling, Täublinge, Trichterlinge, Gallentäubling, Gelblicher Knollenblätterpilz, Grünblättriger Schwefelkopf, Riesenrötling, Satansröhrling, Birkenreizker.

V

Die *gefährlichsten Pilzgifte* sind die des Knollenblätterpilzes und der Lorchel, die beide eine Latenzzeit von über fünf Stunden haben. Alle eßbaren Pilze (Steinpilze!) können durch falschen Transport (Plastiktüte), langes Lagern (über 24 Stunden) und durch Aufwärmen giftig werden.

Symptome Übelkeit, heftiges Erbrechen, Durchfall, Sehstörungen, Herzrhythmusstörungen, Dyspnoe, Schock.

Soforttherapie 1. Bei geringstem Verdacht alle möglichen Pilzesser sofort *erbrechen* lassen (vorher heißes Salzwasser oder irgendeine andere Flüssigkeit außer Milch trinken lassen), anschließend Kohlegabe (50 Kompretten) und Natriumsulfatlösung (2 Eßl., in Wasser gelöst) eingeben.
2. Zweimal stündlich 1 Eßl. Laevilac® oder Bifiteral®, um Durchfall zu erzeugen.
3. Plasmaexpandergabe (Haemaccel).
4. Evtl. sedieren mit Valium® (Valium 10 mg i. m.)
5. Klinikeinweisung ist in jedem Fall zur stationären Beobachtung zu empfehlen. In begründeten Fällen (Verdacht auf eine Knollenblätterpilzvergiftung, Latenzzeit über 5 Stunden) Einweisung auf eine toxikologische Station notwendig.

Weitere Maßnahmen 1. Möglichst exakte *Anamnese:* Artbestimmung der genossenen Pilze, Befragung des Sammlers oder Händlers, Zeitpunkt des Pflückens, Transport, Lagerung, Zubereitung, Verfärbung, Geruch, Einnahmezeitpunkt, Darreichungsform, Zuspeisen, Namen aller möglichen Pilzesser erfassen.
2. Trotz Erbrechen zusätzlich möglichst bald *Magenspülung* in der Klinik, Darmeinläufe, laufende Natriumsulfatgabe über Duodenalsonde, Frischplasma, Substitution von Gerinnungsfaktoren, forcierte Diurese, Cortison, Elektrolytsubstitution.
3. Nach Vergiftung mit Falten- und Schopftintling, Hexenpilz Alkoholverbot für 8 Tage.

Daunderer

245 i Reizgase

Synonyma Rauchgase, Kohlenmonoxyd, Kohlendioxyd, Ammoniak, Benzin, Benzol, Chlor, Fluor, Brom, Narkotika, Nitrose Gase,

Phosgen, Schwefelkohlenstoff, Schwefelwasserstoff, Trichloräthylen.

Symptomatik Schleimhautreizung, Husten, Heiserkeit, Atemnot, Zyanose, Glottisödem, toxisches Lungenödem.

Soforttherapie 1. Vergifteten sofort an die *frische Luft* bringen, entkleiden (Selbstschutz! In Gruben anseilen; geschlossene Räume nur mit Sauerstoffatemgerät betreten; kein offenes Licht!).
2. Vergifteten in stabile *Seitenlage* bringen, zudecken; absolute Ruhigstellung. Keine Flüssigkeitszufuhr.
3. Bei Bedarf künstlich *beatmen,* möglichst zusätzlich mit Sauerstoff. Bei Alkylphosphaten (E 605), Chlor, Phosgen und Säuren keine Mund-zu-Mund-Beatmung (Selbstschutz).
4. Jedem Patienten mit Verdacht auf eine Reizgasvergiftung auch bei Fehlen jeglicher Symptome sofort Auxiloson®-Spray (alle 10 min 5 Hübe) einatmen lassen und dann für einen sofortigen, liegenden, äußerst schonenden *Transport ins nächste Krankenhaus* sorgen.
5. Therapie eines toxischen *Lungenödems:* 2 Amp. Lasix i. v. $^1/_4$ mg Strophantin, 2 Amp. Tachostyptan i. v. Sedieren mit Dolantin®-S o. ä., Hustenbekämpfung mit Paracodin®, Cortison i. v. (initial 250 mg, stündlich 100 mg nachspritzen), Überdruckbeatmung mit O_2, absaugen, Oberkörper hochlagern.

Weitere Maßnahmen In der Klinik Azidosetherapie, Elektrolytausgleich (Kalium), Antibiotikum, Röntgen Thorax, Spätfolgen bei Kohlenmonoxidvergiftung.

Daunderer

245 k Schlafmittel

Synonyma Barbiturate, Barbiturfreie (Bromide, Paraldehyd, Ureide, Gluthetimid, Methaqualon), Psychopharmaka, Narkotika, Antihistaminika, Antidepressiva.

Symptome Übelkeit, Erbrechen, Ataxie, Erregungszustand, Somnolenz, reagiert nicht auf Schmerzreize, Reflexe nicht auslösbar, Krämpfe, anfangs enge und reaktionsträge Pupillen, oberflächliche Atmung, Verlegung der Atemwege durch Zurückfallen des Zungengrundes und Aspiration, Atemlähmung, Schock, Hypothermie, später Hyperthermie (Pneumonie), Lungenödem, Haut aschgrau bis bräunlich, Ödeme, Blutungen, Dekubitus, Tod nach 2–4 Tagen an Atemlähmung oder früher durch Ersticken.

Soforttherapie

1. Voll Ansprechbare sofort erbrechen lassen (s. S. 468).
2. Mund von Erbrochenem reinigen, Prothesen entfernen.
3. Seitliche Schocklagerung.
4. Künstliche Beatmung, möglichst mit O_2. Nur in Ausnahmefällen, falls keine Beatmungsmöglichkeit vorhanden Analeptikagabe (Eukraton® 1 mg/kg initial i. v., Wiederholung alle 5 min, bis selbständige Atmung eintritt), evtl. Intubation, geblockte Manschette.
5. Sofort Infusion eines Plasmaersatzpräparats.
6. Atropininjektion (2 Amp. à 0,5 mg i. m.).
7. Nur bei alleiniger Vergiftung mit *trizyklischen Antidepressiva* (z. B. Tofranil, Sinquan u. a.) als Antidot Physostigmin (Physostigmin-Köhler) 0,5-2 mg i. v.

Weitere Maßnahmen

1. Keine Umlagerung für den Transport ins Krankenhaus, bevor nicht Atmung und Kreislauf stabilisiert sind.
2. Alle schweren Fälle müssen während des Transports unter ärztlicher Überwachung stehen.
3. Keine peripheren Kreislaufmittel anstelle des Plasmaersatzpräparats geben!

Rechtsmedizinische Aspekte → **245a.**

Daunderer

246 Verletzungen

246a Wunden

Definition und Ätiopathogenese Zufalls- oder Gelegenheitswunden sind traumatisch entstandene Gewebstrennungen äußerer Körperschichten und im weiteren Sinn auch Verletzungen höher differenzierter Gewebsarten in der Tiefe (penetrierende oder perforierende Wunden), die mit der Außenwelt in Verbindung stehen. Diese offenen Wunden verursachen Blutverluste (hämorrhagischer oder hypovolämischer Schock) und führen zum Einbruch in die Infektabwehr. Form und Ausmaß der Gewebsverletzung wird durch Art, Richtung und Intensität der Gewalteinwirkung auf den Körper bestimmt.

V

Art des Traumas	*Richtung des Traumas*	*Form der Zufallswunde*
Scharf		
schneidend	senkrecht oder schräg	Schnittwunde
	schräg-flächenhaft	Defektwunde
spitz	senkrecht oder schräg	Stichwunde
Stumpf		
abschürfend	tangential-flächenhaft	Schürfwunde (Exkoriation)
quetschend	senkrecht oder schräg	Quetschwunde
zerreißend	schräg gegeneinander wirkend	Rißwunde, Skalpierungsverletzung
Kombination		
scharf-stumpf	senkrecht oder schräg wirkende Druck- und Zugkräfte	Rißquetschwunde Bißwunde Schußwunde

Symptomatik *Grundsätzliche Fragen bei Beurteilung einer Wunde*
- Unfallzeitpunkt? (Alter der Wunde in Stunden)
- Unfallmechanismus?
- Art der ersten Hilfe? (Blutstillung, Schmerzbekämpfung u. a.)

– Schmerzsymptome und Funktionsausfälle bei und seit dem Unfall? (Fraktur, Nervenschaden, Sehnenruptur u. a.)
– Beschaffenheit der Wundränder? (scharfrandig gut durchbluteter oder gequetschter Wundrand mit gestörter Zirkulation)
– Lokalisation, Ausmaß und Verschmutzungsgrad der Wunde? („kleinchirurgischer" Fall – lokal begrenzte Zufallswunde vor Beginn der Bakterienvermehrung, Ausschneidung bis zu Wundgrund möglich – oder „großchirurgischer" Fall?)
– Impfzustand (Tetanus)

Spezifische Traumafolgen aufgrund der Körperlokalisation unter Berücksichtigung therapeutischer Konsequenzen:

Kopf

Unter jeder noch so kleinen *Kopfschwartenwunde* kann sich eine offene Hirnverletzung verbergen. Starke Blutung möglich, Schockgefahr. Jede Wundausschneidung erfordert die genaue Inspektion der Kalotte (Schädeldachfraktur?), gegebenenfalls durch Abschieben des Periostes. Impressionsfrakturen verlangen Röntgenspezialaufnahmen (Tangential- und Kontaktaufnahmen). Penetrierende Hirnverletzung am Austritt von Liquor und/oder Hirnbrei zu erkennen. Exzision bei Kopfschwartenwunden kann sparsam sein (gut durchblutetes Gewebe). Blutstillung nicht durch Ligaturen, sondern einschichtige, tief durchgreifende Nähte (Periost nicht mitfassen, da unverschieblich).
Schädelhirnverletzungen: S. 497.

Auf eine Wundausschneidung kann bei *Weichteilverletzungen des Gesichtes* fast immer verzichtet werden, da sich diese Wunden höchst selten infizieren und aus kosmetischen Gründen äußerst materialsparend umgegangen werden muß. Auch funktionelle Gesichtspunkte verlangen, daß möglichst jeder kleine Hautlappen an seinen Ursprungsort zurückgenäht werden muß. Die Nähte werden mit atraumatischen Kunststoffäden (3-0 bis 6-0 für Subkutannähte, 4-0 bis 6-0 für Kutannähte) im Abstand von 3-5 mm gelegt, fassen 2 mm breite Hautränder und werden nur 5 Tage belassen. Kleine Schnittwunden können auch mit klebenden, sterilen Kunststoffstreifen, die man quer zum Wundverlauf anbringt, versorgt werden.

Hals

Große offene Verletzungen der A. carotis können einen schnellen Verblutungstod zur Folge haben; stets digitale Kompression mit 4 Fingern einer Hand gegen die Halswirbelsäule in Höhe des Kehlkopfes versuchen, im Notfall in der Wunde. Für den Transport ist auch die temporäre Abklemmung der a. carotis communis und carotis interna statthaft.

Ausgedehnte oder pulsierende Hämatome (zunehmende Halsschwellung) nach Stich- und Schußwunden sprechen für eine geschlossene Arterienverletzung. Auch besteht bei Verletzung oberflächlicher Halsvenen die Gefahr der Luftembolie (schlürfendes Geräusch mit der Inspiration synchron). Austreten von Luft aus der Wunde, Bluthusten oder Hautemphysem weisen auf eine Verletzung von Kehlkopf und Trachea hin. Die Versorgung blutender Wunden ist am Hals nur dann sachgemäß, wenn dabei eine vollständige Klärung der Verletzungsfolgen und sofortige Wiederherstellung der anatomischen Strukturen möglich ist.

Thorax

Der traumatische *nach außen offene Pneumothorax* durch perforierende Stich- oder Schußverletzung, mit breiter Wunde oder zischender Luftbewegung beim Atmen, weist meistens eine Verletzung des Lungenparenchyms auf. Würde man diese Thoraxwunde luftdicht verschließen, wäre dadurch ein Spannungspneumothorax mit Mediastinalverdrängung auf die Gegenseite und rasch fortschreitender Atemnot die Folge. Deshalb ist es weit weniger gefährlich, wenn man die

Wunde nur mit steriler Gaze abdeckt, also praktisch offen läßt, als sie provisorisch mit Pflasterzug zu verschließen. Wegen häufig auftretender kardiopulmonaler Insuffizienz ist Transportbegleitung notwendig, um jederzeit eine künstliche Beatmung (Atemspende, Maskenbeatmung) durchführen zu können.

Abdomen

Penetrierende Verletzungen des Bauchraumes müssen stets operativ revidiert werden. → **13** (Akutes Abdomen).

Hände

Handverletzungen erfordern zunächst eine subtile Diagnostik (Inspektion, Palpation, Funktionsprüfung, evtl. Röntgenaufnahme). Danach ist zu entscheiden, ob Erfahrung, Einrichtung und Assistenz die Behandlung zulassen oder der Verletzte einem Handspezialisten zu übergeben ist. Denn der Versorgung der Haut kommt bei frischen Handverletzungen die größte Bedeutung zu und vielfach können mehrere Wege der Behandlung beschritten werden; so kann beispielsweise eine Fingerspitzenwunde erstens durch primäre Wundnaht, evtl. unter Kürzung der Knochenstrecke, zweitens durch freie Plastik (Reverdinläppchen), drittens durch gestielte Nahplastik (VY-Plastik von Tranquilli-Leali), viertens durch sensible Ersatzplastik oder fünftens durch Fernplastik versorgt werden.

Soforttherapie *Vorläufige Wundversorgung*

– *Äußere Wunden* zur Infektionsvorbeugung sofort mit steriler Gaze abdecken; zusätzliche Ruhigstellung bei ausgedehnten Weichteilwunden an den Extremitäten mit/ohne Fraktur.
– *Äußere Blutungen* (kapillärer, venöser oder arterieller Natur) werden durch direkte Kompression und einen Druckverband gestillt; am Unterschenkel und Vorderarm in Kombination mit steiler Hochlagerung.

Offene Verletzungen von Arterien können in Stammnähe eine definitive Blutleere, die eine Ischämie mit Pulslosigkeit, Parästhesien und typischem Ruheschmerz herbeiführt, erforderlich machen. Auf keinen Fall Staubinden bei schweren Weichteilverletzungen ohne lebensgefährliche Blutung anlegen, da geschädigte Weichteile die totale Unterbrechung der Zirkulation kaum überstehen. Vgl. auch → **3e** (Blutung, große).

– *„Abschnüren“* mit Gürtel, Hosenträgern, Seilen oder Draht ist äußerst gefährlich, weil es dadurch entweder zu einer venösen Stase mit Verstärkung der Blutung oder zu irreparablen Nerven- und Gefäßschäden kommt.

– *Behebung des Volumenmangels* (Volumensubstitution).

– *Schmerzbekämpfung* bei längeren Transporten; in der Regel intravenöse Injektionen.

Endgültige operative Wundversorgung innerhalb der ersten 6-8 Stunden, bei sauberen Wundverhältnissen und guter Durchblutung auch noch innerhalb 8-10 Stunden nach erfolgter Verletzung, ist an folgende Voraussetzungen und Maßnahmen gebunden:

– „Kleinchirurgisches“ Instrumentarium.

– Vorbereitung des Operationsfeldes (Wundreinigung, Desinfektion, Abdeckung).

– Anästhesie (Infiltrations- oder Leitungsanästhesie), wobei unbedingt der Wirkungseintritt abzuwarten ist. → **19** (Anästhesie).

– Gewebsschonende Wundrevision (Ausmaß der Verletzung und Verunreinigung). Exzision der Wundränder 1-2 mm im gesunden und gut vaskularisierten Gewebe mit dem Skalpell (nur ausnahmsweise mit der Schere) sowie sorgfältige Blutstillung durch Ligatur, Torsion oder Kompression für einige Minuten.

– Mobilisation der Haut auf oberflächennahen Faszien und spannungslose Primärnaht in Einzelknopftechnik (Donatinähte) ohne Hohlraumbildung.

– Tetanus-Prohylaxe → **229**.

Verzögerte Primärnaht ist angezeigt, wenn die Wunde älter als 12 Stunden ist, die Verunreinigungen nicht alle

entfernt werden können und eine vollständige Wundexzision bis zum Wundgrund nicht möglich ist. Um die Retraktion längerer Hautlappen nicht zu hemmen, sind einige Situationsnähte erlaubt. Liegen keine Infektionszeichen vor, was in der Regel nach 5-7 Tagen der Fall ist, kann der verzögerte Wundverschluß („Sekundärnaht") vorgenommen werden.
„Dringlichkeit mit aufgeschobener Operation" (Urgence avec opération différée) ist bei schweren Handverletzungen angezeigt, da man hierbei eine primäre globale Wiederherstellungsoperation anstrebt. Nachdem die Wunde offen vorbehandelt, der Infekt mit lokalen antiseptischen Bädern und allgemein verabreichten Antibiotika bekämpft wurde, können nach 2 bis 8 Tagen Knochen-, Sehnen- und Nervenläsionen sowie Hautdefekte in einer Sitzung von einem erfahrenen Operateur versorgt werden.

Spezielle Therapiemaßnahmen aufgrund der Wundform

Schnittwunde: Sofern Wunde nicht älter als 2-3 Stunden und Wundränder glatt, lediglich Primärnaht ohne Wundexzision; danach bis zur 8. Stunde Wundausschneidung bei Primärnaht erforderlich.
Defektwunde: Hautverpflanzung, da Heilung per secundam intentionem über ein Granulationsgewebe lange Zeit benötigt und kosmetisch sowie funktionell eine unbefriedigende Narbe hinterläßt; über die Art der Deckung entscheidet die Wundlokalisation.
Stichwunde: Vereinzelt bei oberflächlichen Wunden, wenn Wundexzision bis zum Wundgrund möglich, kann Primärnaht angezeigt sein. Tiefe Stichwunden, vor allem an den Füßen, werden nach teilweiser Exzision offen und mit konsequenter Ruhigstellung behandelt.
Rißquetschwunde: Primärnaht bei keinen allzu großen Defekten; Drainage bei Gefahr der Hämatombildung.
Bißwunde: Sehr infektgefährdet, daher nur Wundexzision soweit wie möglich; offene Behandlung, aber auf keinen Fall Primärnaht. Faustregel: „Menschenbisse

doppelt so lange behandeln, als es nötig erscheint".
Schußwunde: Wundexzision, Drainage und evtl. verzögerte Naht.
Verbänden kommt die Aufgabe zu:
– die Wundfläche zu schützen
– austretendes Wundsekret und Blut aufzunehmen
– durch mehr oder weniger starken Druck die Bildung von Hämatomen und Ödemen zu verhindern
– das Wundgebiet ruhigzustellen
Nach dem 7. Tag ist bei üblicher Wundversorgung der Verband nicht mehr nötig; zur Abdeckung genügt ein Wundspray.

Komplikationen und Gefahren

Wundinfekt

Das Auftreten von Wundinfektionen hängt mit folgenden Faktoren zusammen:
– Art, Anzahl und Virulenz der Erreger, Verletzungsmilieu (Keime mit meist hoher Virulenz bei Labor- und Berufsinfekten), Mischinfektionen (bakterieller Synergismus und Virulenzsteigerung).
– Wundbeschaffenheit (Nekrosen, Fremdkörper u. a.), Wundlokalisation und Grad der Verschmutzung.
– Abwehrlage des Organismus
– Zeitfaktor bis zur Wundversorgung („Inkubationszeit" 6-8 Stunden).
– Zusätzliche Gewebequetschungen durch grobes Zufassen mit der Pinzette und stumpfes Präparieren bei der Wundversorgung.
– Unkorrekter Wundverschluß durch zu fest geknüpfte dichte Nähte und ungenügende Blutstillung (Hämatom).
Eine Chemoprophylaxe ist bei Zufallswunden nicht indiziert. Nur bei stark verschmutzten Wunden mit avitalen Gewebsbezirken (Biß- und Stichwunden), die operativ nicht ausreichend zu versorgen sind, ist eine Chemotherapie bzw. Chemoprophylaxe angezeigt.
Die *Symptome* der Wundinfektion sind vielfach geringfügig; die nach einem freien Intervall von 4-5 Tagen auftretende druckschmerzhafte Infiltration ist das erste Zeichen und es genügt das Entfernen einiger Fäden.

Zeichen rascher Ausbreitung erfordern das vollständige Entfernen der Haut- und Subkutannähte; darüber hinaus Wundabstrich (Analyse der Erreger, Antibiogramm). Für Abfluß des Wundsekrets ist besonders bei tiefen Höhlen durch Drainage Sorge zu tragen. Diese Drains können zugleich zur lokalen Antibiotikumtherapie verwendet werden. Die Sensibilisierung gegen lokal angewandte Antibiotika erfolgt jedoch viel schneller als bei i. m. oder i. v. Anwendung, weshalb zur Spülung prinzipiell andere Antibiotika als für die parenterale (und auch enterale) Therapie zu verwenden sind. Entfernung des Drains schrittweise; ausschlaggebend ist der Rückgang der Entzündungszeichen einschließlich Sekretionsmenge und Leukozytenzahl; Narbenkorrektur einige Monate nach Sekundärheilung.

Blutverlust

Offene Arterienverletzungen sind wegen Blutung und Ischämie stets bedrohlich, weshalb der Blutstillung die absolute Priorität zukommt. Eine spontane Blutstillung bei *Verletzungen muskulärer Arterien* (A. radialis, A. brachialis, A. poplitea) durch Kontraktion und Thrombenbildung kommt vor; nach Schockbekämpfung Gefahr erneuter profuser Blutungen. Offene *Verletzungen überwiegend elastischer Gefäße* (A. femoralis, A. subclavia) verlaufen ohne schnelle Maßnahmen (Kompression, Staubinde, Abklemmung) tödlich. Denn bei Blutverlusten von über 50 bis 60 % innerhalb einiger Minuten reicht die Blutversorgung des Myokards trotz Zentralisation nicht aus, und es tritt Kammerflimmern bzw. anoxischer Herzstillstand ein. Gefährlich sind auch *Blutverluste über 30 bis 50 %,* erkennbar an Pulszahlen über 100 pro Minute und einem Blutdruck deutlich unter 100 Hg. Kein besonderes Risiko hinsichtlich der Sauerstoffversorgung stellen *kleinere Blutverluste von 500 bis 1000 ml* dar, wenn es sich um zuvor gesunde und jüngere Menschen handelt; bei vorbestehenden Organschäden, Gefäßerkrankungen und Hämoglobinmangel werden jedoch bereits diese Mengen schlecht vertragen. Wegen Lebensgefahr ist nach der Blutstillung sofort die *Schockbekämpfung* einzuleiten.

Dietrich

246b Verbrennungen

Synonym Kombustion

Definition Thermische Hautschädigung durch Wärmestrahlung oder -konvektion und die pathophysiologischen Störungen des Gesamtorganismus auf diesen Hitzeschaden, die in ihrer Gefährlichkeit den Verletzungsschock übertreffen und zur Prägung des Begriffes „Verbrennungskrankheit“ geführt haben.

Symptomatik Grundsätzlich gelten heute noch die *klassischen drei Tiefengrade* mit ihren wohldefinierten anatomischen Grenzen, die im Zusammenhang mit dem Ausmaß der Verbrennung von großem Einfluß auf Mortalität und Morbidität sind; sie bieten folgende Charakteristika:

V

Grad	*Aspekt*	*Besonderheit*	*Heilung*
1.	Wärmeerythem (Combustio erythematosa) evtl. lokales Ödem, für Stunden bis Tage	Hitze, Berührungsempfindlichkeit, Schmerz; keine Infektgefahr	Völlige Abheilung unter trockener Abschuppung der oberflächlichen Epidermis ohne Narbenbildung. Durch längere mäßige Wärmeeinwirkung (Heizkissen, Wärmeflasche) entsteht ein Erythema caloricum reticulatum et pigmentosum mit anfänglich netzförmig rötlicher, später pigmentierter Zeichnung
2.	Brandblasen (Combustio bullosa) können auch erst einige Stunden nach dem Trauma entstehen; Epidermis abwischbar, rötlich feuchte Wunde	Keine Analgesie; Nadelstiche oder Ausreißen von Haarresten verursachen Schmerzen. Großer Flüssigkeitsverlust und Infektionsgefahr	Narbenlose Regeneration innerhalb 10-14 Tagen, evtl. Pigmentverschiebung

Grad	*Aspekt*	*Besonderheit*	*Heilung*
3.	Je nach Tiefenausdehnung trokkener, weißgrauer, brauner oder tiefroter lederartiger Grund bzw. schwarzer Brandschorf (Combustio escharotica et gangraenosa)	Aufhebung der Schmerzempfindung (Nadelstichprobe, Ausreißen von Haarresten), keine Zirkulation der Hautgefäße, erhöhte Infektgefahr nach Tagen bis Wochen	Langsames Abstoßen der Nekrose (nach Wochen bis Monaten), Abheilung nur vom Wundrand her unter Narbenbildung und Schrumpfung; frühzeitige Deckung der Defekte mit Hauttransplantaten, da keine lebenden Epithelzellen mehr vorhanden sind

Die entscheidenden Punkte für die Beurteilung des *Schweregrades von Verbrennungswunden* (Erythemflächen sollten nicht berücksichtig werden) sind:

– *Verbrennungsereignis,* um Temperatur und Einwirkungsdauer der Wärmequelle (Flamme, Dampf, kochendes Wasser, siedendes Öl, flüssiges Metall, Sonnenbestrahlung, elektrischer Strom u. a.) hinsichtlich der Tiefenwirkung abschätzen zu können.

– *Flächenausdehnung* der verbrannten Körperoberfläche in Prozenten (Handfläche 1 % oder Neunerregel).

– *Tiefengrad* im Zusammenhang mit dem Unfallereignis abschätzen, denn Verbrennungen durch hohe Temperaturen (Flamme), aber sehr kurzdauernder Exposition, sind oft weniger ernst als bei niedrigeren Temperaturen (heißes oder kochendes Wasser), jedoch längerer Exposition.

– *Feststellung* ob die Wunde eine „geschlossene“ (tiefe Verbrennung) oder „offene“ (oberflächliche Verbrennung) ist.

– *Lokalisation* mit spezieller Berücksichtigung der Augen, des Mundes (Lippen- und Zungenschwellung), des Rachens (Larynxödem), der Nase und des Halses (ödematöse Schwellung mit Druck auf Mundboden und größere Halsvenen; außerdem sind Verbrennungen der Genitale prognostisch ernster, als sich dies in % der Körperoberfläche ausdrückt.

Neunerregel (nach Wallace oder Evans) ist für die rasche approximative Berechnung des Prozentsatzes der verbrannten Körperoberfläche brauchbar, jedoch gilt diese nur für Erwachsene (Kopf und ein Arm je 9 %, ein Bein, Rumpfvorderfläche und Rückfläche bis Gesäßfalten je 18 %), aber nicht für Kinder oder Kleinkinder (Kopf 16 %, ein Arm 10 %, Rumpfvorderfläche und -rückfläche je 20 %, ein Bein 12 % nach Matthews). Einfacher ist es, wenn man sich grob an der *Handfläche* bei geschlossenen Fingern orientiert, die *bei Erwachsenen und Kindern 1 %* der Körperoberfläche beträgt.
Schockgefährdet sind Erwachsene ab 10-20 % einer zweitgradigen bzw. 5-10 % einer drittgradigen Verbrennung und Kinder (unter 10 Jahren) ab 10 % einer zweitgradigen bzw. 5 % einer drittgradigen Verbrennung, weshalb klinische Einweisung dringend erforderlich ist.
Prognostisch kommt eine zweitgradige Verbrennung einer drittgradigen von halb so großer Ausdehnung etwa gleich.
Beispiel: 20 % zweitgradige und 20 % drittgradige = 30 % drittgradige Verbrennung, die stets eine ernste Prognose hat. Sind mehr als 35-40 % der Körperoberfläche verbrannt, so liegt eine lebensgefährliche Verbrennung vor, und Verbrennungen von mehr als 50 % werden nur in Ausnahmefällen überlebt.

V

Komplikationen und Gefahren

Im Ablauf pathophysiologischer Störungen nach schweren Verbrennungen sind zeitlich *drei Reaktionsphasen* abzugrenzen:
1. *„Schockphase"*, die durch den enormen, vorwiegend Plasma- (und Wasser- sowie Elektrolyt-) verlust ausgelöst wird. Unterschätzt wird meist die akut katabole Phase und massive Bluteindickung (Hämokrit bis über 70 %) mit hämodynamisch ungünstigen Auswirkungen (Mehrarbeit für das Herz, Sauerstoffmangel der Organe). Dieser frühe Verbrennungsschock kann bereits 2-3 Stunden nach dem Trauma auftreten, erreicht nach 12 Stunden das Maximum und hält mindestens 48 Stunden an. Klinische Zeichen sind Blässe, Kältege-

fühl, oberflächliche Atmung, Durst, Unruhe oder Apathie und Oligurie.

2. „*Verbrennungskrankheit*", die graduell während der zweiten 24 Stunden beginnt und nach 2-4 Tagen in das Intoxikationsstadium (Rückresorption von Ödemen und Gewebstoxinen) übergeht. Gleichzeitig oder sogar noch früher treten Nierenkomplikationen auf, entweder infolge Minderdurchblutung in der Schockphase oder durch Hämoglobinurie, die zum Bild der Crushniere führen können. Noch problematisch ist die Frage, ob Infektionen „Aufpfropfphänomene" eines hiervon unabhängig ablaufenden, durch sogenannte Verbrennungstoxine bedingten Geschehens darstellen.

3. „*Reparationsphase*" nach Abklingen der „Verbrennungskrankheit" (Ende der 2. Woche beginnend), wobei die zuvor sekundär katabole Stoffwechsellage anabol (positive N-Bilanz) wird; außerdem werden die granulierten Wunden sukzessiv gedeckt.

Soforttherapie *Erste Hilfe*

– *Beschränkung auf sofortige Kühlung* (kalte Kompressen, Eis oder kaltes Leitungswasser) zur Verminderung des „Weiterbrennens" (Histaminfreisetzung) und damit der Ödembildung.
– *Abdecken* großflächiger Brandwunden mit sauberen Tüchern oder Brandwundentüchern; keine Salbenverbände oder Aufbringen von Brandbinden.
– *Vermeidung von Auskühlung.*
– *Schmerzmittel* (Dolantin 50 bis maximal 100 mg) nur langsam i. v. verabreichen. (Je tiefer die Verbrennung, um so geringer der Schmerz).
– *Volumenverlust* verläuft protrahiert, weshalb mit der Flüssigkeitszufuhr bis zur Krankenhausaufnahme gewartet werden kann; nur bei erheblicher Flächenausdehnung und längerer Transportdauer (über 30 Minuten) ist eine Flüssigkeits-Ersatztherapie (Plasmaexpander, Ringer-Lactat) einzuleiten.
– *Orale Flüssigkeitszufuhr* bis etwa 2 Stunden nach der Verbrennung am besten in Form der Haldanelösung (3 g Natriumbicarbonat + 1,5 g Natriumchlorid in 1 l Wasser).

Lokale Maßnahmen

– *Versorgung* unter aseptischen Kautelen wie Zufallswunden.
– *Erstgradige* Verbrennung heilen mittels Brandgel, Sandosten-Calcium oder Cortisonsalbe (Volon A) rasch ab.
– *Zweitgradige* Verbrennungen im Gesicht und an den Händen zweckmäßig mit Brandgel bzw. imprägniertem Gittertüll offen behandeln; bei Verbandbehandlung an den Händen Entlastungsstellung der Finger und Gelenke vornehmen. Bei zirkulärer Lokalisation an Rumpf und Extremitäten Eröffnung der Brandblasen mit kleinem Scherenschlag; nach Aufbringen eines antibiotikahaltigen Sprays mit Gittertüll abdecken; Fixierung durch saugfähigen Druckverband. Drei-Farben-Gerbung (2 % Mercurochromlösung mit Fön trocknen, 5 % Tanninlösung mit Fön trocknen, 10 % Silbernitrat) gibt trockene und unempfindliche Flächen, die Bakterien keinen Nährboden bieten.
– *Infizierte* Brandwunden verlangen eine antibiotische Therapie gegen den ursächlichen Erreger (Kultur, Resistenzbestimmung).
– *Drittgradige* Verbrennungen heilen langsam und haben eine hohe Komplikationsrate; bei Gefahr von kosmetischen (entstellende Narben) oder Funktionsstörungen (Kontrakturen) sind frühzeitig Transplantationen vorzunehmen.
– *Schorfbildungen* können mit Fermentpräparaten (Varidase) weggedaut werden, wobei eine vorübergehende Bakterienbesiedlung der Wunde auftritt.

Tetanusprophylaxe

Auffrischungsimpfung für bereits Geimpfte; beim Ungeimpften wird die aktive mit der passiven Impfung kombiniert, weil sich das individuelle Starrkrampfrisiko bei keiner Verletzung abschätzen läßt. → **229** (Tetanusprophylaxe).

Dietrich

246c Verätzungen

Definition

Verletzungen der Haut und Schleimhäute durch Chemikalien (Säuren und Laugen).

Symptomatik

– *Erscheinungen an der Haut* wie nach Verbrennungen (Erythem- und Blasenbildung sowie scharf begrenzte Nekrosen), wobei je nach Konzentration Säuren einen trockenen Ätzschorf (Koagulationsnekrose) und Laugen schmierig zerfließende Beläge (Kolliquationsnekrosen) zeigen.

– *Verätzungen der Schleimhäute* (Mundhöhle, Rachen, Speiseröhre, Magen) können zu akuter Schleimhautschwellung und blutiger Absonderung führen; Prognose stets recht dubiös.

– *Augenverätzungen* → **246e** durch Säuren haben eine günstigere Vorhersage als Laugen, die in die Tiefe eindringen und noch nach Tagen einen plötzlichen Zerfall verursachen.

Soforttherapie

– *Neutralisationsbehandlung* (wenn chemische Noxe bekannt) bei Säureverätzungen mit Natriumbikarbonat oder evtl. auch Kreide, bei Laugenverätzungen mit $^{1}/_{2}$-1 % Essigsäurelösung oder Zitronensaft.

– *Augenverätzungen* → **246e** sofort ausgiebig spülen (Leitungswasser im Strahl, physiologische Kochsalzlösung, Borwasser) danach Neutralisation.

– *Verätzungen von Mundhöhle bis Magen* mit physiologischer Kochsalzlösung spülen, wenn es die Schocksituation zuläßt; Versuche, die Verätzung durch Antidote zu neutralisieren, scheitern meistens.

– *Tetanusimmunisierung* → **229** bei ausgedehnten Verätzungen.

– *Schwerwiegende Folgen* (Flächen- und Tiefenausdehnung bei Flußsäureverätzung, sekundäre bakterielle Infektion, Strikturen usw.) erfordern Überweisung zum Chirurgen und Augenarzt (dringender Notfall).

Dietrich

246d Augenverletzungen

Definition Unterschieden werden Kontusion und Perforation des Augapfels sowie Verletzungen der Anhangsorgane (Muskel, Lider, abführende Tränenwege).

Ätiopathogenese 1. *Kontusionsverletzungen:* Stumpfe Gewalteinwirkungen, Prellungstraumen durch Faustschlag, Bälle, Wurfgeschosse, Sektkorken u. ä., Fall auf stumpfe Gegenstände, Stoß an Kanten, Kuhhornstoß.
2. *Perforierende Verletzungen:* Stich-, Schnitt- und Hiebverletzungen, sog. Windschutzscheibenverletzungen, von Werkzeugen abspringende Fremdkörper.

Symptomatik 1. *Kontusionsverletzung:* Als Folgen können auftreten: Ödem oder Hämatom der Lider (Monokelhämatom), Bersten der Lidhaut, Lidemphysem, subkonjunktivale Blutung (Hyposphagma), Erosio corneae, Blut in der vorderen Augenkammer (Hyphaema), Entrundung der Pupille durch multiple Sphinkterrisse, Abriß der Iris von der Wurzel (Iridodialyse), Subluxation oder Luxation der Linse (monokulare Doppelbilder), Blutung in den Glaskörper, Netzhautblutung, Ödem der Makula, Makulaloch, Netzhauteinriß (mit Ablatio), Aderhautruptur. Ruptur der Sklera (Perforation).
2. *Perforierende Augenverletzungen:* Die Symptomatik richtet sich danach, ob die Perforation transkorneal oder transskleral erfolgte.
Bei *Hornhautperforation* sichtbare Hornhautwunde, aufgehobene vordere Augenkammer, verzogene Pupille, oft Iris im Schnitt prolabiert. Linse, wenn mitverletzt, oft grauweiß und gequollen.
Bei *transskleraler Perforation* oft Uvea in Gewebseinschnitt prolabiert, kleinere Skleraperforationen können, verborgen unter einem Hyposphagma, unentdeckt bleiben. Hornhaut, vordere Augenkammer und Pupille meist unauffällig.
Bei jeder perforierenden Verletzung ist an das Zurückbleiben eines intraokularen bzw. intraorbitalen *Fremdkörpers* zu denken.

Soforttherapie Bei Contusio bulbi sofortige Vorstellung beim Facharzt

V

zur Klärung der eingetretenen Schäden (einschließlich Röntgenaufnahme: Fraktur im Bereich der Orbita?). Bei perforierender Augenverletzung steriler Verband zur Ruhigstellung auf *beide* Augen (kein Druckverband). Keine lokalen Medikamente, vor allem keine Salben. Allgemeine Sedierung.

Weitere Maßnahmen

Bei perforierender Augenverletzung sofortige Überweisung in Fachklinik, Fahndung nach etwaigem intraokularem Fremdkörper (Spezialröntgenaufnahme) erst *dort*.
Zur Vermeidung weiterer Schäden am Auge (Linsenverlust, Glaskörperverlust, Blutung) unbedingt *Transport* liegend im Krankenwagen. Kein Zeitverlust wegen intraokularer Infektionsgefahr (offenes Auge!).
Äußere Verletzungen wie Erosionen, Hornhautfremdkörper, Bindehautwunden usw. gehören ebenfalls rasch in die Hand des Facharztes.

Merté/Heilmann

246e Augenverätzungen und -verbrennungen

Definition

Zu Nekrosen führende Schädigungen, die die Augenbrauen, Wimpern und Lider, die Bindehaut und die Hornhaut betreffen können.

Ätiopathogenese

1. *Verbrennungen:* Flammen, Stichflammen, kochendes Wasser und Öl, heiße Dämpfe, Gase u. a.
2. *Verätzungen:* Säureverätzungen durch Salz-, Schwefel-, Phosphorsäure u. ä., Laugenverätzungen durch Natron- oder Kalilauge, am häufigsten durch gelöschten oder gebrannten Kalk, durch Anilinfarben (Methylviolett-Tintenstift). Zahlreiche weder säure- noch laugenhaltige Reinigungsmittel und Sprays können zu verätzungsähnlichen Zuständen der vorderen Augenabschnitte führen.

Symptomatik

1. *Verbrennungen:* An der Haut gelten die üblichen Stadieneinteilungen. Die Hornhaut kann durch oberflächliche Epitheldefekte oder tiefgreifende Substanzverluste betroffen sein.
2. *Verätzungen:* Zu unterscheiden sind die zu Koagula-

tionsnekrosen führenden Säureverätzungen und die in die Tiefe dringenden, durch Laugen hervorgerufenen Kolliquationsnekrosen. Bei ersteren in leichteren Fällen nur Schorfbildung und konjunktivale Injektion, bei letzteren bei geringerem Schweregrad Bindehautrötung, Tränenträufeln, Lichtscheu und Lidkrampf (Abwehrtrias); bei schwerwiegenderen Verätzungen Bindehaut blaß und chemotisch, teilweise nekrotische Herde, diffuse weißgraue Trübung der Hornhaut, mattes Epithel (Vergleich mit gekochtem Fischauge).

Soforttherapie 1. *Verbrennungen:* Auflegen von salbenhaltiger Gaze, steriler Verband, Einweisung in Fachklinik.
2. *Verätzungen:* Verätzungen sind dringende Notfälle, die zu sofortigem Eingreifen zwingen!

> Erste Maßnahme: ausgiebiges Spülen.

Am geeignetsten hierfür ist Wasser, im Strahl aus der Wasserleitung (*Ausnahme: Phosphorsäure,* die zusammen mit Wasser starke Hitze entwickelt!). Wird der Arzt von einem derartigen Unfallereignis telefonisch benachrichtigt, sollte die Anweisung des Spülens mit Leitungswasser auch telefonisch gegeben werden. Also erst spülen, dann zum Facharzt! Doppeltektropionieren des Oberlids zur Entfernung fester Partikel aus der oberen Umschlagfalte, zur Neutralisierung von Laugen verdünnten Zitronensaft einträufeln oder Vitamin C aus Ampullen.

Weitere Maßnahmen Sofortige Einweisung zu Facharzt oder Augenklinik, damit weitere Spül-, mechanische Reinigungs- und durchblutungsfördernde Maßnahmen vorgenommen werden können. Jede Verätzung gehört auf dem schnellsten Weg in die Hand des Facharztes. Die Zeit bestimmt die Prognose mit.

Merté/Heilmann

246f Elektrounfall

Synonyma

Niederspannungs-, Hochspannungs- und Blitzunfall (Blitzschlag).

Ätiopathogenese

Elektrische Schädigungen führen ähnlich wie Verbrennungen sowohl zur lokalen Rötung, Blasenbildung und Gewebsnekrose, als auch zu Rückwirkungen auf den Gesamtorganismus, wobei für das Ausmaß Stromstärke, Durchfluß und Dauer der Durchströmung wesentlich sind.

Symptomatik

Niederspannungsunfälle (bis 1000 Volt) können bei geringem Übergangswiderstand der Haut und Stromstärken zwischen 80 mA und 8 A bis 110/380 V einen Kreislaufstillstand infolge *Herzkammerflimmerns* mit daraus resultierender Bewußtlosigkeit (nach 10-12 Sekunden) und Atemstillstand (nach 15-30 Sekunden) herbeiführen. Verbrennungsschäden als Folge der Durchströmung sind möglich, treten jedoch an Bedeutung zurück.

Hochspannungsunfälle (über 1 kV) führen gelegentlich zum sofortigen Herzstillstand, daneben zu erheblichen Hitzeschäden; Stromeintritts- und Austrittsstelle sind durch typische *Strommarken* gekennzeichnet, die sich von Flammen- und chemischen Verletzungen dadurch unterscheiden, daß sie geruchlos, schmerzfrei und ohne Blasenbildung oder entzündliche Reaktion sind. Infolge Lichtbogeneffekts (20000° C im Lichtbogenkern) kann es zu ischämischen Gewebszerstörungen bis zur Verkohlung von Körperbezirken kommen.

Blitzschlag ist eine spezielle Form des Elektrounfalles mit charakteristischen Verbrennungen in Form des sogenannten Tannenbaummusters auf der Haut.

Soforttherapie

Vorsichtige Bergung des Verletzten nach Unterbrechung des Kontaktes (Stromabschaltung); sich selbst isoliert stellen und unverzüglich die Behandlung lebensgefährdender Komplikationen einleiten.

Niederspannungsverletzte mit Kammerflimmern sind ohne EKG-Sichtgerät nicht vom akuten Herzstillstand zu unterscheiden, weshalb sofort mit der künstlichen

Beatmung (Atemspende, Atembeutel) und extrathorakalen Herzmassage (im Wechsel 1:5) zu beginnen ist. Diese Maßnahmen sind solange fortzusetzen, bis eine elektrische Defibrillierung möglich ist; intrakardiale Injektionen erst nach erfolglosem Defibrillationsversuch.

Hochspannungsverletzte erfordern wie Verbrennungsgeschädigte eine frühzeitige Schockprophylaxe.

Blitzschlagverletzte ähneln hinsichtlich der thermischen Schäden den Hochspannungsunfällen.

Weitere Maßnahmen *In der Regel* sind alle Elektrounfälle wegen ihrer schwerwiegenden Folgen (akutes Strahlensyndrom) von vornherein *stationär zu behandeln,* also auch, wenn der anfängliche Schaden gering erscheinen mag.

Dietrich

Rechtsmedizinische Gesichtspunkte

Die Einwirkung von elektrischem Strom mit Durchfluß durch den Körper führt entweder rasch zum Tod, oder wird folgenlos überlebt. Zusammenhang zwischen der primären Stromeinwirkung und Todeseintritt nach Tagen oder Wochen zumindest unwahrscheinlich. Todesursache je nach dem Weg des Stroms (geringster Widerstand, Blutweg). Atemlähmung oder Herzstillstand.

Das Vorhandensein von typischen Strommarken beweist den Stromein- bzw. -austritt. Das Fehlen von Strommarken spricht nicht gegen eine überlebte oder tödliche Stromverletzung. Je größerflächig die Stromübertrittsstelle ist, um so weniger ist mit dem Auftreten einer Strommarke zu rechnen.

Spann/Liebhardt

246g Schädelhirnverletzungen

Nach Schädeltraumen muß nicht nur mit Weichteilverletzungen und Schädelbrüchen, sondern auch mit Schäden an endokraniellen Gefäßen und Hirnhäuten,

besonders aber am Hirngewebe gerechnet werden, die letztlich den Schweregrad einer Schädelhirnverletzung bestimmen. Für die prognostische Beurteilung frischer gedeckter oder offener Schädelhirnverletzungen ist das neurologisch-zerebrale Initialbild wesentlich. Dabei gilt die Regel, daß sowohl der Anfangsbefund als auch die Rückbildung gründlich zu beobachten sind.
Besonders verantwortungsvoll ist die Beurteilung der alkoholisch bedingten Bewußtlosigkeit, wenn lediglich der Verdacht auf ein frisches Hirntrauma besteht. Bis zur sicheren Abklärung, daß nur der Alkoholabusus die Ursache der Symptome war, ist stets eine stationäre Beobachtung und Behandlung angezeigt.
1. *Bewußtseinsstörungen:* Benommenheit, Somnolenz, Sopor, Koma. (Auf die Klassifikation Commotio und Contusio cerebri wird verzichtet, da im Vordergrund der Anfangsbemühungen die Feststellung der Bewußtseinslage steht.)
Leichte Grade der Bewußtseinsstörung (Benommenheit) sind an Schläfrigkeit, allgemeiner Verlangsamung, unsicherer Orientierung und verzögerten Reaktionen erkennbar; neurologische Abweichungen fehlen.
Somnolenz, Sopor und Koma äußern sich durch eine, mit dem Trauma einsetzende Bewußtseinstrübung oder Bewußtlosigkeit und abnehmende Reaktionen auf Schmerzreize. Der Schmerzreiz ist durch Kneifen auf der Innenseite des Oberarms auszulösen, da in diesem Gebiet eine besonders starke Schmerzempfindlichkeit besteht; danach ist der Bewußtseinszustand für den späteren Untersucher kurz zu beschreiben;
z. B. schlaftrunkener Zustand aber weckbar, motorisch unruhig, auf Schmerzreiz gezielte Abwehrbewegung (Somnolenz)
oder stärkere Bewußtseinsstörung, nicht mehr weckbar, stärkste Schmerzreize lösen ungezielte Abwehrbewegungen aus (Sopor)
oder durch Schmerzreize nicht zu unterbrechende Bewußtlosigkeit (Koma)
oder (letztes Stadium) reagiert auf Schmerzreize mit Streckkrämpfen (tiefes Koma).

Für die gesamte Dauer der Bewußtseinsstörung jeden Grades besteht völliger Erinnerungsverlust in Form der retrograden und anterograden Amnesie, die für Hirnverletzungen typisch ist. Bei offenen Hirnverletzungen, vor allem bei Schußverletzungen, können anfänglich Bewußtseinsstörungen völlig fehlen.

Tiefes Koma ist an Bewußtlosigkeit, weiten und reaktionslosen Pupillen, erloschenen Reflexen sowie schlaffem Tonus erkennbar. Anhaltendes tiefes Koma kann zu schweren Tonussteigerungen mit Beugestellung der Arme, Streckstellung der Beine und positiven Stellreflexen führen, die zum Bild der *Dezerebration* gehören.

2. *Pupillenweite, -form und -reaktion auf Licht* ermöglichen eine Frühprognose; Lichtstarre und entrundete Pupillen weisen auf eine tiefgreifende Hirnschädigung mit schlechter Prognose hin, wenn gleichzeitig der Kreislauf zusammengebrochen ist. Eine weite lichtstarre Pupille kann durch Opticusläsion (dann besteht konsensuelle Konstriktion bei Belichtung des anderen Auges) oder weit häufiger durch Oculomotoriusschädigung (Schädelbasisfraktur, Einklemmung im Tentoriumschlitz) verursacht sein.

3. *Prüfung der motorischen Reaktionen* der Extremitäten auf Schmerzreize (Abwehr- oder Beugebewegungen, einseitige oder doppelseitige Streckkrämpfe, überhaupt keine Reaktion) ergibt aber nicht nur Aufschluß über die Bewußtseinslage sondern auch über zerebrale Paresen und Halbseitenlähmungen.

4. *Vitale Funktion: Atmung.* Eine behinderte Atmung ist nicht stets bei Bewußtlosen zerebral sondern häufiger durch das Zurückfallen der Zunge, Erbrochenes, Blut oder aspirierte Fremdkörper bedingt. Andererseits sind freie Atemwege noch keine Gewähr dafür, daß der Schädelhirnverletzte genügend Sauerstoff erhält, zumal die Atmung sowohl peripher als auch zentral gestört sein kann (Hypoxie durch Thoraxverletzungen oder sonstige Einschränkung des Atemvolumens, schwere Bluverluste). Eine Hypoxie ist aber bei Schädelhirnverletzten nicht nur hirnschädigend sondern auch lebensbedrohend, weshalb eine ausrei-

chende Sauerstoffversorgung stets vordringlich, also noch dringlicher als jegliche Notfalluntersuchung ist.
5. *Vitale Funktion: Kreislauf.* Eine Schädelhirnverletzung allein löst praktisch keinen Zusammenbruch der zentralen Regulation des Kreislaufs aus („zentraler Schock"); ein Zusammenbruch erfolgt nur, wenn ein großer Venensinus verletzt ist, was sehr selten vorkommt, oder erst nach der Dezerebration. Auch gehört eine deutliche Zyanose nicht zum Schock. Fehlt bei einem schockierten Schädelhirnverletzten eine starke blutende Kopfwunde und liegt auch kein terminales Stadium der Hirnschädigung vor, so muß dies stets der Anlaß sein, um die Schockursache zu suchen (thorakale, abdominale, retroperitoneale, Extremitäten-Blutung).
6. *Blutungen aus Mund, Nase und Ohr* sind im Gegensatz zum Liquorabfluß lediglich Hinweise, aber keine sicheren Zeichen für eine Schädelbasisfraktur, da jegliche Verletzungen im Mundbereich, Naseninneren oder äußeren Gehörgang Blutungen hervorrufen können. Bei den häufigen Felsenbeinlängsbrüchen (Schädelbasisfrakturen) kann es zu Austritt von Blut, bei Durazerreißung auch von Liquor aus dem Gehörgang kommen. Möglich ist auch der Blutaustritt in den Nasen-Rachen-Raum durch die Tuba Eustachii, der dann in Rückenlage des Verletzten zur Atembehinderung führt.

Krankenhauseinweisung ist geboten, wenn bei Verletzten
– Zeichen einer Hirnbeteiligung bestehen,
– Anhaltspunkte für eine Schädelfraktur vorliegen und
– Bewußtseinsstörungen erkennbar sind.

Der bewußtlose Schädelhirnverletzte ist von vornherein als *Notfall* ins Krankenhaus einzuliefern.

Erfolg oder Fiasko der Krankenhausbehandlung hängt aber oft davon ab, was am Unfallort und auf dem Transport an Sofortmaßnahmen durchgeführt oder unterlassen wurde.

In der *Initialphase* stellt die respiratorische oder zirkulatorisch bedingte zerebrale Hypoxie die zentrale Gefahr dar, weshalb am Unfallort, nach Dringlichkeit geordnet, folgende Maßnahmen durchzuführen sind:

- Beseitigung von Atemstörungen (Seitenlagerung, Zunge vorziehen, wenn möglich mechanische Reinigung der Atemwege mit Saugapparat und intubieren)
- Stillen stärkerer Blutungen nach außen
- Behandlung von Kreislaufstörungen durch Infusion kolloidaler Lösungen (Rheomacrodex 10 %, Macrodex 6 % u. a.).
- Notversorgung der Wunden; Extremitätenfrakturen schienen.
- Maßnahmen zur Schmerzlinderung bei nicht Bewußtlosen (alle Opiate und andere Mittel mit atemdepressiver Wirkung sind kontraindiziert; Schmerzmittel wiederholt in kleinen Dosen i. v.) und zur Ruhigstellung von unruhigen Verletzten (Valium 5–15 mg langsam i. v. und stets allein injizieren). Bei alleinigem Verdacht auf epidurale oder subdurale Hämatome ist eine Osmotherapie kontraindiziert; auch die Therapie mit hochdosierten Kortikosteroiden ist noch durchaus problematisch.
- Organisation des Transportes und Fortführung der Reanimationsmaßnahmen bis zur Krankenhauseinlieferung; Fixierung des erhobenen Anfangsbefundes.

Dietrich

247 Vertigo → 217

248 Verwirrtheit, akute → 189

249 Vulvabeschwerden, akute

Mit Wahrscheinlichkeit wird ärztliche Hilfe wegen eines der folgenden Ereignisse erbeten:
a) Vaginal- oder Dammverletzung durch Geschlechtsverkehr oder mechanisches Trauma
b) starke Schmerzen
c) akuter unausstehlicher Pruritus

a) Vaginalverletzung

Soforttherapie Häufig ist eine lockere Tamponade auf die Verletzung ausreichend. Steht die Blutung nicht, so ist die einfache Wundversorgung mit lockeren Adaptionsnähten unter Umständen nach Umstechung blutender Gefäße notwendig. Allgemeinnarkose ist der örtlichen Betäubung vorzuziehen, damit psychische Traumen vermieden und tiefere Verletzungen nicht übersehen werden.
Bei fehlenden Voraussetzungen zur Naht: Überweisung zum Facharzt nach Vorlage von Verbandstoffen, bei starker Blutung Tamponade.

b) Starke Schmerzen

Ätiopathogenese Meist Bartholinitis oder Furunkel.

Symptomatik *Bartholinitis:* Entzündliche schmerzhafte Schwellung im Bereich der Bartholinschen Drüse, d. h. medial im Labium majus.
Furunkel: Entzündliche, schmerzhafte Schwellung im Bereich eines Haarbalges in der Dammgegend, meist mit kleiner Eiterfistel.

Soforttherapie Gelegentlich schmerzt die Eiterung so stark, daß sich die *Inzision* aufdrängt. Sie kann in örtlicher Infiltration oder Kurznarkose vorgenommen werden. Die Inzision muß ausreichend groß sein und möblichst durch Drainage ergänzt werden. Wenn die Voraussetzungen hierzu fehlen, Überweisung an Krankenhaus oder Facharzt.

Oft kann die *Spontanperforation* abgewartet werden. Warme Lehmauflagen (von der Haut durch eine Gazeschicht getrennt) oder kalte Umschläge (mit reizloser desinfizierender Flüssigkeit) mildern die Schmerzen und beschleunigen die Perforation.

Eine *Verhinderung der Einschmelzung* durch konservative Maßnahmen (Umschläge, Antibiotika) gelingt selten.

Weitere Maßnahmen

Spätere Exstirpation der Bartholinschen Drüse ist unumgänglich, um häufige Rezidive auszuschalten.

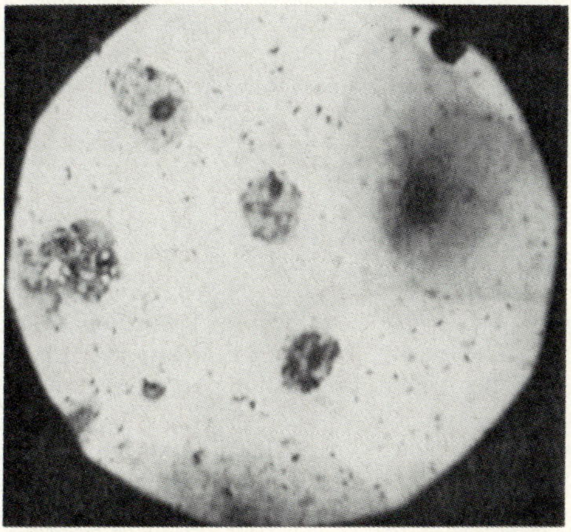

Abb. 1. Einige Trichomonaden. Im Feld rechts eine Vaginalepithel-Zelle. Viele Bakterien. Präparat-Technik: Vaginalsekret auf Objektträger. Dazu einen Tropfen körperwarme physiologische Kochsalzlösung. Darauf Deckglas oder besser Objektträger umkehren und Untersuchung im hängenden Tropfen. Wenn man sogleich mit wenig Licht und mittlerer Vergrößerung untersucht, leben die Trichomonaden noch und sind an den lebhaften Bewegungen erkennbar. Vitalfärbungen oder Methylenblau verbessern die Konturen.

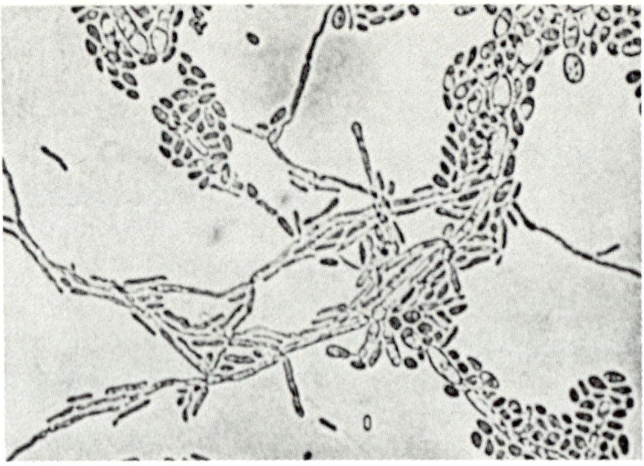

Abb. 2. Candida-Hyphen und -Sporen im Nativpräparat. (Vaginalsekret auf Objektträger, dazu einen Tropfen physiologischer Kochsalzlösung). Durch Zusatz eines Tropfens Methylenblau können die Konturen deutlicher gemacht werden. Bei den diskreten Formen der Vaginalmykose läßt das Ausstrich-Präparat oft im Stich. Durch Abimpfen auf den käuflichen Nickerson-Nährboden lassen sich auf einfache Weise Kulturen züchten.

c) Pruritus

Ätiopathogenese Meist handelt es sich um Trichomonas- oder Soorinfektion von Vagina, Blase und Enddarm. Der Ehemann ist regelmäßig von der Infektion mit befallen.

Symptomatik Plötzlicher heftiger Juckreiz im Bereich der Vulva, der nach einiger Zeit so heftig wird, daß es die Patientin nicht mehr aushalten kann. Der Ehemann bleibt meist symptomfrei.

Differentialdiagnose Eitriger Fluor: *Unspezifische bakterielle Vaginitis.* Schaumiger, dünnflüssiger Fluor: *Trichomonaden-Vaginitis.* Krümeliger, trockener Fluor, oft mit eigentlichen Belägen auf Vulva- und Vaginalhaut: *Soor-Vaginitis.*

Differentialdiagnose durch mikroskopischen Erreger – Nachweis im Nativpräparat oder nach geeigneten Färbungen (Methylenblau, Gram, Papanicolaou). Leider kommt es nicht selten vor, daß man trotz schwerer Infektion im mikroskopischen Präparat nichts findet.

Abgegrenzt werden müssen: Exzeme → **76**, Diabetes, Wurmbefall, Hämorrhoiden → **124** und Formen der Kolitis.

Soforttherapie Stets sind beide Ehegatten zu behandeln.
Ausnahmsweise ist die Initialtherapie ohne exakte Diagnose durch telephonische Verordnung erlaubt. Sorgfältiges Reinigen von Vulva und Vagina mit 20 %igem Borax-Glycerin, Reinigen der Glans penis mit Seifenwasser und Einstreichen mit Borvaseline.
Dazu jeden Morgen und jeden Abend eine Tablette Clont p. o. während ca. 10. Tagen (beide Ehepartner).
Dazu 3 x täglich zwei Tabletten Nystatin während ca. 10. Tagen (beide Ehepartner).
Zusätzlich für die Frau jeden Morgen und jeden Abend eine Vaginaltablette Nystatin.
Bei Therapieresistenz: Überweisung zum Gynäkologen oder Dermatologen am nächsten Werktag. Bis dahin *Cortison-Salben.*

Stamm

250 Wahnvorstellungen → 189

251 Wochenbettkomplikationen

W

Die nach Spitalentlassung häufigsten Notfallrufe betreffen
a) Dehiszenz des Dammschnittes
b) Genitale Blutungen
c) Genitale Schmerzen
d) Fieber im Wochenbett
e) Mastitis puerperalis

a) Dehiszenz des Dammschnittes

Ursachen Meist Infektion oder Hämatom in der Dammnaht.

Soforttherapie Beruhigung der Patientin.

Weitere Maßnahmen Nur selten ist eine Sekundärnaht nötig. Fast immer reichen konservative Mittel zur Heilung aus:
– Schonung
– Jeden Tag ein Wannenbad

– Zur Reinigung oberflächliches Abtupfen mit warmem Wasser
– Evtl. neutrale Wundsalbe auf die Vorlage, nicht auf die Wunde
– Bei putriden Lochien zusätzlich Antibiotika

b) Genitale Blutung

Differentialdiagnose

– Blutung aus der genähten Episiotomiewunde oder aus einem Vaginal- bzw Muttermundriß. Selten. Die Diagnose wird durch Inspektion mittels steriler Spekulumeinstellung der Scheide gestellt.
– Blutung aus dem atonischen Uterus. Häufiger. Der Uterus ist nicht hart kontrahiert, sondern oberhalb der Symphyse als teigige Resistenz tastbar.
– Blutung infolge einer Endometritis post partum. Meistens. Häufige Begleitsymptome sind putride Lochien, Subfebrilität und Leukozytose.
– Es kann sich um eine Antikoagulantienblutung handeln → **23**.
– Die erste normale Menstruation tritt häufig sehr stark auf.
– Karzinome nicht übersehen!

Soforttherapie

Episiotomie- oder Rißblutung: operative Versorgung unerläßlich, weil solche Blutungen erfahrungsgemäß nicht sofort stehen. Bei fehlenden Voraussetzungen zur Untersuchung, Diagnose und Versorgung: Baldige Überweisung ins Krankenhaus.
Uterusblutungen (infolge Atonie oder Endometritis): Antibiotika für 5 bis 10 Tage; 1 Ampulle Oestrogen-Depot 10 mg. intramuskulär, Methergin Sandoz D. 100 ml, 5 x täglich 30 Tropfen.

Komplikationen

Ist die Uterusblutung sehr stark oder steht sie auf die beschriebene Therapie hin nicht, dann sind retinierte Plazentar- oder Eihautreste die Ursache von Atonie und Endometritis. Krankenhauseinweisung zur Kürettage ist angezeigt.

c) Genitale Schmerzen

Ursachen

Meist steckt eine genitale Infektion dahinter; seltener handelt es sich um Uterusschmerzen wegen Nachwehen.
Diagnostisch handelt es sich darum zu präzisieren, wo die Infektion sitzt:
– in der schmerzhaft geschwollenen Episiotomienarbe, die dann nicht selten sezerniert → **111** (Geburt),
– in der Vagina, wo Trichomonaden- oder Soor-Infektionen post partum häufig sind → **249** (Vulvabeschwerden),
– im Uterus oder in den Tuben, wo die Infektion bei der Palpation vom Abdomen her schmerzt.
Unbehandelt führt die aufsteigende genitale Infektion zum Wochenbettfieber mit Pelveoperitonitis, generalisierter Peritonitis und Sepsis.

Soforttherapie bei Verdacht auf genitale Infektion von Uterus und Tuben

– Antibiotika sind immer und unverzüglich indiziert,
– Schmerzmittel sind erlaubt,
– feuchtwarme Bauchwickel wirken subjektiv günstig.
Unerläßlich ist die zweimalige tägliche Messung der Körpertemperatur (notieren!).

d) Fieber im Wochenbett

Differentialdiagnose

Ist das Fieber hoch (um 39°), dann sind meist extragenitale Krankheiten die Ursache: Grippe (Krankheitsgefühl), Pyelitis (Lendenschmerz).
Septisches Kindbettfieber wird heute kaum noch beobachtet. Seltenerweise ist es Fieber bei einer verschleppten Mastitis septisch.
Ist das Fieber niedrig (um 38°), dann liegt ihm meist eine beginnende genitale Infektion zugrunde. Häufige Begleitsymptome sind dann putride Lochien und dumpfes Gefühl im Unterbauch oder im Kreuz.

Soforttherapie bei genitaler Infektion

– Antibiotika
– Schmerzmittel
– Bauchwickel

e) Mastitis puerperalis

Ätiopathogenese

Diese gibt nicht selten Anlaß zu Notfallrufen, weil
– die betroffene Brust sehr schmerhafte Verhärtungen aufweist, oft begleitet von Schwellung und Rötung.
– Fieber und Krankheitsgefühl oft erheblich sind.

Es handelt sich um eine durch die Milchgänge aufsteigende Infektion, meist verursacht durch Staphylokokken. Die Infektion wird durch die Hände der Mutter, durch verschmutzte Brustvorlagen oder am häufigsten durch die staphylokokken- oder streptokokkenbesiedelte Mundhöhle des Säuglings in die Brust gebracht. Wenn die Brust nicht regelmäßig entleert wird, d. h. wenn sich meist tastbare Milchstauungen bilden, dann infiziert sich die retinierte Milch rasch. Die Infektion gelangt ins Interstitium der Brustdrüse und führt dort zur schmerzhaften Infiltration und Abszedierung.

Symptomatik

– Schmerzhafte Brust
– knollige Verhärtungen in der Brust, oft mit Schwellungen und Rötung der ganzen Mamma
– Fieber, gelegentlich hoch, gelegentlich septisch, gelegentlich mit Schüttelfrost

Soforttherapie

– Antibiotika
– häufig warme Umschläge auf die Brust, entweder mit Wasser oder wässerigen Lösungen oder mit Lehm oder lehmigen Pasten
– Entleerung der Brust durch Abpumpen
– Abstillen durch Injektion von 1 Ampulle Ablacton-Schering oder eines anderen Östrogen-Androgen-Präparats, wie sie zur Behandlung der Wechseljahresbeschwerden intramuskulär gespritzt werden
– Schmerzmittel

Weitere Maßnahmen

Nur selten gelingt es, die Abszedierung zu verhindern. Wenn die Einschmelzung sicher diagnostiziert werden kann, ist die Inzision mit Gegeninzision und Drainagen indiziert. Damit kann die schmerzhafte Abszedierungsphase abgekürzt und die Heilung beschleunigt werden, weil die Spontanperforation oft lange auf sich warten läßt. Die Pflege einer inzidierten Mastitis ist anspruchsvoll. Die feuchten Verbände der Brust müssen wegen des starken Eiterflusses oft mehrmals täglich gewechselt werden. Um die Ausbreitung der Infektion in der Familie zu verhindern, empfiehlt es sich, die feuchten Verbände mit einer desinfizierenden Lösung naß zu halten und im Haushalt auf desinfizierende Seife umzustellen. Antibiotika sind nach der Inzision und nach dem Fieberabfall nicht mehr nötig.

Stamm

252 Wunden → 246

253 Wundstarrkrampf → 216

254 Zwangseinweisung → 6

255 Zyanose

Definition Blaufärbung von Schleimhäuten und Haut.

Ätiopathogenese Mangelnde Sauerstoffsättigung des Blutes.

Kardiale Ursachen

Angeborene Herzfehler mit kardialer Mischblutzyanose (Links-Rechts-Shunt bei offenem Ductus Botalli, Ventrikelseptum-Defekt, Vorhofseptum-Defekt), Rechts-Links-Shunt (Fallot-Tetralogie, Transposition der großen Gefäße) oder ohne Mischblut (Lungenvenentransposition, Pulmonalstenose u. a.).

Pulmonale Zyanose

Mangelhafter Gasaustausch in den Lungen: Lungenstauung bei Herzinsuffizienz → **129**, Pulmonalsklerose, Lungenindurationen, Lungenfibrosen, Emphysem, Bronchiektasen, Asthma bronchiale et cardiale → **33**, Tumoratelektase u. a.

Periphere Zyanose

Veränderungen des Blutes selbst, mangelhafter arterieller

Z

Zustrom (Erkrankungen zuführender Gefäße) und verlangsamter venöser Rückstrom (Herzinsuffizienz, örtlich durch Erkrankung oder Stauung von Venen)

Echte Zyanose

Auftreten abnormer Hämoglobinverbindungen und Zunahme des reduzierten Hämoglobins. Beispiel: Methämoglobinämie nach Einnahme bestimmter Medikamente (z. B. Phenacetin.)

Pseudozyanose

Vorgetäuschte Zyanose durch Pigmentanomalien: Morbus Addison, Leberzirrhosen, Hämochromatose, Silber-Argyrosis o. a.

Symptomatik *Allgemeine Zyanose*

Hinweise aus dem Lebensalter:
Bei Kindern stärkste Zyanose durch angeborene Pulmonalstenose, meist mit Fallot-Tetralogie kombiniert. Bei *älteren Patienten* vorwiegend durch Verminderung der Respirationsfläche, bei lange bestehenden Lungenerkrankungen (Tuberkulose, fortgeschrittenes Emphysem, Pneumothorax, Pleuraergüsse, Tumoren, Schwarten usw.), durch akute Lungenerkrankungen (Pneumonie → **197**, Fieber!) und durch Lungenstauung bei *Linksinsuffizienz des Herzens* (meist mit Zeichen der Stauungsbronchitis, Rasselgeräuschen, Pleuraergüsse möglich) → **129** (Herzinsuffizienz).

Hinweise aus dem Farbton:
Grünlicher Beiton: Methämoglobinämie.
Kirschrote Farbe: Kohlenmonoxydvergiftung (Bewußtlosigkeit!)
Fahl-graue Blässe: Bleivergiftung, keine eigentliche Zyanose.

Zyanose bei Bewußtlosen: Vergiftungen, z. B. Anilin (mit besonders starker Zyanose), Kohlenmonoxyd u. a. → **245** (Vergiftungen).

„Teilzyanose“

Zyanose, auf bestimmte Körperabschnitte begrenzt, läßt immer an eine Behinderung des *venösen Abflusses,* manchmal auch des arteriellen Zustromes denken.
Extremitäten: Venenthrombose, Venenkompression, arterielle Embolie, Endangitis, Arteriosklerose usw. → **72** (Durchblutungsstörungen), → **230** (Thrombophlebitis).
Kopf und Brustkorb: Zyanose bei „oberer Einflußstauung“, Kompression der Hohlvene, z. B. durch ein fortgeschrittenes Karzinom.
Gesicht: Bei Apoplexie → **26** manchmal gerötet bis zyanotisch.

Differentialdiagnose Eine pulmonale Zyanose läßt sich dadurch nachweisen, daß nach Sauerstoffatmung die Blaufärbung zurückgeht oder ganz verschwindet.

Soforttherapie Bei starker Zyanose umgehende Einweisung als Notfall in ein Krankenhaus.
Sauerstoff, evtl. schon während des Transports.

Hirsch

Sachverzeichnis

Anschriften der Autoren

Dr. Hans Otto Beck, Kreiskrankenhaus, Bodelschwingstraße, 6830 Schwetzingen

Dr. Anthony Best, Oberarzt der Chirurgischen Abteilung, Kreiskrankenhaus, Bodelschwingstraße, 6830 Schwetzingen

Dr. Max Daunderer, Oberarzt der Toxikologischen Abteilung, Klinikum rechts der Isar, Ismaninger Straße 22, 8000 München 80

Professor Dr. Dr. Konrad F. Dietrich, Facharzt für Chirurgie, Ferdinand-Maria-Straße 25, 8000 München 19

Professor Dr. Gerhart Erdmann, Universitäts-Kinderklinik, Langenbeckstraße 1, 6500 Mainz

Professor Dr. Eberhard Gögler, Chefarzt der Chirurgischen Abteilung, Kreiskrankenhaus, Bodelschwingstraße, 6830 Schwetzingen

Professor Dr. Max Josef Halhuber, Chefarzt der Klinik Höhenried der LVA Oberbayern, 8131 Bernried/Obb.

Professor Dr. Gerhard Hauck, Institut für Rechtsmedizin, Frauenlobstraße 7, 8000 München 2

Privatdozent Dr. Klaus Heilmann, Oberarzt der Augenklinik, Klinikum rechts der Isar, Ismaninger Straße 22, 8000 München 80

Professor Dr. Wolfgang Hirsch, Chefarzt der Medizinischen Abteilung, Schwerpunktkrankenhaus, Cuno-Niggl-Straße 3, 8220 Traunstein

Dr. med. Friedrich Kensy, Facharzt für Nervenkrankheiten, Lazarettstraße 8, 8000 München 19

Professor Dr. Hans-Werner Koeppe, Facharzt für innere Krankheiten, Verlag Urban & Schwarzenberg, Pettenkoferstraße 18, 8000 München 2

Professor Dr. Erich Walter Liebhardt, Institut für Rechtsmedizin, Frauenlobstraße 7, 8000 München 20

Professor Dr. Sandor Marghescu, Dermatologische Universitätsklinik, Frauenlobstraße 9, 8000 München 2

Professor Dr. Hanns-Jürgen Merté, Direktor der Augenklinik, Klinikum rechts der Isar, Ismaninger Straße 22, 8000 München 80

Dr. Erhard Müller, Facharzt für Chirurgie, Verlag Urban & Schwarzenberg, Pettenkoferstraße 18, 8000 München 2

Anschriften der Autoren

Professor Dr. Heinz Pickert, Chefarzt der II. Inneren Klinik, Städtisches Krankenhaus, Lynarstraße 12, 1000 Berlin 20

Professor Dr. Hans Schäfer, Chefarzt der Chirurgischen Abteilung des Krankenhauses mit Rehabilitationsabteilung für Rückenmarksverletzte, Hohe Warte 8, 8580 Bayreuth

Dr. Gerhard Schaffert, Kreiskrankenhaus, 6830 Schwetzingen

Dr. Manfred Seidel, Leitender Arzt der Anästhesie-Abteilung, Kreiskrankenhaus, 6830 Schwetzingen

Professor Dr. Wolfgang Spann, Direktor des Institutes für Rechtsmedizin, Frauenlobstraße 7, 8000 München 2

Professor Dr. Heinrich Stamm, Chefarzt der geburtshilflich-gynäkologischen Klinik, Städtisches Krankenhaus, Seminarstraße 34, CH-5400 Baden

NOTIZEN

NOTIZEN